皮肤科疑难病例精粹

Quintessence of Intractable Cases in Dermatology

（第4辑）

主　编　何　黎　王　琳　刘彤云

副主编　纪　超　张　韡

北京大学医学出版社

PIFUKE YINAN BINGLI JINGCUI (DI 4 JI)

图书在版编目（CIP）数据

皮肤科疑难病例精粹·第 4 辑 / 何黎 , 王琳 , 刘彤云主编 .
— 北京：北京大学医学出版社 , 2023.1
　ISBN 978-7-5659-2740-9

　Ⅰ . ①皮…　Ⅱ . ①何…　②王…　③刘…　Ⅲ . ①皮肤病—疑
难病—病案　Ⅳ . ① R751

　中国版本图书馆 CIP 数据核字 (2022) 第 168526 号

皮肤科疑难病例精粹（第 4 辑）

主　　编：何　黎　王　琳　刘彤云
出版发行：北京大学医学出版社
地　　址：（100191）北京市海淀区学院路 38 号　北京大学医学部院内
电　　话：发行部 010-82802230；图书邮购 010-82802495
网　　址：http：//www.pumpress.com.cn
E — mail：booksale@bjmu.edu.cn
印　　刷：北京信彩瑞禾印刷厂
经　　销：新华书店
责任编辑：刘　燕　　**责任校对**：靳新强　　**责任印制**：李　啸
开　　本：889 mm×1194 mm　1/16　**印张**：24.25　**字数**：743 千字
版　　次：2023 年 1 月第 1 版　2023 年 1 月第 1 次印刷
书　　号：ISBN 978-7-5659-2740-9
定　　价：230.00 元

主 编 介 绍

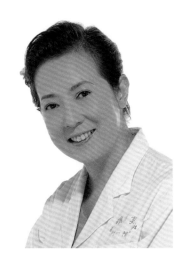

何黎，彝族，博士，博士生导师，国家二级教授，昆明医科大学第一附属医院云南省皮肤病医院执行院长，国家卫生计生突出贡献中青年专家，享受国务院特殊津贴专家。何黎教授是教育部创新团队带头人、省部共建协同创新中心负责人、国家临床重点专科负责人、全国痤疮研究中心首席专家、全国光医学及皮肤屏障研究中心负责人、云南省科技领军人才等。

何黎教授担任亚太皮肤屏障研究会副主席、中华医学会皮肤性病学分会副主任委员、中国中西医结合学会皮肤科分会副主任委员、中国整形美容协会功效性化妆品分会会长，担任《中华皮肤科杂志》《临床皮肤科杂志》编委，《中国皮肤性病学杂志》副编委。

何黎教授从事光损伤性皮肤病诊疗及功效性护肤品研究 30 余年，近10 年围绕皮肤病主持国家基金重点项目等 20 余项，以项目合作参与研发了我国功效性护肤品第一品牌——"薇诺娜"。该产品用于光损伤性皮肤病的防治。

何黎教授先后获何梁何利基金科学与技术创新奖，以及云南省科技进步特等奖、一等奖和创新团队一等奖。在《自然通讯》(*Nature Communications*)、《调查皮肤病学杂志》(*Journal of Investigative Dermatology*，JID) 等杂志上发表论文 300 余篇，主编出版专著及教材 10 部，主持或参与制定指南、专家共识 10 项，牵头制定功效性护肤品行业评价标准 6 项，获国家发明专利 13 项。

何黎教授先后获党的十九大代表、"全国劳动模范""全国教书育人十大楷模""全国优秀科技工作者""国之名医·卓越建树""兴滇人才""云岭学者""云岭名医"等荣誉称号。

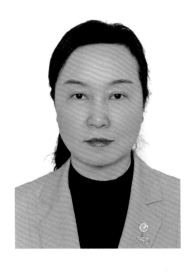

王琳，主任医师、教授、博士生导师，获华西医科大学医学系学士学位和病理学硕士学位、四川大学华西临床医学院皮肤性病学博士学位、美国德州大学 MD Anderson 癌症中心博士后证书，现为四川大学华西医院皮肤性病科副主任、中华医学会病理学分会皮肤病理学组副组长、中国医师协会皮肤科医师分会病理学组副组长、中国医师协会皮肤科医师分会委员、中国中西医结合学会皮肤性病专业委员会委员、四川省医学会皮肤性病学专业委员会候任主任委员、四川省抗癌协会皮肤肿瘤专业委员会候任主任委员、《中华皮肤科杂志》编委等。王琳教授对皮肤性病科少见疑难疾病的诊治有丰富的经验，特别擅长于皮肤病理诊断；主持国家级、省部级等多项科研课题，主要研究方向为皮肤淋巴瘤的临床病理及分子发病机制；作为第一作者和通讯作者发表学术论文 100 余篇，其中 SCI 论 40 余篇；作为主译、副主编和参编出版了十余部皮肤性病学和病理学译著和专著。

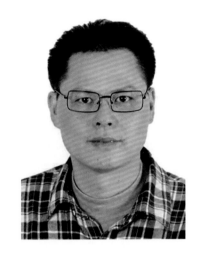

刘彤云，博士，主任医师，硕士研究生导师，昆明医科大学第一附属医院皮肤科副主任。2008年获清华大学北京协和医学院皮肤病与性病学博士学位，美国加州大学旧金山分校皮肤组织病理部访问学者，中华医学会皮肤性病学分会2019年度优秀中青年医师获得者。

刘彤云医生目前担任中华医学会皮肤性病学分会第十五届委员会青年委员会委员、中华医学会病理学分会第十三届皮肤病理学组委员、中国医师协会皮肤科医师分会第五届委员会皮肤病理专业委员会（学组）、中国康复医学会皮肤病康复专业委员会第一届委员会常委、中国抗癌协会第一届皮肤肿瘤专业委员会委员和全国科学技术名词审定委员会皮肤病和性病学名词编写委员会委员、云南省中西医结合学会皮肤美容专业委员会副主任委员、云南省医学会皮肤性病学分会常委。刘彤云医生擅长免疫和炎症性皮肤病、疑难复杂皮肤病的诊治及皮肤组织病理诊断；作为第一作者或通讯作者发表学术论文40余篇；作为副主编和编者参编出版皮肤病与性病学和皮肤组织病理学方面专著12部；获云南省科学技术进步奖特等奖、二等奖各1项。

编写人员名单

（排名不分先后）

昆明医科大学第一附属医院

何 黎	曹 灿	刘彤云	张 娟	董天祥	喻光莲	王 莹	孙东杰	史春雨
柴燕杰	唐万娟	郭碧润	杨 智	方 婷	代子佳	杨正慧	赵维佳	王睿祺
冉群兰	汤 諹	王 雪	李文双	李红宾	王红梅	李玉叶	万 屏	曾子珣
李 玲	何云婷	徐 丹	邹勇莉	寸玥婷	阿 霄	李改赢	王正文	温舒然
曾跃芬	李 晔	农 祥	俞奕彤	张 梅	赵婷婷	罗 芸	熊国云	李丹晨
涂 颖	李庆文	罗 璇	马红艳	黄云丽	舒 鸿			

四川大学华西医院

郝 丹	吕小岩	李 薇	王 琳	罗 丹	解 瑶	李仲桃	陈思玉	唐新月
肖 慧	冉玉平	阳何丽	冉 昕	唐教清	周海燕	李晓雪	刘宏杰	詹同英
周兴丽	徐可佳	庄凯文	李祎铭	李 利	陈妍静	李 凡	陈玉沙	汪 盛
刘 莲	蒋 献	李 桐	谢 丽	华思瑞	赵 莎	薛斯亮	冯曦微	张筱雁
周培媚	熊 琳	杨李桦	丛天昕	黎安琪	易 勤	钱晓涵	张 敏	杨 莉
杜 琳	王婷婷	罗珠羽	闫 薇	张 舒	孙本森	王 曦		

北京大学第一医院

朱学骏　涂 平

陆军军医大学第一附属医院（原第三军医大学西南医院）

杨希川　郝 飞

中国医学科学院皮肤病医院

张 韡

福建医科大学附属第一医院

纪 超	许秋云	薛晨瑶	钟清梅	陈素妮	张亮亮	陈佳妮	林婷婷	陈佳雯

福建医科大学附属第二医院

许天星	王淑梅	周鹏军	郭燕妮	梁琦娴	余 斌	陈少杰	李坤杰	林松发
詹黄英	郭榕榕							

大理大学第一附属医院

黄 玲　布晓婧　王敏华　徐艳江　杨汝斌

云南省第一人民医院

陶思铮　金以超　曹 萍　亝晓川　王支琼　何 迪

昆明医科大学第二附属医院

姜福琼　周娅丽　李晓岚　邓丹琪　蔡 梅

前　言

时光荏苒、岁月如梭，《皮肤科疑难病例精粹》自首辑刊印至今已近 20 年。

正如前 3 辑所述，本书的出版以提高皮肤科医师对疑难、易误诊病例正确的诊治能力及培养其临床诊疗思维为宗旨。前 3 辑《皮肤科疑难病例精粹》经过近 20 年的临床和教学实践检验，已达到了本系列图书的出版预期目标。尤其是第 2、3 辑，出版后得到了全国同仁的青睐和广泛好评。然而，皮肤病学科发展迅速，新的病种不断涌现，有的病种临床表现变化多样。为此，我们仍以临床皮损为纲、不同病种的病例为目，纲举目张，将具有相同或相似皮损表现的不同皮肤病以病例讨论的方式展现出来，尽可能做到内容丰富且条理清晰，使读者在扩大知识面的同时培养系统、规范的临床诊疗思维，不断提高皮肤科医师对疑难、易误诊皮肤病的临床诊疗水平。因此，《皮肤科疑难病例精粹（第 4 辑）》在保持前 3 辑撰写风格的基础上，仍将疑难、易误诊的皮肤病依据皮损性质归类为红斑、鳞屑性皮肤病，丘疹、鳞屑性皮肤病，结节、斑块类皮肤病，水疱、大疱性皮肤病，色素障碍性皮肤病，溃疡性皮肤病，萎缩性皮肤病和皮肤肿瘤及其他共九大类。全书采取病例讨论的形式，提出问题，让读者充分思考，再对每个病例进行论述，总结了容易误诊的原因及疾病共性问题。本辑既是前 3 辑风格的延续，也补充和完善了一些皮肤病的发病机制和治疗，可谓既吸取精华，又发扬光大。具体表现在：

1. 以皮损为纲，以病例为目。首先提出疑问，进而阐述本病的临床表现、诊断、鉴别诊断及治疗，图文并茂，以培养皮肤科医师正确的临床诊疗思维。

2. 全面更新并增加了新的病种。所有病例都是全新的，还增加了一些常见皮肤病的特殊临床表现和罕见的皮肤病。

3. 反映当今皮肤病的变化和治疗趋势。一些系统性疾病的皮肤表现常易被皮肤科医师误诊。本书增加了近年收集的一些新病例，对这些皮肤病的新进展做了阐述，并提出新的治疗方案。

4. 提高了病例临床及病理照片的质量。精选了高质量的临床照片及病理图片，让读者一目了然，给人深刻的印象。

本书由昆明医科大学第一附属医院、四川大学华西医院、福建医科大学附属第一医院、中国医学科学院皮肤病医院（中国医学科学院皮肤病研究所）等 25 家医院的医师参加编写。在该书出版之际，向所有参与编写的人员表示深深的谢意！

我们把各编者医院近 5 年来收集的临床宝贵病例展示给全国同仁，与大家一起分享和探讨。若本书能对皮肤科同道有所帮助，则是我们最大的欣慰。虽然我们为本书出版做了精心的准备，力求内容完善，但限于编者水平，出现错误在所难免，欢迎国内同行提出宝贵意见，以便我们在出版第 5 辑时加以修改和完善，也欢迎同行们积极参与第 5 辑的编写工作！

何 黎 王 琳 刘彤云

目　　录

第一章 红斑、鳞屑性皮肤病

红斑、鳞屑性皮肤病一般特指以红斑及鳞屑为主要损害的炎症性皮肤病。事实上，红斑、鳞屑性皮肤病具有病种及病因复杂、多为描述性诊断、治疗困难及反复迁延的特点。当红斑、鳞屑样损害很难符合常见疾病诊断时，要拓宽思路，考虑其可能为过敏性、系统性或感染性疾病，甚至肿瘤性疾病。

红斑、鳞屑性损害主要分为炎症性和肿瘤性两大类。炎症性皮肤病依据病程进展可分为急性、亚急性和慢性三期，从病因角度又可分为感染性和非感染性两类。非感染性有原因的比原因不明的多，通过仔细询问病史和进行体格检查通常可以明确病因，其中接触性皮炎是非感染性皮炎重要的组成部分。临床上需关注经典的和不断出现的新变应原，同时需警惕某些食物和药物，特别是新出现的用于心血管系统和内分泌代谢性疾病的治疗药物。

某些系统性疾病也可以表现为红斑、鳞屑性损害，其皮损表现可以多种多样，如系统性红斑狼疮可以出现蝶形红斑，坏死松解性游走性红斑皮损呈剥脱的墙纸样。抓住特征性皮损改变，可以提高对系统性疾病的认识。系统性疾病诊断不明时，从皮肤改变诊断系统性疾病有时容易而且直接，此时皮肤科医生的作用更为重要。

目前感染性红斑、鳞屑性皮肤病的患者数量有增多的趋势，特别是皮肤结核、梅毒及麻风等。这些疾病可以很好地模仿某些红斑、鳞屑性疾病，其皮损可以变得不典型，因此需要特别加强防治意识。误诊时有发生，病理诊断及病原学检查十分重要，但其治疗又相对容易。

对老年患者，病史较长的红斑、鳞屑性损害，需警惕肿瘤性皮肤病的可能，如蕈样肉芽肿和乳房外佩吉特病等。这些疾病的发病通常较为隐匿，病理诊断十分重要，必要时需多次活检，并注意密切随访。

本章介绍了一些易误诊的红斑、鳞屑性皮肤病。有些误诊时间长达数年，患者不能得到正确的治疗。因此，作为皮肤科工作者对这类疾病要加强认识，在工作中随时提高警惕，才能提高正确诊治水平。

（杨希川　郝　飞）

病例 1

临床照片　见图 1-1。

一般情况　患者男，57 岁，农民。

主诉　全身反复红斑、水疱 8 年余，加重 2 个月。

现病史　患者入院前 8 年全身出现散在红斑、水疱，伴轻度瘙痒，就诊于外院，行皮肤病理活检后诊断为"天疱疮"，住院给予"激素"（具体剂量不详）等治疗后好转出院。出院后未规律复诊。上述皮损反复出现。先后于当地医院就诊，治疗（具体不详）后可部分好转。入院前 2 个月，患者全身出现弥漫性红斑，红斑基础上有较多鳞屑、痂壳，无发热、咽痛、心慌和腹痛等症状。就诊于当地医院，诊断为"天疱疮？红皮病？"治疗（具体不详）后无明显好转。入院前 3 天，患者出现咳嗽、咳痰。为求进一步治疗，就诊于我院，诊断为"红皮病？天疱疮？"患者精神、睡眠、饮食欠佳。大小便正常，体重无明显变化。

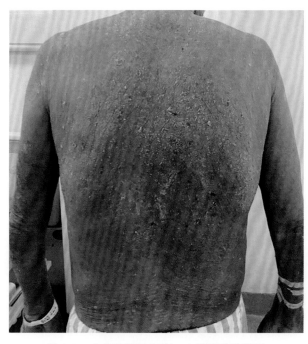

图 1-1　全身弥漫性红斑，上覆黏着性鳞屑

既往史　无特殊。

体格检查　一般情况差，神情、精神差。全身浅表淋巴结未扪及肿大。心、肺、腹查体无异常。

皮肤科检查　全身弥漫性红斑，红斑基础上可见较多黄白色痂壳，躯干、双下肢较多黏着性鳞屑附着，全身未见水疱、脓疱和糜烂面。口腔、外阴未见糜烂。双眼内眦可见黄色分泌物附着。双足中度凹陷性水肿。

实验室及辅助检查　血细胞分析示红细胞计数 3.51×10^{12}/L，血红蛋白 101 g/L，血小板计数 368×10^9/L，白细胞计数 12.57×10^9/L，变异淋巴细胞百分率 1.0%，中性分叶核粒细胞绝对值 8.47×10^9/L，单核细胞绝对值 0.74×10^9/L。降钙素原 0.07 ng/ml。血生化示白蛋白 38.5 g/L，肌酐 41 μmol/L，谷氨酰转肽酶 111 IU/L，甘油三酯 2.57 mmol/L，胆固醇 6.00 mmol/L，钠 135.9 mmol/L；C 反应蛋白 11.10 mg/L；红细胞沉降率 56.0 mm/h。天疱疮抗体示抗桥粒糖蛋白 1 抗体 251.56 U/ml，抗桥粒芯糖蛋白 3 抗体未见异常。免疫球蛋白 GAM（IgG、IgA、IgM）、类风湿因子（rheumatoid factor，RF）及补体 C3、C4，B 因子未见异常，免疫球蛋白 E 633.00 IU/ml，ENA 抗体谱 8 项、抗 dsDNA 抗体测定未见异常，抗核抗体可疑。结核分枝杆菌感染 T 细胞 γ 干扰素释放实验、异常凝血酶原及肿瘤标志物未见异常。腹部彩超示肝囊肿，胆囊壁胆固醇沉积，前列腺钙化灶。超声心动图示心脏结构及血流未见明显异常，左室收缩功能测量值正常。胸部 CT：慢性支气管炎，肺气肿，肺大疱；双肺轻度间质性改变伴炎症；双肺下叶部分支气管稍扩张；双侧胸膜稍增厚；纵隔及双侧腋窝淋巴结增多，部分稍增大；心脏稍增大，主动脉及左、右冠状动脉钙化；双侧部分肋骨形态欠规整。

思考

1. 您的诊断是什么？

2. 为明确诊断，您认为还需做什么关键检查？

提示　可能的诊断：

1. 红皮病（erythroderma）？

2．天疱疮（pemphigus）？

关键的辅助检查

1．皮肤组织病理　表皮明显网篮状角化过度，部分棘层轻度增生，真皮胶原纤维嗜碱性变，真皮浅层小血管周围少量淋巴细胞及噬色素细胞浸润，送检组织两侧边缘均见灶性颗粒和棘层松解（图1-2）。

2．直接免疫荧光　角质形成细胞间网状IgG（＋）（图1-3）、C3（＋）、IgA（－）、IgM（－）。

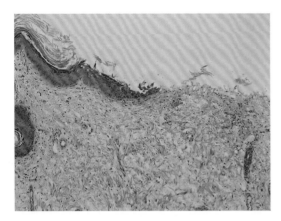
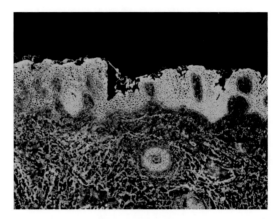

图1-2　表皮一侧灶性颗粒层、棘层松解（HE×200）　　　　图1-3　角质形成细胞间网状IgG（＋）

3．实验室检查　抗桥粒体蛋白1抗体251.56 U/ml。

最终诊断　①落叶型天疱疮（pemphigus foliaceus）；②红皮病；③肺部感染（pulmonary infection）；④慢性支气管炎（chronic bronchitis）；⑤双肺轻度间质性改变伴炎症（bilateral pulmonary mild interstitial changes with inflammation）；⑥轻度贫血（mild anemia）。

诊断依据

1．病史及病程　8年，加重20天。

2．皮损部位　位于全身。

3．皮损特点　表现为弥漫性红斑，较多黏着性鳞屑附着。胶带附着处可见尼氏征阳性。

4．伴随症状　双下肢水肿。

5．病原学检查痰培养　结果示溶血葡萄球菌。

6．抗桥粒体蛋白1抗体　251.56 U/ml。

7．组织病理　可见灶性颗粒层及棘层松解。

8．直接免疫荧光　角质形成细胞间网状IgG（＋）、C3（＋）。

治疗方法　患者住院期间静脉注射人免疫球蛋白（10 g/d 3天），泼尼松（起始剂量40 mg/d，逐渐减量），法莫替丁、氯化钾缓释片、碳酸钙D3片对抗激素不良反应；静滴莫西沙星控制肺部感染。治疗后全身红斑变淡，鳞屑、痂壳减少。

易误诊原因分析及鉴别诊断　天疱疮是一类罕见的严重威胁健康的自身免疫性皮肤黏膜水疱性疾病。目前认为，天疱疮的发病机制为抗桥粒芯糖蛋白（desmoglein, Dsg）抗体导致表皮细胞间的连接结构破坏，造成皮肤出现水疱和大疱。天疱疮目前有四种主要类型——寻常型天疱疮、落叶型天疱疮、IgA天疱疮和副肿瘤性天疱疮。寻常型天疱疮是天疱疮中最为常见的类型，但在某些地区，如巴西，落叶型天疱疮的患病率超过寻常型天疱疮。落叶型天疱疮仅及皮肤，一般不会累及黏膜，表现为角质层下松解性水疱，抗桥粒芯糖蛋白1抗体阳性。好发于皮脂溢出部位，头皮、面部和躯干是最常见的部位，皮损通常表现为散在大小不等的松弛型水疱，部分破溃呈糜烂面，可见油腻性鳞屑、痂壳附着，尼氏征阳性，病变处可伴有瘙痒、疼痛。落叶型天疱疮病变通常较局限，但在药物等因素诱发下，可能相互融合、进展为红皮病，累及全身皮肤。

红皮病的发生可能与基础皮肤疾病加重或不规范治疗、药物变态反应、血液系统或实体肿瘤等原因有关。红皮病的诊断较为明了，寻找基础皮肤病对其治疗和预后极为重要。基础皮肤病进展为红皮病通常较为缓慢，进展过程中红斑可以具有基础皮肤病的特征，但在红皮病形成后，原有皮肤疾病的特征可能消失或者难以辨认。对于有基础疾病的红皮病，应在治疗措施中注重针对基础皮肤病的治疗。

落叶型天疱疮的治疗与寻常型天疱疮治疗路径类似，分为初始和维持治疗阶段，在治疗前和治疗期间都应进行详细检查。系统使用糖皮质激素治疗是目前证据水平较高的治疗，可快速控制病情，但维持临床疗效的剂量和长疗程可能带来糖皮质激素相关的不良反应，因此免疫抑制剂可作为辅助用药，以减少糖皮质激素的用量并缩短疗程。硫唑嘌呤、环磷酰胺及吗替麦考酚酯常与糖皮质激素联用。这三种药物中硫唑嘌呤常作为首选，但用药前需评估硫唑嘌呤的用药基因，以了解其硫代嘌呤甲基转移酶的活性水平。该酶的活性降低与硫唑嘌呤诱导的骨髓抑制风险增加相关。针对红皮病进行对症处理在治疗过程中也很重要，合并发热和低蛋白血症等情况时需要注意维持水和电解质平衡、退热及加强营养支持。选择抗组胺药物对皮肤瘙痒及炎症进行控制。如合并皮肤感染，可加用抗感染治疗，外用弱效至中效糖皮质激素对皮损的消退有益。

落叶型天疱疮主要应与其他亚型的天疱疮相鉴别，可通过临床特点、血清抗体检测、皮肤组织病理、直接免疫荧光或间接免疫荧光进行鉴别。

（郝丹　吕小岩　李　薇）

病例 2

临床照片　见图 2-1 至图 2-3。

一般情况　患者女，24 岁。

主诉　面部蝶形红斑伴脱发半年，全身水肿性红斑 2 周。

现病史　患者半年前无诱因出现面颊部、额部紫红斑，日晒后自觉灼热加重，并伴有前额发际线处脱发。皮损逐渐波及双手指伸侧，遂于我院就诊。血常规检查：WBC 3.5×10^9g/L，LYM 0.77×10^9g/L；

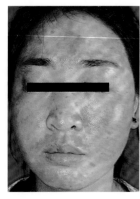

图 2-1　左面部红斑、少许鳞屑

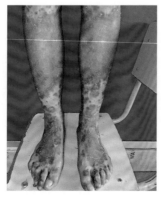

图 2-2　右双下肢靶型、环形红斑、鳞屑

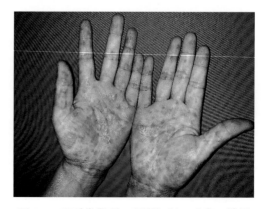

图 2-3　双手掌靶型、环形红斑、丘疹、鳞屑

ANA 阳性（滴度 1∶1000），抗 RNP/Sm 抗体阳性，抗 Sm 抗体阳性，抗 SSA（Ro）抗体阳性，抗 Ro52 抗体阳性，抗组蛋白抗体阳性，抗核糖体 P 蛋白抗体阳性；补体 C3 0.667 g/L，补体 C4 0.076 g/L。根据 2019 年欧洲抗风湿病联盟（EULAR）/ACR 制订的诊断分类标准，诊断为系统性红斑狼疮。予甲泼尼龙片 32 mg 口服 qd、羟氯喹片 200 mg 口服 bid 等及吡美莫司软膏外用。住院 1 周后病情好转出院。约 2 周后患者出现腰背部点片状红斑，逐渐加重，波及全身，遂再次至我院就诊。

既往史及家族史　既往体健，家族中无类似病史。

体格检查　一般情况差，神志清、精神差。查体：心、肺、腹无异常。

皮肤科检查　全身皮肤散在分布大小不等的点片状红斑，部分呈靶型，部分融合成片，其上散在米粒至绿豆大小丘疹，表面脱屑。

实验室及辅助检查　血常规：WBC 18.2×10^9/L，NEUT 90.5%，LYM 4.4%。血生化：ALB 30.8 g/L，GLB 40.3 g/L，ALT 131 IU/L，AST 129 IU/L，LA 2.45 mmol/L，CRP 95.69 ng/L。凝血功能及纤溶活性检查示 D-D 二聚体 1.69 μg/ml，Fib 7.76 g/L。右上肢 CT：右上肢皮下广泛渗出，骨质未见确切异常，请结合临床病史；右侧腋窝见多发肿大淋巴结。

思考

1. 您的诊断是什么？

2. 为明确诊断，您认为还需做什么关键检查？

提示　可能的诊断：

1. 药疹（drug eruption）？

2. Rowell 综合征（Rowell's syndrome）？

关键的辅助检查

1. 皮肤组织病理　表皮角化过度伴灶性角化不全，棘细胞轻度水肿，基底细胞灶性液化变性。真皮浅层血管扩张，血管周围可见稀疏或灶性中性粒细胞和淋巴细胞为主的炎症细胞浸润。

2. 免疫荧光　表皮基底膜带 IgM 点线状荧光沉积，IgG、IgA、Fn、C3（-）（图 2-4）。

3. 免疫学检查　①ANA 阳性，抗 RNP/Sm 抗体阳性，抗 Sm 抗体阳性，抗 SSA（Ro）抗体阳性，抗 Ro52 抗体阳性，抗组蛋白抗体阳性，抗核糖体 P 蛋白抗体阳性；②补体 C3 0.556 g/L，补体 C4 0.063 g/L；③类风湿因子 IgA、IgM 阳性。

最终诊断　Rowell 综合征。

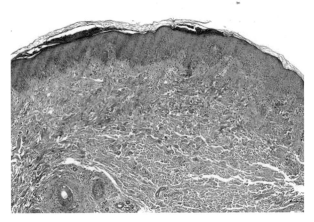

图 2-4　灶性角化不全，棘细胞轻度水肿，基底细胞灶性液化变性。真皮浅层血管周围稀疏或灶性中性粒细胞、淋巴细胞浸润（HE×40）

诊断依据

1. 病史及病程　半年，加重 2 周。

2. 皮损部位　全身泛发。

3. 皮损特点　面部蝶形红斑，多形红斑样皮损。

4. 脱发。

5. 光敏感。

6. 皮肤组织病理检查　灶性角化不全，棘细胞轻度水肿，基底细胞灶性液化变性。真皮浅层血管周围稀疏或灶性中性粒细胞、淋巴细胞浸润。

7. 免疫荧光　表皮基底膜带 IgM+ 点线状荧光沉积。

8. 免疫学检查　① ANA 阳性，抗 RNP/Sm 抗体阳性，抗 Sm 抗体阳性，抗 SSA（Ro）抗体阳性，抗 Ro52 抗体阳性，抗组蛋白抗体阳性，抗核糖体 P 蛋白抗体阳性；②补体 C3 0.556 g/L，补体 C4 0.063 g/L；③类风湿因子 IgA、IgM 阳性。

治疗方法　甲泼尼龙针 40 mg/d（2 天），60 mg/d（15 天）。维持治疗为甲泼尼龙片 40 mg/d，每周减量 1 片，减至 24 mg/d 时 2 周到门诊随访，逐渐缓慢减量。兰索拉唑片 15 mg bid，氯化钾缓释片 1 g bid，碳酸钙胶囊 1 粒 qd，沙利度胺片 100 mg qn。外用地奈德乳膏，每日 2 次（面部），卤米松乳膏每日 2 次（躯干及四肢）。

易误诊原因分析及鉴别诊断　Rowell 综合征是一种较为少见的疾病。1963 年 Rowell 等学者将红斑狼疮合并多形红斑样皮损的患者分析后首次定义为 Rowell 综合征。2000 年，Zeitouni 等进一步提出更全面的诊断标准，包括以下主要标准：①红斑狼疮（系统性、亚急性、盘状）；②多形红斑样皮损（累及或不累及黏膜）；③ ANA（+）。次要标准：①冻疮样皮损；②抗 SSA 或抗 SSB 抗体（+）；③类风湿因子（RF）（+）。具备 3 条主要标准和 1 条次要标准者即可诊断 Rowell 综合征。诊断主要结合临床皮损、实验室检查、组织病理及免疫荧光检查可确诊。

由于本病少见，年轻医生可能因不熟悉本病而漏诊。在红斑狼疮患者出现冻疮样或多形红斑样皮损时应想到本病。临床需与多形红斑型药疹和离心性环状红斑等鉴别。

1. 多形红斑型药疹　特别是红斑狼疮患者发生多形红斑型药疹。鉴别主要依据组织病理学，药疹患者主要以嗜酸性粒细胞浸润为主，表皮损伤更为严重，可有表皮坏死，见坏死的角质形成细胞。

2. 离心性环状红斑　本病为一种原因不明的慢性反复发作的环状红斑性皮肤病，常并发其他疾病。可发生于任何年龄，但以 50 岁为发病高峰。尤以夏季为多，多数病例可自行缓解，预后良好。少数可合并恶性肿瘤。病因不明，可能与对某些抗原过敏反应有关，如感染和药物等。组织病理主要表现为血管周围炎症细胞围绕血管呈"袖口状"浸润，炎症剧烈时可有浅表结痂及个别角质形成细胞坏死和真皮乳头水肿。

（曹　灿　刘彤云　张　娟　董天祥　何　黎）

病例 3

临床照片　见图 3-1。

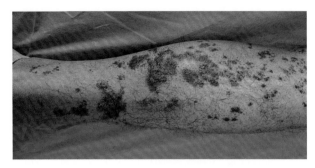

图 3-1　左下肢线状瘀点、瘀斑

一般情况　患者男，28 岁，农民。

主诉　左下肢线状瘀斑、斑丘疹 4 年，加重伴瘙痒 1 年。

现病史　4 年前无明显诱因左下肢出现线状瘀点、瘀斑，未予特殊处理，皮损逐渐增多、扩散。曾给予多种外用药物（具体不详）治疗后无好转，1 年来瘙痒加重，遂至我科就诊。

既往史及家族史　无特殊。

体格检查　系统查体无异常。

皮肤科检查　左下肢可见线状瘀点、瘀斑，压之不退色，部分融合，表面苔藓化。

实验室检查　血常规、尿常规、凝血及生化全套未见异常。

思考

1. 您的诊断是什么？

2. 为明确诊断，您认为还需做什么关键检查？

提示　可能的诊断：

1. 线状扁平苔藓（linear lichen planus）？

2. 线状苔藓（lichen striatus）？

3. 炎性线状疣状表皮痣（inflammatory linear verrucous epidermal nevus）？

4. 线状银屑病（linear psoriasis）？

5. 色素性紫癜性皮肤病（pigmented purpuric dermatoses）？

关键的辅助检查　皮肤组织病理示表皮网篮状角化过度，真皮浅层毛细血管扩张，管周可见淋巴细胞和组织细胞浸润，以及红细胞外溢。病理诊断：符合色素性紫癜性皮肤病（图 3-2）。

最终诊断　象限性色素性紫癜性皮肤病（quadrantic pigmented purpuric dermatoses）。

诊断依据

1. 病史及病程　4 年。

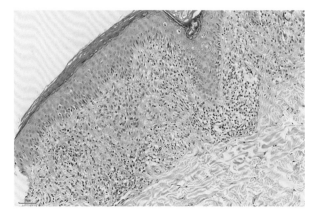

图 3-2　真皮浅层毛细血管扩张，管周淋巴细胞和组织细胞浸润，以及红细胞外溢（HE×100）

2. 皮损部位   左下肢。

3. 皮损特点   表现为沿着单侧肢体呈线状分布的瘀点和瘀斑。

4. 实验室检查   血常规、尿常规、凝血及生化全套未见异常。

5. 皮肤组织病理   符合色素性紫癜性皮肤病。

治疗方法   患者口服沙利度胺及裸花紫珠片，外用卤米松及多磺酸黏多糖乳膏（喜辽妥）软膏2周后，皮损颜色较前变淡。

易误诊原因分析及鉴别诊断   象限性色素性紫癜性皮肤病又称为单侧线状毛细血管炎（unilateral linear capillaritis，ULC），是色素性紫癜性皮肤病的一个罕见亚型，在1992年由Riordan等首次报道。与色素性紫癜性皮肤病的其他分型相似，象限性色素性紫癜性皮肤病的病因尚不清楚，可能的原因与细胞免疫异常、药物、感染、毛细血管脆性增加或静脉淤积有关。该病好发于儿童和青年，男性多于女性，主要累及下肢，临床表现为沿单侧肢体分布的伴有褐色或红棕色斑片的紫癜性皮损。从组织学上看，色素性紫癜性皮肤病与其他类型的色素性紫癜性皮肤病相似，表现为真皮浅中层血管周围淋巴细胞浸润、红细胞外溢及含铁血黄素沉积。色素性紫癜性皮肤病的鉴别诊断包括线性或沿Blaschko线排列的皮肤病，如线状苔藓、线状扁平苔藓、炎性线状疣状表皮痣和线状银屑病等，以及其他亚型的色素性紫癜性皮肤病。

1. 线状苔藓   好发于儿童，表现为淡红色或肤色的苔藓样小丘疹，呈线状排列，常累及单侧肢体，多无自觉症状，起病突然，有自愈倾向，常在数月或数年内自行消退。组织病理表现为角化不全，海绵样水肿，真皮浅层致密淋巴细胞浸润。结合临床表现及组织病理学可与之鉴别。

2. 线状扁平苔藓   表现为紫红色或褐色扁平丘疹，表面可见Wickham纹，多单侧发病，可累及黏膜。组织病理表现为角化过度，颗粒层楔形增厚，基底细胞液化变性，真皮浅层淋巴细胞带状浸润。结合临床表现及组织病理学可与之鉴别。

3. 炎性线状疣状表皮痣   常发生于儿童，成人少见，皮损表现为沿单侧肢体线性分布的红斑、丘疹，可融合成斑块，常伴顽固性瘙痒。组织病理表现为角化过度和角化不全，颗粒层增厚和变薄交替出现，表皮突延长，表皮呈乳头瘤样增生。结合临床表现及组织病理学可与之鉴别。

4. 线状银屑病   是银屑病的一个罕见亚型，表现为线性排列的丘疹和斑丘疹，上覆银白色鳞屑，Auspitz征阳性，可累及躯体其他部位。组织病理表现为融合性角化不全，颗粒层变薄，表皮突向下呈杵状，真皮乳头上延，血管扩张，真皮浅层炎症细胞浸润。结合临床表现及组织病理学可与之鉴别。

（耿雯瑾   张晋松   卢凤艳   尹逊国）

病例4

临床照片   见图4-1、图4-2。

一般情况   患者女，54岁，农民。

主诉   颜面部蝶形红斑伴瘙痒2个月，关节痛2天。

现病史   患者诉2个月前无明显诱因面颊部、鼻背及周围皮肤出现红斑和暗红斑，表面少许鳞屑，伴轻微瘙痒，未予重视及诊治，少部分红斑可自行消退。随后无明显诱因皮损面积增多、扩大，面颊部、颞部、鼻背及鼻翼周围、前额、下颏部出现散在分布、大小不一的水肿性红斑和暗红斑，大致呈蝶形对称性分布，自觉轻微瘙痒。遂至当地医院就诊，考虑"过敏性皮炎"，给予相关输液治疗（具体用药不详）后皮疹可部分消退，瘙痒消失，停药后上述皮疹仍有反复，未完全消退，手、足趾甲周围渐出现暗紫红斑。近2天来感全身关节疼痛、乏力不适，时感口干、口苦不适。无发热、寒战，无头晕、头痛，无咳嗽、咳痰、呼吸困难，无胸闷或心悸等不适。1周前至我科就诊，考虑"系统性红斑狼疮"，并收入住院。

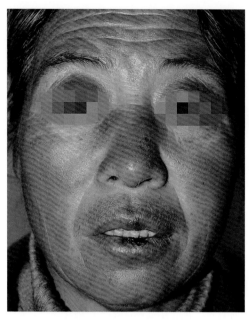

图 4-1 颜面部蝶形红斑

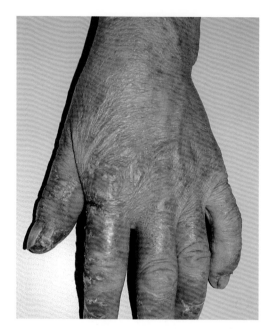

图 4-2 手背、手指红斑、紫红斑、鳞屑

自发病以来患者精神、饮食、睡眠可，大小便正常，近期体重无明显变化。

既往史及家族史 既往患"高血压"5 年，自服"贝那普利每天早上 1 片，酒石酸美托洛尔片每天早上 1 片，欣洛平每天晚上 1 片"，血压控制可；患"慢性荨麻疹"4 个月，在当地医院治疗后好转，近 1 个月来仍有反复新发皮疹。家族史无特殊。

体格检查 一般情况可，系统检查未见异常。

皮肤科检查 前额、面颊、鼻背及鼻翼两侧及下颌皮肤可见散在或密集分布的大小、形态不一的片状轻度水肿性红斑和紫红斑。部分融合成境界不清的大片状，部分表面覆细碎白色鳞屑，皮疹大致呈蝶形对称性分布。口唇见红斑、糜烂及血痂。双手背、手指、双足趾甲周围可见粟粒至板栗大小红斑、暗红斑，部分上覆白色黏着性鳞屑。双上肢散在分布少量小片状水肿性红斑和风团样疹。无关节肿胀，未见丘疹、水疱、糜烂和渗出等；双侧上眼睑未见水肿性紫红斑；各指（趾）甲未见明显异常。

实验室及辅助检查 抗核抗体阳性，滴度 1∶320，抗 SSA 抗体阳性。血常规：白细胞 2.87×10⁹/L，中性粒细胞绝对值 1.22×10⁹/L，红细胞 3.7×10⁹/L，血红蛋白 119 g/L。免疫球蛋 G 21.8 g/L，免疫球蛋白 A 7.82 g/L，补体 C3 0.38 g/L，补体 C4 0.02 g/L。类风湿因子（RF）IgM 349.10 RU/ml，类风湿因子 IgG 38.50 RU/ml。X 线胸片：双肺内未见明显活动性结核及炎症，主动脉型心血管外形改变。心脏超声：左心房增大，室间隔增厚，主动脉升部增宽（符合高血压心血管改变）。全身浅表淋巴结超声：双侧颈部、双侧腋窝内、双侧腹股沟区、双侧锁骨上窝及右侧锁骨下窝可见多个淋巴结，部分肿大，右侧腋窝部分淋巴结、右侧锁骨上窝淋巴结皮髓质分界不清，性质待查。妇科超声：右侧卵巢暗区（性质待查）。心电图：窦性心律正常范围。

思考

1. 您的诊断是什么？

2. 为明确诊断，您认为还需做什么关键检查？

提示 可能的诊断：

1. 药物性狼疮（drug-induced lupus）？

2. 皮肌炎（dermatomyositis）？

3. 类风湿性关节炎（rheumatoid arthritis）？

关键的辅助检查　皮肤组织病理示表皮角化过度，棘层轻度萎缩，表皮和毛囊上皮基底细胞液化变性。真皮、中浅层血管、毛囊周围稀疏或灶性淋巴细胞浸润（图4-3）。

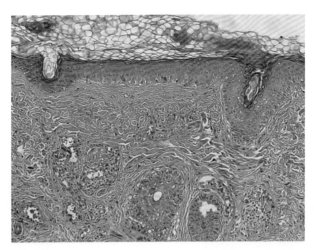

图4-3　角化过度，棘层轻度萎缩，表皮和毛囊上皮基底细胞液化变性。真皮、中浅层血管、毛囊周围稀疏或灶性淋巴细胞浸润（HE×100）

最终诊断　系统性红斑狼疮（systemic lupus erythematosus）。

诊断依据

1. 病程　2个月。
2. 皮损部位　发生于面部。
3. 皮损特点　表现为水肿性蝶形红斑和暗红斑。
4. 自觉轻微瘙痒，全身关节疼痛。
5. 组织病理　符合皮肤红斑狼疮表现。
6. 抗核抗体阳性，滴度1:320，抗SSA抗体阳性。
7. 血常规　白细胞2.87×10⁹/L，中性粒细胞绝对值1.22×10⁹/L，红细胞3.7×10⁹/L，血红蛋白119 g/L。

   白细胞 $2.87×10^9$/L，中性粒细胞绝对值 $1.22×10^9$/L，红细胞 $3.7×10^9$/L，血红蛋白 119 g/L。
8. 免疫球蛋白G 21.8 g/L，免疫球蛋白A 7.82 g/L，补体C3 0.38 g/L，补体C4 0.02 g/L。

治疗方法　给予甲泼尼龙针60 mg（×2天）、80 mg（×6天），环磷酰胺0.6 g每周1次，羟氯喹0.2 g每日2次。治疗8天后病情好转出院。根据病情，甲泼尼龙门诊逐渐减量，现仍在随访中。

易误诊原因分析及鉴别诊断　系统性红斑狼疮是一种以免疫系统的异常活化和自身抗体异常增多为特征的自身免疫性疾病，常常可导致皮肤、关节、血液及肾等多器官、多系统受累。若治疗不及时，可继发狼疮性脑病、肾衰竭等致死性后果。SLE的发病年龄主要以育龄期女性为主。SLE的发病机制及病因还不十分明确。有越来越多的研究发现环境因素如感染、紫外线、药物和饮食等通过表观遗传修饰打破免疫系统的平衡，导致细胞凋亡频率增加和凋亡物质清除效率降低、免疫细胞异常分化活化等，产生大量自身抗体，与自身抗原在组织器官中形成免疫复合物，最终导致多种组织和器官的损伤。发热、关节痛和面部蝶形红斑是SLE最常见的早期症状。95%的患者有多个关节受累和关节肿痛，可伴肌痛，但肌无力不明显。80%～90%的患者有皮损：①面颊部和鼻梁水肿性蝶形红斑；②四肢远端和甲周、指（趾）末端的紫红斑、红斑、瘀点、毛细血管扩张和指尖点状萎缩等血管炎样损害；③狼疮发：额部发际毛发干燥、参差不齐、细碎易断；④口、鼻黏膜溃疡。SLE患者死亡的主要原因包括肾衰竭、狼疮脑病和继发严重感染等。目前临床对于本病的治疗包括糖皮质激素、免疫抑制剂、抗疟药及非甾体类抗炎药等。

　　本病早期皮疹不特异，加上年轻医师经验不足，故容易漏诊。临床上应注意与药物性狼疮、皮肌炎及类风湿性关节炎相鉴别。

1. **药物性狼疮**　指服用某种药物后所致的狼疮样综合征。药物性狼疮男女的发病率差异不如 SLE 明显。SLE 好发于育龄期妇女，而药物性狼疮，除了米诺环素诱导的药物性狼疮主要发生在妇女和青年人外，其他药物诱导的大多发生在老年人。一般有明确的服药史，服药后尽管出现发热、肌痛、关节痛及浆膜炎等，但很少出现系统性损害。症状比红斑狼疮轻，一般无黏膜溃疡、蝶形红斑和盘状红斑。面部皮疹、脱发及雷诺现象较系统性红斑狼疮患者少见，也很少累及肾和中枢神经系统。抗核抗体阳性，抗组蛋白抗体和抗单链 DNA 抗体阳性，而抗双链 DNA 抗体和抗 Sm 抗体阴性，补体正常。停药后症状逐渐消失，且有可逆性。这些特点可与系统性红斑狼疮相鉴别。

2. **皮肌炎**　是一种主要累及皮肤和肌肉的特发性炎症性肌病，肺、心脏、关节和胃肠道等器官也可受累。患者的面部特征性皮损为双上眼睑暗紫红色水肿性斑疹，有时整个眶周都可发生。皮肌炎患者双颧颊部也常可见到对称性红斑，但皮肌炎患者的颧颊部红斑的颜色与 SLE 面部的蝶形红斑有所不同。除此之外，皮肌炎患者可出现 Gottron 丘疹、Gottron 征、恶性红斑、披肩征、胸前 V 字征、技工手等特异性皮损。这些特异性皮损大多是在皮肤异色病样皮损的基础上发生的，有助于与 SLE 相鉴别。此外，皮肌炎患者可有四肢近端以肌无力为主要表现的肌炎，血清肌浆酶升高，肌电图呈肌源性损害，还可有抗 Mi-2 抗体、抗 Jo-1 抗体等标志性自身抗体，有助于与 SLE 相鉴别。根据临床表现和实验室检查，两者不难鉴别。

3. **类风湿性关节炎**　是以破坏性与对称性关节病变及关节滑膜炎为特征的慢性自身免疫性疾病。类风湿性关节炎以对称性腕、掌指及近端指间关节炎症和疼痛为主，常伴关节畸形、晨僵时间长及类风湿因子滴度较高等。然而，SLE 多有面部皮损、口腔溃疡、肾损害及抗 Sm 抗体、抗 ds-DNA 抗体阳性和高滴度的 ANA 阳性，无关节畸形。根据临床表现和实验室检查，两者不难鉴别。

（喻光莲　李贤光　刘彤云　何　黎）

病例 5

临床照片　见图 5-1。

一般情况　患者女，47 岁，普通职工。

主诉　反复全身红斑、风团 20 年，再发 5 天。

现病史　患者于 20 年前无明显诱因出现背部红斑、风团，伴剧烈瘙痒，皮疹 24 h 内可自行消退，就诊于当地医院，考虑"荨麻疹"，予药物治疗（具体不详）后好转，但仍反复发作。5 天前无明显诱因再次出现全身红斑、风团，皮疹 24 h 内不消退，无发热、咳嗽、呼吸困难，无关节痛、

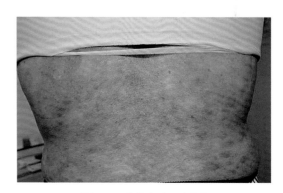

图 5-1　背部红斑、风团

肌肉痛，无恶心、呕吐，无畏光、流泪等不适。今为进一步诊治就诊于我科。自发病以来，患者精神、睡眠较差，食欲尚可，体重无明显增减，大小便正常。

既往史及家族史　无特殊。

体格检查　一般情况尚可，神志清楚，双肺呼吸音清，未闻及干、湿啰音，心律齐，各瓣膜听诊区未闻及杂音。全腹软，无压痛或反跳痛，肝、脾肋下未触及，肝、肾区无叩击痛，双下肢无水肿。

皮肤科检查　躯干和四肢可见泛发水肿性红斑、风团，边界尚清楚，大小不等，部分融合成片，无压痛。

实验室及辅助检查　血常规、CRP、PCT、尿常规、凝血四项、D-二聚体、乙肝两对半、TPPA、

HIV、丙肝、抗核抗体和滴度、T-Spot、心电图、腹部彩超及胸部 CT 均未见明显异常。

思考

1. 您的诊断是什么？

2. 为明确诊断，您认为还需做什么关键检查？

提示　可能的诊断：

1. 慢性自发性荨麻疹（chronic spontaneous urticaria）？

2. 游走性红斑（erythema migrans）？

3. 复发性肉芽肿性皮炎伴嗜酸细胞增多（recurrent grannulomatous dermatitis with eosinophilia）？

关键的辅助检查

1. 组织病理（腹部）　显微镜下见棘层不规则增厚，真皮血管周围及胶原纤维间可见淋巴细胞、组织细胞、中性粒细胞及少量嗜酸性粒细胞浸润，伴血管内中性粒细胞边集，部分血管壁结构破坏。免疫组化示 CD68（＋），血管内皮细胞 CD31（＋）。抗酸（－），黏蛋白（－）。病理诊断符合荨麻疹性血管炎病理改变（图 5-2、图 5-3）。

2. 红细胞沉降率 36 mm/h。

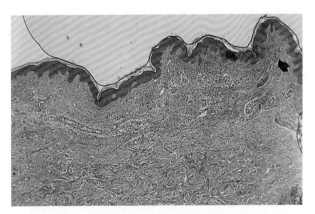

图 5-2　真皮血管周围及胶原纤维间可见淋巴细胞、中性粒细胞及少量嗜酸性粒细胞浸润（HE×50）

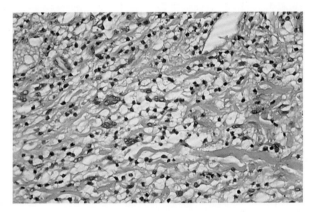

图 5-3　前图高倍（HE×200）

3. 免疫球蛋白及补体正常。

最终诊断　荨麻疹性血管炎（urticarial vasculitis）。

诊断依据

1. 病史及病程　20 年。

2. 皮损部位　位于躯干和四肢。

3. 皮损特点　可见泛发水肿性红斑、风团，边界尚清楚，大小不等，部分融合成片，无压痛。

4. 组织病理　符合荨麻疹性血管炎病理改变。

治疗方法　联合使用糖皮质激素和甲氨蝶呤治疗，目前随访中。

易误诊原因分析及鉴别诊断　荨麻疹性血管炎是一种以慢性或反复发作的荨麻疹样损害为特征的皮肤病。通常是特发性的，但与某些药物、感染、自身免疫性结缔组织疾病、骨髓增生异常和恶性肿瘤有关。最近一些作者报道了该病和 COVID-19 以及甲型 H1N1 流感病毒感染之间的关联。荨麻疹性血管炎被认为是免疫复合物介导的Ⅲ型变态反应。抗原可能是自体性或外源性的，并通过经典途径激活补体。然后产生 C3a 和 C5a，诱导肥大细胞脱颗粒，释放趋化因子和细胞因子，随后中性粒细胞释放蛋白水解酶。

荨麻疹性血管炎好发于 40 ~ 60 岁，女性比男性更多见。病变可局限于皮肤，也可扩展到全身，影响各种器官，包括肌肉、骨骼、肾、肺、胃肠和眼。患者最常表现为经典的硬化性风团。风团通常不发白或仅部分发白，中央有暗红色或棕色斑疹，可伴有疼痛和（或）灼热感。皮损持续 > 24 h，一般持续 4 ~ 8 周，并在 4 ~ 8 周内消退。临床上很难与慢性自发性荨麻疹区分。除了皮肤异常表现，在补体较低或表达抗 c1q 抗体的患者中荨麻疹性血管炎可以累及多个器官和系统。关节痛和肌痛是患者最常见的皮肤外症状。组织病理学表现为白细胞碎裂性血管炎，最常累及皮肤毛细血管后小静脉。也可见到真皮血管损伤（包括内皮肿胀和相关管腔闭塞）以及红细胞外渗至真皮。口服抗生素（如多西环素）、氨苯砜、秋水仙碱和羟氯喹是一线治疗药物，特别是对于轻度患者。免疫抑制剂，包括甲氨蝶呤、吗替麦考酚酯、硫唑嘌呤和环孢素是二线治疗药物。对于中重度病例或其他一线治疗失败的病例，通常需要使用皮质类固醇控制皮肤或全身症状。最近，选择性的生物疗法，包括利妥昔单抗、奥马珠单抗和白介素-1 抑制剂对于顽固性或难治性病例已显示出治疗的希望。

荨麻疹性血管炎相对少见，临床表现与许多疾病相似，年轻医师缺乏经验时容易误诊。本病需要与慢性自发性荨麻疹、Well 综合征、游走性红斑、肿胀性红斑狼疮和 Schnitzler 综合征进行鉴别。

1. 慢性自发性荨麻疹 也称慢性原发性荨麻疹，是指无明显诱因突然、持续性或者间歇性出现的伴有瘙痒的风团或者血管性水肿，每周发病超过 2 次且病程超过 6 周。风团一般在 2 ~ 8 h 内消退，伴有剧烈瘙痒，伴或不伴有血管性水肿。皮损可融合（> 10 cm）或呈现蜿行。患者红细胞沉降率和血清补体正常。而荨麻疹性血管炎的皮损直径往往在 0.5 ~ 5 cm，持续 > 24 h，常持续数天，并可遗留瘀斑和色素沉着。通过组织病理可予以鉴别。

2. 复发性肉芽肿性皮炎伴嗜酸细胞增多 又称 Well 综合征。皮损好发于四肢和躯干，多为边界清晰、水肿性、触之坚实的环状红色斑块，类似蜂窝组织样，也可有其他多种临床表现，包括水疱、结节、丘疱疹和瘙痒性剥脱性炎性丘疹。有些患者可引起疼痛和瘙痒，皮损愈后不留瘢痕。皮损可在 2 个月内完全消退。可有发热、哮喘及关节痛等全身症状。大多数患者外周血中嗜酸性粒细胞增多。组织学上通常有少量嗜酸性粒细胞浸润的改变。

3. 游走性红斑 本病为伯氏疏螺旋体感染所致莱姆病的早期皮肤表现，传播媒介是蜱虫，在森林地区或蜱流行地区好发。多见于儿童和青年。原发性游走性红斑表现为不断扩大的圆形或椭圆形红色斑疹，中央逐渐恢复正常肤色。好发于躯干及四肢近端，自觉患处灼热和瘙痒感，皮损经数周至数月可自然消退。伯氏疏螺旋体从蜱叮咬部位通过血液传播并返回到皮肤的其他部位后，可能会出现继发性游走性红斑损伤。在皮肤病变后出现心脏、关节和神经系统等受累症状。结合实验室检查疏螺旋体或者其特异性抗体阳性可以做出诊断。

4. 肿胀性红斑狼疮 本病属于皮肤红斑狼疮，为比较良性的一型。临床表现为红色荨麻疹样肿胀性丘疹或斑块，也可呈环状损害，表面光滑，愈后无瘢痕和色素减退。皮损多发生于面部、胸部及上肢伸侧等曝光部位。组织病理表现为血管和附属器周围淋巴细胞浸润，间质黏蛋白沉积。光敏感试验和抗核抗体阳性及抗疟药治疗有效可与之鉴别。

（陈素妮　许秋云　纪　超）

病例 6

临床照片　见图 6-1。

一般情况　患者女，8 岁，学生。

主诉　躯干、四肢红斑 2 个月。

现病史　患者 2 个月前无明显诱因胸部出现红斑、淡红斑，无明显瘙痒及疼痛等不适。皮疹逐渐增多，延及腰腹部及四肢，曾自行使用外用药物治疗（具体不详）效果不佳，皮疹无明显好转，为进一步治疗来我科门诊就诊。病程中无发热、咳嗽、咳痰、胸闷、气促、腹痛或腹泻等不适，精神、饮食、睡眠可，大小便正常。

既往史及家族史　患者系足月顺产，发育正常，无特殊不良嗜好。既往否认心、肺、肝、肾等慢性病史，否认传染病史及外地居留史，父母非近亲结婚，家族中无类似疾病患者，无特殊遗传疾病史。

体格检查　一般情况良好，发育正常，智力正常。全身系统检查无异常，全身未触及肿大的淋巴结。

皮肤科检查　胸背部和四肢广泛分布大小不规则的片状淡红斑，其上可见毛细血管扩张，压之无退色，局部可见淡褐色色素沉着斑。

实验室检查　血常规及凝血功能正常。

思考

1. 您的诊断是什么？

2. 为明确诊断，您认为还需做什么关键检查？

提示　可能的诊断：

1. 毛细血管扩张症（telangiectasis）？

2. 色素性荨麻疹（urticaria pigmentosa，泛发性肥大细胞增多症）？

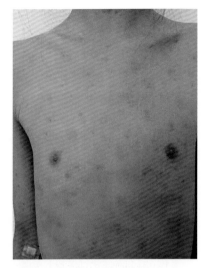

图 6-1　胸部毛细血管扩张性红斑、淡红斑

关键的辅助检查　组织病理检查示表皮无显著改变，真皮浅中层轻度毛细血管扩张，管周可见淋巴细胞和肥大细胞分布（图 6-2）。CD117 血管周围阳性（＞5 个）。

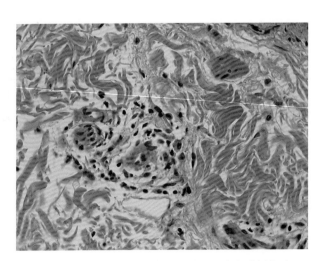

图 6-2　真皮毛细血管扩张，管周淋巴细胞及肥大细胞浸润（HE×200）

最终诊断　持久发疹性斑状毛细血管扩张症（telangiectasia macularis eruptiva perstans，TMEP）。

诊断依据

1. 病史及病程　2个月。

2. 皮损部位　躯干、四肢。

3. 皮损特点　表现为淡红斑、毛细血管扩张样斑疹。

4. 伴随症状　无。

5. 血管周围可见肥大细胞分布，CD117 阳性。

治疗方法　给予患者孟鲁司特片和氯雷他定口服。

易误诊原因分析及鉴别诊断　TMEP 是肥大细胞增多症的一种少见类型，发病率仅为肥大细胞增多症的 1%。本病好发于中年女性，很少累及儿童。临床表现为躯干，尤其是胸部毛细血管扩张性斑疹，皮损直径为 0.5～1.0 cm，呈浅褐色或红色，在饮酒、热水浴及摩擦等不良刺激后皮损颜色更为明显，Darier 征常呈阴性。本病皮损组织病理表现不典型，为真皮浅层血管周围及组织间隙少许肥大细胞浸润，以及毛细血管轻度扩张，因此需要通过免疫组化来确诊，Giemsa 或甲苯胺蓝染色示每个高倍视野下肥大细胞数量 >5 个，免疫组化示 CD117 阳性，或皮肤镜下可见血管网状分布模式。

本病临床少见，皮损表现不特异，临床容易漏诊，需要与以下疾病鉴别：

1. 毛细血管扩张症　是指皮肤或黏膜表面的毛细血管、细动脉和细静脉呈持续性细丝状、星状或蛛网状扩张，形成红色或紫红色斑状、点状、细丝状或星网状损害，压之退色，可长期不变或缓慢发展，其分布可呈局限性、广泛性或节段性，发生后可持久不变、缓慢扩展或增多，部分可自行消退。组织病理主要表现为真皮浅中层毛细血管扩张，但无肥大细胞浸润，与该病可鉴别。

2. 色素性荨麻疹　是肥大细胞增多症中最常见的一种，常有不同程度的瘙痒。皮损可分布于全身，主要见于躯干和四肢，最常见的皮损类型为圆形或卵圆形色素性斑丘疹，Darier 征阳性。而本病皮疹可见明显毛细血管扩张样斑疹，病理上可见明显毛细血管增生扩张。

（布晓婧　王敏华　黄　玲）

病例 7

临床照片　见图 7-1、图 7-2。

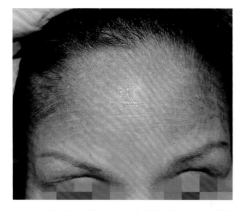

图 7-1　额部、眼睑淡异色样淡紫红斑、鳞屑

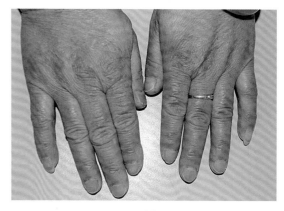

图 7-2　双手背淡紫红斑

一般情况　患者女，56岁，退休工人。

主诉　头面部、上肢和手背淡紫红斑、鳞屑伴痒2年余，加重半年。

现病史　2年前患者不明诱因头面部、躯干和四肢出现散在淡紫红斑，伴轻度瘙痒。在当地多家医院就诊，考虑"日光性皮炎""脂溢性皮炎"，给予氯雷他定片、复方甘草酸苷片等口服及地奈德乳膏外用等治疗，皮疹有改善，但停药不久即复发加重。皮疹逐渐向周围扩大、增多，并互相融合，局部色素沉着。日晒后明显加重，有灼热感。最近半年来皮疹逐渐增多，并波及躯干和下肢，遂来我院就诊。自发病以来，无发热、关节痛、肌痛、肌无力或口腔溃疡等症，无皮肤发硬。饮食可，大小便正常。

既往史　既往体健，家族中无相同疾病史。

体格检查　T 36.6℃，P 72次/分，R 18次/分，BP 118/75 mmHg。一般情况良好。全身浅表淋巴结无肿大。各系统检查无异常。

皮肤科检查　面部尤其前额弥漫性大片皮肤异色样淡紫红斑，上覆少许细碎鳞屑。双上眼睑淡紫红斑。头皮、颈、背部、四肢和手背见鸡蛋至手掌大小的弥漫性淡紫红斑片，部分融合呈大片。背部部分淡紫色红斑片中央可见不规则米粒至黄豆大小色素减退斑，轻微皱缩。双肘关节、双手指背及掌指关节伸侧未见红色丘疹和鳞屑（Gottron征阴性），甲皱襞及指（趾）尖无瘀斑或瘀点。四肢肌力正常。

实验室及辅助检查　血、尿常规，肝和肾功能、血糖、血脂检测五项、离子六项均正常。抗核抗体（ANA）、ENA多肽抗体谱和抗ds-DNA抗体均阴性。肌酶谱正常。肌电图正常。胸、腹部CT正常。肝胆、脾、胰、双肾、膀胱、子宫及附件B超未见异常声像。

思考　您的初步诊断是什么？

提示　可能的诊断：

1. 无肌病性皮肌炎（amyopathic dermatomyositis，ADM）？
2. 系统性红斑狼疮（systemic lupus erythematosus，SLE）？
3. 脂溢性皮炎（seborrheic dermatitis）？

关键的辅助检查　组织病理（背部皮损）示表皮轻度角化过度，伴散在角化不全，棘层萎缩变薄，基底细胞液化变性，真皮胶原纤维间隙增宽，真皮浅层毛细血管扩张，管周有少量淋巴细胞和组织细胞浸润（图7-3）。病理诊断：符合皮肌炎。

最终诊断　无肌病性皮肌炎。

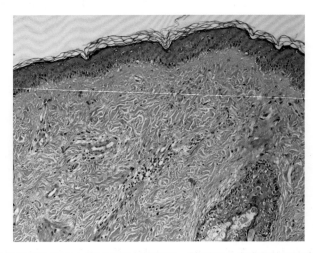

图7-3　棘层萎缩，基底细胞液化变性，浅层毛细血管扩张，管周少量炎症细胞及噬色素细胞浸润（HE×100）

诊断依据

1. 病史及病程 2 年余，皮损逐渐增多。

2. 皮损部位 头皮、面部、双上眼睑、躯干、四肢和手背，对称分布。

3. 皮损特点 皮损表现为淡紫红斑，前额可见皮肤异色性样改变，背部淡紫红斑中央可见色素减退。

4. 症状 无肌痛或肌无力。

5. 实验室及辅助检查 血清肌酶正常，肌电图正常。

治疗方法 口服甲泼尼龙 20 mg/d、羟氯喹 400 mg/d。外用 1％ 吡美莫司软膏，治疗 1 个月后皮疹明显变淡，甲泼尼龙渐减量至停药，3 个月后皮疹基本消退，后在当地医院随访。

易误诊原因分析及鉴别诊断 皮肌炎是一种皮肤和肌肉特发性炎症性疾病，系一种自身免疫性结缔组织病。无肌病性皮肌炎是皮肌炎的特殊亚型，其中部分患者的发病与严重的肺部病变及恶性肿瘤相关。1975 年 Krainm 发现临床上有一部分患者具有皮肌炎的典型皮损，但并没有近端肌无力、肌痛等肌肉症状。1979 年 Pearson 正式提出"无肌病性皮肌炎"这一术语，并认为它是皮肌炎的一种临床亚型。

1991 年 Euwer 等提出无肌病性皮肌炎的诊断标准：① Gottron 丘疹及眶周的水肿性淡紫色斑疹；②皮损组织病理检查符合皮肌炎改变；③有皮肤损害后 2 年内临床上没有任何近端肌受累的表现；④在病程的最初 2 年内肌酶谱，包括肌酸激酶（creatine kinase，CK）和醛缩酶（aldolase，ALD）正常。同时将无肌病性皮肌炎患者分为 3 类：①仅有皮肌炎的典型皮损，并无主观和客观皮肌炎的表现；②有皮损表现，有肌痛或肌无力主观症状，但客观上实验室检查全部正常；③临床上没有肌无力症状，但病程中肌病的实验室检查有时会出现异常。1999 年 Sontheimed 对无肌病性皮肌炎的诊断标准进行了修正，具体如下：①具有特征性的皮肌炎皮肤损害持续 6 个月以上；②无临床证据表明肌无力及肌酶谱异常；③如果行肌电图、肌肉活检和磁共振成像等检查，结果应在正常范围内，并除外最初 6 个月内经过连续 2 个月以上的免疫抑制剂治疗及使用了能导致皮肌炎样皮肤损害的药物如羟基脲或他汀类降脂药等。对于就诊时病程还不足 2 年且符合上述诊断标准者，临床建议诊断为临床无肌病性皮肌炎（clinical amyopathic dermatomyositis，CADM），包括无肌病性皮肌炎和低肌病性皮肌炎（hypomyopathic dermatomyositis，HDM）。两者均具有皮肌炎的典型皮损，后者指没有明显的肌无力症状，但肌炎相关的实验室检查有时会出现轻度异常。

CADM 是一种主要侵犯皮肤肌肉组织的自身免疫性疾病，是特发性炎性肌病少见的亚型。CADM 可发生于成人或儿童，男女比例为 1∶3。CADM 是一种系统性疾病，占 DM 患者的 20％。全身各系统均可累及，肺是最常见的受累脏器。间质性肺疾病（interstitial lung disease，ILD）是常见的表现形式，约占 60.98％。黑色素瘤分化相关基因 -5 编码的 RNA 解螺旋酶（RNA helicase encoded by melanoma differentiation associated gene 5，MDA-5）是抗 CADM-140 抗体的靶抗原。抗 MDA-5 抗体与 CADM 及急进性间质性肺疾病发病相关，并可作为 CADM-ILD 患者病情活动程度及治疗效果的评估指标。ILD 的发生与肌肉皮肤病变出现时间、肌酶谱高低和病变范围无相关性，是影响患者预后的主要因素。

本例患者病程 2 年余，但始终无肌痛或肌无力等肌肉损害的临床表现，有关肌肉损害的检查包括肌酶和肌电图均无异常表现，故符合无肌病性皮肌炎。由于有相当比例的患者可伴发 ILD 和恶性肿瘤，故临床随访很有必要。由于本病少见，加上皮肤损害容易被忽略，早期诊断困难，因而年轻医师常由于对本病认识不足而易误诊或漏诊。本病临床上易与颜面曝光部位的炎症性皮肤病相混淆，需与之鉴别。

1. SLE SLE 与皮肌炎均为自身免疫性疾病，皮损都可发生于颜面和手足等曝光部位。但 SLE 典型的皮损为以面颊为中心的颜面蝶形水肿性红斑，手掌、指尖暗红色浸润性红斑、瘀点和瘀斑，表面可有萎缩及黏着性鳞屑。皮肌炎则为以上眼睑为中心的水肿性紫红色斑和指关节伸面的暗红色斑伴粗糙脱屑

（Gottron 征阳性）。结合免疫学指标，两者不难鉴别。

2．脂溢性皮炎　本病好发于面中部、头皮和耳郭等皮脂溢出部位，表现为油腻性鳞屑性红斑。皮疹若发生于眶上部，则表现为眉及其周围弥漫性、油腻性脱屑，眉毛因搔抓而稀少，眼睑受累而呈睑缘炎。睑缘由红的细小白色鳞屑覆盖，而非皮肌炎的眶周水肿性紫红斑，也无 Gottron 丘疹。结合临床、实验室检查及组织病理，两者鉴别不难。

（刘彤云　何　黎）

病例 8

临床照片　见图 8-1、图 8-2。

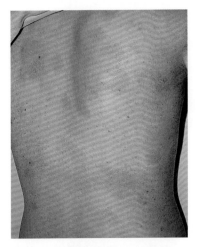

图 8-1　背部淡红色、浅褐色斑片

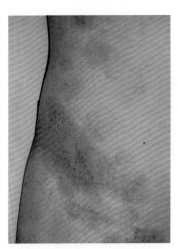

图 8-2　右腰腹部及大腿红色、浅褐色斑片，有少许鳞屑

一般情况　患者女，38 岁，职员。

主诉　躯干及四肢红斑、鳞屑伴痒 2 年余。

现病史　2 年前无明显诱因患者腹部和背部出现红色斑片，界限清楚，表面干燥，有少许细碎鳞屑，伴有剧烈瘙痒。在多家医院诊断"湿疹"和"副银屑病"，给予氯雷他定片、复方甘草酸苷片口服及糠酸莫米松乳膏外用等药物治疗后有所好转，瘙痒减轻，部分皮疹消退，遗留色素沉着斑。但皮疹仍缓慢增多、扩大，并波及四肢，遂来我科就诊。发病以来，患者无发热、关节痛及肌痛或肌无力等症。饮食可，大小便正常。

既往史及家族史　无特殊。

体格检查　全身浅表淋巴结未扪及肿大，系统检查无特殊。

皮肤科检查　躯干及四肢可见多数花生至手掌大小的椭圆形或不规则、大小不等的淡红色、浅褐色斑片，部分皮疹上覆少许细碎鳞屑，部分皮疹融合成不规则大片状，境界清楚，皮损以躯干和四肢近端为重。

实验室及辅助检查　三大常规、肝和肾功能、空腹血糖、离子六项、血脂检测五项、免疫球蛋白类、补体 C3 和 C4 均正常。ANA、ENAs、ds-DNA-Ab、TPPA、TRUST 均为阴性。胸、腹部 CT 未见异常。腹部 B 超（肝胆、脾、胰、双肾、膀胱、子宫及附件）未见异常声像。全身浅表淋巴结 B 超示颈部及腹股沟多个淋巴结肿大，小者 0.8 cm×0.6 cm，大者 1.2 cm×0.7 cm，皮髓质分界清楚。

思考

1. 您的诊断是什么?
2. 为明确诊断,您认为还需做什么关键检查?

提示 可能的诊断:

1. 湿疹(eczema)?
2. 玫瑰糠疹(pityriasis rosea)?
3. 蕈样肉芽肿(granuloma fungoides)?

关键的辅助检查 组织病理示表皮轻度角化过度伴散在角化不全,棘层肥厚,呈银屑病样增生,见单一核细胞移入表皮,部分细胞核大、深染,周围有空晕。真皮内血管周围单一核细胞浸润,部分单一核细胞核大、深染(图8-3)。病理诊断:符合蕈样肉芽肿(红斑期)(图8-4)。

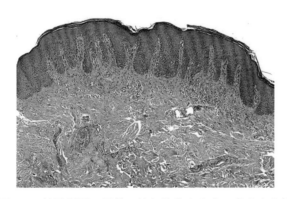

图8-3 棘层肥厚,见单一核细胞移入表皮。真皮内血管周围单一核细胞浸润(HE×40)

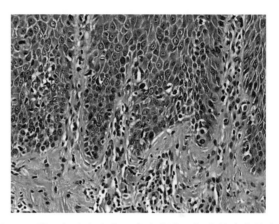

图8-4 淋巴细胞亲表皮,表皮内淋巴细胞较真皮核大,核深染,核周有空晕(HE×200)

最终诊断 蕈样肉芽肿(红斑期)(Ⅰb,T2N0M0)。

诊断依据

1. 年龄 中青年女性。
2. 病程 2年余,慢性经过。
3. 皮损部位 分布于躯干及四肢。
4. 皮损特点 红色斑片,表面干燥,有细碎脱屑。
5. 自觉剧烈瘙痒。
6. 组织病理 符合蕈样肉芽肿(红斑期)。
7. 无病理性淋巴结和内脏受累。

治疗方法 经肌内注射干扰素α-2b 100万U隔日1次,阿维A 20 mg/d,盐酸氮芥溶液外搽,每日1次。3个月后皮损基本消退。现仍在随访中。

易误诊原因分析及鉴别诊断 蕈样肉芽肿是一种起源于记忆性辅助T细胞的低度恶性皮肤T淋巴细胞瘤,约占原发性皮肤T细胞淋巴瘤的50%。其病因和发病机制尚不清楚。遗传、环境及免疫因素等可能与本病有关。临床上将蕈样肉芽肿分为红斑期、斑块期和肿瘤期。从斑块期到肿瘤期可历经数年至数十年。早期红斑期蕈样肉芽肿皮损好发于臀部、躯干和四肢的非暴露部位。皮损表现为大小不等的红斑,伴少许鳞屑和轻度瘙痒。皮损有时可出现不同程度的萎缩及皮肤异色病样改变,如点状色素沉着或色素减退。也可表现为丘疹、鱼鳞样、水疱、风团及紫癜样皮疹等皮损,可单一或多种皮损同时存在,孤立或泛发。可伴有瘙痒。此期通常持续 2~5 年，少数长达数十年。红斑期早期组织病理常呈非特异性炎症，真皮浅层可有中度淋巴细胞浸润伴组织细胞及嗜酸性粒细胞等。其特征性的表现为淋巴细胞亲表皮性，即淋巴细胞侵入表皮。如其聚集形成 Pautrier 微脓疡，则更具有诊断价值。治疗以局部治疗和紫外线光疗为主。

由于早期蕈样肉芽肿临床上缺乏特征性表现，常致早期诊断困难，易被误诊为皮炎、湿疹、银屑病、副银屑病、毛发红糠疹、玫瑰糠疹、神经性皮炎及扁平苔藓等。因此，当红斑类损害临床治疗效果不佳时，应考虑蕈样肉芽肿存在的可能，可多点、多次取材进行皮肤组织病理检查，以便早诊断、早治疗，避免漏诊或误诊。临床上本病应与以下疾病鉴别。

1. 湿疹　是一种变态反应性疾病，皮疹呈多形性改变，有融合倾向，渗出较明显，境界不清，对称分布，瘙痒剧烈。组织病理为海绵水肿性皮炎。蕈样肉芽肿红斑期的临床表现类似于湿疹，但其有以下特点可供鉴别：①临床表现为红斑、鳞屑及皮肤异色病，既有浸润，又伴有萎缩；②瘙痒顽固且剧烈，抗组胺药物难以控制；③慢性病程，迁延不愈；④皮损组织病理具有相对特征性。

2. 玫瑰糠疹　好发于躯干及四肢近端。初始出现一母斑，1 周左右出现多数椭圆形小斑片，其长轴沿肋骨及皮纹方向排列，鳞屑细小而薄。病程仅数周，消退后不易复发。结合病史、皮损特点及组织病理，两者鉴别不难。

3. 持久性色素异常性红斑　又称灰皮病（ashy dermatosis）。皮疹初起表现为境界清楚的椭圆形、圆形或不规则形红斑。红斑可向周围扩大。活动期红斑边缘隆起，颜色逐渐变为淡灰色、灰蓝色或灰棕色色素沉着。无自觉症状。皮损常对称性分布于躯干、肢体及面颈部。结合临床和组织病理，两者不难鉴别。

（刘彤云　柴燕杰　寸玥婷　何　黎）

病例 9

临床照片　见图 9-1、图 9-2。

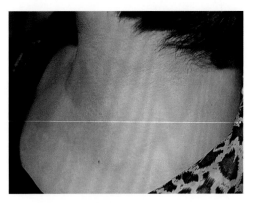 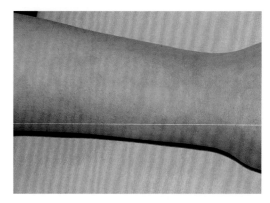

图 9-1　颈部青灰色斑片，周围红晕　　　　　　图 9-2　左前臂青灰色斑片，周围淡红晕

一般情况　患者女，32 岁，农民。

主诉　颈部、躯干及上肢红斑、青灰色斑片 1 年余。

现病史　患者 1 年前无明显诱因于下颈部、腰部和腹部发现散在钱币大小红斑，自觉轻微瘙痒。后皮疹渐扩大，并转变为青灰色斑片。曾在当地多家医院就诊，考虑"湿疹、扁平苔藓"，给予氯雷他定片等口服及地奈德乳膏外用等，瘙痒有缓解，但皮疹仍缓慢增多、扩大。发病以来，无发热及特殊用药史。饮食、大小便正常。

既往史及家族史 无特殊。否认食物、药物或焦油类等化学物质接触史。

体格检查 系统检查未发现异常。

皮肤科检查 颈部、腹部、腰部及双前臂不规则鸽蛋至两个手掌大小片状青灰色色素沉着斑，皮损周围可见一圈淡红斑，边界清楚。无明显鳞屑，无触痛。

思考

1. 您的诊断是什么？

2. 为明确诊断，您认为还需做什么关键检查？

提示 可能的诊断：

1. 色素性扁平苔藓（lichen planus pigmentosus，LPP）？

2. 特发性多发性斑状色素沉着症（idiopathic pigmentation macularis multiplex，IEMP）？

3. 持久性色素异常性红斑（erythema dyschromicum perstans，EDP）？

4. 瑞尔黑变病（Riehl's melanosis）？

关键的辅助检查 组织病理（前臂）示表皮轻度网篮状角化，棘层不规则轻度萎缩，基底细胞散在空泡变性，表皮下部色素增加。真皮浅层胶原纤维间和血管周围可见稀疏淋巴细胞及组织细胞浸润，并见游离的黑色素和噬黑色素细胞（图9-3）。

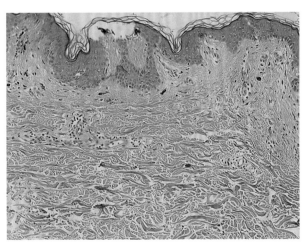

图9-3 基底层散在空泡变性，表皮下部色素增加。真皮浅层胶原纤维间和血管周围可见稀疏淋巴细胞及组织细胞浸润，并见游离的黑色素和噬黑色素细胞（HE×100）

最终诊断 持久性色素异常性红斑。

诊断依据

1. 青壮年女性，起病缓，病程较长。

2. 无焦油类药物等物质接触史。

3. 皮损初起为片状红斑，渐变成青灰色斑片，周围有一圈狭窄红斑。

4. 自觉轻微瘙痒。

5. 组织病理示棘层不规则轻度萎缩变薄，基底层空泡变性。真皮浅层胶原纤维间和血管周围可见稀疏淋巴细胞及组织细胞浸润，并见多数噬黑色素细胞分布。

治疗方法 口服复方甘草酸苷片50 mg，每日3次；维生素C 0.2 g，每日3次；谷胱甘肽片，每次

0.3 g，每日2次；左西替利嗪片，5 mg，每晚1次。同时外擦氢醌霜，每晚1次；地奈德乳膏，间断外擦，每天1次（用10天，停2周）。3个月后皮损颜色变淡，后失访。

易误诊原因分析及鉴别诊断　持久性色素异常性红斑于1957年由Ramirez首先描述，1963年被命名为灰皮病（ashy dermatosis）。有作者认为该病是色素性扁平苔藓的一种变型，也有持不同意见者。本病的病因及发病机制不明，有作者提出其发病与日晒、蚊虫叮咬及肝功能异常等有关。也有作者认为其与接触某些化学制剂（如杀真菌剂或硝酸铵）、内分泌疾病、寄生虫感染、摄入亚硝酸盐及X线照射等有关。持久性色素异常性红斑的临床表现首先为无症状或偶有轻微瘙痒的红斑，逐渐转变为暗灰色斑或青灰色斑片。本病青壮年好发。躯干及四肢近心端最易受累，其次是颈部、面部，很少累及掌跖、头皮、甲或黏膜等处。初起为界线清楚的红斑，边缘略高起。逐渐发展为暗灰色斑。病变活动期，红斑边缘轻度隆起或原色素沉着斑边缘绕以红晕，离心性扩大，呈圆形、椭圆形或多环形皮损。有些皮损边缘有略高起的线条状红斑围绕。皮损组织病理改变为基底细胞液化变性，黑色素增多，真皮浅层单一核细胞浸润，并可见游离的黑色素和噬黑色素细胞。表皮不同程度的细胞间水肿，真皮乳头水肿，血管周围淋巴细胞浸润。本病目前尚无特效治疗方法，大剂量维生素C和氨苯砜被报道有一定疗效，但仍有待证实。临床上需与以下疾病鉴别。

1. 色素性扁平苔藓　有人认为持久性色素异常性红斑是色素性扁平苔藓的一种变型，但有作者持不同观点，主要是持久性色素异常性红斑有独特的临床表现，一般不同时伴有典型扁平苔藓的皮损表现。组织病理上可有基底细胞液化变性，但真皮浅层血管周围仅有稀疏的淋巴细胞浸润。

2. 特发性多发性斑状色素沉着症　本病表现为颈部、躯干及四肢近端灰色不融合的斑片，发病前无炎症性红斑及用药史。组织病理为真皮浅层噬黑色素细胞及大量正常的肥大细胞，而无扁平苔藓样炎性浸润。

3. 色素性玫瑰糠疹　本病初起时为玫瑰色红斑，粟粒至蚕豆大小，分布与皮纹走向一致。借此可资鉴别。

4. 瑞尔黑变病　多见于女性。部分病例曾有用过焦油衍生物（如化妆品中的某些成分）及暴露于日光的病史。皮损多分布于额、颞、颧、口周、耳后及颈部两侧。皮损为毛囊周围的网点状或片状褐色斑片，呈网状，后融合成斑片。特征性改变为粉尘状外观，后期皮损可萎缩。根据发病年龄、皮损分布和皮损形态可鉴别。

（柴燕杰　刘彤云　寸玥婷　何　黎）

病例 10

临床照片　见图10-1。

一般情况　患者女，24岁，自由职业者。

主诉　面部及上肢水肿性红斑、环状红斑1个月余。

现病史　患者1个月前外出游玩后突然面部和双前臂出现散在豌豆至指腹大小的水肿性红斑。自觉皮疹灼热，偶有轻微瘙痒，日晒后明显。皮损渐增大形成环状。在当地医院就诊，考虑"日光性皮炎"，给予口服"西替利嗪片"及"地奈德乳膏"外擦，皮损好转不明显。为求进一步治疗，遂来我院门诊就诊。发病以来，患者无发热、咳嗽或脱发，无口腔溃疡及关节痛，精神可，大小便正常。

既往史及家族史　既往体健，父母均体健。

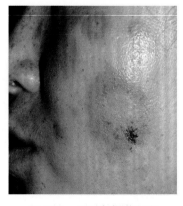

图10-1　左面部环状红斑

体格检查　一般情况可，发育良好，智力正常，各系统检查未见异常。

皮肤科检查　面颈部、耳郭及双前臂见豌豆至鸡蛋大小的水肿性红斑，部分呈环形，表面光滑，界限清楚，触之有浸润感。未见口腔溃疡，痛、温觉无异常。

实验室及辅助检查　血 WBC $3.12 \times 10^9/L$；尿常规、肝和肾功能、离子六项、血脂五项均正常。ANA 1∶320（+），SSA/Ro（+），SSB/la（+），余阴性；TPPA、TRUST 及 HIV 均阴性。X 线胸片及腹部 B 超均正常。

思考

1. 您的诊断是什么？

2. 为明确诊断，您认为还需做什么关键检查？

提示　可能的诊断：

1. 亚急性皮肤红斑狼疮（subacute cutaneous lupus erythematosus）？

2. 盘状红斑狼疮（discoid lupus erythematosus，DLE）？

3. 离心性环状红斑（erythema annulare centrifugum）？

4. 多形性日光疹（polymorphic sun light eruption）？

5. 环状肉芽肿（granuloma annulare）？

关键的辅助检查　组织病理示表皮轻度角化伴灶性角化不全，棘层不规则增厚，真皮乳头水肿，表皮及毛囊上皮基底细胞液化变性。真皮中下部胶原纤维间隙增宽，浅、中层毛细血管扩张，血管及毛囊周围见灶性淋巴细胞浸润。病理诊断：符合亚急性皮肤红斑狼疮（图 10-2、图 10-3）。

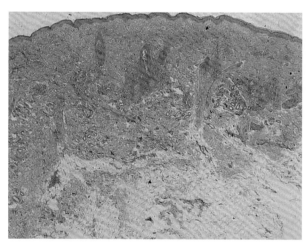

图 10-2　表皮及毛囊上皮基底细胞液化变性。真皮浅、中层血管及毛囊周围见灶性淋巴细胞浸润（HE×25）

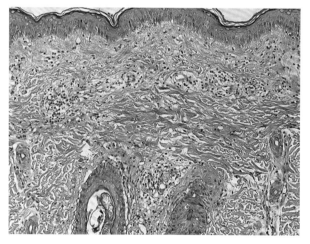

图 10-3　前图高倍（HE×100）

最终诊断　亚急性皮肤红斑狼疮。

诊断依据

1. 病史及病程　1 个月余。

2. 皮损部位　面部和前臂。

3. 皮损特点　表现为豌豆至鸡蛋大小的水肿性红斑，部分呈环形，表面光滑，界限清楚，触之有浸润感。

4. 伴随症状　灼热，偶有瘙痒。

5. ANA 1∶320（＋），SSA/Ro（＋），SSB/la（＋）。

6. 组织病理　符合亚急性皮肤红斑狼疮。

治疗方法　患者口服复方甘草酸苷片 50 mg，每日 3 次；硫酸羟氯喹片 0.2 g，每日 2 次。同时交替外用地奈德乳膏与 1% 吡美莫司软膏。1 个半月后皮损基本消退，3 个月后停药。随访 6 个月未见复发。

易误诊原因分析及鉴别诊断　亚急性皮肤红斑狼疮是一种以皮肤症状为主的红斑狼疮特殊亚型。本病发病机制尚未完全阐明，可能是在遗传、病毒感染、某些环境和激素等因素的相互作用下使自身组织细胞结构改变，或免疫活性细胞发生突变，从而失去自身耐受性，造成机体免疫调节失常的结果。皮损具有光敏性，多见于中青年女性。皮损好发于曝光部位，常见于面、颈、躯干上部、上肢伸侧、手足，偶尔发生于黏膜。临床上皮肤表现主要有两种类型：①环状型，皮损最初为水肿性红斑或斑块，逐渐向外周扩大成环形，可融合成多环形或脑回形，内侧可附着细小鳞屑。②丘疹鳞屑型，皮损最初为红色丘疹，逐渐扩大成大小不等、形状不规则的斑丘疹，其上覆着菲薄鳞屑，没有毛囊性栓塞和黏着性鳞屑。皮损持续数周或数月消退，消退后不留瘢痕。约 20% 的亚急性皮肤红斑狼疮伴有盘状红斑狼疮的皮损，通常局限于头皮部，也可泛发或散在。约 50% 的亚急性皮肤红斑狼疮出现光敏、脱发和雷诺现象。除皮肤病变外，还可有关节痛、关节炎、发热、肌痛和浆膜炎等症状。实验室检查可有贫血、白细胞减少、血小板减少、红细胞沉降率加快、LE 细胞阳性、ANA（＋）、SSA/Ro（＋）、SSB/la（＋），也可有 dsDNA 抗体、抗 RNA 抗体及抗 Sm 抗体阳性。此外，还有循环免疫复合物升高和补体降低。直接免疫荧光检测在皮损处发现大约 60% 的患者真表皮交界处 IgG 连续性、不规则颗粒型沉积。亚急性皮肤红斑狼疮的组织病理改变与盘状红斑狼疮相似，表现为基底细胞空泡或液化变性、真皮浅层水肿、血管和毛囊皮脂腺周围淋巴细胞、组织细胞浸润。相比于盘状红斑狼疮，亚急性皮肤红斑狼疮基底细胞空泡变性、表皮萎缩、真皮浅层水肿及黏蛋白沉积更为明显，而角化过度、毛囊角栓、毛囊皮脂腺萎缩、基底膜带增厚和炎症浸润相对较轻。亚急性皮肤红斑狼疮的炎症浸润大多限于真皮浅层血管和附属器周围。治疗包括糖皮质激素、沙利度胺、氯喹、羟氯喹、氨苯砜和雷公藤等。环状红斑型有继发干燥综合征的可能，预后良好。丘疹鳞屑型可能继发系统性红斑狼疮，此时预后不佳。

由于本病相对少见，皮损特异性不强，故易漏诊或误诊。临床上本病需与以下疾病鉴别。

1. 离心性环状红斑　是以向周围扩大、形状呈环形或多环形损害及以鳞屑为特征的红斑性皮肤病。青壮年多见，好发于夏季，无种族特异性。皮疹好发于四肢及躯干，很少累及头面部、掌、跖和黏膜，一般数周内自行消退，少数患者可持续数年。组织病理示真皮中下部血管周围有境界清楚、呈"袖口状"的炎症细胞浸润。结合临床表现、组织病理，两者不难鉴别。

2. 多形性日光疹　是一种反复发作的、具有多形性皮疹的慢性光敏性疾病。目前认为本病是由多种原因引起的迟发型光变态反应。该病好发于中青年女性，日晒后发病，避光后症状缓解，与季节有明显关系，春夏季加重，秋冬季节减轻，且可消退。发病部位以暴露部位为主。皮损表现多形性，如丘疹、红斑、斑块或苔藓化等改变，常伴有明显瘙痒。组织病理学表现为海绵水肿性皮炎。结合临床表现、组织病理，两者不难鉴别。

3. 环状肉芽肿　为发生于真皮或皮下组织、以环状丘疹或结节性损害为特征的一类慢性皮肤病。临床可表现为无症状的紫红色或棕红色斑。皮损主要位于腹股沟、大腿、臀部和上臂。组织病理表现为真皮浅中层的胶原纤维之间有淋巴细胞和组织细胞浸润，并有少许黏液沉积。结合临床表现、组织病理，两者不难鉴别。

（喻光莲　寸玥婷　刘彤云）

病例 11

临床照片 见图 11-1 至图 11-4。

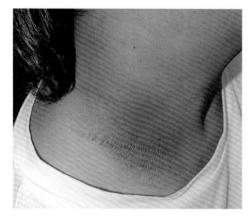

图 11-1 右颈侧红斑、细碎鳞屑

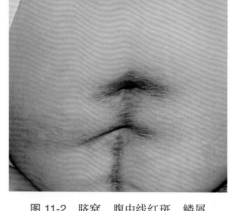

图 11-2 脐窝、腹中线红斑、鳞屑

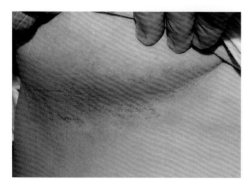

图 11-3 右侧乳房下红斑、细碎鳞屑

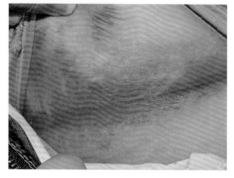

图 11-4 左侧腹股沟红斑、鳞屑

一般情况 患者女，37 岁，农民。

主诉 颈侧、耳后、乳房下、脐窝及腹股沟出现红斑、鳞屑 1 年余，加重 1 个月。

现病史 1 年前双侧颈部、脐窝及腹股沟开始出现红斑、细碎鳞屑，伴瘙痒。出汗时皮疹加重。在当地医院就诊，诊断"湿疹"，给予"氯雷他定片口服及丁酸氢化可的松乳膏外用"等治疗后，皮损好转，瘙痒减轻。停药后又加重，有时有渗出，夏季出汗时明显。再用上述药物后皮损又好转，但红斑不完全消退。如此反复，皮损渐增多、扩大，并波及耳后、腋下及腹中线。1 个月前皮损又加重，瘙痒明显，再次给予"丁酸氢化可的松乳膏外搽"后效果不明显，遂来我院门诊就诊。发病以来，无发热、咳嗽、关节痛，无口腔溃疡，精神可，大小便正常。

既往史及家族史 既往体健，父母均体健。

体格检查 一般情况可，精神可，各系统检查未见异常。

皮肤科检查 颈侧、耳后、乳房下、脐窝及腹股沟红斑，表面稍粗糙，上覆少许细碎鳞屑，皮损界限相对清楚。

实验室检查 血常规、尿常规、肝和肾功能、离子六项、血脂五项均正常。抗核抗体、ds-DNA-Ab、ENAs-Ab、ANA、TPPA、TRUST、HIV 均为阴性。

思考

1. 您的诊断是什么？

2. 为明确诊断，您认为还需做什么关键检查？

提示　可能的诊断：

1. 脂溢性皮炎（seborrheic dermatitis）？

2. 股癣（tinea cruris）？

3. 接触性皮炎（contact dermatitis）？

4. 慢性家族性良性天疱疮（chronic familial benign pemphigus）？

关键的辅助检查　组织病理示表皮角化不全，棘层肥厚，表皮突规则向下延伸呈杵状。真皮乳头毛细血管迂曲、扩张、充血，血管周围淋巴细胞浸润。病理诊断：符合寻常性银屑病（图11-5）。

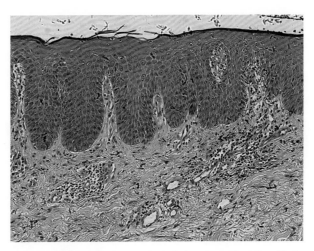

图11-5　角化不全，棘层肥厚，表皮突规则延长呈杵状，真皮乳头毛细血管迂曲、扩张、充血，血管周围淋巴细胞浸润（HE×100）

最终诊断　反常性银屑病（inverse psoriasis）。

诊断依据

1. 病史及病程　1年余，加重1个月。

2. 皮损部位　颈侧、腋窝、乳房下、腹股沟和脐窝及腹中线等皱褶处。

3. 皮损特点　表现为境界清楚的红斑，上覆细碎鳞屑。

4. 伴随症状　瘙痒。

5. 组织病理　符合寻常性银屑病病理改变。

治疗方法　患者口服阿维A胶囊20mg/d，同时交替外用地奈德乳膏与1%吡美莫司软膏。3个月后皮损基本消退，后继续使用1%吡美莫司软膏和他卡西醇乳膏维持治疗，随访9个月未见复发。

易误诊原因分析及鉴别诊断　反常性银屑病又称反转型银屑病、屈侧银屑病或皱襞部银屑病，是一种特殊类型的寻常性银屑病。发病机制尚未明确，推测其发生与寻常性银屑病类似，其中药物使用、褶皱部位体液分泌较多而易造成浸渍，或其分解产物导致的理化刺激等可能与病变的发生、皮损的类型及形态有关。本病常累及腹股沟、外阴、腋窝、乳房下褶、臀及其他褶皱部位，好发于老年及儿童，女性多见。临床表现为境界清楚、表面光滑的炎性红斑，鳞屑极少或者没有，在褶皱部位的深处多出现裂隙，尤其是臀沟处。由于潮湿多汗及摩擦，皮损表面湿润而呈湿疹样改变。组织病理类似于寻常性银屑病，表现为表皮角化过度化或角化不全，可见微脓疡，棘层肥厚，颗粒层减少或消失，表皮突规则延长呈杵状。真皮乳头毛细血管迂曲、扩张、充血，血管周围淋巴细胞、组织细胞浸润。治疗上，本病以局部治疗为主，顽固者或伴发其他类型银屑病者需系统治疗。一般治疗包括保持局部干爽，减少摩擦，外用润肤剂。外用药物可选用弱效或中效糖皮质激素软膏、钙调神经磷酸酶抑制剂如0.1%他克莫司软膏或1%吡美莫司软膏）、维生素D3衍生物（如卡泊三醇或他卡西醇）。系统治疗可考虑免疫抑制剂（如甲氨蝶呤和环孢素等）、维A酸类药物（如阿维A等）、氨苯砜、生物制剂（如阿达木单抗、司库奇尤单抗和乌司奴单抗等）。另外，308 nm准分子光、311 nm窄谱紫外线辐射等亦可考虑使用。

由于褶皱部位潮湿多汗且易摩擦，加上搔抓、继发细菌或真菌感染等，使原皮损变得不典型，临床较易误诊。临床上本病需与以下疾病鉴别。

1. **脂溢性皮炎** 本病好发于面部和头皮等皮脂溢出部位，临床表现为红斑，上覆油腻性鳞屑。组织学常表现为表皮轻至中度海绵形成，银屑病样增生，毛囊口角化不全，毛囊口顶端可有含中性粒细胞的鳞屑痂，真皮血管周围少数淋巴细胞及组织细胞浸润。结合临床表现、组织病理，两者不难鉴别。

2. **慢性家族性良性天疱疮** 好发于颈部、腋窝和腹股沟，临床以皱褶部位反复出现水疱、糜烂为特征，尼氏征阳性，皮疹夏季明显。组织病理表现为基底层上裂隙形成和棘层松解，呈坍塌的砖墙样外观。结合临床表现、组织病理，两者不难鉴别。

3. **接触性皮炎** 有明确的接触史，临床表现为接触部位境界明显的水肿性红斑，有时可出现水疱和大疱等。组织病理表现为表皮棘细胞内或细胞外水肿，海绵形成，表皮内水疱，真皮乳头毛细血管扩张，血管周围炎症细胞浸润。结合临床表现、组织病理，两者不难鉴别。

（刘　艺　代子佳　王　莹　何　黎　刘彤云）

病例 12

临床照片 见图12-1。

一般情况 患者男，42岁，农民。

主诉 全身红斑、鳞屑5天，加重伴发热2天。

现病史 患者7天前因头痛在当地医院就诊，具体诊断不详，给予"卡马西平片0.1 g，口服，每日3次"。5天前开始双侧颈部、躯干及四肢出现散在红斑，伴瘙痒。自行口服"氯雷他定片1片/日"后，刚开始瘙痒有所减轻，但皮损继续增多。2天前皮损明显加重，并伴发热，体温38.2 ℃。在附近诊所给予"甲泼尼龙针"等输液治疗，效果不佳。遂来我院就诊并被收住院治疗。发病以来，无咳嗽、关节痛，无口、眼或生殖器糜烂和口腔溃疡，精神可，大小便正常。

既往史及家族史 既往体健，父母均体健。

体格检查 一般情况可，精神可，各系统检查未见异常。

皮肤科检查 全身弥漫性轻度肿胀性红斑，上覆少许细碎鳞屑。红斑中央可见少数黄豆至鸽蛋大小不规则正常皮岛。

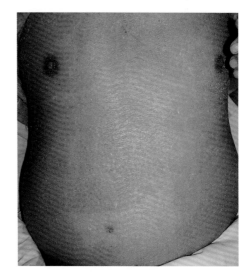

图12-1 躯干弥漫性肿胀性红斑、细碎鳞屑

实验室检查 血常规：WBC 8.36×10^9/L，中性粒细胞7.20×10^9/L，嗜酸性粒细胞0.85×10^9/L；红细胞沉降率23 mm/h。超敏C反应蛋白27 mg/L。尿常规、粪便常规均正常。肝功能 ALT 67.4 U/L，AST 65 U/L。肾功能、离子六项、血糖及血脂五项均正常。抗核抗体、ds-DNA-Ab、ENAs-Ab、ANA、TPPA、TRUST及

HIV 均为阴性。

思考

1. 您的诊断是什么？

2. 为明确诊断，您认为还需做什么关键检查？

提示 可能的诊断：

1. 药物性红皮病（drug-induced erythroderma）？

2. 红皮病性银屑病（erythrodemic psoriasis）？

3. 毛发红糠疹（pityriasis rubra pilaris）？

关键的辅助检查 组织病理示表皮角化不全，局部渗出结痂，棘层肥厚，棘细胞间水肿，表皮突延长、增宽。真皮浅、中层毛细血管增生扩张，血管周围淋巴细胞和少数嗜酸性粒细胞浸润（图 12-2、图 12-3）。病理诊断：亚急性海绵水肿性皮炎，符合红皮病。

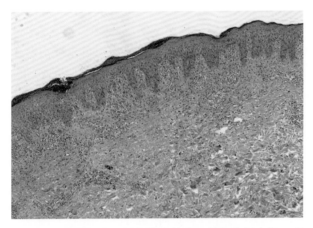

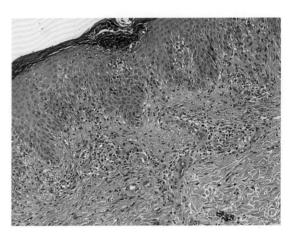

图 12-2　角化不全，局部渗出结痂，棘细胞间水肿，真皮浅层毛细血管周围淋巴细胞和少数嗜酸性粒细胞浸润（HE×25）

图 12-3　前图高倍（HE×200）

最终诊断 药物性红皮病。

诊断依据

1. 病史及病程　7 天，加重 2 天。

2. 皮损部位　全身。

3. 皮损特点　表现为弥漫性肿胀性红斑，上覆细碎鳞屑。

4. 伴随症状　瘙痒、发热。

5. 组织病理　符合亚急性海绵水肿性皮炎改变。

6. 血常规　嗜酸性粒细胞 $0.85 \times 10^9/L$。

7. ALT 67.4 U/L，AST 65 U/L。

治疗方法 生理盐水 500 ml+ 甲泼尼龙 60 mg/d，静滴，每天 1 次；5% 葡萄糖注射液 250 ml+10% 葡萄糖酸钙注射液 20 ml+ 维生素 C 注射液 3 g，静滴，每天 1 次；左西替利嗪片每晚 5 mg 口服；炉甘石洗剂外搽，每天 3 次。9 天后皮损消退。甲泼尼龙 2 周内减量停药。随访 2 个月无复发。

易误诊原因分析及鉴别诊断 红皮病又称剥脱性皮炎，是一种严重的系统性疾病，以全身皮肤出现弥漫性潮红、肿胀、浸润伴脱屑为特征，累及面积大于全身皮肤 90%。导致红皮病的因素很多，主要包括4类：继发于其他皮肤病、药物过敏反应、恶性肿瘤及原因不明者。其中前两者构成了发病的主要原因。一般而言，炎症性皮肤病（尤其是银屑病）是成人红皮病最常见的原因；而在儿童，药物是引起红皮病的主要原因，银屑病占第二位。引起红皮病最常见的药物包括磺胺、抗疟药、青霉素、汞剂、砷剂、苯妥英钠、卡马西平、别嘌呤醇和保泰松等。红皮病可为药疹的单一表现，也可为药物引起的某种综合征（如药物变态反应综合征和红人综合征等）的表现。临床上以皮肤弥漫性潮红、浸润、肿胀和脱屑为特征。急性期皮肤潮红、肿胀明显，有时可有渗液，并有大量鳞屑形成。而慢性期仅有细小鳞屑，但皮肤浸润、肥厚明显，往往存在轻度至严重的瘙痒，可表现为神经性皮炎样改变。此外，可有皮肤外症状如发热、肝、脾和淋巴结肿大、心率加快等。实验室检查可有轻度贫血、白细胞升高、红细胞沉降率加快、血白蛋白降低、球蛋白增多和高尿酸血症等。

药物性红皮病有如下特点：①发病前有明确用药史；②起病急，进展快，黏膜损害和全身中毒症状较严重，可有肝和脾大、黄疸及转氨酶升高等肝损害表现及嗜酸性粒细胞增多；③停药后可消退，糖皮质激素治疗有效；④治愈后斑贴试验或激发试验可进一步证实致敏药物；⑤再用致敏药或类似药物后可复发。治疗包括停用致敏药物、卧床休息、监视液体摄入、保持电解质平衡和体温、营养支持、系统应用糖皮质激素等对因、对症治疗。

红皮病的诊断比较容易，关键在于寻找其潜在病因，并根据病因进行针对性治疗。例如，炎症性皮肤病所致红皮病常有原发皮肤病史，如银屑病、毛发红糠疹和特应性皮炎等病史及相对应的特征性皮损；肿瘤引起者组织学上有相应的临床特征、组织学改变及影像学特征。临床上本病需与以下疾病鉴别。

1. 红皮病性银屑病　有慢性斑块型银屑病病史，常因外用刺激性药物如外用恩林软膏，或治疗不当如紫外线光疗、不规范使用或突然停用系统药物（糖皮质激素、阿维A和免疫抑制剂）、感染特别是上呼吸道感染等引起，或者由急性脓疱性银屑病转化而来。结合病史、临床表现和组织病理，两者不难鉴别。

2. Sezary综合征　本病是一种全身性成熟T细胞淋巴瘤，以红皮病、淋巴结肿大和外周血中Sezary细胞为特征。在终末期可累及内脏器官。组织学上表皮可呈银屑病样增生，部分真皮乳头上顶，乳头内血管迂曲扩张。真皮有致密单一核细胞浸润，可见异型淋巴细胞，小至中等大小，部分细胞呈脑回状，可有亲表皮现象。结合病史、临床表现、实验室检查和组织病理，两者不难鉴别。

（刘　艺　王　莹　代子佳　何　黎　刘彤云）

第二章 丘疹、鳞屑性皮肤病

丘疹、鳞屑性皮肤病是一组临床上以丘疹、鳞屑损害为主要表现的皮肤病。要对此类疾病做出正确的诊断，首先应该了解什么是丘疹、鳞屑，产生丘疹、鳞屑的原因有哪些。

丘疹（papule）为局限性、实性、隆起皮肤表面的浅表损害，直径一般小于 1 cm，可有不同的形状、质地、表面及色泽。丘疹的形成可由以下因素所致：①表皮增生，如寻常疣和毛发红糠疹等；②真皮浅层炎症细胞浸润，如湿疹和光泽苔藓等；③真皮代谢物沉积，如皮肤淀粉样变性等。丘疹的形状可以是圆顶的，如传染性软疣；可以是尖的，如毛周角化病；可以是平的，如扁平疣。丘疹的表面可以有鳞屑，如急性点滴型银屑病；也可以无鳞屑，如粉刺。丘疹的色泽可以呈皮色，如粟丘疹；可以呈红色，如浅表毛囊炎；可呈紫红色，如扁平苔藓。丘疹发生时若伴有表皮海绵性水肿，此时可成为丘疱疹，如湿疹、丘疹性荨麻疹。若丘疹兼有斑疹的特点，则称为斑丘疹，如银屑病。

鳞屑（scale）为脱落或即将脱落的异常角质层细胞。鳞屑的形成可由以下因素所致：①角质形成细胞形成加快，细胞来不及完全成熟、角化，出现角化不全，常提示病变进入亚急性期；②角质形成细胞堆积所致，如鱼鳞病。鳞屑的大小、厚薄和形状不一，可呈细碎糠状，如毛发红糠疹、花斑糠疹；呈层云母状，如寻常性银屑病；呈领圈状，如玫瑰糠疹。

在临床上要对本疾病做出正确的诊断，对基本损害的观察是至关重要的。当看到基本损害以丘疹为主时，首先应认真观察个别丘疹的形态，有无鳞屑、鳞屑的特点，思考其可能的组织病理改变，结合皮疹的分布及排列，再抓住每种疾病的临床特征和组织病理改变，结合病史，并配合相应的实验室检查，这是做出正确诊断的要领。

（何　黎　朱学骏）

病例 13

临床照片 见图 13-1、图 13-2。

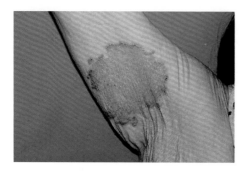

图 13-1 左上臂内侧红斑、丘疹，中央轻微萎缩

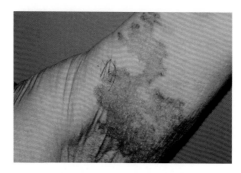

图 13-2 上右臂内侧皮损

一般情况 患者女，43 岁，清洁工。

主诉 双上臂内侧红斑、丘疹伴瘙痒半年。

现病史 半年前患者无明显诱因双上臂内侧出现鸽蛋大小淡红斑，周围有粟粒大小红色丘疹，自觉局部轻微瘙痒不适，患者未予就医，自行外用"中药软膏"（具体不详）后皮损无明显变化。2 个月前患者双前臂内侧原有红斑面积较前扩大，中央轻微萎缩，自觉瘙痒不适，于我科门诊就诊。诊断：体癣？红斑待查？

既往史及家族史 无特殊。

体格检查 一般情况尚可。

皮肤科检查 双上臂内侧可见片状不规则淡红斑，中央可见细碎鳞屑及轻微萎缩，周围绕有粟粒至绿豆大小红色丘疹。

实验室及辅助检查 皮损真菌镜检阴性。血常规、肝功能、肾功能、血糖、眼底检查、超声心动图、腹部彩超及胸部 X 线片未见异常。

思考

1. 您的诊断是什么？

2. 为明确诊断，您认为还需做什么关键检查？

提示 可能的诊断：

1. 体癣（tinea corporis）？

2. 环状肉芽肿（granuloma annulare，GA）？

3. 穿通性皮肤病（perforating dermatoses）？

关键的辅助检查 组织病理（左上臂内侧）示表皮不规则增生。真皮中层胶原纤维嗜碱性变，排列紊乱，其间有少量炎症细胞浸润，部分区域可见经表皮穿通现象。Verhoeff-VanGieson 染色示弹性纤维断裂，呈小球状、颗粒状或羊毛卷样，可见穿通现象。病理诊断：符合穿通性弹性纤维假黄瘤（图 13-3、图 13-4、图 13-5）。

最终诊断 穿通性弹性纤维假黄瘤（perforating pseudoxanthoma elasticum）。

诊断依据

1. 病史及病程 半年。

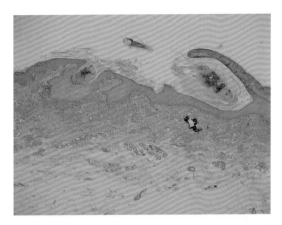

图 13-3　真皮中层可见排列紊乱的胶原，见经表皮穿通现象（HE×40）

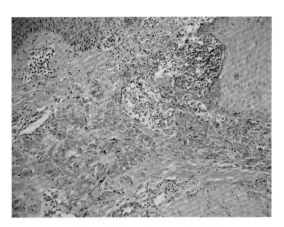

图 13-4　前图高倍，见卷曲、断裂的弹性纤维（HE×200）

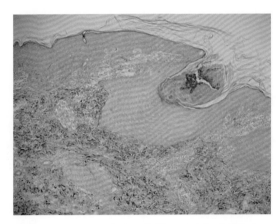

图 13-5　弹性纤维断裂，呈颗粒状或羊毛卷样，可见穿通现象（V-VG 染色 ×200）

2. 皮损部位　位于双上臂内侧。

3. 皮损特点　表现为不规则淡红斑，中央轻微萎缩，周围绕有红色丘疹。

4. 组织病理　符合穿通性弹性纤维假黄瘤。

治疗方法　患者使用激素软膏外用，效果欠佳，皮损较前扩大，目前仍在随访中，并定期进行眼底和超声心动图等检查。

易误诊原因分析及鉴别诊断　弹性纤维假黄瘤是一种泛发性弹性组织退行性变疾病，为常染色体显性遗传。本病女性患病稍多，童年时即可出现皮肤表现，但发病多始于 20 多岁。三种最主要的受累器官和系统为皮肤、眼和心血管系统。皮损由黄色丘疹构成，呈鹅卵石样外观，好发于屈侧部位，如颈、腋窝、脐、腹股沟、腕、肘窝和腘窝等。本病的特殊表现有网状色素沉着、粉刺样皮损和穿通样皮损等。需要注意的是，有时可见到缺乏皮损的患者，初步诊断只能基于血管样条纹或其他临床表现。

穿通性弹性纤维假黄瘤多发于多产、肥胖、中年并有高血压的黑人妇女。皮损常局限于腹部和脐周，报道认为与外伤、肥胖和腹水等引起的局部牵拉有关。

本病临床罕见，容易误诊。临床上遇到屈侧部位的环形皮损时，排除了真菌感染和环状肉芽肿后，应想到本病的可能，及时进行组织病理学及特殊染色检查，早发现、早诊断，需注意监测患者的肝和肾功能、眼底有无血管条纹样改变、超声心动图等。穿通性弹性纤维假黄瘤需要与体癣、环状肉芽肿、匐行性穿通性弹性纤维病相鉴别。通过组织病理检查可明确诊断。

1. **体癣**　是除毛发、甲、掌跖及腹股沟以外的躯干和四肢皮肤的皮肤癣菌感染。感染常发生于暴露部位的皮肤。主要的病原菌为红色毛癣菌和须毛癣菌。临床上常表现为弓形、环状、同心圆或椭圆形，其上有细碎鳞屑，周围可有丘疹或脓疱等。真菌检查阳性。结合真菌学检查可鉴别两者。

2. 环状肉芽肿　是一种病因和发病机制尚不明确的良性皮肤损害，发病可能与虫咬、接触紫外线、结核分枝杆菌感染、糖尿病及恶性肿瘤等有关。本病好发于青年人，临床常表现为群集性小丘疹，环状排列，常对称分布于肢端。组织病理呈浸润性或栅栏状肉芽肿性皮炎。本病有自限性，愈后无瘢痕。结合组织病理检查，两者不难鉴别。

3. 匐行性穿通性弹性纤维病　本病是一种少见疾病，发生于儿童和青年，本病可由青霉胺引起。皮损常表现为 2 ~ 5 mm 大小的角化性丘疹，常呈匐行或环形排列，多在颈侧，也可发生于面部、手臂或其他屈侧部位。组织病理表现为真皮乳头层和网状层上部异常大的、丰富的嗜酸性的弹性纤维，同样有经表皮穿通现象。结合组织病理学检查，两者不难鉴别。

（张　颖　王　琳）

病例 14

临床照片　见图 14-1。

一般情况　患儿女，7 岁，学生。

主诉　额部白色斑疹、丘疹 6 个月，无症状。

现病史　6 个月前患儿无明显诱因额部出现粟粒到绿豆大小的白斑及白色扁平丘疹，散在多个，无瘙痒等自觉症状，未处理，后逐渐增多，为求治疗来我院。

既往史及家族史　无特殊。

体格检查　一般情况好，各系统检查无异常，全身浅表淋巴结未扪及增大。

皮肤科检查　额部见多个白斑及白色扁平丘疹，粟粒至绿豆大小，圆形或不规则形，散在分布，发际线处较密集。

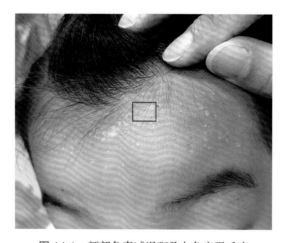

图 14-1　额部色素减退斑及白色扁平丘疹

实验室检查　皮损 HPV 检查阴性。

思考

1. 您的诊断是什么？

2. 为明确诊断，您认为还需做什么关键检查？

提示　可能的诊断：

1. 扁平疣（flat wart）？

2. 花斑癣（tinea versicolor）？

3. 白色糠疹（pityriasis alba）？

4. 自愈性青少年皮肤黏蛋白病（self-healing juvenile cutaneous mucinosis）？

5. 白色纤维丘疹病（white fibrous papulosis）？

关键的辅助检查　皮损组织病理学检查（额部标记处）示表皮网篮状角化过度，棘层肥厚，颗粒层及棘层上部可见空泡细胞，细胞胞体大，核位于中央（图 14-2）。

最终诊断　扁平疣。

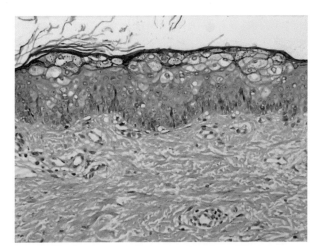

图14-2　棘层上方及颗粒层可见空泡细胞，细胞胞体大，核位于中央（HE×200）

诊断依据

1. 病史及病程　6个月。

2. 皮损部位　位于额部。

3. 皮损特点　表现为白色扁平丘疹，散在不规则分布。

4. 组织病理　轻度角化过度，棘层上方及颗粒层可见空泡细胞。

治疗方法　使用咪喹莫特软膏局部外用，每天2次，4个月后皮疹完全消退。

易误诊原因分析及鉴别诊断　扁平疣常见于青少年，好发于颜面、手背及前臂等处，为米粒到绿豆大扁平隆起的丘疹，表面光滑，浅褐色或正常皮色，圆形、椭圆形或多角形，散在分布，偶可沿抓痕分布排列呈带条状（同形反应）。一般无自觉症状，偶有微痒。病程慢性，可持续多年不愈，有时可自行消失。皮肤组织病理表现为轻度角化过度和棘层不规则肥厚。但与寻常疣不同，扁平疣无乳头瘤样增生，表皮脚仅轻微延长，无角化不全。表皮上部细胞有比寻常疣更广泛的空泡形成，挖空细胞的核位于细胞的中央，胞质边缘有角质透明颗粒。颗粒层均匀增厚，角质层细胞因空泡形成而呈明显的筛网状。有些扁平疣基底层内含有大量黑色素，真皮内无特异变化。本例患者为儿童，皮疹为白色扁平丘疹，组织病理学具有典型的扁平疣特征，使用咪喹莫特治疗后皮疹消失，所以符合扁平疣的诊断。

因为本例患者的皮疹颜色是非常少见的白色，不是典型的皮色或褐色，所以不容易诊断。临床上需与花斑癣、白色糠疹、自愈性青少年皮肤黏蛋白病及白色纤维丘疹病等鉴别。

1. 花斑癣　是一种皮肤浅表角质层的慢性真菌病，致病菌为马拉色菌。皮损好发于脂溢部位，如躯干上部和肩部，有时可发生于面部（儿童常见）。皮损为圆形或椭圆形斑疹，可呈淡白斑、粉红色、黄棕色甚至灰黑色，表面覆盖薄的糠状鳞屑。个别患者的皮损从毛囊口发病，沿毛囊分布，呈扁平丘疹，上覆盖鳞屑。进行真菌检查有助于鉴别。

2. 白色糠疹　常发生于儿童和青春期。多位于面部，皮损为圆形至椭圆形斑片，直径5～30 mm，大小不等，有轻度至中度色素减退。皮损可持续存在数年，部分在青春期可自行消退。

3. 自愈性青少年皮肤黏蛋白病　发生于1～15岁儿童和青少年，常见于颜面、头皮、腹部和股部，为急性发生的多发性丘疹，有时融合成线状浸润性斑块，可伴有发热和关节疼痛等系统症状。皮损可在数周或数月内自然缓解。典型病理表现为真皮乳头层和网状层上部黏蛋白沉积。

4. 白色纤维丘疹病　好发于成人，老年人多见。常位于颈部等曝光部位，表现为多发、光滑且不累及周围毛囊的白色丘疹，组织病理示真皮乳头层和网状层上部胶原纤维束增厚，部分患者真皮弹性纤维减少。

（罗　丹　吕小岩）

病例 15

临床照片 见图 15-1。

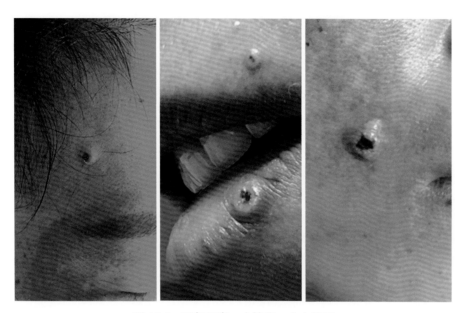

图 15-1 面部丘疹、小结节，中央脐凹

一般情况 患者女，34 岁，无业。

主诉 HIV 抗体初筛阳性，咳嗽、咳痰、气喘、夜间盗汗，面部丘疹、结节 3 天。

现病史 患者 3 天前无明显诱因出现发热，体温最高达 38.6 ℃，伴咳嗽、咳痰，痰少稀薄，自觉乏力，偶感头痛、恶心不适。面部皮肤出现绿豆大小丘疹、结节，皮疹顶部出现脐凹，部分发生坏死，皮损持续不消，无明显自觉症状，遂至大理大学附属医院呼吸科就诊，诊断为：①艾滋病；②马尔尼菲蓝状菌感染？③肺结核？因 HIV 抗体初筛阳性，转入我科。病程中患者无腹痛、腹泻，偶感头痛、头晕，时有恶心，无心悸、胸闷等症，精神、睡眠及饮食差，大小便正常，近 1 个月来体重下降 7.8 kg（＞10%）。

既往史及家族史 否认高危性行为史，否认静脉吸毒史，长期在沿海地区打工，梅毒血清抗体阳性，余无特殊。

体格检查 一般情况差，发热，T 38.6 ℃，P 126 次 / 分，R 24 次 / 分，BP 102/53 mmHg，PO_2 91.6 mmHg，慢性消耗性病容，神志清楚、合作，表情淡漠，颈部及下颌可触及蚕豆至板栗大小的数颗肿大淋巴结，质地硬，活动度可，无粘连，局部无破溃，其余浅表淋巴结无肿大，左肺呼吸音稍粗，右肺呼吸音减弱，右下肺可闻及干啰音，心脏及腹部查体无明显异常，颈稍强直，神经反射无异常。

皮肤科检查 右侧眉弓外上侧、右侧面颊、左下唇及左上唇外缘可见 4 枚黄豆大小孤立丘疹。皮疹高于皮肤表面，呈半球状，表面有蜡样光泽，中央凹陷如脐窝状，伴有中央糜烂、焦痂。

影像学检查 胸部 CT 示：①右肺下叶炎症；②双肺多发性结节灶，考虑血行播散型肺结核可能，结节病不除外；③双肺下叶磨玻璃影；④双侧胸膜粘连。

实验室检查 ①血常规：白细胞 3.8×10^9/L，红细胞 3.32×10^{12}/L，血红蛋白 84 g/L。②血生化：ALB 26.8 g/L，其余未见异常。③梅毒血清抗体：TP-Ab（＋），TPPA（＋），TRUST（－）；脑脊液压力 120 滴 / 分。④脑脊液常规：透明度混浊，潘氏试验（＋）。⑤脑脊液生化：葡萄糖 3.53 mmol/L，蛋白 600 mg/L，氯 103 mmol/L。脑脊液抗酸染色（－），结核分枝杆菌定性（－）；CD4$^+$T 细胞计数 35 个 /μl；

血培养真菌（＋）。⑥其他：血 G 试验、GM 试验（－）；TB T-sport，PPD（－）；血、痰培养及抗酸染色涂片均未检出致病菌。血巨细胞病毒抗体阴性，眼底检查无异常。细菌培养（－），TRUST（－）。

思考

1. 您的诊断是什么？

2. 为明确诊断，您认为还需做什么关键检查？

提示　可能的诊断：

1. 艾滋病合并马尔尼菲蓝状菌皮肤和中枢神经系统感染（AIDS with cutaneous and central nervous system infection by cyanus Marneffei）？

2. 新型隐球菌皮肤和中枢神经系统感染（cutaneous and central nervous system infection by Cryptococcus neoformans）？

3. 传染性软疣（molluscum contagiosum）？

4. 神经梅毒皮肤表现或二期梅毒疹（cutaneous manifestations of neurosyphilis or secondary syphilid）？

关键的辅助检查

1. 组织病理（颜面皮疹）　皮肤溃疡，真皮浅层明显水肿，局部组织坏死，可见大量孢子样结构。PAS 染色见大量厚荚膜孢子，无树枝状或扫帚样菌丝（桑葚状、腊肠状或横隔）结构（图 15-2）。病理诊断：结合临床、脑脊液墨汁染色结果，符合隐球菌病。

2. 真菌培养　培养出新型隐球菌酵母。脑脊液细菌培养涂片：墨汁染色及荧光染色检出荚膜宽厚的酵母样真菌孢子（图 15-3）。隐球菌血清抗原检测阳性。

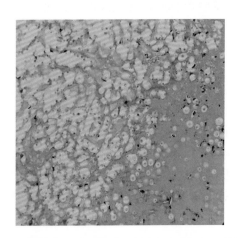

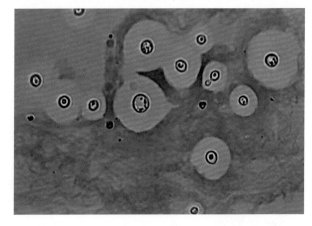

图 15-2　真皮浅层明显水肿，局部组织坏死，可见大量孢子样结构（HE×400）

图 15-3　墨汁染色检出荚膜宽厚的酵母样真菌孢子

最终诊断

1. 新型隐球菌性脑膜炎伴隐球菌皮肤感染（Cryptococcus neoformans meningitis with cutaneous cryptococcus infection）？

2. 粟粒型肺结核（pulmonary miliary tuberculosis）？

3. 艾滋病（acquired immune deficiency syndrome，AIDS）？

诊断依据

1. 病史及病程　3 天。

2. 皮损部位　位于颜面。

3. 皮损特点　表现为绿豆大小丘疹和结节，部分顶部有脐凹或坏死，中央糜烂、焦痂，表面有蜡样光泽。

4. 伴随症状　发热、脾大、头晕、头痛、恶心、乏力、纳差。

5. 脑脊液墨汁染色涂片检出荚膜宽厚的酵母样真菌孢子。

6. 病原学检查（真菌培养）　培养出新型隐球菌酵母。

7. 荧光镜检　检出荚膜宽厚的酵母样真菌孢子。

8. 组织病理　符合隐球菌病。

9. HIV 抗体阴性。

治疗方法　①机会性感染治疗 2 周后启动 ART 治疗，拟订方案为 AZT+3TC+EFV。②氟康唑 800 mg/d，口服。两性霉素 B 0.5 mg/(kg·d)（诱导期开始每天 5 mg，5 天后增加至治疗剂量 25 mg），静脉滴注，并予降低颅内压、预防低血钾、纠正贫血、预防胃肠道反应以及抗感染治疗——头孢 +SMZco（预防 PCP），并定期腰椎穿刺放脑脊液，以降低颅内压。两性霉素 B 中位总量 2040 mg，中位疗程 81 天，最后一次腰椎穿刺涂片未检测出隐球菌，症状彻底消失，出院。

易误诊原因分析及鉴别诊断　新型隐球菌病（cryptococcosis）是一种由新型隐球菌（*Cryptococcus*）感染引起的深部真菌病，可累及全身多个系统，具有高致死性和高致残性的特点。依据感染性质和部位不同，可表现为隐球菌抗原血症、隐球菌性脑膜炎、肺部隐球菌病、皮肤隐球菌病及播散型隐球菌病等。隐球菌感染是艾滋病相关性疾病死亡最常见的原因之一，感染途径主要有 4 种：①吸入空气中气溶胶化的隐球菌孢子，孢子入肺后可随血液到达全身，此为最主要途径；②皮肤开放性创面接触；③误食带菌食物，由胃肠道播散引起感染；④器官移植。

皮肤隐球菌病可分为原发性和继发性，大部分为继发性感染，多由肺隐球菌病播散引起。艾滋病患者多表现为播散型隐球菌病的皮肤病变。临床表现多种多样，其中约 54% 的艾滋病患者表现为传染性软疣样皮损，特点为面部、颈部多见，皮损内无软疣小体，常伴有出血性痂。还可能表现为溃疡、大片红斑、痤疮及紫红色结节，伴或不伴病变周边水肿及疼痛。通常为单个病变，大小由直径几毫米到几厘米不等，部分病例也表现为多个病变融合成大片，四肢比躯干更常见。诊断依据包括：①皮肤损伤可能表现为传染性软疣样丘疹、斑丘疹、紫疱、脓疱、痤疮样脓疱表现、紫色结节和脓肿等；②血清荚膜抗原检测阳性，皮肤分泌物培养出隐球菌或皮肤组织活检发现隐球菌；③合并其他部位隐球菌感染，如隐球菌性脑膜炎或肺隐球菌病等。

随着艾滋病防治形势的严峻和人员的广泛流动，晚期艾滋病患者和肿瘤患者等细胞免疫低下的患者甚至少数正常人也会出现包括隐球菌病在内的少见感染。由于皮肤科或相关科室医师对本病认识不足，缺乏经验，加上警惕性不够，皮肤科医师只注重皮损，而相关科室人员又容易忽视皮肤表现，且对系统性真菌感染缺乏足够的认识，故临床容易误诊、漏诊，所以临床医师应加强对此病的认识，做到早发现、早诊断、早治疗，以便于挽救患者的生命。

皮肤隐球菌病应与马尼尔菲青霉菌感染、传染性软疣和皮肤结核等相鉴别，通过真菌学检查可明确诊断。

1. 马尔尼菲蓝状菌病　是由马尔尼菲青霉引起的一种广泛性播散性感染，也称马尔尼菲青霉菌病，是艾滋病患者的一种主要机会性感染，68%～71% 的患者有皮肤和皮下损害。临床表现为皮疹多呈脐凹样，类似于传染性软疣，常出现在面部、耳部及四肢，偶尔也出现在生殖器。该病主要侵犯人的网状内皮系统，主要表现为发热、贫血、咳嗽、浅表淋巴结肿大、肝和脾大及全身多发性脓肿等。根据流行病学史、皮疹特征及其他伴随临床表现，鉴别并不困难，皮肤活检或分泌物涂片培养可以明确诊断。

2. 传染性软疣　是由传染性软疣病毒（molluscum contagiosum virus，MCV）引起的一种常见的良性病毒性皮肤病，是继已被消灭的天花病毒后唯一能感染人类并造成皮疹的痘病毒。这种疾病具有高度传染性，多见于儿童、青少年以及性活跃人群。MCV 主要经皮肤直接接触传播，经搔抓和搓洗后可发生自体接种，也可通过游泳池或浴室等公共场所间接接触传播，在性活跃的中青年人群中也可通过性接触传染，故传染性软疣也属于性传播疾病。其典型皮损为单发或多发的半球形脐凹状丘疹。该病具有一定的自限性。结合组织病理和真菌学检查，两者不难鉴别。

3. 水痘　是一种由水痘 - 带状疱疹病毒引起的急性、传染性、发疹性皮肤病。多见于儿童，但近年来成人水痘病例报道数量不断增加。皮损表现为多发性丘疹、水疱和部分结痂，疱液多清亮，部分形成脓疱，个别皮疹呈脐样凹陷。皮疹以头皮、面部和躯干较多，四肢较少。全身症状包括发热、咽痛、肌肉酸痛和全身乏力等。结合临床和真菌学检查，两者不难鉴别。

（张建波　费雪娟　王丽波）

病例 16

临床照片　见图 16-1、图 16-2。

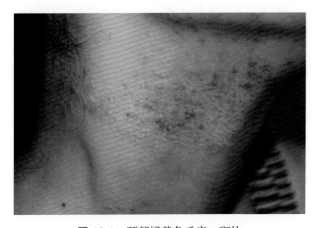

图 16-1　颈部橘黄色丘疹、斑块

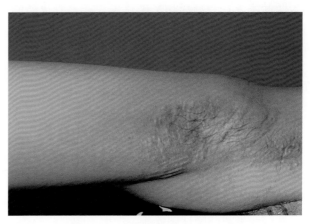

图 16-2　腋窝橘黄色丘疹、斑块

一般情况　患者女，25 岁，职员。

主诉　颈部、腋窝及腹股沟橘黄色皮疹 10 年余。

现病史　患者诉 10 年余前无明显诱因颈部皮肤出现细纹变粗，略呈淡黄色，无明显自觉症状，未予重视。后来皮损逐渐增多，累及腋窝和腹股沟等，面积逐渐增大并融合，颜色加深呈橘黄色。自觉影响美观，遂来我科就诊。精神可，睡眠及饮食正常。大小便正常，体重无明显变化。

既往史及家族史　无特殊。

体格检查　一般情况可，神志清楚，精神佳。全身浅表淋巴结未触及肿大。黏膜未见异常，无肝掌及蜘蛛痣。心、肺无异常。腹平软，肝、脾未触及。

皮肤科检查　颈前、双侧腋窝和双侧腹股沟等部位皮肤细纹加粗，可见多发的淡黄色至橘黄色丘疹、斑丘疹和斑块，部分融合成片，稍隆起于皮肤表面，外观如皮革样或鹅卵石样。

实验室检查　血常规和尿常规未见异常。HIV 抗体检测（ - ），TPPA（ - ）。

思考

1. 您的诊断是什么？

2. 为明确诊断，您认为还需做什么关键检查？

提示　可能的诊断：

1. 弹性假黄瘤样真皮乳头层弹性组织溶解症（pseudoxanthoma elasticum-like papillary dermal elastolysis，PXE-PDE）？

2. 播散性弹性纤维瘤（diffuse elastoma of dubreuih）？

3. 扁平黄瘤（xanthoma planum）？

关键的辅助检查

1. 组织病理（右侧腋窝）　真皮弹性纤维肿胀、深染、扭转、断裂（图 16-3、图 16-4）。

2. 眼底检查　未见异常。

3. 心电图及心脏彩超　未见异常。

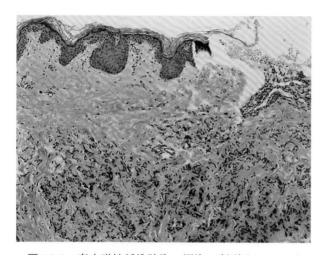

图 16-3　真皮弹性纤维肿胀、深染、断裂（HE×40）

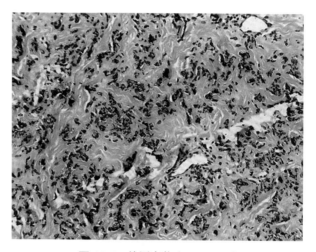

图 16-4　前图高倍（HE×200）

最终诊断　弹性纤维假黄瘤（pseudoxanthoma elasticum，PXE）。

诊断依据

1. 病史及病程　颈部、腋窝及腹股沟橘黄色皮疹 10 年余。

2. 皮损特点　颈前、双侧腋窝和双侧腹股沟等部位皮肤细纹加粗，可见多发的淡黄色至橘黄色丘疹、斑丘疹和斑块，部分融合成片，稍隆起于皮肤表面，外观如皮革样或鹅卵石样。

3. 伴随症状　无自觉症状。

4. 实验室检查　未发现异常。

5. 组织病理　真皮弹性纤维变性、肿胀、数量增多并发生钙化。

治疗方法　无特殊治疗方法。

易误诊原因分析及鉴别诊断　弹性纤维假黄瘤是一种先天性疾病，为由于弹性纤维和胶原纤维的先天缺陷而引起的皮肤、眼和心血管等退行性改变。根据其遗传学特点，分为两型四组。临床上以常染色体显性Ⅰ、Ⅱ组和隐性Ⅰ组多见。本病好发于青年女性。皮肤损害一般发生在儿童或青年期。皮疹对称，好发于皱褶处，亦可见于口腔和鼻腔黏膜。皮肤增厚，弹性差，松弛。皮疹呈针头大到豆粒大，为淡黄色至橘黄色丘疹或小结节，多成簇分布或融合成网状。一部分毛孔扩大，如"拔毛的鸡皮"，外观呈橘皮样。部分患者可有皮肤过度伸展，但不一定有皮疹。组织病理检查示真皮弹性纤维变性、肿胀、数量增多并发生钙化。主要在真皮中部，真皮上部和下部病变较轻。疾病诊断包括：①主要标准：A. 屈侧黄色鹅卵石皮损；B. 皮损的特征性组织学特点；C. 视网膜血管纹。②次要标准：A. 无皮损皮肤的特征性组织学变化。B. 一级亲属的家族史。本病无特效疗法，多采用对症治疗。对于过于广泛的皮肤皱褶，可行矫形术。

本病临床相对少见，年轻医生可能由于缺乏对本病的认识而容易误诊。临床上应与弹性假黄瘤样真皮乳头层弹性组织溶解症及颈部白色纤维性丘疹病等相鉴别。

1. 弹性假黄瘤样真皮乳头层弹性组织溶解症　多见于老年女性，无系统受累。皮损表现为小的多发性肤色至黄色非囊性斑丘疹，质软，可融合成斑块，对称分布在颈部、锁骨上及上胸部等。组织病理示HE 染色无异常，弹性纤维染色示真皮乳头层弹性纤维网减少或完全缺失。

2. 颈部白色纤维性丘疹病　多见于老年男性，颈周为主，皮损表现为多发的非毛囊性、不融合的白色丘疹，质硬。组织病理示真皮上中部胶原束增粗，弹性纤维染色未见弹性纤维数量和形状的改变。

（林松发　李坤杰　许天星　郭燕妮）

病例 17

临床照片　见图 17-1。

一般情况　患者女，32 岁。

主诉　躯干、四肢出现丘疹 1 年。

现病史　患者诉 1 年前无明显诱因躯干及四肢出现米粒大小肤色丘疹，无瘙痒、疼痛、发热、畏冷等不适，就诊当地医院，诊断不详，予"羟氯喹"治疗后皮疹无明显好转，并逐渐扩展、泛发。今为进一步治疗就诊于我科。病程中患者无盗汗、恶心、呕吐或呕血等情况。精神、睡眠及饮食如常，大小便正常。

既往史及家族史　无特殊。

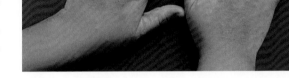

图 17-1　躯干、四肢泛发粟粒样丘疹

体格检查　一般情况良好，神志清，生命征平稳，心、肺、腹无异常。

皮肤科检查　躯干、四肢泛发米粒大小肤色丘疹，表面光滑，无破溃、糜烂，无分泌物，皮疹对称分布。

实验室检查　血常规、传染病四项及凝血无异常。

思考

1. 您的诊断是什么？

2. 为明确诊断，您认为还需做什么关键检查？

提示　可能的诊断：

1. 毛囊黏蛋白病（follicular mucinosis）？

2. 皮肤淀粉样变性（cutaneous amyloidosis）？

3. 环状肉芽肿（granuloma annulare）？

关键的辅助检查　组织病理（前臂）示真皮浅中层可见栅栏状肉芽肿，中央结缔组织变性，周围可见组织细胞及淋巴细胞浸润，胶原束间可见黏蛋白沉积（图 17-2）。病理诊断：符合环状肉芽肿。

最终诊断　泛发型环状肉芽肿（generalized granuloma annulare）。

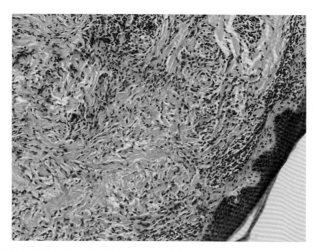

图 17-2 栅栏状肉芽肿，中央结缔组织变性，周围可见组织细胞及淋巴细胞（HE×200）

诊断依据

1. 病史及病程 1年。
2. 皮损部位 位于躯干及四肢。
3. 皮损特点 皮疹泛发，表现为肤色米粒大小丘疹，表面光滑。
4. 组织病理 符合环状肉芽肿。

治疗方法 患者使用小剂量异维A酸治疗，目前正在随访中。

易误诊原因分析及鉴别诊断 环状肉芽肿是一种良性且通常具有自限性的皮肤病，病因不明。可能的诱发因素包括创伤、昆虫叮咬反应、结核菌素试验、日晒、PUVA治疗和病毒感染。临床经典表现为发生于青年人肢端的弧形至环形斑块。临床分为以下几型：局限型、泛发型、小丘疹型、结节型、穿通型、斑片型和皮下型。泛发型占本病的15%，表现为大量肤色至粉紫色小丘疹，对称分布于躯干和四肢，部分小丘疹融合成小的环状斑块。此型发病年龄较晚，治疗反应差，*HLA-Bw35*等位基因频率高。环状肉芽肿的组织病理学特征为胶原纤维和弹性纤维局灶性变性，黏蛋白沉积，真皮浅、中层血管周围和间质的淋巴组织细胞浸润。鉴于本病具有良性、自限性的特点，对皮损局限且无症状的患者可安抚并进行临床观察。高效糖皮质激素外用或封包、糖皮质激素皮损内注射是常用的一线治疗手段，其他局部治疗方法包括冷冻手术、PUVA或UVA1治疗及CO_2激光治疗。系统治疗仅用于严重病例，包括烟酰胺、异维A酸、抗疟药、氨苯砜和己酮可可碱。

泛发型环状肉芽肿临床表现不典型，容易漏诊、误诊。临床上应与二期梅毒疹、发疹性黄瘤及泛发性发疹性组织细胞瘤等相鉴别，通过组织病理检查可明确诊断。

1. 二期梅毒疹 为梅毒螺旋体感染所致，可表现为躯干和四肢泛发性红斑、丘疹，一般无瘙痒等自觉症状，根据梅毒血清学阳性、青霉素治疗有效可鉴别。

2. 发疹性黄瘤 由脂质在细胞内和真皮内沉积所致，特征性临床表现为黄色至橙色的皮损，部分患者合并高脂血症，组织病理学可见真皮内泡沫细胞，故结合组织病理不难鉴别。

3. 泛发性发疹性组织细胞瘤 是一种非朗格汉斯组织细胞增生症，好发于男性，成人发病年龄从30岁至60岁不等。皮疹为反复发生的大量红色至棕色的丘疹，对称分布，可完全消退或遗留色素沉着及小的瘢痕。组织病理可见真皮中浅层形态一致的组织细胞及少许淋巴细胞浸润，一般结合组织学可鉴别。

（郭榕榕 许天星）

病例 18

临床照片 见图 18-1 至图 18-3。

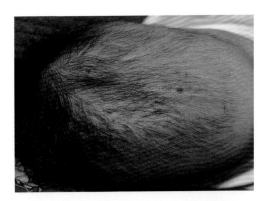

图 18-1 头部红色及褐色丘疹、结痂

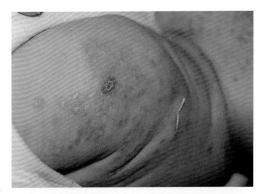

图 18-2 左肩背部红色及褐色丘疹、浅表瘢痕

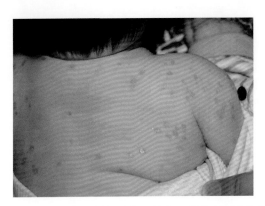

图 18-3 躯干红色、褐色丘疹、结痂，部分上覆少许鳞屑

一般情况 患儿女，3 月龄。

主诉 头部、躯干及四肢丘疹、结痂 1 个月。

现病史 患儿 1 个月前无明显诱因头部、躯干及四肢出现粟粒大小红色、褐色丘疹，当时未予重视，自行予药膏外用后（不详），未见明显好转。期间皮疹逐渐增多，遂至我科门诊就诊。发病期间精神、饮食、睡眠可，否认家族成员中有类似疾病患者。

既往史及家族史 患儿既往无特殊疾病，系足月顺产，其父母非近亲结婚，家族成员中无结核病史，按计划预防接种。

体格检查 一般情况好，全身浅表淋巴结未触及增大，耳部佩戴助听器，其他系统检查无异常。

皮肤科检查 头部、躯干及四肢粟米至绿豆大小的红色及褐色丘疹，部分表面结痂或上覆少许鳞屑，局部可见浅表瘢痕。手掌、足跖、口腔黏膜未见皮损。

实验室检查 血常规、肝和肾功能、血脂检测五项均无异常。

思考

1. 您的诊断是什么？

2. 为明确诊断，您认为还需做什么关键检查？

提示 可能的诊断：

1. 体癣（tinea corporis）？

2. 玫瑰糠疹（pityriasis rosea）？

3. 银屑病（psoriasis）？

4. 播散型环状肉芽肿（generalized granuloma annulare，GGA）？

关键的辅助检查 组织病理（皮损）示真皮中层局部胶原渐进性坏死，胶原纤维间及血管周围淋巴细胞及组织细胞浸润，局部呈栅栏状排列，并见少数中性粒细胞和多核巨细胞（图18-4、图18-5）。免疫组化示 Ki-67 散在淋巴细胞（＋），S-100 散在树突状细胞（＋），CD1a（－），CD117 散在肥大细胞（＋），CD163 组织细胞（＋），Langerin（－）。特殊染色示抗酸（－），PAS（－）。

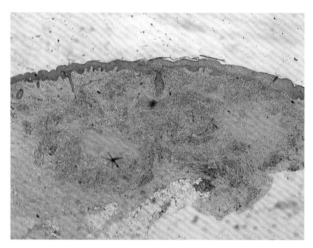

图 18-4 真皮中层局部胶原渐进性坏死，周围淋巴细胞及组织细胞呈栅栏状排列（HE×40）

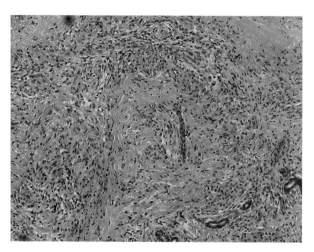

图 18-5 前图高倍（HE×100）

最终诊断 播散型环状肉芽肿。

诊断依据

1. 病史及病程 1 个月。

2. 皮损部位 皮疹位于头部、躯干及四肢。

3. 皮损特点 皮疹泛发，表现为红色及褐色丘疹、结痂或上覆少许鳞屑。

4. 组织病理 符合环状肉芽肿。

治疗方法 地奈德乳膏和夫西地酸乳膏 1∶1 混合外用 1 周，1% 吡美莫司软膏外用 3 周；地奈德乳膏和夫西地酸乳膏、吡美莫司软膏交替使用。患儿治疗 1 个多月后皮疹基本完全消退。

易误诊原因分析及鉴别诊断 环状肉芽肿是一种主要浸润真皮和皮下组织的肉芽肿性炎症性病变，又名假类风湿结节（pseudorheumatoid nodule）。1985 年 Calcott Fox 首先用"手指环状皮疹"描述本病，1902 年 Radeliffe-Crocker 首次称本病为"环状肉芽肿"。环状肉芽肿常发生于肢端，如手背、肘窝及足等处，较少出现在手掌。临床上分为 6 种亚型：局限型、播散型、穿通型、皮下型、线状、斑点或斑片状。环状肉芽肿可能与免疫、遗传、系统性疾病（糖尿病、自身免疫性甲状腺炎、血脂异常和恶性肿瘤等）、疫苗注射（卡介苗、破伤风、白喉和乙肝疫苗）、阳光照射、药物、虫咬伤及外伤等因素有关。播散型环状肉芽肿较少见，常发生于老年患者，发生于儿童较为罕见。播散型环状肉芽肿的典型皮损为质硬的丘疹或结节，呈肤色、淡红色、黄色或紫色。皮损中心消退，周围排列紧密，形成环状，无自觉症状。组织病理学特征为局灶性胶原纤维变性，周围呈栅栏状组织细胞浸润。局限型环状肉芽肿可有自限性，大约 50% 在 2 年内消退，可不予治疗。儿童播散型环状肉芽肿预后较好。有文献报道皮损可于活检手术后数月内消退。常用的治疗药物包括口服羟氯喹，外用糖皮质激素软膏和他克莫司软膏。

某些系统性疾病的皮肤表现可类似于泛发型环状肉芽肿，故要全面检查，以除外是否并发系统性疾病。临床上，本病需要与体癣、玫瑰糠疹和银屑病相鉴别。

1. 体癣　指发生于除头皮、毛发、掌跖和甲板以外的浅表部位的皮肤癣菌感染。临床表现为丘疹、水疱或丘疱疹，由中心逐渐向周围扩展蔓延，形成环形或多环形红斑并伴脱屑，其边缘微隆起，炎症明显，而中央炎症较轻或看似正常，伴不同程度瘙痒。依靠真菌镜检、真菌培养及组织病理结果，与环状肉芽肿鉴别并不难。

2. 玫瑰糠疹　是一种具有自限性的急性炎症性皮肤病，好发于躯干和四肢近端，大小不等，数目不定。典型皮损为覆有领圈状糠状鳞屑的玫瑰色斑疹，可伴有轻度、中度甚至重度瘙痒，病程有自限性。越来越多的证据显示，玫瑰糠疹与人类疱疹病毒 -6（HHV-6）和（或）人类疱疹病毒 -7（HHV-7）再激活相关。结合临床表现、实验室检查及组织病理结果，两者不难鉴别。

3. 银屑病　是一种遗传与环境共同作用诱发的免疫介导的慢性、复发性、炎症性、系统性疾病，典型临床表现为鳞屑性红斑或斑块，可见蜡滴现象、薄膜现象和 Auspitz 征。结合临床及组织病理，两者不难鉴别。

（王　莹　刘彤云　何　黎）

病例 19

临床照片　见图 19-1。

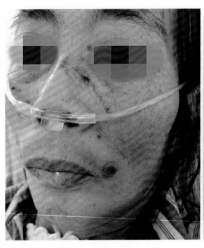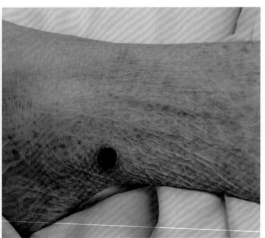

图 19-1　面部、左下肢半球形丘疹，中央坏死、结痂

一般情况　患者女，50 岁，傣族。

主诉　反复发热伴消瘦、乏力 1 个月，皮疹半个月。

现病史　患者于 2019 年 12 月中旬无明显诱因出现发热，体温最高达 39℃，无明显昼夜规律，伴寒战、头痛、乏力和肩部疼痛，无放射痛，时有咳嗽，痰少，难咳出，无咯血、心前区不适、心悸、夜间阵发性呼吸困难、咳粉红色泡沫痰、腹痛、腹泻、里急后重，无恶心、呕吐、尿频、尿急、尿痛等。到当地人民医院住院，诊断：①发热待查？②脓毒血症；③中度贫血。给予"抗生素"治疗（具体不详），但治疗期间仍反复发热。半个月后转当地州人民医院住院治疗，给予"头孢哌酮舒巴坦、莫西沙星、氟康唑、甲泼尼龙琥珀酸钠"抗感染、抗炎、抗真菌治疗。患者病情无明显好转，并且皮肤、躯干、四肢出现皮疹，无瘙痒、疼痛，无破溃。病程中患者精神、睡眠、饮食欠佳，大小便正常，体重下降 16 kg。

既往史及家族史 否认高血压病、糖尿病、冠心病病史，否认结核、伤寒、肝炎病史，否认手术外伤史。2020 年 1 月在当地州医院输血 1 次（具体不详），预防接种史具体不详；否认药物及食物过敏史。家族无类似病史及特殊家族史。

体格检查 T 36.4℃，P 81 次 / 分，BP 86/56 mmHg，R 21 次 / 分。一般情况可，神志清，贫血貌。浅表淋巴结未触及肿大。口唇、肢端无发绀，无畸形，双肺呼吸粗，可闻及干、湿啰音。HR 81 次 / 分，律齐，腹平软，上腹部轻压痛，肝、脾未触及，双下肢无水肿。

皮肤科检查 面部、躯干及下肢皮肤见散在黄豆大小半球形丘疹，中央坏死、结痂，周围见红晕、肿胀，边界清楚，无溃烂。

实验室检查 血常规：WBC 22.46×10^9/L，中性粒细胞绝对值 20.39×10^9/L，中性粒细胞百分比 90.8%，Hb 68 g/L。血气分析：酸碱度 7.463，氧分压（动脉血）34.4 mmHg，氧饱和度 57.9%，乳酸 3.5 mmol/L。T 淋巴细胞亚群及绝对计数：CD3 49.6%，CD3 绝对计数 294 个 /μl，CD4/CD8=1.48（正常）。血清巨细胞病毒 lgG 抗体阳性，CMV-DNA 1.69×10^3/ml。骨髓象考虑骨髓坏死可能。

思考

1. 您的诊断是什么？

2. 为明确诊断，您认为还需做什么关键检查？

提示 可能的诊断：

1. 马尔尼菲蓝状菌病（Penicilliosis Marneffei）？

2. 播散性隐球菌病（disseminated cryptococcosis）？

关键的辅助检查

1. 骨髓真菌培养 见黄白色菌落生长（图 19-2），真菌小培养呈扫把状外观（图 19-3）。

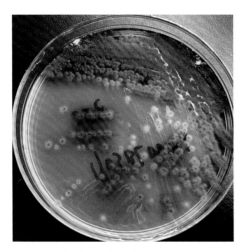

图 19-2 黄白色菌落生长

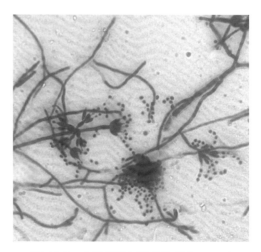

图 19-3 小培养呈扫把状外观（×200）

2．骨髓高通量测序技术 NGS 检测　马尔尼菲蓝状菌（序列数 817 ）。

3．组织病理（口角外侧皮疹）　非特异性化脓性炎症（图 19-4、图 19-5 ）。

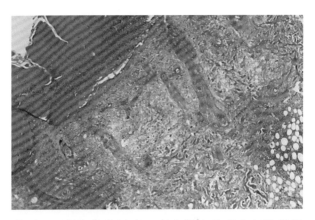

图 19-4　表皮角化过度，真皮混合性炎症细胞浸润
（ HE×40 ）

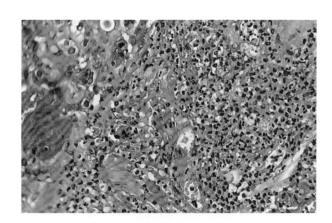

图 19-5　前图高倍（ HE×200 ）

4．血抗 -HIV 抗体（ － ）。

5．CT 检查：①纵隔淋巴结增大，②双肺间质性改变，双肺多发粟粒、结节、斑片状阴影；③右肩关节积液，右侧肱骨上段骨质破坏；④心包少量积液；⑤肝、脾内多发类圆形强化灶。

最终诊断　马尔尼菲蓝状菌病。

诊断依据

1．病史及病程　1 个月。

2．面部、躯干及下肢皮肤见散在黄豆大小半球形丘疹，中央坏死、结痂，周围见红晕、肿胀，边界清楚，无溃烂。

3．伴随症状　反复高热、咳嗽、肝和脾大。

4．骨髓真菌培养见菌落生长，真菌小培养呈扫把状外观。血抗 -HIV 抗体（ － ）。

5．CT 检查：①纵隔淋巴结增大；②双肺间质性改变，双肺多发粟粒、结节、斑片状阴影；③右肩关节积液，右侧肱骨上段骨质破坏；④肝、脾内多发类圆形强化灶。

治疗方法　氟康唑 200 mg 每日 2 次静脉点滴，万古霉素 0.5 g 每日 2 次静脉点滴，更昔洛韦 150 mg 每日 2 次静脉点滴，入院治疗 6 天后患者要求出院，出院 2 周后死亡。

易误诊原因分析及鉴别诊断　不同于 HIV 型马尔尼菲蓝状菌病，非 HIV 型皮疹并不明显，而且首发症状是气促伴反复发热（非 HIV 患者 75%/HIV 患者 64% ），尤其是发热症状（ 88.5% ）。两者的 X 线胸片结果相似，但非 HIV 型更容易出现气促的症状。非 HIV 型一般会出现白细胞升高和中性粒细胞增多，这也是造成溶骨反应的主要原因。这种情况发生率较低（非 HIV 型 40%/HIV 型 10.6% ）。当马尼尔菲蓝状菌蔓延至骨质时，中性粒细胞的聚集将会形成脓肿和肉芽肿，随后造成骨质破坏，一般发生于平骨和长骨。这更多的是因为非 HIV 型患者初期诊断不清导致疾病迁延而出现，这也提示出现了严重的免疫紊乱情况，也是预后极差的表现。

我们收治的患者从起病到死亡仅仅有 2 个多月。笔者推测可能该患者早已感染了马尔尼菲蓝状菌。病菌在体内已经存在了一段时间，就诊前 1 个月才开始出现症状。该患者也出现了溶骨反应，即右侧肱骨上段骨质破坏。这也是该患者已经存在潜伏感染的一个佐证，导致后期疾病进展加快的原因之一。有文献报道，通过高通量测序能够更快地进行诊断（ 2 天），而组织培养和组织病理需要 3～7 天，且阳性率不高。但从本例患者的检测情况来看，高通量测序也不一定全面。该患者早期就行血高通量测序检测，结果提示倾向巨细胞病毒感染，而马尼尔菲蓝状菌序列数并不高，也可能出现共感染的情况，但这种情况在 HIV 型更多见（50%），从而导致患者早期诊断不能明确，直到再次行高通量测序检查才能确诊（已经是患者出院后 2 天），出院 5 天后培养出马尔尼菲蓝状菌才确诊该病，因此，患者没有得到及时诊断。

本病需要与下列疾病鉴别：

1. 新型隐球菌病　隐球菌病是由新型隐球菌引起的一种急性、亚急性或慢性深部真菌病，此菌广泛分布于自然界中。感染人类常见的途径为呼吸道引起原发肺部感染，也可血行传播至脑膜、骨骼、肾和皮肤等多脏器。新型隐球菌病多见于细胞免疫低下的患者，如霍奇金病、结节病、系统性红斑狼疮、肿瘤或器官移植后长期应用免疫抑制剂患者。常累及脑、肺和皮肤，其他内脏器官亦可受累。皮肤隐球菌病常属于播散病变之一，见于 10%～15% 的患者中。皮损常局限于头部，也可累及躯干或四肢。皮损呈非特异性和多形性，包括丘疹、结节、斑块、水疱、紫癜、溃疡、瘘管、疣状或乳头瘤样增殖，或者似蜂窝织炎、树胶肿、雅司病、Kaposi 水痘样疹、Kaposi 肉瘤、坏疽性脓皮病及红皮病等表现。皮肤黏膜隐球菌病主要有两型损害：①胶质性损害，示组织反应小，局部有大量菌体聚集；②肉芽肿性损害，可有明显的组织反应，包括组织细胞、巨噬细胞、淋巴细胞以及成纤维细胞浸润，可有坏死区。局部所见的菌体远较胶质性损害中者为少。通过真菌学检查，两者不难鉴别。

2. 丘疹坏死性结核疹　多见于青年，机体免疫力良好，结核菌素试验绝大部分为强阳性。多在春秋季节发病，常伴有肺结核或其他体内结核病灶。皮损好发于四肢伸侧，尤其在关节部位多见，可延及肢端、面部和躯干，个别病例皮损局限于阴茎。皮损呈粟粒至绿豆大小丘疹，质硬，呈红褐色或紫红色，中央可发生坏死形成小脓肿，很快干涸结痂，去除痂皮后可见火山口状小溃疡。皮损常成批出现，一般无自觉症状。典型组织病理可见结核样结节，结核菌素试验（＋），可以将两者鉴别。

（陶思铮　金以超　曹　萍）

病例 20

临床照片　见图 20-1、图 20-2。

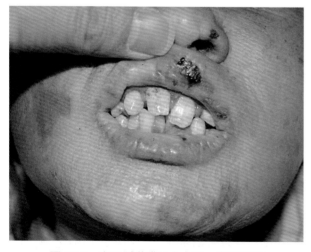

图 20-1　左口唇黏膜见小水疱、糜烂结痂

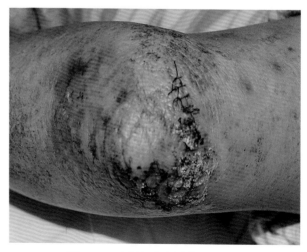

图 20-2　右肘部痤疮样萎缩性瘢痕

一般情况　患者女，21岁，农民。

主诉　全身丘疹、水疱、口腔溃疡伴声音嘶哑20年余。

现病史　患者出生后不久即发现啼哭时声音嘶哑，随后面部和四肢出现肤色丘疹，并伴反复口腔溃疡。曾于当地多家医院就诊，诊断及治疗不详，效果不佳。皮疹渐增多，并波及颈部和躯干上部，部分融合成斑块。同时间断自发出现米粒至花生大小水疱，摩擦或碰撞后皮肤容易发生糜烂和浅表溃疡。一般7～14天可以愈合，愈后遗留浅表不规则瘢痕。患者2个月前无明显诱因再次出现面颈、唇部和双上肢丘疹、水疱、大疱。精神、饮食、睡眠可，大小便正常。

既往史及家族史　无特殊。父母非近亲结婚，家族中无类似病史。

体格检查　一般情况可，智力正常，心、肺、腹及神经系统检查均阴性。

皮肤科检查　毛发稀疏，舌增厚，质硬，伸舌困难，牙齿排列紊乱。颜面及双上肢较多萎缩性瘢痕，颜面、颈部、躯干上部、双肘关节伸侧、手背皮肤增厚，可见肤色丘疹和不规则斑块，其上可见散在米粒至蚕豆大小水疱以及绿豆至指腹大小浅表糜烂、溃疡，表面干燥、结痂。口唇黏膜亦见小水疱、糜烂结痂。双手指散在黄豆大小肤色质硬丘疹和结节，双小腿胫前有白色细薄糠状鳞屑，呈鱼鳞病样损害。

实验室检查　血常规：WBC 10.32×10^9/L，中性粒细胞 7.12×10^9/L。免疫球蛋白及补体：IgG 17.40 g/L，IgM 5.25 g/L，IgE 356 IU/ml。纤维喉镜检查见咽喉部溃疡，声带肥厚。大小便常规、肝和肾功能、全身浅表淋巴结超声等未见异常。

思考

1. 您的诊断是什么？

2. 为明确诊断，您认为还需做什么关键检查？

提示　可能的诊断：

1. 红细胞生成性原卟啉病（erythropoietic protoporphyria）？

2. 胶样粟丘疹（colloid millium）？

3. 类脂质蛋白沉积症（lipoid proteinosis）？

4. 黏液水肿性苔藓（lichen myxedematosus）？

5. 获得性大疱性表皮松解症（epidermolysis bullosa acquisita，EBA）？

关键的辅助检查

1. 皮肤镜　双侧上睑缘可见粟粒大小呈串珠样排列的蜡样丘疹（图20-3）。

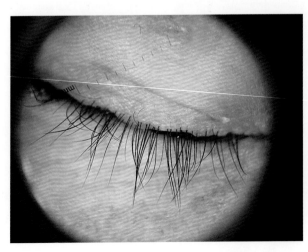

图20-3　上睑缘串珠样排列的丘疹（皮肤镜 ×20）

2. **组织病理**　表皮局部糜烂、结痂，棘层轻度增厚，基底层完整，未见表皮内及表皮下水疱，真皮内、血管壁及周围可见均一红染物质沉积（图20-4），真皮胶原纤维排列稍紊乱，血管周围稀疏淋巴细胞和组织细胞浸润。PAS染色示真皮乳头层和血管壁及附属器周围可见均一红染物质（图20-5）。

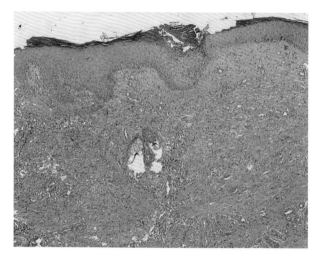

图20-4　左侧真皮乳头、血管壁及周围可见均一红染物质沉积（HE×40）

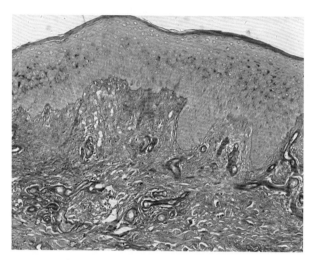

图20-5　真皮乳头及血管壁见均一红染物质（PAS×100）

最终诊断　类脂质蛋白沉积症。

诊断依据

1. **病史及病程**　20年余。
2. **皮损部位**　面颈、躯干、四肢。
3. **皮损特点**　皮肤增厚，其上见肤色丘疹、斑块以及散在水疱、糜烂、浅表溃疡。
4. **伴随症状**　自幼声音嘶哑。
5. **组织病理**　符合类脂质蛋白沉积症。

治疗方法　患者因自身原因拒绝治疗，随后失访。

易误诊原因分析及鉴别诊断　类脂质蛋白沉积症又称皮肤黏膜透明变性（hyalinosis cuits et mucosae）和Urbach Wieth病，是一种罕见的常染色体隐性遗传病。本病的主要特征是皮肤、黏膜及其他器官中的透明样物质沉积。婴儿时期由于声带浸润引起的声音嘶哑通常是首发症状，特征性的表现是睑缘串珠样半透明丘疹，其他表现有四肢疣状斑块，皮肤轻微外伤或摩擦即引起水疱或破溃，遗留萎缩性瘢痕。少数患者累及头皮可致脱发，以及皮肤外异常表现，如牙齿发育异常和神经系统异常等。组织病理学表现为基底膜带增厚，嗜伊红的无定形透明样物质在真皮乳头、血管和附属器周围沉积，PAS染色阳性，耐淀粉酶。目前类脂质蛋白沉积症尚无有效的治疗方法，迄今为止报道的治疗方法均为对症处理且疗效不一。

由于类脂质蛋白沉积症是一种罕见病，迄今为止国内报道约60例，临床表现复杂，临床医生对此病的认识不足，因此容易漏诊或误诊。本病应与红细胞生成性原卟啉病、胶样粟丘疹及黏液水肿性苔藓等鉴别。

1. **红细胞生成性原卟啉病**　通常表现为曝光部位的蜡样丘疹和凹陷瘢痕，有显著的光敏性。实验室检查提示血浆、红细胞和粪便中原卟啉升高。组织病理提示透明样物质沉积较类脂质蛋白沉积症更局限、表浅，很少侵犯汗腺基底膜带及真皮结缔组织。结合临床表现、实验室检查及组织病理，两者不难鉴别。

2. **胶样粟丘疹**　表现为曝光部位淡黄色透明的丘疹、结节、斑块，穿刺皮损可挤出胶样物质，组织病理提示真皮浅层有嗜酸性、无定形团块状物质沉积，其间有裂隙，可见正常胶原境界带将沉积物质与表皮隔开。沉积物质 PAS、结晶紫及刚果红染色为阳性。结合临床及组织病理，两者不难鉴别。

3. **黏液水肿性苔藓**　是临床上以局部或全身出现苔藓样丘疹、结节、斑块或硬皮病样改变为特征的一种慢性代谢性疾病，可伴单克隆丙种球蛋白病和系统性表现。组织病理表现为真皮上部胶原束间有大量黏蛋白沉积，阿辛蓝染色阳性，成纤维细胞和胶原增生。结合临床及组织病理，两者不难鉴别。

4. **获得性大疱性表皮松解症**　多见于成年人，早期临床表现多样，最少有 5 种类型。经典型表现为易受外伤和受压部位发生水疱、瘢痕和粟丘疹，无大疱性表皮松解症家族史。组织病理表现为表皮下水疱，直接免疫荧光检查基底膜带有 IgG 线状沉积，部分可见线状 IgA 和 IgM。结合临床及组织病理，两者不难鉴别。

（耿雯瑾　曹　灿　刘彤云）

病例 21

临床照片　见图 21-1。

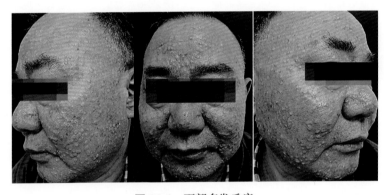

图 21-1　面部多发丘疹

一般情况　患者男，56 岁，事业单位人员。

主诉　面部多发丘疹 10 年余。

现病史　患者诉 10 年余前面部出现散在粟粒至绿豆大小皮色丘疹，表面光滑，以面中部为主，无疼痛或瘙痒等不适。患者于当地医院诊断为"扁平疣"，行"冷冻治疗"后未见明显好转。病程中，患者皮损反复发作，到多家医院就诊，诊断为"扁平疣""传染性软疣"和"黄瘤病"等，行"冷冻""激光"等治疗后复发，并逐渐加剧，累及全面部。患者为求进一步诊治，来我院门诊就诊，以"传染性软疣"收入院治疗。入院前 10 年余患者因"慢性肾衰竭"行"肾移植术"，长期服用"泼尼松、环孢素、吗替麦考酚酯"。自患病以来，患者精神、睡眠及饮食尚可。大小便如常，体重无明显变化。

既往史及家族史　入院前 10 年余患者因"慢性肾衰竭"行"肾移植术"，无长期暴晒史及化学物接触史，家族中无类似病史。

体格检查　一般情况可，精神好，神志清楚，未扪及浅表淋巴结肿大。心、肺无异常。腹平软，脾未触及。

皮肤科检查　颜面部可见密集粟粒至绿豆大小丘疹，肤色或淡黄色，表面光滑，部分顶部有脐凹。

实验室检查　血常规示 WBC 9.69×10^9/L，中性分叶核粒细胞百分率 84.5%，淋巴细胞百分率 6.7%。血生化（肝和肾功能、血糖、电解质及血脂）示尿素氮 10.6 mmol/L，其余正常。

思考

1. 您的诊断是什么？

2. 为明确诊断，您认为还需做什么关键检查？

提示　可能的诊断：

1. 扁平疣（verruca plana）？

2. 传染性软疣（molluscum contagiosum）？

3. 黄瘤病（xanthomatosis）？

关键的辅助检查

1. 组织病理（面部皮损）　真皮内大量增生分化成熟的皮脂腺小叶伴有扩张的皮脂腺导管，符合皮脂腺增生（图 21-2）。

2. 皮肤镜　红色背景上多发白色团块，边缘有淡白或淡黄色晕，较多扩张的血管（图 21-3）。

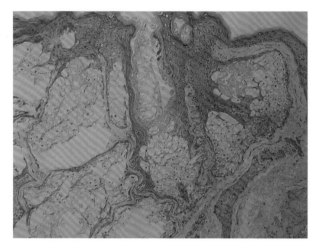

图 21-2　真皮内大量增生分化成熟的皮脂腺小叶伴有扩张的皮脂腺导管

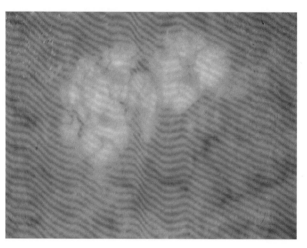

图 21-3　皮肤镜示红色背景上多发白色团块，边缘有淡白或淡黄色晕，较多扩张的血管

3. 组织透射电镜检查（面部皮损）　显示增生的皮脂腺及皮脂团块。

最终诊断　肾移植后药物诱发皮脂腺增生（drug induced sebaceous gland hyperplasia after renal transplantation）。

诊断依据

1. 病史及病程　10 余年。

2. 皮损部位　位于颜面。

3. 皮损特点　表现为面部密集多发皮色或淡黄色丘疹，表面光滑，部分顶部有脐凹。

4. 既往史　10 余年前行"肾移植术"后长期服用免疫抑制剂。皮损出现前有明确用药史，并且随着药物使用时间延长皮损逐渐增多。

5. 组织病理、皮肤镜及透射电镜检查　符合皮脂腺增生。

治疗方法　患者使用光动力联合梅花针和二氧化碳激光治疗，每 3～4 周 1 次，共 4 次。4 次联合治疗后，患者的面部皮损基本消退。

易误诊原因分析及鉴别诊断　皮脂腺增生是一种病因和发病机制尚不明确的良性皮肤病变，由皮肤内成熟的皮脂腺增大及皮脂腺小叶数量增多所致。临床上分为早熟性皮脂腺增生和老年性皮脂腺增生。后者又称为老年皮脂腺痣或腺瘤样皮脂腺增生，其发生可能与外伤、慢性炎症刺激、接触化学物质、免疫抑制治疗及激素水平异常等有关。早熟性皮脂腺增生通常发病于青春期，常有家族史，表现为面部1～2 mm黄色丘疹，可融合成片。老年性皮脂腺增生可单发或多发，好发于额部及颊部，通常为散在分布，表现为黄色或淡黄色的半球状隆起，部分皮损中央可有脐凹，单个皮损比早熟性皮脂腺增生大。本病的组织病理学表现为成熟的肥大皮脂腺，皮脂腺小叶数量增多。此患者自10余年前开始服用免疫抑制剂后开始发病，日久加重，结合患者病史、临床表现及皮肤病理表现，符合肾移植后免疫抑制剂诱发的皮脂腺增生。

由于本例患者皮损数量多，累及全面部，表现不典型，如若未仔细询问病史及查体，临床容易误诊、漏诊，所以临床医生应加强对此病的认识。临床需要与下列疾病鉴别：

1. 扁平疣　主要侵犯青少年，大多骤然出现，是由人类乳头瘤病毒引起的一种感染性皮肤病，主要表现为米粒至绿豆大小的扁平隆起的丘疹，表面光滑，质硬，皮色或者浅褐色，数量较多，可沿抓痕分布，长期存在时可融合。鉴别主要依靠临床表现、皮肤镜及组织病理检查，典型的病理表现可见棘细胞空泡样变性及病毒包涵体。

2. 传染性软疣　为由传染性软疣病毒感染所致的感染性皮肤病，好发于儿童及青年人，可通过直接接触而传染，可自体接种，也可通过性接触传染。皮损表现为粟粒至绿豆大小的半球形丘疹。表面光亮，具有蜡样光泽，中央有脐凹，可从脐凹中挤出白色乳酪样物质即软疣小体。皮损数目不等，大小不一，不融合。传染性软疣皮损可发生在体表任何部位，好发于躯干、四肢和会阴部，有时发生于面部口唇或眼睑周围。结合发病年龄、组织病理和皮肤镜检查，两者不难鉴别。

3. 胶样粟丘疹　又称为胶样假性粟丘疹或皮肤胶样变性，是表皮角质形成细胞及真皮的弹性纤维退行性变所致，是皮肤结缔组织的一种退行性改变。多见于曝光部位，可能与日晒有关。常见于儿童和青年，男性多于女性。皮损表现为透明、淡黄色、针头至黄豆大小隆起的丘疹，质硬，偶有瘙痒。典型组织病理可见胶样物质沉积。结合组织病理检查，两者不难鉴别。

4. 皮脂腺腺瘤　又称皮脂腺上皮瘤。此病罕见，好发于60岁以上的女性，多见于面部和头皮，表现为单个的直径1～3 mm黄色或橙色丘疹和结节，偶可多发。组织病理学表现为界限不清、不规则生长的细胞团块，呈实性或腺样，无包膜。根据组织病理学和临床表现可鉴别。

（黎安琪　李　利）

病例 22

临床照片　见图22-1。

一般情况　患儿，男，8个月。

主诉　头皮、躯干多发红斑、丘疹、水疱3个月。

现病史　患儿出生4个月时无明显诱因头皮和躯干出现多发丘疹、水疱。于外院多次就诊，诊断为"湿疹"，予外用药物治疗（不详）后无明显好转，皮疹逐渐增多。为进一步诊治，于2020年11月5日就诊于我科。

既往史及家族史　无特殊。

体格检查　一般情况良好，发育正常，智力未发现异常。全身系统检查无异常，全身未触及肿大的淋巴结。

皮肤科检查　头皮可见群集性多发淡红色红斑及米粒大小丘疹，部分上覆黄红色油腻性结痂。躯干可见群集性多发淡红

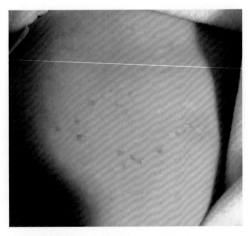

图22-1　腹部红斑、丘疹

色红斑、丘疹和水疱。皮损呈绿豆大小，水疱不易破溃。部分皮损干燥结痂、脱屑，可见散在绿豆大小色素减退斑，皮损之间可见正常皮肤。

实验室检查 暂无。

思考

1. 您的诊断是什么？

2. 为明确诊断，您认为还需做什么关键检查？

提示 可能的诊断：

1. 毛囊角化病（keratosis follicularis）？

2. 幼年性黄色肉芽肿（juvenile xanthogranuloma）？

关键的辅助检查

组织病理示浅表糜烂结痂，切片两侧表皮角化过度伴角化不全，棘层轻度增厚，向内侧呈抱球状，真皮浅层见大量单一核细胞浸润，细胞大而圆，胞质丰富，可见核切迹，部分核周有空晕，并见细胞侵入棘层甚至角质层，还可见少许嗜酸性粒细胞（图22-2、图22-3）。免疫组化示CD1a（＋），CD207（＋），S-100（＋），CD68（＋）。病理诊断：结合临床，符合朗格汉斯细胞组织增生症。

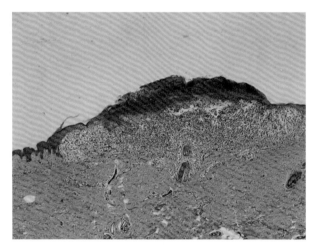

图22-2 浅表糜烂结痂，两侧表皮向内侧呈抱球状，真皮浅层单一核细胞为主的浸润（HE×25）

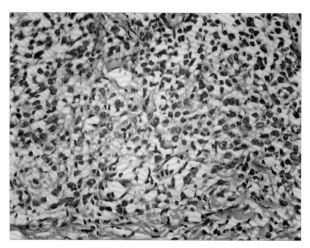

图22-3 前图高倍，单核细胞大而圆，胞质丰富，可见核切迹（HE×400）

最终诊断 朗格汉斯细胞组织细胞增生症（Langerhans cell histiocytosis，LCH）。

诊断依据

1. 病史及病程 3个月。

2. 皮损部位 位于头皮和躯干。

3. 皮损特点 头皮表现为群集性多发淡红色斑、米粒大小丘疹，部分上覆黄红色油腻性结痂。躯干表现为群集性多发淡红色红斑、丘疹和水疱。

4. 组织病理 符合朗格汉斯细胞组织增生症。

治疗方法 不同类型的朗格汉斯细胞组织增生症患者的治疗和临床转归各异，单一受累者一般可治愈或自然缓解，多主张保守治疗。

易误诊原因分析及鉴别诊断 朗格汉斯细胞组织增生症是一组少见病，发病率为1/100 000～2/100 000。任何年龄均可患病，2～3岁儿童最常见。部分病例可自行消退。临床表现从单一的皮损至全身系统受累不等，单纯皮肤型朗格汉斯细胞组织增生症常见临床表现包括头皮、躯干及腹股沟湿疹样皮损，可伴水疱；腋窝、乳房下及脐周糜烂；腋窝、腹股沟、肛周、颈部耳后难愈性溃疡；肛周疣状增生；口腔溃疡、牙龈增生、牙齿脱落；甲周红斑及肿胀、甲下紫癜、裂片样出血、纵向开槽及纵形红甲、甲剥离；罕见面颈部、头皮、躯干、四肢、腹股沟和腋窝区域色素减退斑；婴儿可出现全身蓝紫色和深红色丘疹、结节性病变。系统受累时，累及肺可出现自发性气胸、呼吸困难、胸痛，累及肝、脾会出现肝大、肝功能异常及脾功能亢进；累及垂体可出现尿崩症；累及骨可出现局部骨痛、病理性骨折、颌部疼痛和牙齿松动等。皮肤型朗格汉斯细胞组织增生症可以合并或不合并其他系统表现。目前确诊主要依靠组织病理及免疫组化，可见 CD1a 和 Langerin（CD207）阳性或见 Birbeck 颗粒的朗格汉斯细胞浸润。由于临床少见，临床表现多样，临床上极易误诊。需要与以下疾病鉴别。

1. **毛囊角化病**　又名 Darier 病，是一种少见的常染色体显性遗传的角化异常的遗传性皮肤病。本病常于幼年发病，无性别差异，病程长且反复，持续终身。其临床特征是泛发的褐色瘙痒性丘疹及苔藓样斑块，主要密集分布于皮脂腺分泌丰富部位，可融合成斑块，部分患者伴有掌跖角化过度和甲营养不良。病情呈冬轻夏重，常在日晒、出汗和受热时加重。

2. **幼年性黄色肉芽肿**　是组织细胞良性增生性疾病，属于非朗格汉斯细胞增生性疾症。一般在儿童早期发病，罕见成人病例。诊断主要依靠临床表现和组织病理检查。该病通常为自限性，皮损可在几年内自行消退，但可能留有色素沉着和皮肤萎缩等。通过病理检查可明确诊断。

（罗　雯　曹　兰）

病例 23

临床照片　见图 23-1、图 23-2。

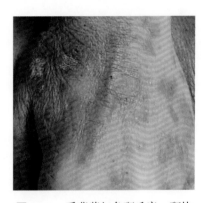

图 23-1　手背紫红色斑丘疹、斑块

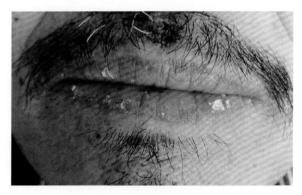

图 23-2　口唇紫红色斑块、鳞屑

一般情况　患者男，57 岁，退休职员。

主诉　全身散在紫蓝色扁平丘疹伴瘙痒 3 周。

现病史　患者于 2 个月前因"经典型霍奇金淋巴瘤"使用"PD-1 抑制剂"3 个周期后双上肢出现皮疹，初为米粒大小红斑，后逐渐扩大，中央颜色较深，呈紫红色，伴轻度刺痛，后皮损隆起。皮损进一步扩大、增多，累及口唇和躯干，皮损呈紫红色。发病后曾自行口服"左西替利嗪片"治疗，皮疹无改善。病程中患者无头晕、头痛、恶心、呕吐、畏寒、发热等情况。精神、睡眠、饮食欠佳，大小便正常，2 个月来体重减轻 2 kg。

既往史及家族史　无药物过敏史，家族史无特殊。

体格检查　一般情况差，慢性病容，消瘦体型。双侧颈部、锁骨上及腹股沟可触及浅表淋巴结肿大，呈米粒到花生米大小，质地偏硬，边界欠清，活动度差，无压痛。皮肤无黄染，无肝掌及蜘蛛痣。心、肺无异常。腹平软，肝、脾未触及。

皮肤科检查　全身散在扁平丘疹，绿豆至花生米左右大小，境界清楚，紫红色或紫蓝色，表面光滑发亮，可见 Wickham 纹。

实验室检查　血常规无明显异常，白蛋白略低于正常，谷丙移氨酶 77 U/L，谷草转氨酶 152 U/L。B超示双侧锁骨上、双侧腹股沟及颈部淋巴结肿大。

思考

1. 您的诊断是什么？

2. 为明确诊断，您认为还需做什么关键检查？

提示　可能的诊断：

1. 多形红斑（erythema multiforme）？

2. 扁平苔藓（lichen planus，LP）？

关键的辅助检查

1. 皮肤镜（皮损处）　可见均一分布的红色背景，散在片状无结构区或条索状白色条纹，部分交织成网状（Wickham 纹），其周边散在不规则分布的点状血管扩张，呈放射状、簇状；散在褐色、蓝灰色点状色素沉着（图 23-3）。

2. 组织病理学检查（前臂皮损处）　表皮角化过度，颗粒层轻度增厚，表皮内可见凋亡细胞，基底层细胞液化变性明显，真皮浅层带状单一核细胞浸润，并见嗜色素细胞分布（图 23-4）。

最终诊断　PD-1 抑制剂相关扁平苔藓（PD-1 inhibitor-related lichen planus）。

诊断依据

1. 病史及病程　2 个月。

2. 皮损部位　全身散在分布。

3. 皮损特点　紫红色或紫蓝色扁平丘疹，边界清楚，有蜡样光泽，Wickham 纹阳性。

4. 典型的皮肤镜、组织病理学改变。

5. 患者使用 PD-1 之前无类似皮损病史，也无扁平苔藓其他的易患因素，在使用 PD-1 后不久出现皮损。

治疗方法及预后　外用中强效糖皮质激素药物，每天 2 次后皮损逐渐消退，患者因故停用 PD-1 后皮损未再出现。

易误诊原因分析和鉴别诊断　本病例中，患者既往无扁平苔藓病史，在使用 PD-1 抑制剂不久后出现皮疹，病理上除具有常规扁平苔藓的特点外，皮损处表皮内有细胞的坏死，符合药物相关扁平苔藓

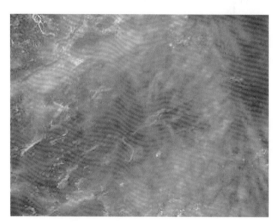

图 23-3　皮肤镜可见红色背景下白色条纹状结构，部分交织成网状，散在点状血管扩张（偏振，×50）

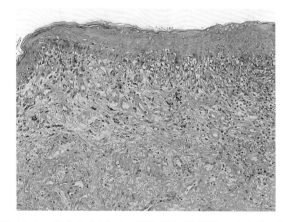

图 23-4　表皮角化过度，颗粒层轻度增厚，表皮内可见凋亡细胞，基底层细胞液化变性明显，真皮浅层带状单一核细胞浸润，并见嗜色素细胞分布（HE×100）

的特点。此外，扁平苔藓的发生与炎症、自身免疫及某些药物等有关。治疗后皮疹消退，后期随访，患者停用PD-1抑制剂后皮疹不再复发，也提示本例扁平苔藓与PD-1使用关系极为密切。查阅文献，也有PD-1诱发扁平苔藓的报道。PD-1抑制剂是程序性细胞死亡蛋白-1及其配体的抑制剂，具有诱发免疫应答强、作用谱广和持久等特点，主要用于黑色素瘤和非小细胞肺癌的治疗，但其诱发相关皮肤病变的报道逐渐增多，理应得到重视。因此，不同学科的临床医生应加强对这类患者病史的全面询问，熟悉不同抗肿瘤药物的作用特点、易患皮肤损害的规律及识别方法等。

1. 亚急性皮肤红斑狼疮　是介于系统性红斑狼疮与盘状红斑狼疮之间的自身免疫性疾病，以皮肤受累为主要表现，系统损害轻，好发于中青年女性。皮肤表现主要有环形红斑型和丘疹鳞屑型两型，均对光敏感，皮疹好发于光暴露部位，也可累及唇和颊黏膜，皮损消退后一般不留瘢痕。亚急性皮肤红斑狼疮的皮肤病理表现兼具盘状红斑狼疮的表皮改变及系统性红斑狼疮的真皮表现。表现为表皮角化过度及棘层萎缩。基底层液化变性，真皮内水肿，真皮血管周围和毛囊附属器周围细胞浸润。抗核抗体（ANA）可阳性，亦可阴性。多数患者有抗Ro（SSA）抗体。结合组织病理及血清学检查，不难鉴别。

2. 二期梅毒　梅毒是由苍白密螺旋体感染引起的一种性传播疾病。二期梅毒是指苍白密螺旋体经血流传播播散至全身，引起皮肤黏膜、淋巴结及其他系统损害，通常是在感染后9～12周或一期硬下疳出现后6～8周出现。二期梅毒疹常对称性分布，以掌跖部位为著。形态一般有斑疹、斑丘疹、丘疹、丘疹鳞屑性梅毒疹、蛎壳状疹、脓疱疹、溃疡疹、黏膜损害及脱发等。多数梅毒皮损部位的组织病理学有特异性改变，表现为真皮血管内皮细胞肿胀，管周淋巴细胞及浆细胞浸润。结合临床、组织病理及梅毒血清学检查，不难鉴别。

3. 多形红斑　是一种以靶样或虹膜样皮损为特点的炎症性皮肤病。典型皮损表现为面部和肢端（掌跖部位常累及）环形皮损，中央呈紫色，外围为粉红色晕环，中间以苍白环分隔（靶样或虹膜样损害），呈对称向心性分布，常可蔓延至躯干。部分患者出现瘙痒症状。口腔损害包括口唇靶样皮损以及上颚和齿龈的水疱和糜烂。皮损可自行缓解，但频繁复发，其诱因常为单纯疱疹病毒感染。组织病理上有个别角质形成细胞坏死。结合临床及组织病理，两者不难鉴别。

（孙东杰　史春雨）

病例 24

临床照片　见图24-1。

一般情况　患者女，42岁，农民。

主诉　前胸红斑、丘疹10余年。

现病史　患者自诉10余年前不明原因前胸皮肤出现片状鳞屑性红斑、丘疹，自觉轻微瘙痒，曾于当地医院皮肤科检查，诊断为"湿疹"，具体治疗经过不详。经治疗后患者自觉瘙痒减轻，但皮损无明显消退。后皮损逐渐增多、扩大致累及胸腹部。为进一步诊治，于2020年4月至我院门诊就诊。

既往史及家族史　无特殊。

体格检查　一般情况良好，发育正常，智力正常。全身系统检查无异常，甲状腺无肿大，全身未

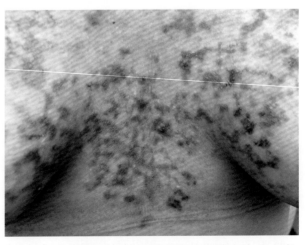

图 24-1　前胸部红斑、丘疹

触及肿大的淋巴结。

皮肤科检查　前胸及上腹部可见呈网状分布的红色、暗红色、棕色丘疹，融合成斑块伴脱屑，并可见色素沉着。

实验室检查　血常规正常。

思考

1. 您的诊断是什么？

2. 为明确诊断，您认为还需做什么关键检查？

提示　可能的诊断：

1. 网状红斑性黏蛋白沉积症（reticular erythematous mucinosis）？

2. 融合性网状乳头瘤病（confluent and reticulate papillomatosis）？

关键的辅助检查　组织病理示表皮棘细胞间水肿，裂隙形成，棘层内见大量角化不良细胞，基底层灶状液化变性，真皮浅层血管周围水肿，管周见以淋巴细胞为主的炎症细胞浸润，可见少量嗜酸性粒细胞及肥大细胞（图24-2、图24-3）。病理诊断：符合色素性痒疹改变。

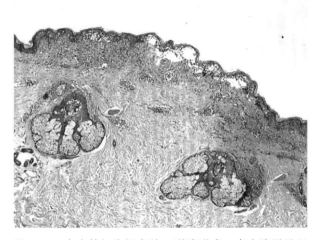

图24-2　表皮棘细胞间水肿，裂隙形成，真皮浅层见以淋巴细胞为主的炎症细胞浸润（HE×40）

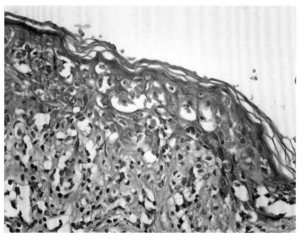

图24-3　角质形成细胞凋亡，基底细胞灶性液化变性（HE×200）

最终诊断　色素性痒疹（prurigo pigmentosa）。

诊断依据

1. 病史及病程　10余年。

2. 皮损部位　前胸部。

3. 皮损特点　表现为呈网状分布的红色、暗红色或棕色丘疹，融合成斑块伴脱屑，并可见色素沉着。

4. 伴随症状　伴有轻微瘙痒。

5. 皮损组织病理　符合色素性痒疹改变。

治疗方法　本病治疗的药物包括四环素类抗生素及氨苯砜。这两种药物均可通过抑制中性粒细胞趋化，减少促炎症因子。

易误诊原因分析及鉴别诊断　色素性痒疹是一种少见的慢性炎性皮肤病，于1971年由Nagashima首次报道，病因不明，目前考虑主要与衣物摩擦有关。此外，尚有报道认为与机械性损伤、神经性厌食症、糖尿病及对铬的变应性接触性皮炎有关。本病多见于年轻女性，春夏季节易发，病程可持续数年，好发于背部、颈部、胸部和锁骨部位。本病典型的临床表现为反复发作的瘙痒性、荨麻疹样红色斑丘疹、丘疹及丘疱疹等，对称分布，常融合成网状，愈后可出现明显的网状色素沉着斑。

本病误诊率较高，初诊时易与网状红斑性黏蛋白沉积症、融合性网状乳头瘤病及热激红斑等疾病相混淆。网状红斑黏蛋白病临床上也表现为躯干，尤其是胸背上部的网状、片状浸润性暗红斑或丘疹，有时与色素性痒疹难以鉴别，但其典型的组织病理改变为真皮中上部胶原纤维束间有黏蛋白沉积，阿辛蓝染色可见真皮乳头层及网状层大量黏蛋白样物质沉积。有学者认为色素性痒疹可能是融合性网状乳头瘤病的炎症表现，因为两者的临床表现以及对治疗的反应都很相似，需要进行仔细鉴别。

1. 网状红斑性黏蛋白沉积症　又名中线性黏蛋白沉积症，病因不明，为好发于胸部、背部中央的持久性光加重性网状红斑，临床罕见。本病好发于中年女性，男性和儿童也可发病。主要临床表现为淡红色斑疹和丘疹逐渐融合成的网状红斑或斑块样皮疹，位于胸、背部或腰部，阳光暴晒可引起灼痛、瘙痒或皮疹加重。组织病理的主要特征为真皮中上部血管、附件周围轻中度淋巴细胞浸润，局部胶原纤维束间黏蛋白沉积。

2. 融合性网状乳头瘤病　分为3型，即点状色素性疣状乳头瘤病、融合性乳头瘤病和钱币状融合性乳头瘤病。融合性网状乳头瘤病主要发生在青春期的年轻人中，女性多见，好发于双乳房间、胸腹部皮肤等，也有学者报道本病无明显性别差异。典型皮损表现初起为淡红色扁平疹，逐渐增大呈灰褐色，表面角化过度，略似扁平疣状，相互融合成网状，自觉症状不明显或轻度瘙痒。丘疹通常可发展数月至数年，颜色范围从粉红色到棕色或棕褐色，往往伴有色素沉着的病变。组织病理示表皮角化过度，棘层肥厚，呈乳头瘤样增生改变，基底层色素增加，真皮水肿，伴有周围血管炎症细胞浸润。

（朱　薇　曹　兰）

病例 25

临床照片　见图25-1、图25-2。

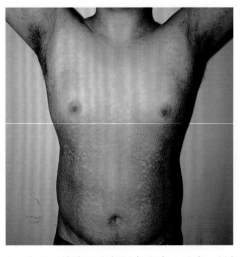

图25-1　腋下、前胸和腹部褐色斑疹、丘疹，局部融合成网状

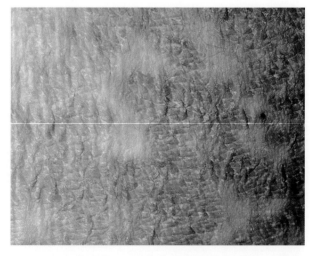

图25-2　皮疹近观，可见密集褐色扁平小丘疹，表面粗糙，有少许鳞屑

一般情况　患者男，23岁。

主诉 全身丘疹、斑块 7 年余。

现病史 患者 7 年前无明显诱因出现双侧腋下及前胸直径 4~5 mm 大小的褐色斑片、丘疹，无自觉症状，未处理。此后皮疹增多，逐渐累及上腹部、双臂屈侧，并融合成大片网状斑。

既往史 既往体健，家族中无遗传病史及类似病史。

体格检查 一般情况良好，系统检查无特殊。

皮肤科检查 躯干、四肢近端屈侧可见褐色斑疹、丘疹，部分融合成疣状增生斑块，腹部和下背部可见斑块交织成网状，皮疹表面可见鳞屑。

实验室检查 血常规、大小便常规及肝、肾功能正常。

思考

1. 您的诊断是什么？

2. 为明确诊断，您认为还需做什么关键检查？

提示 可能的诊断：

1. 花斑癣（tinea versicolor）？

2. 黑棘皮病（acanthosis nigricans）？

3. 融合性网状乳头瘤病（confluent and reticulate papillomatosis）？

4. 色素性痒疹（prurigo pigmentosa）？

关键的辅助检查

1. 真菌镜检及培养 阴性。

2. 伍德灯 未见明显亮黄绿色荧光。

3. 皮肤镜检查 可见边界欠清的褐色色素沉着和扁平的多角形球状体，伴白色沟状裂纹，覆盖白色细小鳞屑，呈鹅卵石样改变。

4. 组织病理 角化过度，表皮凹陷处可见网篮状角化过度，棘层肥厚，轻度乳头瘤样增生，基底层色素增加，真皮浅层血管周围淋巴细胞浸润（图 25-3）。

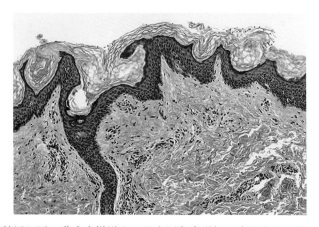

图 25-3 网篮状角化过度，棘层肥厚，乳头瘤样增生，基底层色素增加，真皮浅层血管周围淋巴细胞浸润（HE×100）

最终诊断 融合性网状乳头瘤病。

诊断依据

1. 病史及病程 慢性病程。

2. 皮损部位 初发于前胸后背，后累及腹部和上臂屈侧。

3. 皮损特点 表现为褐色斑疹、丘疹，部分融合成斑块，部分斑块交织成网状，皮疹表面可见鳞屑。

4. 无明显自觉症状。

5. 局部真菌镜检阴性。

6. 皮肤镜及组织病理　符合融合性网状乳头瘤病。

治疗方法　口服米诺环素胶囊 50 mg，每日 2 次。3 个月后皮疹明显好转，调整米诺环素胶囊 50 mg，每日 1 次，维持治疗，目前随访中。

易误诊原因分析及鉴别诊断　融合性网状乳头瘤病是一种病因不明的少见皮肤病，可能由肥胖、内分泌疾病、遗传、宿主对马拉色菌或者痤疮丙酸杆菌异常反应所致。本病呈慢性病程，迁延不愈，常发生于年轻人，皮损多位于两乳或两肩胛间，皮疹多无明显症状。皮疹表现为 4～5 mm 的棕色、角化性疣状丘疹或斑片。丘疹中央融合，外周呈网状。本病特征性病理表现为棒状或球茎状表皮突向真皮乳头内轻度突出，基底层色素增加（"脏脚"）。目前诊断标准为：①临床表现为棕褐色斑疹或斑块，上覆鳞屑，呈网状和乳头状增生；②皮损主要累及躯干上部、颈部和屈侧；③真菌镜检阴性或抗真菌治疗无效；④对米诺环素效果良好。

由于本病相对少见，年轻医师可能因对本病认识不足而漏诊或误诊。临床上本病需与以下疾病进行鉴别：

1. 花斑癣　是由糠秕马拉色菌引起的皮肤表浅角质层慢性轻度炎症，为散在或融合的淡色斑或脱色斑，其上常有鳞屑，好发于躯干和四肢近端。真菌镜检可见圆形马拉色菌孢子和弧形菌丝，常无症状，夏重冬轻。

2. 黑棘皮病　以皮肤色素增生、疣状角化及天鹅绒增厚为特征的少见病，良性多见于青少年肥胖患者。皮损多见于皮肤皱褶部位，体重下降后皮损可消退。恶性者皮损多见于腺癌，皮疹发展迅速、广泛、严重。米诺环素治疗无效。

3. 色素性痒疹　东亚人好发，年轻女性多见，春夏季多发，与生酮饮食及铬类金属接触有关。典型表现为分布于背、颈、胸的瘙痒性荨麻疹样丘疹和丘疱疹，分批出现，消退后留有网状色素沉着。皮疹有复发倾向。米诺环素治疗效果佳。

（王晓莉　潘　搏）

病例 26

临床照片　见图 26-1 至图 26-4。

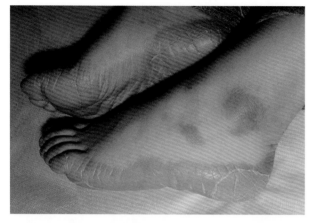

图 26-1　双足底、足侧缘角化性斑块，足踝外侧摩擦部位红色斑片

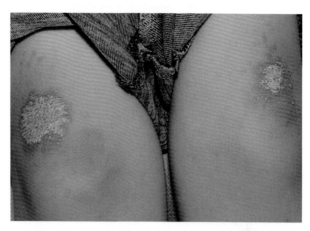

图 26-2　双膝红色斑块、鳞屑，周围毛囊性丘疹

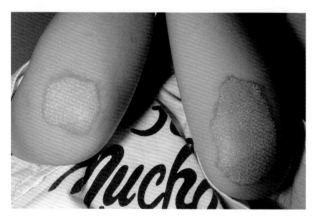

图 26-3　双肘伸侧境界清楚的红色斑块，表面有鳞屑

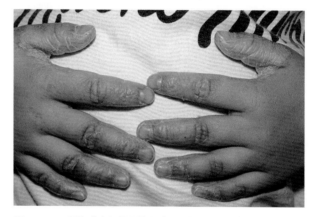

图 26-4　手指背侧可见黄红色斑块，边界清楚，附有糠皮样鳞屑

一般情况　患儿女，5 岁。

主诉　全身红斑、丘疹、斑块、鳞屑伴瘙痒 1 个月余。

现病史　患儿 1 个月前"上呼吸道感染"后出现双下肢红色丘疹、斑块伴脱屑，其后皮疹逐渐累及四肢关节及摩擦部位。皮疹轻度瘙痒。未诊治。精神可，大小便正常。

既往史　既往体健，家族中无遗传病史及类似病史。否认哮喘和过敏性鼻炎病史。

体格检查　一般情况良好，发育正常，营养中等，系统检查无特殊。

皮肤科检查　肘、膝关节伸侧、指（趾）伸侧、坐骨结节处皮肤可见境界清楚的斑块、红色丘疹，其上可见散在鳞屑。Auspitz 征阴性。掌跖角化明显。面部、头皮皮肤干燥，可见白色糠秕样鳞屑。

实验室检查　血常规、大小便常规及肝、肾功能正常。

思考

1. 您的诊断是什么？

2. 为明确诊断，您认为还需做什么关键检查？

提示 可能的诊断：

1. 银屑病（psoriasis）？
2. 副银屑病（parapsoriasis）？
3. 毛囊角化病（keratosis follicularis）？
4. 毛发红糠疹（pityriasis rubra pilaris）？

关键的辅助检查

1. 皮肤镜 浅红色背景，毛囊口黄白色鳞屑呈"龟甲牡丹样"，毛周橙黄色无结构区域，点状、线状血管于皮损周围不规则分布。

2. 组织病理 角质层水平方向和垂直方向交替存在角化过度和角化不全。真皮上部毛细血管扩张，伴轻度淋巴细胞浸润（图 26-5）。

最终诊断 毛发红糠疹（localized juvenile pityriasispilaris）（幼年局限型）。

诊断依据

1. 患儿幼年发病，起病前有上呼吸道感染史。

2. 皮损特点 表现为四肢关节伸侧和坐骨结节等压迫部位黄红色丘疹、斑块，境界清楚。掌跖角化明显。面部及头皮可见红斑、鳞屑。Auspitz 征阴性。

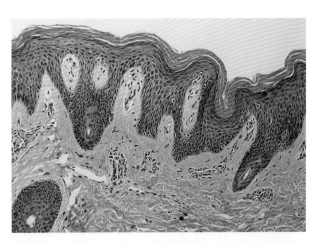

图 26-5 角质层水平方向和垂直方向交替存在角化过度和角化不全。真皮乳头血管周围稀疏淋巴细胞浸润（HE × 100）

3. 组织病理 符合毛发红糠疹。

治疗方法 局部外用维 A 酸乳膏治疗，效果不佳。

易误诊原因分析及鉴别诊断 毛发红糠疹是一种少见的慢性鳞屑性角化性炎症性皮肤病，病因尚不明确，可能与遗传因素、维生素 A 缺乏症、角化障碍、恶性肿瘤、自身免疫性疾病及感染等相关，手术、外伤、紫外线照射及各种化学物质刺激也可诱发该病，严重时可发展为红皮病。毛发红糠疹可分为 6 型：典型成人型（Ⅰ型）、非典型成人型（Ⅱ型）、典型幼年型（Ⅲ型）、幼年局限型（Ⅳ型）、非典型幼年型（Ⅴ型）及 HIV 相关性型（Ⅵ型）。典型幼年型临床上与典型成人型相似，发病年龄在 5～10 岁，部分发病前有急性感染史，通常 1～2 年内自愈。该病的特征性临床表现为黄红色鳞屑性斑片和角化性毛囊性丘疹，躯干部可见正常皮岛和细小鳞屑。幼年局限型是儿童最常见的疾病类型，表现为局部分布皮疹，此型仅 30% 能在 3 年内自愈。毛发红糠疹的典型病理表现为角质层水平方向和垂直方向交替存在角化过度和角化不全（"棋盘图案"）。该病为排他性诊断，当临床表现为缺乏特征性的毛囊角化性丘疹及病理改变不典型时易误诊，需紧密随访，观察病情发展。本病病因复杂，临床上缺乏统一治疗方案，可采用系统或局部使用维 A 酸类药物、紫外线照射或者免疫调节剂治疗。近来，阿达木单抗、司库奇尤单抗及乌司鲁单抗等生物制剂有治疗本病成功的报道，但疗效仍有待进一步观察。同时，需加强皮肤保湿霜的使用，避免局部摩擦刺激也十分重要。临床上，本病需要与银屑病、副银屑病和毛囊角化病等鉴别。

1. 银屑病 特征性改变为鳞屑性红斑、斑块，有蜡滴现象、薄膜现象和点状出血。头部皮疹表面头发常呈束状，而掌跖角化性红斑少见，指（趾）甲损害多见。病理表现为角化过度伴灶性角化不全，棘层肥厚，表皮突向下延伸，真皮乳头层上方颗粒层消失，角质层可见"Munro 微脓疡"。

2. 副银屑病 是一组原因不明的以红斑、丘疹、浸润为特征的慢性鳞屑性炎症性皮肤病，其临床表现与银屑病相似，一般无自觉症状。病理无特殊性改变，可有表皮轻度角化过度、灶性角化不全及淋巴细胞亲表皮现象，真皮浅层有炎症细胞浸润。

3. **毛囊角化病**　为以表皮细胞角化不良为基本病理变化的慢性角化性皮肤病。夏季好发，日光照射后可加重皮疹。典型临床表现为皮脂溢出部位毛囊性小丘疹，增大呈疣状，表面可见油腻性痂和糠样鳞屑。腋下、腹股沟等多汗、摩擦部位可见增殖性损害，其上有皲裂、浸渍和脓性渗出物覆盖。

（王晓莉　潘　搏）

病例 27

临床照片　见图 27-1 至图 27-3。

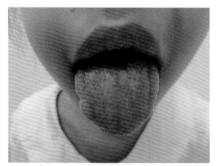 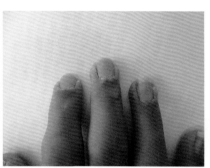 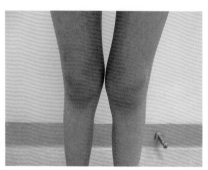

图 27-1　舌背疣状丘疹　　　　图 27-2　手指疣状丘疹　　　　图 27-3　双膝关节肿胀

一般情况　患儿女，7 岁，学生。

主诉　双手指及舌背疣状丘疹伴双肩关节、膝关节肿胀疼痛 6 个月。

现病史　患儿无明显诱因双手指甲周围出现散在皮肤颜色疣状丘疹，无明显自觉症状，伴双膝关节和双肩关节肿胀、疼痛，无发热、盗汗、恶心、呕吐，无口腔溃疡或脱发等表现。曾先后求治于多家医院儿科、风湿免疫科及口腔科，完善相关检查，给予"甲氨蝶呤、帕夫林"等治疗，关节肿痛和皮损均无明显改善。患者精神、食欲可，大小便无异常。

既往史及家族史　无特殊。

体格检查　一般情况可，心、肺、腹查体无异常，神经系统查体无异常。四肢关节检查见双肩关节和双膝关节肿胀，皮温不高，浮髌试验阳性。

皮肤科检查　双手指甲周围见直径 2~3 mm 大小皮肤颜色的丘疹，质韧，表面粗糙，部分指间关节肿胀。舌背及舌侧缘见直径 4~7 mm 的红色疣状丘疹，表面红润，无糜烂、溃疡。

实验室检查　血脂、肝和肾功能、心肌酶、免疫、风湿筛查、HLA-B27 及 PPD 皮试等阴性。骨髓检查示刺激骨髓象。胸腹部联合增强 CT 示肝稍大，双髋关节积液。关节彩超示双侧肩关节积液，双侧膝关节髌上囊积液。骨密度测定示骨质减少。关节腔穿刺液潘氏试验阳性（4+），有较多淋巴细胞及吞噬细胞，少许粒细胞及间质细胞，未见肿瘤细胞。X 线片示肱骨及四肢诸骨骨质疏松，骨皮质病变。

思考

1. 您的诊断是什么？

2. 为明确诊断，您认为还需做什么关键检查？

提示　可能的诊断：

1. Erdheim-Chester 病（erdheim-Chester disease）？

2. 多中心网状组织细胞增多症（multicentric reticulohistiocytosis）？

3. 播散性黄瘤（xanthoma disseminatum）？

4. 疣状黄瘤（verruciform xanthoma）？

5. 丘疹性黄瘤（papular xanthoma）？

关键的辅助检查

1. 右手指组织病理　真皮乳头及真皮中下层见大量泡沫细胞浸润（图 27-4、图 27-5）。免疫组化示泡沫细胞 CD68、ⅩⅢa 阳性，CD1a 及 S-100 阴性。

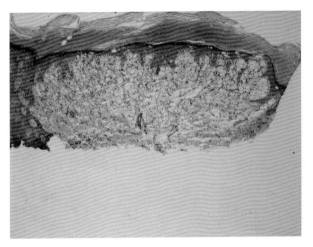

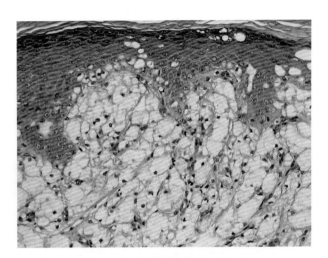

图 27-4　真皮乳头及真皮中下层见大量泡沫细胞浸润（HE×40）

图 27-5　前图高倍（HE×100）

2. 左膝关节滑膜、关节囊内组织病理，大量组织细胞浸润，免疫组化示 CD68（PGM-1）（＋），S-100（－）。

3. 舌黏膜组织病理　假性上皮瘤样增生，真皮乳头见部分泡沫细胞，固有层见部分浆细胞和中性粒细胞浸润（图 27-6）。

4. 血液标本外显子测序　未发现与受检者临床表型相关的基因变异，其他可疑变异为 CACNA1S、COL6A2、FLNB 基因均有一个杂合突变，且均来源于母亲。

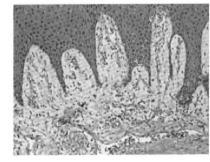

图 27-6　舌黏膜假性上皮瘤样增生，真皮乳头部分泡沫细胞浸润（HE×100）

5. 组织样本 BRAF V600E 基因突变　通过实时荧光定量 PCR 方法未检测到手指皮损组织样本 BRAF V600E 基因突变。

最终诊断　丘疹性黄瘤。

诊断依据

1. 病史及病程　慢性病程，6 个月。

2. 皮损部位　位于手指甲周及舌黏膜。

3. 皮损特点　表现为疣状丘疹。

4. 关节受累　双肩关节、双膝关节肿胀和疼痛。

5. 组织病理和免疫组化　关节滑膜、关节囊内组织、舌黏膜组织和手指皮损。组织病理符合丘疹性黄瘤组织病理改变。

治疗方法 小剂量甲氨蝶呤（2.5 mg 每周 1 次 15 个月，5 mg 每周 1 次 7 个月）加羟氯喹（0.1g，每日 1 次）以及咪喹莫特软膏局部外用治疗。2 年后随访，关节炎症状没有明显改善，皮肤病变消退，舌黏膜皮损数量增加。

易误诊原因分析及鉴别诊断 丘疹性黄瘤是一种罕见的特殊类型黄瘤，最常见的表现为播散性、无症状的黄色或橘色圆形丘疹和结节，直径 2～10 mm。皮损好发于头部、躯干和上肢，局限性分布，偶尔累及黏膜。大多数血脂正常，成人皮损持续存在，儿童皮损有自愈倾向。由于黏膜受累和损毁性关节炎的存在，容易误诊为多中心网状组织细胞增多症或播散性黄瘤。由于舌黏膜典型的疣状损害，容易误诊为疣状黄瘤。但是，临床表现结合组织病理表现，更支持非朗格汉斯细胞组织细胞增生症中的丘疹性黄瘤。本病需与下述疾病鉴别：

1. **多中心网状组织细胞增多症** 是一种罕见的非朗格汉斯细胞组织细胞增生症，通常发生于成人，以皮疹、黏膜损害和常伴发的严重关节损害为特点，偶有内脏受累。皮损可累及面、颈、躯干和手，表现为多发性红褐色或黄色丘疹、结节，大小从数毫米到 2 cm 不等。典型皮损表现为本例手指所见的"珍珠状"丘疹。但是，本病典型的组织病理学表现为真皮见具有毛玻璃样胞质的特征性多核巨细胞浸润。多核巨细胞多表达 CD68、Ham56 和溶菌酶，ⅩⅢ a 因子表达情况不一。本例在组织病理上未见有毛玻璃样胞质的多核巨细胞浸润，故病理上不支持。

2. **疣状黄瘤** 好发于 35～50 岁成年人。皮损多分布于口腔黏膜和肛门生殖器，表现为灰色或粉红色结节或疣状斑块，表面粗糙、颗粒状或卵石状凹陷或凸起。组织病理学表现为泡沫状组织细胞浸润，多发生在黏膜下层或真皮乳头层，而本例患者皮损组织病理学表现在表皮下层见大量泡沫细胞。根据本例患者的黏膜损害及组织病理表现，需要考虑疣状黄瘤，但本例的皮肤损害以甲周为主，且出现了关节的受累，结合组织病理表现上泡沫细胞出现的位置，支持丘疹性黄瘤的诊断。

3. **播散性黄瘤** 主要发生于小于 25 岁的年轻人，儿童报道少见。皮损好发于身体皱褶部位，表现为黄色、棕褐色丘疹、结节、斑块，皮损呈进行性发展。部分黏膜受累，主要累及口腔、食管、咽部、喉部和气道，易并发声嘶、口腔闭合困难、呼吸道窘迫或排尿困难。皮肤黄瘤、黏膜黄瘤和尿崩症是播散性黄瘤的三个临床特征。早期皮损组织病理学表现为真皮大量组织细胞、少量泡沫细胞及其他炎症细胞的浸润，成熟皮损中浸润的泡沫细胞增多。本例皮肤病变的分布、发展过程和病理表现与播散性黄瘤明显不同，可鉴别。

4. **Erdheim-Chester 病** 是一种罕见的非朗格汉斯细胞组织细胞增生症，好发于中老年人，侵袭性发展，病变可累及骨骼系统和全身多个脏器（如肾、脑和肺），最常累及的部位是长骨的干骺端及骨干，以下肢长骨多见，几乎没有皮肤损害。组织学显示泡沫细胞呈黄瘤或黄瘤样浸润。结合临床及组织病理表现，两者可鉴别。

（周培媚 解 瑶 王 琳）

病例 28

临床照片 见图 28-1。

一般情况 患者男，26 岁，职员。

主诉 四肢红丘疹伴瘙痒 10 天余。

现病史 10 天余前出现四肢起绿豆至黄豆大红丘疹，伴瘙痒，逐渐增大、增多，未予诊治。饮食和睡眠可，无发热，大小便未见明显异常，近半年体重增加约 15 kg。

既往史及家族史 既往有双相情感障碍病史 1 年余，曾服用奥氮平，目前服用碳酸锂，控制稳定。

体格检查 一般情况良好，神志清，精神好。全身浅表淋巴结未触及肿大。皮肤、巩膜无黄染。心、肺无异常。腹平软，肝、脾肋下未触及。

皮肤科检查 四肢可见多发绿豆至黄豆大的黄红色丘疹，触之质韧，互不融合，部分顶端可见少许痂皮。

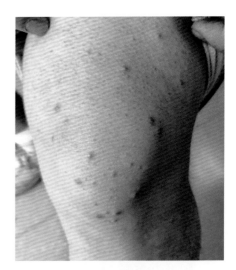

图 28-1 四肢多发红色丘疹

实验室检查 血常规和优生四项检查未见明显异常。肝功能和血脂总胆红素 51.9 μmol/L，间接胆红素 41.9 μmol/L，谷丙转氨酶 83.55 U/L，甘油三酯 19.54 mmol/L，总胆固醇 12.81 mmol/L，其余正常。

思考

1. 您的诊断是什么？

2. 为明确诊断，您认为还需做什么关键检查？

提示 可能的诊断：

1. 发疹性黄瘤（eruptive xanthomatosis）？

2. 播散性黄瘤（xanthoma disseminatum）？

3. 传染性软疣（molluscum contagiosum）？

关键的辅助检查

1. 皮肤镜检查 皮疹境界相对清楚，中央可见黄白色均质物，其上散在分布扩张的线状毛细血管（图 28-2），周围有少许鳞屑，边缘未见花冠状分布的毛细血管。

2. 皮肤病理检查 真皮浅中层有大量胞质淡染的组织细胞浸润，可见细胞外脂质结构，少许淋巴细胞浸润（图 28-3、图 28-4）。

最终诊断 发疹性黄瘤。

诊断依据

1. 病史及病程 近半年体重迅速增加 15 kg，服用碳酸锂和奥氮平。

2. 皮损特点 表现为多发性孤立性黄红色小丘疹，伴瘙痒，不能挤出粉刺样物质。

3. 无尿崩症状。

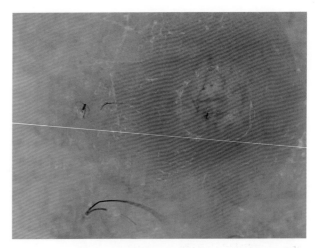

图 28-2 皮肤镜示中央黄白色均质物，其上线状毛细血管扩张

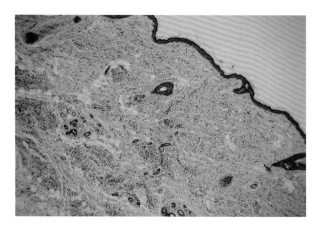

图 28-3　真皮浅中层大量胞质淡染的组织细胞浸润
（HE×40）

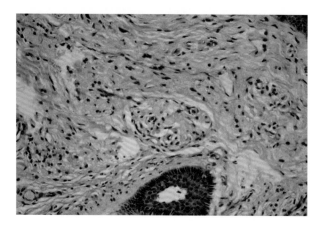

图 28-4　真皮内组织细胞浸润，间杂有少许淋巴细胞
（HE×100）

4. 实验室检查　血清甘油三酯明显升高，为正常值的 10 余倍。

5. 皮肤镜检查　中央黄白色均质物，周围未见花冠状排列的毛细血管。

6. 组织病理　真皮浅中层大量胞质淡染的组织细胞，可见细胞外脂质。

治疗方法　患者严格控制体重，加强运动，口服非诺贝特来降低甘油三酯，复方甘草酸苷片保护肝功能。随着血脂逐渐下降，皮疹也逐渐缓解消退。

易误诊原因分析及鉴别诊断　发疹性黄瘤属于黄瘤病的一种，常见于原发性或继发性高甘油三酯血症患者。典型皮疹为红色至黄色直径 1～4 mm 大小的多发性孤立性坚实性光滑丘疹，好发于四肢伸侧、臀部和手，可伴瘙痒或触痛，部分患者可出现同形反应。实验室检查主要是血清甘油三酯明显升高，可伴或不伴总胆固醇的升高。皮肤镜检查见皮损中央为黄白色均质物，其上散在分布扩张的线状毛细血管。组织病理见真皮浅中层大量胞质淡染的组织细胞，常可见细胞外脂质结构，可伴较多淋巴细胞和中性粒细胞浸润。

本例患者半年内体重增加约 15 kg，之前曾较长时间口服碳酸锂和奥氮平。有文献报道这两种药物均可引起体重增加和血脂升高。降低甘油三酯最有效的药物为贝特类降脂药，随着血清甘油三酯水平的下降，发疹性黄瘤的皮疹也可以逐渐缓解。

由于部分皮肤科医师对发疹性黄瘤的认识不足，故临床容易将其误诊为传染性软疣。有些即便诊断明确，也忽视了其伴随的血脂异常，对患者健康教育不足，可能导致严重的并发症如急性胰腺炎等。因此，临床医生应加强对此病的认识，做到早发现、早诊断、早治疗，以便挽救患者的生命。发疹性黄瘤应与播散性黄瘤、泛发性发疹性组织细胞瘤和传染性软疣等相鉴别，通过临床表现、血脂检测、皮肤镜检查和皮肤病理检查等可明确诊断。

1. 播散性黄瘤　典型的三联症为皮肤黄瘤、黏膜黄瘤和尿崩症。好发于男性，为面部、躯干及皱褶部位群集的黄红色丘疹，可融合成斑块，黏膜受累较常见，累及下丘脑和垂体可引起尿崩症。实验室检查一般血脂正常。组织病理除了组织细胞和泡沫细胞外，还可见 Touton 巨细胞和细胞间铁质沉积。

2. 泛发性发疹性组织细胞瘤　本病罕见，儿童及成人均可发病，表现为反复发作的多发性红棕色丘疹。皮疹可在数月至数年内自行消退，属于非朗格汉斯细胞组织细胞增生症的一种，一般无血脂异常。

3. 传染性软疣　由传染性软疣病毒感染所致，经常在与他人共用搓澡巾洗澡后被传染。好发生在儿童和妇女，皮损呈粟粒大至黄豆大小丘疹，呈半球形，具有蜡样光泽，中央有凹窝，可从凹窝中挤出白色乳酪样物质即软疣小体。皮疹数目不等，新老皮疹参差不齐，有大有小。皮疹好发于躯干、四肢和会阴部，有时发生于面部口唇或眼睑周围。皮肤镜表现为中央黄白色均质物，周围毛细血管呈花冠状分布。组织病理表现为表皮增生肥厚，其内可见群集的石榴籽样结构。

（于海洋　史同新　曲才杰　杨彦华　张　韡）

病例 29

临床照片　见图 29-1、图 29-2。

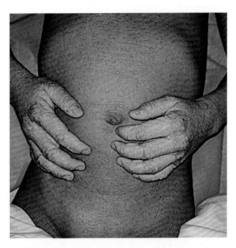

图 29-1　躯干、双手弥漫红斑、密集丘疹、脓丘疱疹、
痂屑

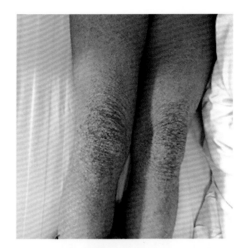

图 29-2　膝关节伸侧及周围密集丘疹、厚层痂屑

一般情况　患者男，12 岁，学生，智力正常。

主诉　头皮、躯干及四肢红斑、脓疱、鳞屑伴瘙痒 50 天余，发热 1 天。

现病史　患者 50 余天前出现腹部红斑、鳞屑，伴瘙痒，未引起重视。之后皮疹逐渐增多，泛发至全身，皮疹性质同前，伴瘙痒明显，于当地医院住院治疗，诊断为"特应性皮炎、皮肤感染"。使用糖皮质激素类软膏外搽及甲泼尼龙针剂、抗生素静滴治疗，皮疹消退后出院（具体用量不详）。之后全身出现红斑、丘疹、脓疱及鳞屑性皮疹，无畏寒、发热、胸闷、胸痛、呼吸困难、腹痛、腹胀、恶心或呕吐。自行口服止痒药物及局部使用糖皮质激素软膏治疗无好转，今晨出现畏寒、寒战、发热，遂就诊。病程中患者精神、饮食稍差，大小便均无明显异常，体重下降不详。

既往史及家族史　既往有"过敏性鼻炎"病史，否认药物过敏史。

个人史　追问病史，发现患儿同住宿舍的室友有类似症状，患儿父亲双手也出现散在丘疹伴瘙痒。

体格检查　T 38.7℃，P 115 次 / 分，R 22 次 / 分，BP 106/60 mmHg。心、肺、腹部查体未见异常。

皮肤科检查　头皮、躯干及四肢可见弥漫性红斑、丘疹、鳞屑，躯干可见针尖大小脓疱疹，膝关节伸侧有较多痂屑，全身无糜烂、渗出等。

实验室检查　入院时血常规：白细胞 11.64×10^9/L，嗜酸性粒细胞 5.02×10^9/L，嗜酸性粒细胞占比 43.13%，淋巴细胞占比 12.50%。PCT 0.052 ng/ml，IL-6 42.29 pg/ml，血清总 IgE 710.14 IU/ml。血培养示沃氏葡萄球菌及溶血葡萄球菌。脓液培养示金黄色葡萄球菌及头状葡萄球菌。

思考

1. 您的诊断是什么？

2. 为明确诊断，您认为还需做什么关键检查？

提示　可能的诊断：

1. 特应性皮炎（atopic dermatitis）？

2. 脓疱性银屑病（pustular psoriasis）？

3. 挪威疥疮（Norwegian scabies）？

关键的辅助检查

1. 组织病理（背部皮疹） 表皮海绵状水肿，棘细胞间可见散在中性粒细胞，真皮浅层血管周围有灶状淋巴细胞、中性粒细胞浸润为主的炎症细胞浸润（图29-3），角质层可见一虫卵。

2. 皮肤鳞屑直接镜检（指缝厚痂鳞屑） 发现疥虫及虫卵（图29-4）。

最终诊断

1. 挪威疥疮。

2. 特应性皮炎。

3. 脓毒血症（sepsis）。

4. 皮肤感染（cutaneous infection）。

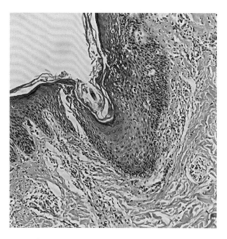

图 29-3 海绵状水肿，棘细胞间可见散在中性粒细胞，真皮浅层血管周围有以灶状淋巴细胞、中性粒细胞浸润为主的炎症细胞浸润（HE×200）

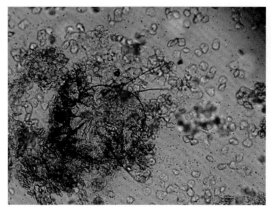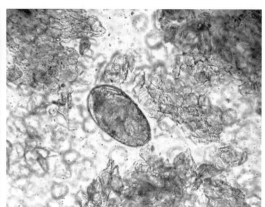

图 29-4 疥虫及虫卵

诊断依据

1. 病史及病程 50天。

2. 皮损部位 位于头面部、躯干、四肢及手足。

3. 皮损特点 弥漫性红斑、丘疹、厚层鳞屑，躯干可见针尖大小脓疱疹。

4. 伴随症状 发热。

5. 病原学检查血培养示沃氏葡萄球菌及溶血葡萄球菌。脓液培养示金黄色葡萄球菌及头状葡萄球菌。

6. 其他抽血检查 白细胞 $11.64 \times 10^9/L$，嗜酸性粒细胞 $5.02 \times 10^9/L$，嗜酸性粒细胞占比 43.13%，淋巴细胞占比 12.50%。血清总 IgE 710.14 IU/ml。

7. 组织病理及皮屑直接镜检 符合疥疮。

治疗方法 隔离、消毒，外用 5% 硫黄软膏，静脉使用万古霉素抗感染治疗，好转后出院。

易误诊原因分析及鉴别诊断 挪威疥疮又称角化型疥疮或结痂性疥疮（crusted scabies），是通过人型疥螨（Sarcoptes scabiei var. hominis）传播的具有高度传染性的寄生虫病。主要发生于免疫功能低下或虚弱的患者，包括罹患神经系统疾病、唐氏综合征、器官移植、移植物抗宿主病、成人T细胞淋巴瘤、麻风病或艾滋病患者。此类患者身上常常会聚居多达数百万只疥虫。皮肤表现为严重的脱屑和结痂。痂和鳞屑中含有大量疥螨，面部可受累，尤其是头皮。痒感可能很轻微。甲周和甲下可出现银屑病样皮损。指尖肿胀结痂，指甲变形，外生殖器和臀部有严重的皲裂和鳞屑。重度角化损害好发于受压部位，此处可有大量疥螨。

挪威疥疮的皮损不具备特异性，可表现为红斑、脱屑、角化过度及结痂等，面部也可受累，尤其是头皮。瘙痒也有可能不明显，因此易被误诊为红皮病性银屑病、湿疹、红皮病或药疹等。本病有两种并发症。①局部并发症：疥疮会导致皮肤搔抓出现创伤，疥螨与宿主免疫系统的相互作用，包括螨产生补体抑制蛋白等，促进皮肤表面化脓性链球菌和金黄色葡萄球菌的生长，进而出现皮肤感染，如脓疱疮、脓肿、蜂窝织炎和极少的坏死性软组织感染。②系统并发症：主要是由于继发性细菌感染，化脓性链球菌感染可导致急性链球菌感染后肾小球肾炎。继发性细菌感染也使疥疮患者易患菌血症和败血症，未经治疗的挪威疥疮因继发脓毒血症而死亡的风险很高。

为避免误诊误治，询问病史时要注意有无接触传染史；家庭成员或同室居住者中或密切接触者间有无类似患者；特别要注意瘙痒的特点、好发部位和寻找特征性皮疹，疑似患者应做疥虫直接镜检，以明确诊断。本病需要与泛发性脓疱性银屑病、慢性湿疹、红皮病和湿疹型药疹等鉴别。

1. 泛发性脓疱性银屑病　常急性发病，在寻常性银屑病皮损或无皮损的正常皮肤上迅速出现针尖至粟粒大小的淡黄色或黄白色浅在性无菌性小脓疱，常密集分布，可融合形成片状脓湖。皮损可迅速发展至全身，伴有肿胀和疼痛感。常伴全身症状，出现寒战和高热，呈弛张热型。患者可有沟状舌，指、趾甲可肥厚、混浊。可反复呈周期性发作。患者也可因继发感染和全身衰竭而死亡。病理检查可见 Kogoj 微脓肿。

2. 慢性湿疹　慢性湿疹由急性湿疹及亚急性湿疹迁延而来，也可由于刺激轻微、持续而一开始就表现为慢性化。皮损好发于手、足、小腿、肘窝、股部、乳房、外阴和肛门等处，多对称发病。表现为患部皮肤浸润性暗红斑上有丘疹、抓痕及鳞屑，局部皮肤肥厚、表面粗糙，有不同程度的苔藓样变、色素沉着或色素减退。自觉明显瘙痒，常呈阵发性。病情时轻时重，延续数个月或更久。病理表现为角化过度与角化不全，棘层肥厚明显，真皮浅层毛细血管壁增厚，胶原纤维变粗。

3. 红皮病　又称剥脱性皮炎，是一种累及全身或 90% 以上体表面积。以弥漫性红斑和不同程度脱屑为主要表现的严重皮肤病。本病由多种原因引起，常伴有全身症状，严重时危及生命。根据其致病原因，主要分为四类，即继发于其他皮肤病、药物过敏、继发于恶性肿瘤和原因不明。可伴有全身症状如发热和表浅淋巴结肿大等，病程长，易复发。

4. 湿疹型药疹　有用药史，皮疹可泛发全身，表现为红斑、丘疹、丘疱疹和水疱等，有时可继发出现糜烂、渗出，迁延成慢性湿疹，结合临床和皮屑镜检，两者不难鉴别。

（姜福琼　周娅丽　李晓岚　邓丹琪）

病例 30

临床照片 见图 30-1 至图 30-3。

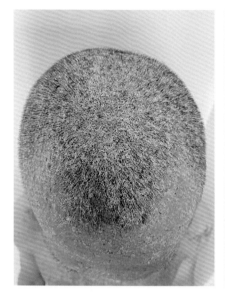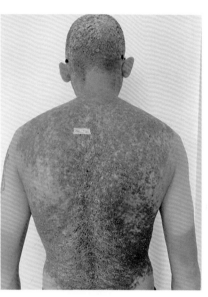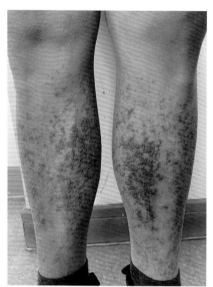

图 30-1 头皮、额部苔藓样变、鳞屑　　图 30-2 腰背部丘疹、污秽色痂屑　　图 30-3 双小腿褐色丘疹

一般情况 患者男，28 岁，个体经营者。

主诉 全身丘疹、鳞屑伴瘙痒 15 年，加重 5 个月余。

现病史 患者 15 年前无明显诱因于头颈部和耳后出现散在米粒大小肤色坚实丘疹，无瘙痒、疼痛、脓疱或破溃等，未予特殊处理。症状持续存在，夏重冬轻。后患者于广东务工时，因当地气温燥热，症状加重，躯干出现多发肤色、褐色坚实丘疹，于中线处向躯干两侧发展。皮疹呈米粒至黄豆大小不等，附有鳞屑，出汗或受潮后可伴有瘙痒和疼痛。患者就诊于广东省佛山某医院，考虑"湿疹"，予"百多邦"等药物外用及口服药物（具体不详）治疗，效果不佳。随后部分皮肤增厚呈苔藓样改变，丘疹融合呈斑块状，患者先后辗转多家医院，考虑"毛周角化病"，间断口服及外用"维 A 酸"类药物（具体不清）。用药期间症状可有改善，但未规律用药及随访。5 个月前，患者无明显诱因症状加重，四肢伸侧出现多发褐色坚实疣状丘疹，前臂和小腿伸侧较重，部分融合成片，头面部原有皮损上出现厚黄色痂皮，胸、腹、背部皮肤增厚明显，附有厚层鳞屑，部分皲裂，伴瘙痒、疼痛，无发热、关节痛、口腔溃疡、畏寒、恶心、呕吐或呕血等情况。患者为进一步诊治来我院。门诊以"毛囊角化病"收入院。自病情加重以来，患者精神、睡眠及饮食一般，大小便正常，体重无明显变化。

既往史、个人史及家族史 无特殊，否认家族遗传史。

体格检查 一般情况可，神志清，精神正常。全身未扪及浅表淋巴结肿大。皮肤、巩膜无黄染，无肝掌及蜘蛛痣。心、肺、腹无异常。肝、脾肋下未触及。

皮肤科检查 头、面及耳后密集分布米粒至黄豆大小不等的半球形疣状丘疹，质硬，其上附着黄色油腻及灰棕色、黑色污秽痂皮，面中部见抓痕及出血点，部分皮肤增厚明显，以头皮、前额、耳后皱襞尤甚，呈苔藓样变。双侧外耳道见大量褐色污秽鳞屑。颈部、躯干及四肢伸侧弥漫性对称分布粟粒至黄豆大小褐色丘疹，以前胸、腹、背部中线、腰、前臂伸侧、小腿伸侧为甚，融合成疣状斑块。部分皮损鳞屑、增厚明显，可见皲裂、浸渍、抓痕及出血点，指（趾）甲见纵行条纹及锯齿状缺损。口腔黏膜无异常，全身异味明显。

实验室及辅助检查　血常规示 WBC 11.13×10^9/L，中性粒细胞 7.43×10^9/L，单核细胞 0.8×10^9/L。皮肤分泌物培养示金黄色葡萄球菌。凝血功能、免疫球蛋白、肝和肾功能、葡萄糖、电解质、抗核抗体谱、大小便常规未见明显异常。HIV、TPPA 及 TRUST 阴性。心电图正常。胸部 CT 提示双肺散在微结节。

思考

1. 您的诊断是什么？

2. 为明确诊断，您认为还需做什么关键检查？

提示　可能的诊断：

1. 毛囊角化病（keratosis follicularis）？

2. Hopf 疣状肢端角化病（acrokeratosis verruciformis of Hopf）？

3. 家族性良性天疱疮（familial benign pemphigus）？

4. 黑棘皮病（acanthosis nigricans）？

5. 暂时性棘层松解性皮肤病（transient acantholytic dermatosis）？

关键的辅助检查　组织病理（背部皮损）示表皮角化过度伴灶性角化不全，棘层不规则肥厚，乳头瘤样增生，基底层上方棘层松解性裂隙，局部可见圆体和谷粒。真皮浅层毛细血管扩张，管周见淋巴细胞浸润（图 30-4）。病理诊断：符合毛囊角化病。

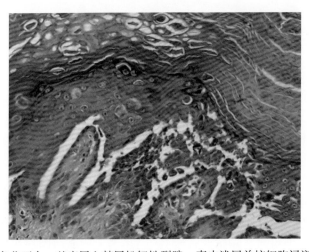

图 30-4　角质层角化过度伴角化不全，基底层上棘层松解性裂隙，真皮浅层单核细胞浸润，可见圆体和谷粒（×200）

最终诊断　毛囊角化病。

诊断依据

1. 病史及病程　青春期发病，病史 15 年。

2. 皮损部位　主要位于面部、前额、头皮和胸背等皮脂腺分泌旺盛部位。

3. 皮损特点　表现为细小、坚实、肤色或者褐色丘疹，部分融合成片呈疣状斑块，其上有油腻的灰棕色、黑色痂皮，指（趾）甲见纵行条纹及锯齿状缺损。

4. 伴随症状　局部瘙痒、疼痛，全身异味明显。

5. 组织病理　表皮角化过度伴灶性角化不全，棘层松解，局部可见圆体和谷粒。符合毛囊角化病。

治疗方法　口服阿维 A 胶囊 20 mg/d。配合 1∶4000 高锰酸钾溶液药浴，外用 10% 水杨酸软膏、红霉素软膏及润肤霜。3 个月后皮损明显改善，目前仍在随访。

易误诊原因分析及鉴别诊断 毛囊角化病也称 Darier 病（Darier's disease，DD）或 Darier-White 病（Darier-White disease），是一种罕见的常染色体显性遗传性皮肤病，患病率为 1/100 000。目前研究表明毛囊角化病是由 12q23-24.1.3 上 ATP2A2 基因的突变引起的。该基因编码内质网中被称为 SERCA2 的钙泵，受损的 SERCA2 功能导致棘层松解或角质形成细胞之间的连接丧失。另外，内质网中钙储存的减少会激活细胞应激反应。细胞应激反应可能有助于解释该疾病的两个关键特征——病理学上的角化不良和疾病诱因。本病常在儿童期和青春期发病。典型特征是皮脂分泌旺盛部位的角化性丘疹和甲病，可累及全身多系统，如眼、神经系统和精神系统。临床上，病变以角化过度的肤色或者灰褐色、黑色丘疹为特征，主要发生在脂溢性和摩擦部位。丘疹可融合产生不规则的疣状斑块或乳头状肿块，常继发感染，伴有恶臭。可伴有指甲异常，其特征是指甲脆弱，指甲游离缘处的红色和白色纵向条纹和 V 形凹口。口腔黏膜受累较少，表现为多个正常、白色或微红色的坚硬丘疹，主要影响腭和牙槽黏膜，有融合倾向，可能会有溃疡和结痂，通常无症状。日晒、高温、感染、摩擦和出汗会加重病情。毛囊角化病不能治愈，以复发－缓解的方式持续终生，给患者带来极大的痛苦。临床治疗以改善症状为主，如维 A 酸（异维 A 酸、他扎罗汀和阿达帕林）、氟尿嘧啶和类视黄醇。

此类以丘疹、鳞屑为主要临床表现的疾病，临床表现类似，容易误诊，应该根据病史、特征性临床表现和组织病理检查等明确诊断。

1. Hopf 疣状肢端角化病 是一种罕见的常染色体显性遗传性皮肤病。本病是由染色体 12q24.3 上 ATP2A2 基因的 P602L 突变导致肌内质网钙 ATP 酶无法转运钙，造成角化紊乱所致。多在 20 岁前发病，也可能发生在晚年。典型临床表现为对称性手足背部多发扁平疣状丘疹，质地坚实，直径 1 mm 至数毫米，暗红褐色或正常肤色，常密集成群，似扁平疣但较之更加扁平，可累及手指屈侧、腕、前臂、肘、膝、掌和跖等部位，有指甲变化，包括甲板增厚、白甲和纵向脊，但本病一般不累及皮脂腺区域。组织病理学上常有乳头状瘤样增生，表皮局限性隆起，呈塔尖样、角化过度和颗粒过度增生，无角化不全。根据皮损好发部位和组织病理可有效鉴别。

2. 慢性家族性良性天疱疮（familial benign chronic pemphigus，HHD） 也称 Hailey-Hailey 病，是一种罕见的由 ATP2C1 基因突变引起的常染色体显性遗传病。通常 20～30 岁发病，皮损好发于颈项、腋窝和腹股沟等易摩擦部位。表现为红斑基础上的松弛性水疱，尼氏征阳性，易形成糜烂和结痂，或反复发作呈现颗粒状赘生物，自觉瘙痒和灼热，有腥臭味。组织病理早期可见基底层上裂隙，以后形成水疱或者大疱、棘层松解，形似"坍塌的砖墙"。直接免疫荧光检查阴性，电镜检查示棘层松解，细胞张力细丝与桥粒分离。结合临床和组织病理，两者不难鉴别。

3. 黑棘皮病 又名黑角化病（keratosis nigricans）或色素性乳头状营养不良（dystrophie papillaire et pigmentaire），是以皮肤颜色加深及乳头状或天鹅绒样增厚为特征的一种少见的皮肤病。常与肥胖和胰岛素抵抗相关，或与恶性肿瘤相伴。皮损好发于皮肤褶皱、易摩擦的部位及颈部，也可发生于眼睑、嘴唇、外阴、黏膜表面、手背、腹股沟、膝部和肘部。组织病理表现为表皮角化亢进，乳头瘤样增生，基底层色素增加。根据临床特点和组织病理可鉴别。

4. 暂时性棘层松解性皮肤病 又名 Grover 病（Grover disease）和丘疹性棘层松解性皮肤病（papular acantholytic dermatosis），是一种原发性、获得性、一过性的丘疹水疱性棘层松解性皮病。原因不明，好发于 40 岁以上的中老年人，主要表现为躯干部位瘙痒性、红斑性、非毛囊性的丘疹和丘疱疹。病理上主要表现为棘层松解，并有不同程度的角化不良和表皮内裂隙。有的病例可见到圆体和谷粒。组织病理鉴别困难，结合发病年龄、病程长短，可为鉴别诊断提供依据。

（邓圆圆 邹丹丹 刘彤云 何 黎）

第三章 结节、斑块类皮肤病

结节、斑块类是一组临床上较为常见的皮肤病。结节（nodule）为限局性、实质性损害，直径一般在 0.5~1cm。病变常发生在真皮下部或皮下组织，以触诊检查更易被查出。有时结节可稍隆出皮肤表面，如结节性红斑和结节性黄色瘤。少数结节性损害可由表皮局限性显著的增厚所致，如结节性痒疹。由于患者反复搔抓，造成表皮细胞增生，真皮乳头炎性浸润，临床上成为坚实、隆起皮肤表面的结节。斑块（plaque）为相邻丘疹彼此融合，成为扁平、隆起皮面的损害，直径大于 1cm，如慢性斑块型银屑病。

结节、斑块的病因大致可分以下几类：①炎症性疾病：包括感染性和非感染性疾病。感染性的如疖肿、猪囊尾蚴病等以及一组慢性感染性肉芽肿性疾病，在临床上常表现为结节或斑块，如瘤型麻风、皮肤结核、皮肤黑热病和深部真菌病；非感染性的如银屑病斑块状损害、急性发热性嗜中性皮肤病、硬斑病、结节病、异物肉芽肿和环状肉芽肿等；②代谢性疾病：如结节性皮肤淀粉样变性、胫前黏液水肿、皮肤钙质沉着症、黄色瘤和痛风等；③血管性疾病：如结节性血管炎、结节性多动脉炎、变应性血管炎和硬红斑等；④脂膜炎：如硬性脂膜炎和结节性脂肪坏死；⑤皮肤、皮下组织的新生物：如皮肤纤维瘤、脂肪瘤、淋巴瘤、基底细胞癌和鳞状细胞癌等；⑥其他：遗传性疾病如结节性硬化症、性病如结节性梅毒疹。

除了上述病因外，部分结节、斑块性皮肤病临床上亦有一些重要的特征，例如，①炎症性疾病：肥厚性扁平苔藓表现为紫红色斑块；淋巴细胞浸润症表现为红色浸润斑块；急性发热性嗜中性皮肤病表现为痛性隆起性结节和斑块，表面有假性水疱；黄色瘤有典型的橘黄色外观；深部真菌病，如孢子丝菌病和着色芽生菌病，多伴有溃疡性结节；②代谢性疾病：如胫前黏液水肿，表现为肿胀、坚实黏液性的结节和斑块，表面呈橘皮样外观；痛风结节则多为肢端硬性结节，可呈橙红色；③血管性疾病：如变应性血管炎的结节常有出血、坏死和溃疡等多形性病变；④脂膜炎：常为深在性结节，小叶性脂膜炎愈合后可有萎缩；⑤皮肤肿瘤：基底细胞癌常为溃疡性结节，鳞状细胞癌呈菜花状并伴恶臭。

当然，大部分结节、斑块性皮肤病由于病变部位较深，仅靠临床难以做出特异的诊断，常常需做组织病理检查。取材时应注意：①取材要深，应达到皮下组织；②应该用手术刀切，不要用环钻；③若怀疑为慢性感染性疾病，应注意做病原学检查。如做特殊染色，取组织块做真菌培养或结核分枝杆菌培养等。

总之，临床上看到结节、斑块共性的皮损——应考虑上述六类皮肤病存在的可能——进行临床分析——取材做皮肤组织病理检查——抓住每一种疾病个性的临床特点、病理改变——综合病史，配合相应的实验室检查——最后做出正确诊断。

（何 黎 朱学骏）

病例 31

临床照片 见图 31-1。

一般情况 患者女，51 岁，农民。

主诉 双足红色结节 8 个月，泛发全身 5 个月。

现病史 8 个月前患者双足跟部出现紫红色结节，伴疼痛，无发热、咳嗽、寒战或乏力。皮损逐渐增多，5 个月前泛发至全身。未予治疗。自患病以来，患者一般情况较差，神志清楚，精神较差，大小便无异常，体重无明显变化。

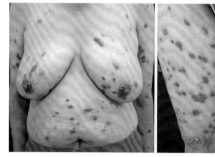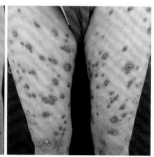

图 31-1 胸腹部、双大腿泛发结节、鳞屑及结痂

发病前曾自行服用"地塞米松 0.75 ~ 1.5 mg/d"连续 1 年。

既往史及家族史 1 年前因"隐球菌性脑膜炎"，予"两性霉素 B、氟康唑、氟胞嘧啶、甲泼尼龙"抗真菌治疗好转。抗真菌治疗结束后继续自行服用"地塞米松 0.75 ~ 1.5 mg/d"。

体格检查 一般情况较差，神志清楚，精神较差。全身浅表淋巴结未扪及肿大。心脏无增大，各瓣膜区未闻及心脏杂音。右肺下叶可闻及少量湿啰音。腹部查体无特殊。

皮肤科检查 头面部、躯干及四肢散在紫红色结节和斑块，直径 0.5 ~ 2.0 cm，部分上覆黏着性鳞屑，部分表面结痂。

实验室及辅助检查 红细胞沉降率 44 mm/h（正常 <38 mm/h）。血常规示 HGB 102 g/L（正常 115 ~ 150 g/L），NEU 占比 86.6%（正常 40% ~ 75%），LYMPH 占比 3.0%（正常 20% ~ 50%）。肝功能示谷氨酰转肽酶 264 IU/L（正常 <45 IU/L），谷丙转氨酶 58 IU/L（正常 <40 IU/L）。细胞免疫计数示 CD3 67 cell/μl（正常 941 ~ 2226 cell/μl），CD8 61 cell/μl（正常 303 ~ 1003 cell/μl），CD4 7 cell/μl（正常 471 ~ 1220 cell/μl）。输血前检查示 HIV、TPPA、HBV 及 HCV 均阴性。PPD 皮试阴性。真菌 1, 3-β-D 葡聚糖阴性。胸部 X 线检查示肺部纹理增多，右下肺斑片结节影。腹、盆腔彩超未见明显异常。

思考

1. 您的诊断是什么？

2. 为明确诊断，您认为还需做什么关键检查？

提示 可能的诊断：

1. 原发性皮肤边缘区 B 细胞淋巴瘤（primary cutaneous marginal zone B cell lymphoma）？

2. 皮肤结核（tuberculosis cutis）？

3. 麻风（leprosy）？

4. 非典型分枝杆菌感染（infection of atypical mycobacteria）？

关键的辅助检查

1. 组织病理 表皮大致正常，部分形成溃疡，真皮浅层血管周围淋巴细胞及局灶性中性粒细胞浸润，真皮深层片状上皮样组织细胞及部分浆细胞、淋巴细胞浸润（图 31-2）。免疫组化染色示浸润的炎症细胞 CD68/PGM-1 及 CD163 大部分阳性，CD3、CD3 ε 少部分阳性，CD138 个别阳性，CD20 阴性，Ki-67 增殖指数约 5% 阳性。抗酸染色查见大量长杆状阳性菌呈簇状或线状排列（图 31-3），PAS 及氯胺银染色均阴性。

2. 透射电镜 细胞质内查见大量圆形及鞘状细菌。

3. 病原菌 PCR 测序鉴定 序列在 NCBI 上比对与嗜血分枝杆菌同源性为 99%（GenBank 注册号 No.

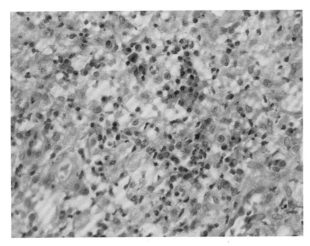

图31-2 真皮内上皮样组织细胞、局灶性致密中性粒细胞、少量淋巴细胞及浆细胞浸润（HE×400）

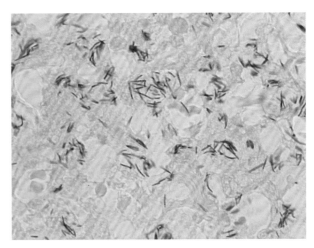

图31-3 大量长杆状阳性菌（抗酸染色×1000）

NZ_CP011883.2）。

最终诊断 播散性皮肤嗜血分枝杆菌感染（disseminated Mycobacterium haemophilus cutaneous infection）。

诊断依据

1. 病史及病程 长期自服"地塞米松"，免疫水平低下。既往曾患"隐球菌性脑膜炎"，皮损出现8个月。

2. 皮损部位 泛发全身（头面部、躯干、四肢）。

3. 皮损特点 表现为紫红色结节和斑块，部分上覆黏着性鳞屑，部分可见结痂。

4. 组织病理 符合非典型分枝杆菌感染。

5. PCR测序 提示病原菌为嗜血分枝杆菌。

治疗方法 给予利福平450 mg每日1次，环丙沙星500 mg每日2次。连续治疗1个月后皮损好转，后自行停药，现失访。

易误诊原因分析及鉴别诊断 皮肤嗜血分枝杆菌感染好发于免疫功能低下者。临床多表现为局限于四肢的红斑、结节、丘疹、斑块、溃疡及脓肿，皮损泛发全身者少有报道。组织病理通常表现为化脓性及肉芽肿性混合反应模式。但在免疫缺陷者中缺乏显著的肉芽肿性反应，这往往会误导皮肤病理医生。嗜血分枝杆菌培养条件苛刻，倾向于在30～32 ℃含铁培养基中连续培养8周。因此，分子生物学诊断技术PCR对于嗜血分枝杆菌感染的诊断显得尤为重要。

播散性皮肤嗜血分枝杆菌感染需与临床可表现为红斑和结节的疾病相鉴别，如原发性皮肤边缘区B细胞淋巴瘤、皮肤结核和麻风。

1. 原发性皮肤边缘区B细胞淋巴瘤 是原发性皮肤B细胞淋巴瘤中最常见类型，临床表现为好发于躯干和四肢的无症状结节、丘疹、斑块，常单发，也可泛发全身。组织病理表现为肿瘤在真皮网状层呈结节状或弥漫性浸润，常累及皮下脂肪浅层。浸润的细胞通常由小淋巴细胞、边缘区B细胞、浆细胞样淋巴细胞和浆细胞构成。免疫组化示边缘区B细胞CD20（＋）、CD79α（＋）和Bcl-2（＋），浆细胞CD138（＋）和CD79α（＋），常表达单克隆免疫球蛋白轻链。反应性滤泡CD10（＋）和Bcl-6（＋）。

2. 皮肤结核 由人型结核分枝杆菌或牛型结核分枝杆菌引起，临床表现复杂，皮损可表现为结节、溃疡、瘢痕、疣状斑块、丘疹或坏死等，可伴有发热、疲倦、关节痛和食欲差。组织病理特点可有非特异性炎症反应或结核性肉芽肿表现，抗酸染色结核分枝杆菌可呈阳性。分子生物学诊断技术PCR有助于检出皮损内结核分枝杆菌DNA。

3. **麻风** 是由麻风分枝杆菌引起的慢性传染病，主要侵犯皮肤及神经。皮损表现多样，包括斑疹、斑块和结节等。除此以外，还可伴浅感觉障碍（如温度觉、痛觉和浅触觉）、浅神经粗大、淋巴结肿大及毛发脱落。组织病理特点可见上皮样细胞肉芽肿和泡沫细胞，神经小分支不同程度破坏，抗酸染色麻风分枝杆菌阳性。

（李仲桃 王 琳）

病例 32

临床照片 见图 32-1。

一般情况 患者女，19 岁，学生。

主诉 双下肢红斑、结节伴关节痛 1 周。

现病史 患者 1 周前"感冒"痊愈后双小腿突然出现多个黄豆至花生米大小的红色结节，无自发疼痛，轻压痛，同时伴双膝关节疼痛。皮损逐渐增多，疼痛加重并影响日常活动。遂来医院就诊。病程中无发热、腹痛、便血等症状。自起病以来，精神、睡眠可，饮食佳，大小便正常。

既往史及家族史 本病发病前半个月受凉后出现咳嗽、咽痛和肌肉酸痛，在当地医院就诊，具体诊治不详，10 天后痊愈。其他无特殊。

体格检查 一般情况可。咽充血，双侧扁桃体无肿大。系统检查未见异常。

皮肤科检查 双小腿伸侧可见黄豆至鸽蛋大小红色结节，无渗出、破溃。轻压痛。皮损以伸侧为主，对称发生。双侧膝关节轻压痛，活动稍受限。

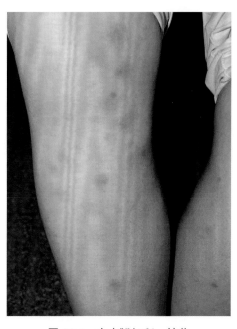

图 32-1 右小腿红斑、结节

实验室及辅助检查 血常规、尿常规、大便常规、肝和肾功能、凝血及纤溶功能均正常。红细胞沉降率 14 mm/h，超敏 C 反应蛋白 18 mg/L，结核菌素试验（－），结核感染 T 细胞检测阴性。腹部超声示肝胆、脾、胰、双肾、膀胱、子宫及附件未见异常声像。全身浅表淋巴结超声未见异常淋巴结声像；双下肢血管超声无异常；双肺 CT 正常。

思考

1. 您的诊断是什么？

2. 为明确诊断，您认为还需做什么关键检查？

提示 可能的诊断：

1. 结节性红斑（erythema nodosum）？

2. 皮肤型结节性多动脉炎（cutaneous polyarteritis nodosa）？

3. 结节性血管炎（nodular vasculitis）？

关键的辅助检查 组织病理示表皮大致正常，真皮轻度乳头水肿，血管周围稀疏炎症细胞浸润。皮下脂肪小叶间隔增宽，间隔及其周边脂肪小叶可见淋巴细胞、组织细胞、多核巨细胞及少数中性粒细胞浸润，可见 Miescher 微肉芽肿（图 32-2、图 32-3）。病理诊断：结合临床，符合结节性红斑。

最终诊断 结节性红斑。

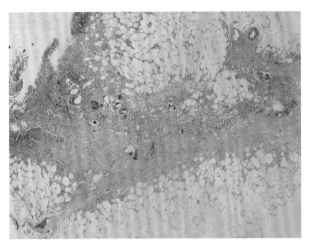

图 32-2　皮下脂肪小叶间隔增宽，间隔及其周边脂肪小叶炎症细胞浸润（HE×40）

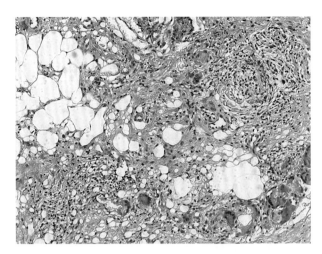

图 32-3　前图高倍。间隔及小叶周边淋巴细胞、组织细胞及多核巨细胞浸润，可见 Miescher 微肉芽肿（HE×200）

诊断依据

1. 病史及病程　1 周，发病前半个月有上呼吸道感染病史。

2. 皮损部位　发生于双下肢。

3. 皮损特点　表现为多发红斑及结节，对称、泛发，以小腿伸侧为主。

4. 自觉膝关节疼痛。

5. 组织病理　符合结节性红斑。

治疗方法　双氯芬酸钠片 50 mg，口服，每天 2 次；秋水仙碱 0.5 g，口服，每天 2 次；甲泼尼龙片 12 mg，口服，每天 1 次。用药 12 天后皮损消退。

易误诊原因分析及鉴别诊断　结节性红斑是一种皮下脂肪小叶间的急性、非特异性、炎症性皮肤病。其病因复杂，半数以上病因不明，为特发性。另一些患者发病可能与多种因素有关，如感染（尤其是链球菌和分枝杆菌）、免疫性和（或）炎症性疾病、肿瘤、药物和妊娠等。本病多见于 15～40 岁，女性好发，男：女为 1∶4～1∶5。根据临床表现，可分为急性型和慢性型。急性型较为常见，呈自限性，但易复发，发病前 1～3 周患者常出现前驱症状，如低热、乏力、肌肉酸痛、咽痛及关节痛等，部分患者出现关节炎的表现。典型皮损为成批出现的红色或紫红色结节，伴压痛。皮损好发于小腿伸侧，多对称分布，其次为大腿和前臂伸侧，偶可累及躯干、颈部和面部。自然病程 3～6 周，之后缓慢消退，愈后不留痕迹。慢性型较少见，典型皮损为游走性或离心性扩展的结节。皮损可互相融合成大的斑块，多为单侧，双侧者不对称。皮损好发于下肢，面部、躯干及眼部等偶见，皮损疼痛不明显，常无全身症状，多数为特发性，病程可长达数月或数年。典型组织病理表现为小叶间隔性脂膜炎。早期纤维间隔水肿，血管内皮细胞肿胀，血管周围少量淋巴细胞浸润，可见到 Miescher 微肉芽肿，有时以中性粒细胞为主。当皮损中有严重的混合性或以中性粒细胞为主的炎症细胞浸润时，可观察到继发的血管改变。随疾病进展，间隔增宽，呈混合性和肉芽肿性浸润。晚期，间隔纤维化，取代部分脂肪小叶，可见残留的肉芽肿和噬脂细胞以及血管增生。一般治疗为卧床休息并适当运动，寻找并祛除可能的病因。药物治疗包括非甾体类抗炎药物、碘化钾、糖皮质激素、秋水仙碱、羟氯喹、氨苯砜、沙利度胺及霉酚酸酯等。但选用糖皮质激素、霉酚酸酯及碘化钾时需除外结核等感染。

　　本病临床相对常见，诊断不难，但应积极寻找可能存在的潜在病因。临床上应注意与结节性血管炎和皮肤型结节性多动脉炎等相鉴别。

　　1. 结节性血管炎　多发生于 30～60 岁的妇女。好发于下肢，特别是小腿后侧。皮损为皮下结节至较大的浸润块，伴自发痛或压痛。皮损常不对称。可发生溃疡，2~4周消失或遗留纤维性结节。组织病理表现为小叶性或间隔 - 小叶混合性脂膜炎，可伴有血管炎和肉芽肿。结合临床表现和组织病理，两者不难鉴别。

2. 皮肤型结节性多动脉炎　是一种累及皮肤中小动脉的炎症性疾病。特征性的表现是发生在网状青斑基础上的痛性结节或皮肤溃疡，最常发生于下肢（如足及踝部附近、小腿），其次是上肢和躯干，偶有肌痛、关节痛和神经痛等。组织病理表现为小、中等肌性动脉为主的节段性坏死性闭塞性全层动脉炎。结合临床表现及组织病理，两者不难鉴别。

（柴燕杰　寸玥婷　刘彤云　何　黎）

病例 33

临床照片　见图 33-1。

一般情况　患者女，32 岁，户外工作者。

主诉　反复双下肢红斑、结节伴疼痛 4 个月。

现病史　4 个月前右踝部无明显诱因出现一绿豆大小的皮下结节，质地硬，触之较痛，伴红肿，逐渐增大，予抗感染治疗（具体不详）后皮损消退。1 周后无明显诱因双下肢出现多个皮下结节，质地硬，逐渐变大并破溃。遂至当地医院就诊，经治疗（具体不详）后无明显好转。为求进一步诊治来我院就诊。病程中，患者双膝关节隐隐作痛，未诉发热或腹痛等不适。自起病以来，精神、睡眠可，饮食欠佳，大小便如常，体重无明显变化。

既往史及家族史　无特殊。

体格检查　一般情况可，系统检查未见异常。

皮肤科检查　双小腿伸侧可见鸡蛋大小暗红斑，其下可触及质韧结节，轻压痛，部分结节中央破溃，有黑色痂皮覆盖。部分红斑边缘见少许鳞屑，未见渗出。双侧膝关节轻压痛。

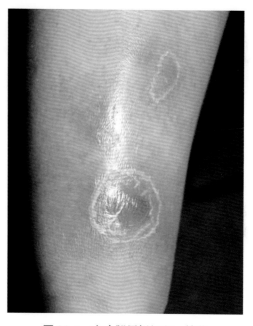

图 33-1　左小腿屈侧红斑、结节

实验室及辅助检查　结核菌素试验 72 h（+++），结核感染 T 细胞检测阳性。双肺 CT 示纵隔淋巴结钙化，右侧胸膜稍增厚粘连。腹部超声示双肾结石。全身浅表淋巴结超声未见异常淋巴结声像。双下肢血管超声未见明显异常。血常规、尿常规、大便常规、肝和肾功能、凝血及纤溶功能未见明显异常。

思考

1. 您的诊断是什么？

2. 为明确诊断，您认为还需做什么关键检查？

提示　可能的诊断：

1. 结节性红斑（erythema nodosum）？

2. 麻风结节性红斑（erythema nodosum leprosum）？

3. 结节性多动脉炎（polyarteritis nodosa）？

4. 结节性血管炎（nodular vasculitis）？

关键的辅助检查　组织病理示真皮乳头水肿，血管周围淋巴细胞及组织细胞浸润。皮下脂肪小叶部分组织坏死，周边可见淋巴细胞、组织细胞及少数多核巨细胞浸润（图33-2）。病理诊断：结合临床，符合结节性血管炎。

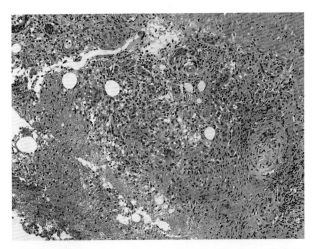

图33-2　皮下脂肪小叶部分组织坏死，周边可见淋巴细胞、组织细胞及少数多核巨细胞浸润（HE×100）

最终诊断　结节性血管炎。

诊断依据

1. 病史及病程　4个月余。
2. 皮损部位　发生于双下肢。
3. 皮损特点　表现为浸润性暗红斑、结节、溃疡、坏死及结痂。
4. 自觉疼痛。
5. 组织病理　符合结节性血管炎。

治疗方法　口服沙利度胺片，静脉滴注葡萄糖酸钙和维生素C，卤米松外搽，同时建议到传染病医院咨询抗结核治疗相关事宜。

易误诊原因分析及鉴别诊断　结节性血管炎是一种慢性复发性小叶脂膜炎伴有脂肪间隔的血管炎。结节性血管炎确切的发病机制仍不完全清楚，但它被认为涉及对抗原触发因子的Ⅲ或Ⅳ型敏反应。本病最常与结核病有关，但其他传染性原因，如乙型和丙型肝炎以及诺卡菌、假单胞菌和镰刀菌感染也有报道。与其发病有关的非感染相关性因素包括浅表血栓性静脉炎、甲状腺功能减退、慢性淋巴细胞性白血病、类风湿性关节炎、克罗恩病、系统性红斑狼疮以及丙硫氧嘧啶和依那西普等药物。然而，在非结核病例中，可能找不到具体原因。本病主要发生于30~60岁中年女性，男性也可发生。临床上好发于小腿，特别是小腿后外侧，小腿及大腿伸面也可发生，主要表现为下肢暗红色的触痛性结节或斑块，可发生溃疡。结节通常不对称，一侧多于另一侧或单侧发生。皮损愈合缓慢，可留下萎缩性瘢痕，可反复发作，但不侵犯其他器官，预后较好。

本例患者结核菌素试验72h（+++），结核感染T细胞检测阳性，双肺CT示纵隔淋巴结钙化，右侧胸膜稍增厚粘连，考虑与结核有关。在没有潜在原因的情况下，结节性血管炎的治疗包括通过休息、抬高、压迫和单纯镇痛控制症状。系统使用糖皮质激素可能有帮助，但必须注意确保潜在感染已被排除。由于这种情况少见，根据小型研究和病例报道，治疗选择包括碘化钾、氨苯砜、金盐和霉酚酸酯等。临床上应注意与结节性红斑、麻风结节性红斑及结节性多动脉炎相鉴别。

1. 结节性红斑　多见于18~34岁。通常有1~3周的非特异性前驱症状，包括低热、乏力、体重减轻、疲劳、关节痛和上呼吸道感染症状。约98%的患者病变局限于胫骨，较少见的情况下，膝盖和脚踝会累及，多双侧对称。临床上，典型的结节性红斑表现为突然出现的疼痛的红斑性皮下结节，直径1~5 cm。少数情况下，皮损可融合成斑块。可同时伴有发热、乏力和关节痛。皮损通常在2~8周内消退，无萎缩、溃疡、坏死或瘢痕形成。结合临床表现、组织病理，两者不难鉴别。

2. 麻风结节性红斑 是一种免疫介导的严重的多系统受累的麻风并发症。表现为四肢、面部和伸肌表面的红斑及皮下结节。与传统的结节性红斑不同，麻风结节性红斑皮损分布广泛，可成簇出现。可伴有发热、神经炎、关节炎、骨炎、指关节炎、葡萄膜炎、淋巴结炎、睾丸炎和肾炎等。组织病理表现为在真皮浅层、深层和（皮下组织）的瘤型肉芽肿中有致密的中性粒细胞浸润。结合临床表现和组织病理，两者不难鉴别。

3. 结节性多动脉炎 是一种原发性全身性坏死性血管炎，主要以中动脉为靶点，小动脉也可累及。结节性多动脉炎可能由病毒感染，特别是乙型肝炎病毒引起，但在大多数情况下仍是特发性的。临床表现多为系统性。周围神经和皮肤是最常见的受累组织。临床可表现为紫癜、网状青斑、皮下结节和坏死性溃疡。胃肠道和肾常受累。组织病理表现主要为真皮与皮下组织交界处及皮下组织的中小动脉的炎症性坏死性闭塞性全层动脉炎，伴有灶性脂膜炎改变。结合临床表现和组织病理，两者不难鉴别。

（喻光莲 曹 灿 刘彤云）

病例 34

临床照片 见图34-1。

一般情况 患者男，36岁，壮族。

主诉 四肢皮肤红斑、结节伴疼痛10余天。

现病史 10余天前无明显诱因出现双下肢皮肤散在蚕豆至板栗大小的红斑，红斑下触及结节，伴疼痛。病程中有发热、头痛、全身酸痛及乏力症状，最高体温39.3 ℃，无关节肿痛、面部红斑、口腔溃疡、脱发增加、咽痛、咳嗽、咳痰、气促、胸闷及腹痛症状。患者曾于文山市医院住院，并给予消炎药（具体不详）治疗，体温能暂时控制，但皮疹逐渐增多，累及双上肢，仍反复发热，故来诊。

既往史 有"肾结石"病史。2年前曾因右大腿皮下包块（神经纤维瘤？）行手术切除术。余无特殊。平素生活、居住环境可，未到过疫区，无烟酒嗜好。

体格检查 体温36.9 ℃，血压118/58 mmHg，体重54 kg。咽部充血，扁桃体Ⅱ度肿大，无脓点，浅表淋巴结未触及肿大。心、肺、腹查体无异常。

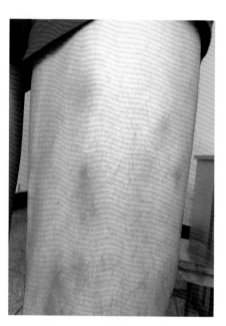

图34-1 左大腿红斑、结节

皮肤科检查 四肢皮肤可见散在分布蚕豆至板栗大小的红斑，颜色鲜红或暗红，红斑下触及结节，有压痛，伴淡褐色色素沉着斑，皮疹以双下肢居多。四肢各关节无肿胀或压痛。双小腿稍肿胀，小腿肌肉有压痛，上肢及大腿处无明显肌压痛。

实验室检查 血常规：WBC 15.22×10^9/L，中性粒细胞 13.87×10^9/L，中性粒细胞百分比91%，淋巴细胞 0.62×10^9/L，嗜酸性粒细胞 0×10^9/L，红细胞 3.29×10^{12}/L，血红蛋白 94 g/L，血小板 384×10^9/L。红细

胞沉降率 120 mm/h，CRP 260.7 mg/L。血生化：白蛋白 31.1 g/L，球蛋白 37.4 g/L，白球比 0.83，碱性磷酸酶 422 U/L，谷氨酰转肽酶 284 U/L，谷丙转氨酶 49 U/L，IgG 16.82 g/L，IgA 5.75 g/L，补体 C4 0.77 g/L。降钙素原 0.2 ng/ml（正常）。血培养正常。余生化及大便常规无异常。抗核抗体谱、血管炎相关抗体无异常。

影像学检查　心电图正常。腹部 B 超示右肾多发性结石并轻度积水。左肾结石。胸部 CT 正常。

思考

1. 您的诊断是什么？

2. 为明确诊断，您认为还需做什么关键检查？

提示　可能的诊断：

1. 结节性红斑（erythema nodosum）？

2. 硬红斑（erythema induratum）？

3. 寻常狼疮（lupus vulgaris）？

关键的辅助检查　组织病理（右侧大腿伸侧皮损）示表皮未见异常，皮下稍水肿，部分小静脉出血，皮下脂肪小叶及间隔见弥漫性泡沫样组织细胞、淋巴细胞及中性粒细胞浸润（图 34-2）。病理诊断：混合性脂膜炎改变。抗酸染色（＋）。

最终诊断　Ⅱ 型麻风反应（type 2 leprosy reaction）。

诊断依据

1. 病史及病程　10 天。

2. 皮损部位及特点　四肢皮肤红斑及结节。

3. 伴随症状　发热、头痛、全身酸痛及乏力症状，最高体温 39.3 ℃。

4. 组织病理（右侧大腿伸侧皮损）　混合性脂膜炎改变。抗酸染色（＋）。

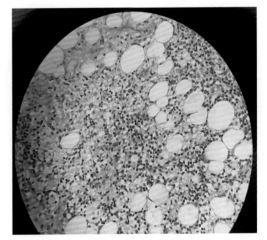

图 34-2　皮下脂肪小叶内见弥漫性泡沫样组织细胞、淋巴细胞及中性粒细胞浸润（HE×100）

治疗方法　联合化疗及对症支持治疗。

易误诊原因分析及鉴别诊断　麻风反应是在麻风病慢性过程中，不论治疗与否，突然呈现症状活跃，发生急性或亚急性病变，使原有的皮肤和神经损害炎症加剧，或出现新的皮肤或神经损害。某些诱因如药物、气候、精神因素、预防注射或接种、外伤、营养不良、酗酒、过度疲劳、月经不调、妊娠、分娩或哺乳等许多诱发因素都可引起。近年来认为麻风反应是由于免疫平衡紊乱所引起的一种对麻风分枝杆菌抗原的急性变态反应。麻风反应可分为三型。①Ⅰ型麻风反应：Ⅳ型变态反应（迟发性变态反应）。主要发生于界线类麻风病及一部分偏结核样型界线类麻风的患者。临床表现为原有皮损部分或全部变红、充血水肿，高出皮面，局部皮温升高，有时有触痛，外观类似丹毒，也可以出现浅神经干突然肿胀、粗大，伴明显疼痛。本型反应发生较慢，消失也慢。②Ⅱ型麻风反应：抗原、抗体复合物变态反应，即Ⅲ型变态反应。主要发生于瘤型和偏瘤型界线类麻风的患者。临床表现为面部、躯干及四肢突然出现红斑、结节、丘疹，伴疼痛。严重时可出现坏死性红斑或多形红斑。常伴有明显的全身症状如畏寒、发热。此外，尚可发生神经炎、关节炎、肝和脾大等多种组织器官症状。本型反应发生较快，组织损伤亦较严重。③Ⅲ型麻风反应：混合型麻风反应，系由细胞免疫反应和体液反应同时参与的一种混合型反应。主要发生于界线类麻风。其临床表现兼有上述两型的症状。

由于临床表现多样，加上不适当治疗，使得麻风表现不典型，故而临床容易漏诊或误诊。与麻风皮疹相似的皮肤病甚多，主要区别在于多数皮肤病有痒感，无麻木、闭汗；浅神经不粗大；麻风分枝杆菌检查阴性。主要需要鉴别的皮肤病有结节病、环状肉芽肿、寻常狼疮和结节性红斑等。此外，也应与神经系统疾病注意鉴别。麻风与一般神经系统疾病的主要不同是：麻风有皮损合并存在，常有浅神经粗大。结合病史、细菌检查及组织病理检查不难鉴别。易与麻风混淆的常见神经系统疾病有股外侧皮肤神经炎、非麻风性周围神经炎及进行性增殖性间质性神经炎。

（刘 春 左卫堂 韦光伟 石 英 潘邦贫）

病例 35

临床照片 见图 35-1。

一般情况 患者男，49 岁，个体经营者。

主诉 双小腿红色结节伴疼痛 6 年余。

现病史 6 年多前出现双小腿起数个红丘疹，逐渐增大形成红色结节，表面皮温高，偶有疼痛，在多家医院按照皮肤感染治疗无效。饮食和睡眠可，无发热，大小便未诉明显异常，体重无明显变化。

既往史及家族史 既往有痛风病史 20 余年，否认家族中有类似患者。

体格检查 一般情况良好，神志清，精神好。全身浅表淋巴结未触及肿大。皮肤、巩膜无黄染。心、肺无异常。腹平软，肝、脾肋下未触及。

皮肤科检查 双小腿见数个花生米至鸽子蛋大红色结节，未见破溃，触之皮温高，轻度压痛。

实验室检查 血尿酸 586.42 µmol/L。

思考

1. 您的诊断是什么？

2. 为明确诊断，您认为还需做什么关键检查？

提示 可能的诊断：

1. 皮肤痛风结节（cutaneous gouty tophus）？

2. 慢性结节性红斑（chronic erythema nodosum）？

3. 皮肤钙质沉着症（calcinosis cutis）？

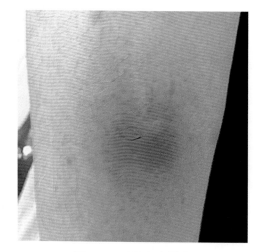

图 35-1　小腿红色结节

关键的辅助检查

组织病理示真皮下部大量无定形物，可见羽毛状裂隙，周围较多淋巴细胞和中性粒细胞浸润（图 35-2）。

最终诊断 皮肤痛风结节。

诊断依据

1. 有痛风病史　20 年余。

2. 皮损位于双小腿。

3. 皮损特点　数个花生米至鸽子蛋大红色结节，无破溃，触之皮温高，轻度压痛。

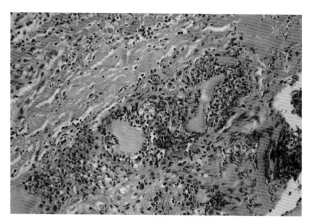

图 35-2　真皮下部大量无定形物，周围大量炎症细胞浸润（HE×100）

4. 血尿酸　586.42 μmol/L，明显升高。

5. 组织病理　真皮下部大量无定形物，可见羽毛状裂隙，周围较多淋巴细胞和中性粒细胞浸润。

治疗方法　患者严格控制饮食，限制糖类和嘌呤摄入，多饮水，口服抑制尿酸合成药物和促尿酸排泄药物。

易误诊原因分析及鉴别诊断　皮肤痛风结节为痛风的一种少见表现，也叫痛风石，一般发生于10年以上痛风发作病史的患者，好发于关节上方和耳轮，为皮色、黄白色或红色坚硬丘疹和结节，可以破溃，排出液体或白色物质。治疗主要是限制嘌呤摄入，降低尿酸合成，促进尿酸排泄。当血尿酸水平长时间维持在正常范围时，痛风结节可以部分或完全自发消退。本患者皮损为双小腿非关节部位的红色质硬结节，偶有疼痛，表面未破溃，通过临床表现很难想到是皮肤痛风结节，所以在长达6年的时间内一直被误诊，原因可能与皮肤科医生病史询问不详细，忽略了其痛风的情况，以及本病相对少见，且本例发生在非好发部位有关。临床上如果怀疑皮肤痛风结节，通过血尿酸检查和组织病理等可以进一步明确诊断，注意常规福尔马林溶液固定时容易使尿酸盐溶解，不容易看到针样裂隙，所以标本应该用无水乙醇固定。发生皮肤痛风结节多提示患者痛风病情控制不佳，容易导致肾和关节的进一步损伤，所以临床医生应加强对此病的认识，做到早发现、早诊断、早治疗，并注意与慢性结节性红斑、皮肤钙质沉着症、皮肤型Rosai-Dorfman病及结节性黄瘤等病相鉴别。

1. 慢性结节性红斑　主要好发于中年女性的下肢，身体其他部位也可发生，表现为单发或多发的红色、暗红色结节，一般无破溃和明显的自觉症状，愈后无萎缩和瘢痕。组织病理示间隔性脂膜炎，其脂肪间隔增厚，纤维化更明显。

2. 皮肤钙质沉着症　主要有营养不良性、转移性、特发性和医源性钙化，也可以表现为皮肤红色质硬结节，可以破溃排出豆渣样物质。组织病理示真皮及皮下的蓝黑色钙盐沉着。

3. 皮肤型Rosai-Dorfman病　属于非朗格汉斯细胞组织细胞增生症的一种。皮疹为黄红色斑片、丘疹、斑块和结节，可单发或多发，可发生于任何部位，但面部最常见。组织病理示真皮全层深染区和淡染区相间的星空现象。淡染区为组织细胞，可见伸入现象。深染区为较多的淋巴细胞、浆细胞和中性粒细胞等。免疫组化示组织细胞S-100及CD68阳性，CD1a阴性。

4. 结节性黄瘤　属于黄瘤病的一种，绝大部分患者存在高脂血症，最常合并的是高胆固醇血症。典型皮疹为肘、膝关节伸侧的红色至黄色坚实结节，也可发生于臀部等身体其他部位，可伴瘙痒或触痛。实验室检查主要是血清总胆固醇升高。组织病理见真皮全层甚至皮下脂肪内大量胞质淡染的泡沫样组织细胞浸润，后期可出现纤维化。

（于海洋　史同新　曲才杰　杨彦华　张　鞾）

病例 36

临床照片 见图 36-1。

一般情况 患者女，45 岁，教师。

主诉 右小腿肿胀性红斑 2 个月余。

现病史 患者 2 个多月前无明显诱因右小腿出现肿胀性红斑，缓慢增大。自觉稍疼痛。无发热、寒战、头晕、头痛、胸闷、气喘、腹痛或腹泻等其余不适。于外院就诊，诊断"丹毒"。予抗生素对症抗感染治疗（具体不详），症状无明显好转，故就诊我科。初步诊断考虑"硬化性脂膜炎"。发病以来，精神、睡眠及食欲尚可，大小便无明显异常，体重无明显变化。

既往史及家族史 无特殊。

体格检查 生命体征平稳，一般状况尚好。全身多数浅表淋巴结未触及肿大。皮肤、黏膜情况见专科查体。心、肺无异常。腹平软。肝、脾未触及，肠鸣音存在。脊柱无畸形，无压痛及叩击痛。四肢关节无红肿。生理反射存在，病理反射未引出。

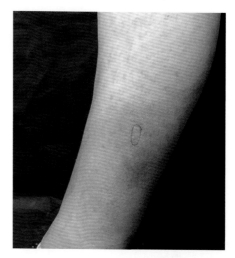

图 36-1 右小腿肿胀性红斑

皮肤科检查 右小腿可见肿胀性红斑，质硬，皮温稍高，边界尚清。双下肢可见轻度静脉曲张。

实验室检查 无特殊。

思考

1. 您的诊断是什么？

2. 为明确诊断，您认为还需做什么关键检查？

提示 可能的诊断：

1. 硬化性脂膜炎（sclerosing panniculitis）？

2. 丹毒（erysipelas）？

3. 结节性红斑（erythema nodosum）？

关键的辅助检查 组织病理（右小腿皮疹）示显微镜下见真皮浅层呈淤积性皮炎改变，真皮纤维化累及至皮下脂肪（图 36-2），脂肪小叶内以组织细胞为主的混合炎症细胞浸润（图 36-3）。病理诊断：符合

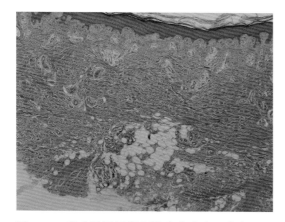

图 36-2 真皮浅层呈淤积性皮炎改变，真皮纤维化累及至皮下脂肪（HE×50）

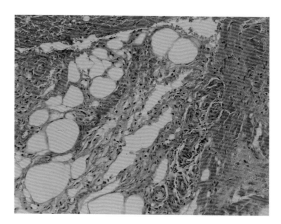

图 36-3 脂肪小叶内以组织细胞为主的混合炎症细胞浸润（HE×400）

硬化性脂膜炎病理改变。

最终诊断　硬化性脂膜炎。

诊断依据

1. 病史及病程　2个月余。

2. 皮损部位　位于右小腿。

3. 皮损特点　右小腿肿胀性红斑，质硬，皮温稍高。

4. 伴随症状　稍疼痛。

5. 组织病理　符合硬化性脂膜炎。

治疗方法　口服小剂量糖皮质激素并配合使用弹力袜，皮损好转。

易误诊原因分析及鉴别诊断　硬化性脂膜炎又称脂肪皮肤硬化症，好发于中年女性。临床上常表现为硬化性斑块，表面可呈暗红色，局部可见色素沉着。常发生于静脉功能不全的患者，病程较长，可呈典型的"倒置的酒瓶"样改变。硬化性脂膜炎在组织病理学上属于小叶性脂膜炎，早期主要表现为脂肪小叶中央供血不足，脂肪细胞呈"鸡汤样"坏死，小叶间淋巴细胞浸润，小叶间隔轻度纤维化。至中晚期，脂肪坏死及小叶间隔纤维化进一步加重，同时真皮内可见淤积性改变。

硬化性脂膜炎临床上常与丹毒、结节性红斑等以下肢红斑和结节为主要表现的疾病相混淆。皮肤科或相关科室医师对本病认识不足，缺乏经验，临床易误诊、漏诊。组织病理学检查及相关辅助检查通常有助于鉴别硬化性脂膜炎与其他疾病。

1. 丹毒　丹毒是由细菌感染引起的皮肤及其网状淋巴管的急性炎症，主要累及真皮浅层及浅部淋巴管，而不累及脂膜。临床主要表现为单侧皮肤红斑、水肿及皮温升高，常伴发热、寒战等全身表现。根据临床表现及病原学检查与本病不难鉴别。

2. 结节性红斑　结节性红斑目前被认为是一种由于暴露于各种抗原而导致的Ⅳ型变态反应，具体发病机制不清。典型临床表现为双侧胫前红斑性疼痛性结节，直径为2~5 cm。结节形成前可有发热、乏力及关节肿痛等前驱症状。其组织病理学特征为间隔性脂膜炎，较少或无脂肪小叶坏死，急性期可见小叶间隔中性粒细胞浸润，慢性期可见单核细胞浸润及肉芽肿形成。可根据临床表现及组织病理学检查与本病鉴别。

3. 结节性多动脉炎　皮肤型结节性多动脉炎是一种累及皮肤中型血管的血管炎，临床主要表现为下肢压痛性红斑、结节或网状青斑样模式。除皮肤表现外，可存在系统性症状如高血压和肾功能不全等。组织病理学的特征性表现为真皮与皮下组织交界处附近的中型动脉炎症及破坏，血管及血管周围组织炎症细胞浸润。周围脂肪小叶可能继发炎症。结合临床表现及组织病理学检查，与本病不难鉴别。

4. 硬红斑　是一种小叶性脂膜炎，临床上多表现为小腿后方或外侧一个或多个红斑性结节，可伴压痛，疾病进展后可形成溃疡。组织病理学特征主要表现为小叶性脂膜炎，可见多核巨细胞及白细胞碎裂性血管炎，常见干酪样坏死。与本病的鉴别主要根据临床表现及组织病理学检查。

（陈佳雯　许秋云　纪　超）

病例 37

临床照片 见图 37-1。

一般情况 患者女，45 岁，农民。

主诉 四肢结节、斑块、溃疡、瘢痕及色素沉着伴痒痛 9 个月。

现病史 患者 9 个月前无明显诱因双下肢膝关节处皮肤出现散在片状暗红斑，无明显痒痛感，遂至当地医院就诊，予对症治疗（用药不详）后无明显好转。后皮损逐渐加重，双下肢、双上肢和手背出现散在结节、斑块。关节部位皮损部分融合，部分皮损破溃形成溃疡，部分皮损消退后遗留瘢痕及色素沉着，伴痒痛感。无口腔溃疡、雷诺现象、光敏感及晨僵，皮损无厚层鳞屑附着，无水疱、脓疱等改变。外院病理示白细胞破碎性血管炎，予"糖皮质激素"治疗（用量不详）后皮损有所好转。出院后自行停

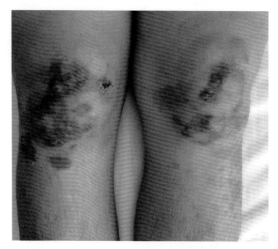

图 37-1 下肢结节、斑块、溃疡、色素沉着

药，上述皮损再次加重。病程中精神、体力、睡眠及食欲欠佳，大小便正常，体重无明显变化。

既往史及家族史 患慢性胃炎 2 年，具体治疗不详。家族史无特殊。

体格检查 一般情况可，神志清。常规查体无明显异常。

皮肤科检查 四肢可见散在大片状暗红斑、结节及蚕豆大小斑块，部分融合成片，个别皮损表面溃疡、结痂，部分消退皮损处可见瘢痕及色素沉着，部分皮损边缘隆起成滴状，皮损以四肢伸侧及关节处为甚，无水疱、糜烂及坏死。

实验室及辅助检查 ESR 44 mm/h。类风湿相关抗体：类风湿因子 IgA 206.354 RU/ml，类风湿因子 IgM 199.474 RU/ml，抗环瓜氨酸肽抗体 166.6 U/ml。HLA-B27 阴性。ANCA 检测：抗中性粒细胞质抗体荧光筛查实验（＋），抗中性粒细胞质抗体 P 型（＋），抗中性粒细胞质抗体 P 型滴度 1∶10。ANAS 全套：抗 SSA（＋），抗着丝点蛋白 B 抗体（＋）。手、踝关节 X 线片：双手诸骨骨质疏松，双踝关节诸骨骨质疏松。

思考

1. 您的诊断是什么？

2. 为明确诊断，您认为还需做什么关键检查？

提示 可能的诊断：

1. 持久性隆起性红斑（erythema elevatum diutinum）？

2. 类风湿血管炎（rheumatoid vasculitis）？

3. 类风湿性嗜中性皮肤病（rheumatoid neutrophilic dermatosis）？

关键的辅助检查

组织病理（右小腿皮损）示真皮浅中层部分血管壁纤维素样沉积，血管周围见淋巴细胞、组织细胞及中性粒细胞浸润，并见核尘分布及红细胞外溢（图 37-2）。真皮内胶原及成纤维细胞增生、增粗，排列杂乱。病理诊断：白细胞破裂性血管炎伴纤维血管增生，符合持久性隆起性红斑。

最终诊断

1. 持久性隆起性红斑。

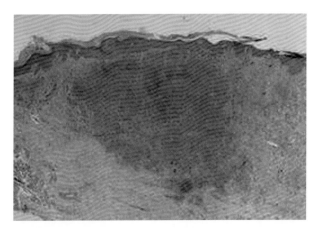

图 37-2　真皮浅中层部分血管壁纤维素样沉积，血管周围见淋巴细胞、组织细胞及中性粒细胞浸润，并见核尘分布及红细胞外溢（HE×40）

2. 类风湿关节炎（rheumatoid arthritis）。

诊断依据

1. 病史及病程　9个月。
2. 皮损部位　主要位于四肢伸侧及关节处。
3. 皮损特点　表现为暗红斑、结节、斑块、溃疡、瘢痕及色素沉着。
4. 伴随症状及体征　皮损瘙痒、疼痛，踝关节压痛。
5. 实验室检查　类风湿因子、抗环瓜氨酸肽抗体及ANCA（＋）。
6. 组织病理　符合持久性隆起性红斑。

治疗方法　患者住院期间给予甲泼尼龙13天，沙利度胺4天，甲氨蝶呤8天。出院后继续服用沙利度胺及甲氨蝶呤。

易误诊原因分析及鉴别诊断　持久性隆起性红斑是一种慢性伴纤维化的白细胞破碎性血管炎，多认为是变应性皮肤血管炎的一个亚型，病因不明，与血液系统疾病、自身免疫性疾病、感染及肿瘤等多种疾病相关。多见于40岁以上成年人，男性多于女性。皮损主要分布于四肢关节伸面，尤以手足背和肘、膝关节伸侧多见，臀部及跟腱也是好发部位，少数累及掌、跖和耳部，多对称性分布。皮损多表现为持久性棕红色或紫红色斑丘疹、结节和斑块，皮损处痒痛。组织病理改变在不同时期有不同表现。早期皮损表现为白细胞破碎性血管炎，主要是中性粒细胞浸润及较多核尘。在进展期，皮损的炎性浸润被肉芽组织及脂质物沉积所取代。晚期，血管周围真皮纤维化。氨苯枫为治疗首选药，但有结节样皮损时，由于组织纤维化的形成，氨苯枫效果不佳，且停药后易复发。有文献报道使用沙利度胺、糖皮质激素、环孢素及雷公藤等药物治疗本病有效。

本例患者为40岁以上中年人，有踝关节压痛，ESR、HS-CRP、C3及IgE升高，类风湿因子及抗CCP抗体高滴度阳性，X线提示双手及踝关节诸骨骨质疏松，类风湿关节炎诊断明确。患者具有典型的隆起性红斑及斑块，ANCA部分抗体阳性，组织病理提示白细胞破裂性血管炎伴纤维血管增生，故可明确诊断持久性隆起性红斑。

持久性隆起性红斑临床少见，同时合并类风湿关节炎患者更为少见，对持久性隆起性红斑合并类风湿关节炎国内外文献报道极少。持久性隆起性红斑可并发很多系统的疾病，包括感染、自身免疫、血液系统等疾病，类风湿关节炎也可并发血管炎，本例患者由于疾病发生先后顺序不明，综上诊断为持久性隆起性红斑合并类风湿关节炎。由于持久性隆起性红斑合并类风湿关节炎很少见，临床医生更应该引起重视，以防漏诊。当持久性隆起性红斑患者出现关节疼痛和肿胀等不适时，要考虑到类风湿关节炎，应完善类风湿关节炎相关检查；当类风湿关节炎患者四肢伸侧及关节处出现持久性棕红色或紫红色斑丘疹、结节和斑块伴痒痛时，要考虑到持久性隆起性红斑，应及时完善病理检查。持久性隆起性红斑合并类风湿关节炎时应与类风湿血管炎及类风湿性嗜中性皮肤病相鉴别。

1. 类风湿血管炎 是一种累及中小血管、极具破坏性的类风湿关节炎并发症，临床表现以皮肤溃疡及外周神经病变最为常见。基本病理变化为肉芽肿性动脉炎、坏死性动脉炎及闭塞性动脉内膜炎。结合临床表现和组织病理，两者不难鉴别。

2. 类风湿性嗜中性皮肤病 是一种累及多关节的导致关节畸形及功能丧失的全身性自身免疫性疾病，多见于中年女性。皮损多位于四肢伸侧和关节部位。皮损主要表现为红色、暗红色的丘疹、斑块、结节、荨麻疹样风团或溃疡，也可见水疱、脓疱或环形损害及瘀点和瘀斑。组织病理以真皮内中性粒细胞浸润为特征，可见明显白细胞破损（核尘），血管内皮细胞肿胀，红细胞外溢，但无血管炎和纤维蛋白沉积。此病临床表现与本例患者相似，但持久性隆起性红斑在病理上有白细胞碎裂性血管炎表现，而类风湿性嗜中性皮肤病缺乏血管炎改变，结合皮损组织病理检查不难鉴别。

（唐万娟　孙东杰）

病例 38

临床照片 见图 38-1。

一般情况 患者女，9 个月。

主诉 出现右下腹皮肤结节半年。

现病史 半年前无明显诱因右下腹皮肤出现紫红色结节，无瘙痒或疼痛等不适，皮疹缓慢增大。

既往史 无特殊。

体格检查 系统查体无异常。

皮肤科检查 右下腹皮肤可触及皮下结节，质韧，形态不规则，有轻压痛，表面呈青紫色。

实验室检查 血常规、凝血功能、传染病三项未见异常。

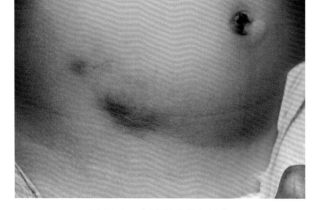

图 38-1 右下腹青紫色结节

思考

1. 您的初步诊断是什么？

2. 为了明确诊断，您认为还需要做什么关键检查？

提示 可能的诊断：

1. 婴幼儿血管瘤（infantile hemangiomas）？

2. 化脓性肉芽肿（granuloma pyogenicum）？

3. 丛状血管瘤（tufted hemangioma）？

4. 卡波西型血管内皮瘤（Kaposi form hemangioendothelioma）？

关键的辅助检查 组织病理（右腹部）示真皮内多个孤立分布的丛状毛细血管增生，见大量裂隙样血管腔及红细胞，个别似"炮弹样"模式（图 38-2、图 38-3）。

最终诊断 丛状血管瘤。

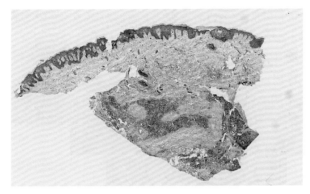

图 38-2　真皮深层丛状毛细血管增生（HE×20）

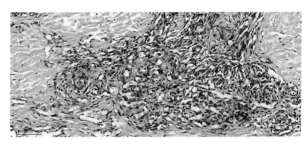

图 38-3　丛状毛细血管增生，见大量裂隙样血管腔及红细胞（HE×200）

诊断依据

1. 病史及病程　半年。
2. 皮损部位　位于右下腹。
3. 皮损特点　表现为皮下结节。
4. 组织病理　真皮内可见散在分布、界限清楚的丛状血管增生，呈"炮弹样"模式。

治疗方法　脉冲染料激光治疗，后失访。

易误诊原因分析及鉴别诊断　丛状血管瘤为罕见的良性血管增生性疾病，可能是一种病情较轻的浅表型卡波西样血管内皮瘤。好发于青年人，也可出生时即有。其临床表现多样，皮损好发于颈部、背部和四肢。皮损常为缓慢扩大的红色斑片或斑块，也可为红色丘疹或结节，部分有触痛，界限不清。少数患者随着年龄增长有自行消退的趋势，但多数患者表现为持续性皮损且终身存在，无恶变倾向。本病临床表现无特异性，组织病理检查对诊断具有重要意义。虽然临床上皮损会进行性扩大，但组织病理学呈现良性改变。其典型的组织病理改变为真皮浅深层散在由紧密排列的不成熟毛细血管、血管内皮细胞和周细胞组成的小叶，呈圆形、卵圆形、细长形或不规则形，细胞小叶被正常的胶原组织分离，内皮细胞呈同心漩涡状排列，低倍镜下呈"炮弹样"外观，可见紧密排列的内皮细胞突入血管腔而使个别管腔闭塞，一些血管因内皮细胞小叶的陷入而呈裂隙状或半月形，细胞无异型性。免疫组化显示荆豆凝集素及EN4强阳性，GLUT1阴性。治疗上根据皮损大小和部位进行选择。小的皮损首选手术切除，但切除后常见复发现象，大的皮损可使用干扰素-α及脉冲染料激光等治疗。

1. **婴幼儿血管瘤**　通常在出生后1个月发生，可发生在任何部位。临床根据深度不同，分为浅表性和深在性。浅表性最为常见，皮损呈鲜红色，表面分叶状，如粗糙的鲨鱼皮样。深在性表现为青紫色肿块，皮温升高。组织学上可见真皮内界限清楚、结节状的毛细血管，管腔狭小，内皮细胞肥大，免疫组化显示GLUT1阳性，可资鉴别。

2. **化脓性肉芽肿**　是一种皮肤或黏膜的良性血管肿瘤，可发生于任何年龄，好发于儿童和青年人，皮损表现为红色丘疹，短时间内迅速增大，表面易破溃，皮损多为单发，多发较为罕见。组织学上显示增生的毛细血管由致密的纤维间隔分割成小叶状，可资鉴别。

（王淑梅　许天星）

病例 39

临床图片 见图 39-1、图 39-2。

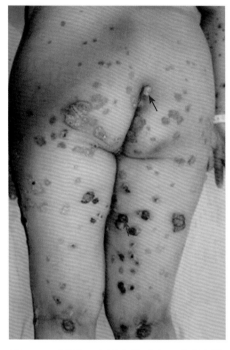

图 39-1 臀部、大腿多数丘疹、疣状斑块

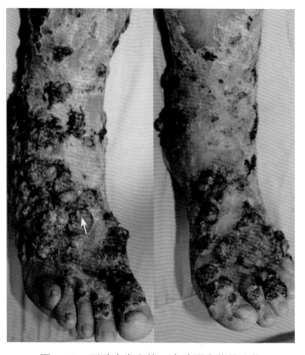

图 39-2 下肢多发斑块、半球形疣状赘生物

一般情况 患者女，53 岁，福建莆田人，农民。

主诉 下肢丘疹、斑块、半球形疣状赘生物 20 余年，加重 17 年。

现病史 患者诉 20 余年前无诱因左足背出现豌豆大小扁平丘疹、斑块伴瘙痒，自行搔抓后破溃、结痂，未予重视。皮损逐渐增多，体积变大至鸽蛋大小，呈半球状，表面覆盖黄褐色厚痂，痂壳揭开后皮损为粉红色，表面凹凸不平如菜花样。17 年前上述皮损逐渐累及四肢、躯干及面部，伴瘙痒和疼痛。反复于外院就诊，曾不规律口服"抗真菌药物"治疗，皮损行 21 种 HPV 检测均为阴性。病程中精神、体力、睡眠、食欲欠佳，大小便正常，体重无明显变化。

既往史及家族史 无特殊。

体格检查 神志清楚，一般生命体征正常。全身浅表淋巴结未扪及肿大，皮肤、巩膜无黄染，无肝掌及蜘蛛痣。心、肺无异常。腹平软，肝、脾未触及肿大或压痛。

皮肤科检查 面部、躯干、四肢可见米粒至钱币大小灰色、红色扁平斑丘疹及斑块，边缘稍隆起，上覆少许鳞屑或痂壳。双下肢可见大量半球状菜花样赘生物，部分覆盖黄褐色厚重痂壳。足背斑块可见多处糜烂面，伴黄白色分泌物及腥臭味。

实验室检查 血红细胞沉降率 109.0 mm/h，单核细胞百分率 11.0%，高敏 C 反应蛋白 51.20 mg/L。分泌物细菌培养示停乳链球菌停乳亚种。真菌培养阴性。T 细胞计数示 CD3 绝对计数 694 个 /μl，CD4 绝对计数 218 个 /μl。肝和肾功能、类风湿相关因子、癌胚抗原、凝血功能、甲状腺功能及结核感染 γ 释放试验阴性。

思考

1. 您的诊断是什么？

2. 为了明确诊断，您认为还需做什么关键检查？

提示 可能的诊断：

1. 着色芽生菌病（chromoblastomycosis）？
2. 多发性寻常疣（multiple verruca vulgaris）？
3. 汗孔角化病（porokeratosis）？
4. 鳞状细胞癌（squamous cell carcinoma）？

关键的辅助检查

1. 皮肤镜　发现三种形态皮损：褐色色素沉着环、边缘隆起，上可见少许鳞屑；红色斑块，表面角化过度；乳头样增生伴真皮毛细血管扩张。

2. 三种皮损的组织病理

（1）表皮角化过度，可见鸡眼板样角化不全结构（图39-3），真皮浅层小血管周围少量淋巴细胞浸润（HE×200）；PAS、六氨银、抗酸染色及HPV免疫组化标志均阴性（图39-3，蓝色箭头）。

（2）表皮角化过度，棘层肥厚，呈银屑病样增生，真皮浅层小血管周围少量淋巴细胞浸润（图39-4）。PAS、六氨银、抗酸染色及HPV免疫组化标志阴性（图39-4，红色箭头）。

（3）表皮呈疣状增生，可见多发性鸡眼板样角化不全柱及角化珠，真皮浅层小血管周围大量浆细胞及淋巴细胞浸润（图39-5）。PAS、六氨银、抗酸染色及HPV免疫组化标志阴性（图39-5，半球状皮损，白色箭头）。

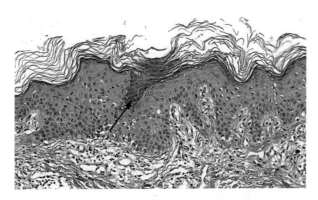

图39-3　鸡眼板样角化不全结构（黑色箭头）（HE×200）

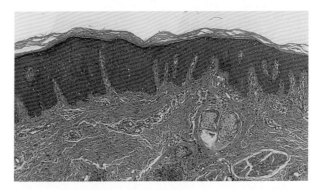

图39-4　棘层肥厚，银屑病样增生，真皮浅层小血管周围少量淋巴细胞浸润（HE×100）

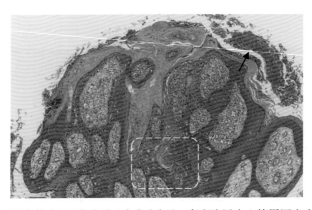

图39-5　角化不全柱（黑色箭头）及角化珠（白色方框），真皮浅层小血管周围炎症细胞浸润（HE×50）

最终诊断 汗孔角化瘤合并播散性浅表性汗孔角化病（porokeratoma with disseminated-superficial porokeratosis）。

诊断依据

1. 病史及病程 20余年。

2. 皮损部位 面部、四肢及躯干密集分布。

3. 皮损特点 表现为大量对称分布、边界清楚、边缘隆起的褐色斑丘疹、红色斑块及半球状菜花样赘生物。

4. 伴随症状 瘙痒。

5. 皮肤镜检查 褐色色素沉着环，角化过度的红色斑块，乳头状增生伴毛细血管扩张。

6. 组织病理示标志性鸡眼样板结构、银屑病样增生结构以及疣状增生结构。PAS、六氨银、抗酸染色、HPV免疫组化标志阴性。

治疗方法 阿维A胶囊口服（20 mg/d逐渐加量至30 mg/d）约半年，左氧氟沙星口服抗感染治疗约2周，氦氖激光烧灼部分疣状皮损。半年后复诊，皮损缓解约60%。

易误诊原因分析及鉴别诊断 汗孔角化病（porokeratoma）是一种罕见的角化性皮肤病，表现为角化性丘疹或边缘隆起的环形斑块。在病理表现上它具有独特的角化不全柱（鸡眼样板），主要出现在皮损边缘。亦有呈银屑病样增生模式的报道，主要见于疣状汗孔角化病（其临床表现也类似银屑病）。汗孔角化病（porokeratosis）的临床分型包括播散性浅表性（光化性）汗孔角化病（DSP/DSAP）、Mibelli汗孔角化病、掌跖播散性汗孔角化病及点状角化病等。汗孔角化瘤首次于2007年报道，是一种以肿瘤样角化过度的丘疹、斑块或结节为表现的皮肤疾病，孤立或者多发，病理上具有特定的鸡眼板样分布模式：没有中央表皮萎缩，鸡眼板样结构嵌在整个角质层而不是只出现在边缘。目前共报道14例，多发生于男性，男女比例为12：2；发病年龄31~78岁，病程3个月至15年。最常累及四肢，其次是头颈部、胸部、臀部和臀间裂。其中2例患者患有强直性脊椎炎，1例患者患有慢性淋巴性白血病，病变中检测出HPV 16型阳性。究竟汗孔角化瘤是一种单独的疾病还是汗孔角化病的一种变异存在争议，但本病例患者同时合并汗孔角化病及汗孔角化瘤，临床表现上呈现三种不同类型皮损。笔者认为这三种类型皮损可能是汗孔角化病在不同发展时期的临床表现，倾向于汗孔角化瘤是汗孔角化病的临床亚型。

本病例难点在于患者病程漫长，双下肢症状明显，腥臭味严重，就诊时医生视觉和嗅觉上的注意力容易集中于下肢疣状皮损，表面污秽，非常容易与着色芽生菌病及病毒性疣等感染性疾病混淆，临床表现上无法排除鳞状细胞癌，往往忽略患者其他部位的皮损。但仔细观察患者面部，可发现褐色边缘隆起的环状斑块，躯干及双上肢亦有大量典型汗孔角化病皮损，不难联想到汗孔角化病。通过组织病理检查、细菌、真菌镜检及培养及HPV检测可帮助明确诊断。

1. 着色芽生菌病 是一种由不同暗色真菌导致的皮肤感染，如卡氏枝孢霉、裴氏着色真菌及皮炎外瓶霉等。暗色真菌多腐生于潮湿腐烂的树木、植物和泥土中。皮肤和黏膜损伤是病原菌进入人体的主要途径，皮损多见于身体暴露部位，尤其是手和足。感染始于皮下组织或真皮内，之后斑块进行性增大，通常呈疣状或斑片状，中央有瘢痕形成。皮屑或活检组织中可发现病原微生物，呈单个或成群的棕黄色圆形厚壁孢子，形成棕色分隔菌丝。真菌培养菌落呈灰绿、灰黑或棕黑色，表面有短绒毛状气生菌丝，菌落背面呈黑色。

2. 寻常疣 是由HPV引起的表皮良性赘生物，可通过直接或间接接触传播，以及外伤或皮肤破损处感染HPV。表现为圆形或多角形皮色丘疹、斑块，表面粗糙，角化过度，继续增长呈乳头瘤样增殖，摩擦或撞击易出血。本病呈慢性病程，有自愈倾向。病理表现为乳头瘤样增生，角化过度伴角化不全，棘层上部及颗粒层可见空泡化细胞（鸡眼样细胞），亦可能出现鸡眼板样结构。

3. 鳞状细胞癌 临床上皮肤细胞癌是来源于角质形成细胞的恶性肿瘤。外观上常呈菜花状，癌组织发生坏死脱落则形成溃疡，继发细菌感染可产生恶臭，癌细胞突破基底膜向真皮发展则形成侵袭性生长。

癌细胞也可转移至区域淋巴结或远处器官。组织病理上可见增生的上皮突破基膜向深层浸润，形成不规则条索形癌巢。根据癌细胞的分化程度分为高、中、低分化。

（徐小茜　李　薇）

病例40

临床照片　见图40-1。

一般情况　患者男，53岁，居民。

主诉　右侧肘部红斑、鳞屑5年余。

现病史　患者诉5年前无明显诱因发现右侧肘部一钱币大小的不规则红斑、斑块，边界清楚，其上附有白色鳞屑及少量结痂，无自觉症状，无明显瘙痒或疼痛等特殊不适，曾在外院予软膏类药物外用治疗（具体不详）后，皮损无明显缩小，为进一步诊治至我科门诊就诊。患者病程中精神、饮食可，睡眠差，大小便正常，体重无变化。

既往史及家族史　无特殊。

体格检查　系统查体无特殊。

皮肤科检查　右侧肘部可见一约4 cm×5 cm钱币大小的不规则淡红色斑块，境界清楚，边缘呈轻度堤状隆起，表面有鳞屑附着，局部结痂。

实验室检查　无。

思考

1. 您的诊断是什么？

2. 为了明确诊断，您认为还需做什么关键检查？

提示　可能的诊断：

1. 鲍恩病（Bowen disease）？

2. 银屑病（psoriasis）？

3. 扁平苔藓（lichen planus）？

4. 环状肉芽肿（granuloma annulare）？

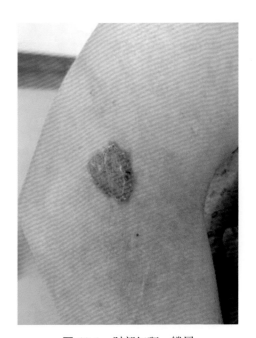

图40-1　肘部红斑、鳞屑

关键的辅助检查　组织病理示表皮角化过度，表皮凹窝中可见角化不全柱（"鸡眼样板"），其下方颗粒层消失，细胞排列不规则，见角化不良细胞（图40-2），真皮浅层血管周围可见少量散在淋巴细胞浸润（图40-2）。

最终诊断　Mibelli汗孔角化病（porokeratosis of Mibelli）。

诊断依据

1. 病史及病程　5年。

2. 皮损部位　位于右侧肘部，单发皮损。

3. 皮损特点　表现为边缘堤状疣状隆起，中央轻度萎缩。

4. 组织病理　符合汗孔角化病。

治疗方法　口服加外用维A酸类药物治疗4个月，目前正处于随访中。

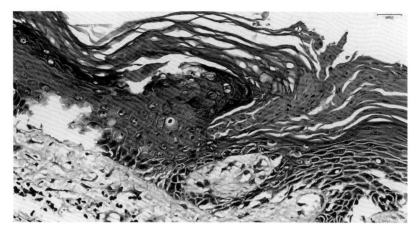

图 40-2　角化不全柱下方颗粒层消失，可见角化不良细胞（HE×100）

易误诊原因分析及鉴别诊断　汗孔角化病（porokeratosis，PK）是一种较少见的、具有遗传异质性的慢性进行性角化不全性皮肤病，主要分布在手足、前臂和大腿等处。皮损开始为一小的角化性丘疹，缓慢地向周围扩展形成环形、地图形、匍行性或不规则形的边界清楚的斑片，边缘呈堤状、有沟槽的角质性隆起，灰色或棕色，中心部分皮肤干燥光滑而有轻度萎缩，缺乏毳毛，其间汗孔处有时有针头大细小的角质栓。皮损形态不一，可从细小的角化性丘疹直至巨大疣状隆起，有时因边缘窄、颜色深而像一圈黑线，或因向单一方向扩展形成线状，或因中央发生新疹而形成多环形。汗孔角化病有以下几种亚型：斑块型、浅表播散型、单侧线状型、播散性浅表性光线型、显著角化过度型、炎症角化型、掌跖泛发性型、点状汗孔角化病及丘疹型。本病例为单发的斑块型汗孔角化病。皮疹表现为红棕色角化性斑丘疹，缓慢向周围扩展，形成不规则的环状斑块，边缘呈堤状隆起，隆起的边缘增厚呈疣状，皮损中央轻微萎缩，缺乏毳毛，表面有鳞屑附着，局部有结痂形成。本病需与鲍恩病、银屑病、萎缩性扁平苔藓及环状肉芽肿等相鉴别。

1. 鲍恩病　临床表现为孤立性、境界清楚的暗红色斑片或斑块，表面有鳞屑、结痂，无明显自觉症状。组织病理提示角化不全，棘层肥厚，表皮突延长增宽，表皮全层细胞排列紊乱，棘细胞呈高度非典型性，可见角化不良细胞。结合临床及组织病理可与之鉴别。

2. 银屑病　本病主要皮损表现为红斑、丘疹及斑块，上覆厚层银白色鳞屑，且 Auspitz 征阳性。组织病理提示角化过度伴角化不全，颗粒层消失，棘层肥厚，表皮突向下延长，真皮乳头可见毛细血管迂曲、扩张，浅层血管周围可见淋巴细胞及中性粒细胞浸润。结合临床及组织病理可与之鉴别。

3. 萎缩性扁平苔藓　典型皮损表现为萎缩性斑片或斑块、紫红色或黄褐色、边缘略隆起而中央呈浅表性萎缩的多角形丘疹，可融合成片，界限清楚。组织病理提示颗粒层楔形增厚，基底细胞液化变性，淋巴细胞带状浸润。结合临床及组织病理可与之鉴别。

4. 环状肉芽肿　好发于躯干和四肢近端，散在或对称性分布。皮疹为环状斑丘疹或斑块，呈肤色或淡红色。组织病理示真皮浅层可见组织细胞和淋巴细胞组成的栅栏状肉芽肿，中间可见坏死的胶原和黏蛋白沉积。结合临床及组织病理可与本病鉴别。

（伏　丽　乔　娜　尹逊国）

临床照片　见图41-1。

一般情况　患者男，48岁，工人。

主诉　左侧胸、肩、颈、背部红色斑块7年。

现病史　7年前患者发现左侧背部有一鸡蛋大小的红色斑块，偶瘙痒，无疼痛或压迫感等其他不适，未予重视及诊治。随后斑块逐渐向周围扩展，蔓延至左侧胸部、肩部及颈部，来我院门诊。患病期间患者精神、睡眠及饮食可，大小便正常，体重无明显变化。

既往史及家族史　否认外伤及感染史，家族中无类似患者。

体格检查　一般情况可，系统查体未见明显异常。

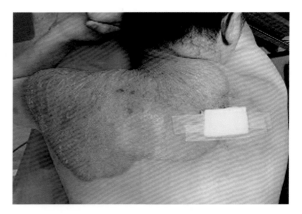

图41-1　左侧肩、颈、背部巨大红色斑块

皮肤科检查　左侧胸、肩、颈、背部见约30 cm×40 cm大小的红色斑块，呈地图状，中央部分皮损干燥、光滑，伴轻度萎缩及少量鳞屑，皮损边缘清楚、略肥厚，无压痛。

实验室检查　血常规、肝和肾功能、凝血常规及输血前全套等检查未见明显异常。

思考

1. 您的诊断是什么？

2. 为了明确诊断，您认为还需做什么关键检查？

提示　可能的诊断：

1. 汗孔角化病（porokeratosis）？

2. 皮肤结核（cutaneous tuberculosis）？

3. 斑块状银屑病（plaque psoriasis）？

4. 鲍恩病（Bowen disease）？

关键的辅助检查　组织病理（皮损隆起边缘）示角质层内见角化不全细胞组成的细胞柱，其下方的颗粒层减少或消失，棘细胞层内有散在胞质嗜酸性、核深染的角化不良细胞（图41-2）。

最终诊断　巨大型汗孔角化病（giant porokeratosis）。

诊断依据

1. 病史及病程　7年。

2. 皮损部位　位于左侧胸、肩、颈、背部。

3. 皮损特点　巨大红色斑块，中央皮损轻度萎缩伴少量鳞屑，边缘隆起。

4. 组织病理　符合汗孔角化病。

治疗方法　患者未治疗，后失访。

易误诊原因分析及鉴别诊断　巨大型汗孔角化病被认为是Mibelli汗孔角化病的一种变异型，也

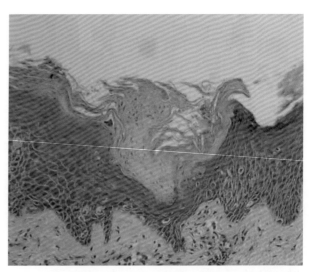

图41-2　角化不全柱，其下方颗粒层缺失，可见角化不良细胞（HE×200）

有人认为是一种独立亚型。临床与组织病理类似于经典的汗孔角化病。皮损直径可达 10~20 cm，隆起的角化性边缘可宽达 1 cm。本病尚无标准治疗方式，可采用激光、冷冻、外用维 A 酸及咪喹莫特等治疗。皮损广泛者可口服阿维 A 治疗。尽然有一定疗效，但皮损较难完全清除。若皮损长期存在，有继发皮肤恶性肿瘤的风险，如鳞状细胞癌，故需长期随访。

本例患者皮损为一巨大红色斑块，临床罕见，医生仅根据临床表现诊断易误诊及漏诊，应及时活检。患者皮损取活检后见汗孔角化病典型的病理改变，再结合临床即可明确诊断。本例应与皮肤结核、斑块状银屑病及鲍恩病等相鉴别。

1. 皮肤结核　是由结核分枝杆菌直接侵犯皮肤或者由其他脏器结核灶内的结核分枝杆菌播散到皮肤组织所致的皮肤损害，常见类型包括寻常狼疮和疣状皮肤结核等。临床表现可见棕红色或紫红色丘疹、斑块和结节等。病理学检查可见结核性或结核样肉芽肿及不同程度的干酪样坏死。结合组织病理学特点及结核病的相关检查（如结核菌素试验、γ 干扰素释放试验等），两者不难鉴别。

2. 斑块状银屑病　是寻常性银屑病中皮损以浸润肥厚性斑块为表现的一种相对较重的类型，常累及全身各处。斑块大小不一，边界清晰，可相互融合，其表面有较厚鳞屑。病理学典型表现为角化过度伴角化不全，角层内和角层下可见由中性粒细胞构成的 Munro 微脓肿，颗粒层变薄或消失，棘层增厚，表皮突整齐向下延伸，真皮乳头层水肿伴毛细血管迂曲扩张，周围可见淋巴细胞和中性粒细胞浸润。结合临床及组织病理检查，两者不难鉴别。

3. 鲍恩病　是一种较常见的原位皮肤鳞状细胞癌。临床表现常为单发的红色斑、丘疹和斑块等，皮损表面可见糜烂和痂壳。病理学检查可见表皮全层不典型的角质形成细胞排列紊乱，并可见较多核分裂象，但肿瘤细胞局限于表皮内而不突破基底膜。结合临床及组织病理检查，两者不难鉴别，但需注意汗孔角化病有时可继发鳞状细胞癌。

（李二龙　华思瑞　王　琳）

病例 42

临床照片　见图 42-1。

一般情况　患者男，55 岁。

主诉　左手掌小鱼际及尺侧面针尖样丘疹 5 年。

现病史　患者诉 5 年前无明显诱因左手掌小鱼际及尺侧面出现少量白色针尖样小丘疹，密集分布，无明显自觉症状，触之有沙砾感，皮损表面无渗出、压痛、皮温升高或浸润感等。期间未行特殊治疗。3 个月前自觉皮损累及面积较前增加，向周围扩散，仍无明显自觉症状。遂至我院就诊。

既往史及家族史　患者生病期间精神、饮食、睡眠可，大小便无特殊，体重无明显增减。既往有

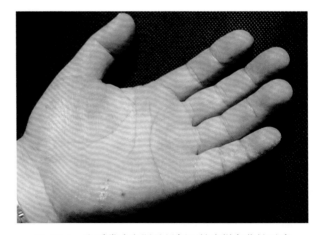

图 42-1　左手掌小鱼际及尺侧面针尖样角化性丘疹

4 年高血压病史，长期服用硝苯地平控释片以及厄贝沙坦氢氯噻嗪片，血压控制情况良好。有长期吸烟史，约 15 支 / 天。否认其余慢性病史，否认家族史。

体格检查　生命体征平稳，系统检查未见明显异常。

皮肤科检查　左手掌小鱼际处可见密集分布的白色针尖大小角化性丘疹，大小尚均一，触之有沙砾

感，躯干及四肢未见相似皮损。

思考

1. 您的诊断是什么？

2. 为了明确诊断，您认为还需做什么关键检查？

提示　可能的诊断：

1. 汗孔角化病（porokeratosis）？

2. 点状掌跖角化病（keratosis punctata palmoplantaris）？

3. 棘状角皮症（spiny hyperkeratosis）？

关键的辅助检查

1. 皮肤镜（左手掌小鱼际皮损处）　左手掌小鱼际及尺侧面散在白色针尖样丘疹（图42-2）。

2. 组织病理（左手掌小鱼际皮损处）　左手掌小鱼际皮损处活组织病理检查提示表皮角化过度，表皮凹窝中可见角化不全柱，角化不全柱下方可见颗粒层变薄（图42-3）。病理诊断符合汗孔角化病病理改变。

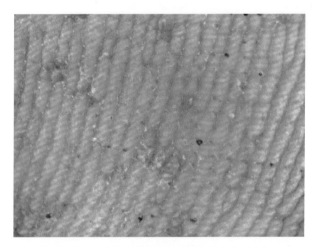 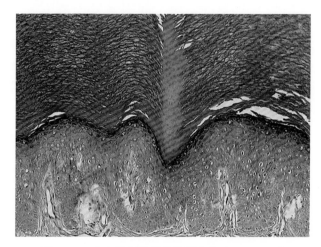

图42-2　皮肤镜见白色针尖样丘疹（×20）　　　　图42-3　表皮凹窝处见角化不全柱（HE×100）

最终诊断　点状汗孔角化病（punctate porokeratosis，PP）。

诊断依据

1. 病史及病程　5年。

2. 皮损部位　局限于左手掌处。

3. 皮损特点　表现为白色针尖样角化性丘疹。

4. 组织病理　符合汗孔角化病病理改变。

治疗方法　患者使用二氧化碳点阵激光治疗，Deep模式，治疗能量为27.5 mJ/cm^2，治疗密度为10%，进行了一遍治疗。1个月后复诊，左手掌小鱼际处皮疹较前消退，再予治疗能量27.5 mJ/cm^2，治疗密度10%，行一遍治疗，目前仍在随访中。

易误诊原因分析及鉴别诊断　汗孔角化病是一组异质性的遗传性表皮角化性疾病，组织病理学上以"角化不全柱"为特征。其经典的临床亚型包括Mibelli型、浅表播散型和光化性浅表播散型、线状型、点状型和掌跖泛发性型，此外尚有多种特殊亚型。点状汗孔角化病是其中较为少见的一型，1977年由Rahbari等最先描述，其临床特征为局限于掌跖部位的1～5 mm多个边缘隆起的线状或弥漫性针尖样角化性丘疹。

目前汗孔角化病尚无特效疗法，浅表性皮损以局部剥脱治疗为主，局限性皮损可采用电灼、液氮冷冻、激光治疗或外科手术等，全身治疗可用维 A 酸、异维 A 酸和氟尿嘧啶等。对点状汗孔角化病的准确治疗亦尚未建立，仅有有限的病例报告为点状汗孔角化病的治疗提供了参考。国内外学者尝试采用外用维 A 酸软膏、口服阿维 A 胶囊以及外用水杨酸联合 0.25% 维 A 酸治疗，疗效并不十分确切。

点状汗孔角化病可能与其他影响掌跖部位的皮肤病相似，包括掌跖泛发性型汗孔角化病、棘状角皮症、点状掌跖角皮症、砷性角化病和手掌痤疮样痣、疣、获得性点状角化病等。

1. 掌跖泛发性型汗孔角化病 是点状汗孔角化病的一种变异型，也被认为是点状汗孔角化病的进展性形式，早期可为掌跖部点状皮损，而后离心扩展为环状皮损，并可累及全身各处。

2. 点状掌跖角化病 是一种常染色体显性遗传病，常有家族史。以掌跖部散发角化性丘疹为主要特征，角质丘疹脱落后，可呈现火山口样凹陷。虽然在临床上与点状汗孔角化病相似，但在组织学上的特征是存在致密的宽幅杯状巨大角化过度，而非角化不全性角质板层，行组织病理检查可供鉴别。

3. 砷角化病 是由于长期摄入砷所致，临床表现可从毫米级掌跖丘疹到黄色疣状丘疹和斑块。此外，还伴有躯干皮肤和黏膜的色素改变，组织病理特征表现为致密的角化过度和增厚的颗粒层，行组织病理检查可供鉴别。

4. 棘状角皮症 是一种常染色体显性疾病，临床特征为手掌和脚掌有微小、刺状角化性改变，可能与潜在的恶性肿瘤、Ⅳ型脂蛋白血症、2 型糖尿病和多囊肾有关。尽管棘状角皮症组织病理上也表现出颗粒层减少和角化不全的情况，但点状汗孔角化病常出现角质形成细胞空泡化及角化不良细胞，而棘状角皮症一般不出现，行组织病理检查可供鉴别。

（郭碧润 杨 智 何 黎）

病例 43

临床照片 见图 43-1。

一般情况 患者女，19 岁，学生。

主诉 鼻尖红色结节 1 个月。

现病史 患者诉 1 个月前无明显诱因于鼻尖出现粉红色丘疹，初为粟粒大小，光滑，无瘙痒、疼痛及任何不适，未予重视及治疗。后丘疹逐渐增大演变为结节，因结节持续不退，至我院门诊就诊。否认起病前外伤、文身及用药史。病程中患者无发热、乏力及盗汗等情况。自患病以来精神、睡眠、饮食如常，大小便正常，体重无明显改变。

既往史及家族史 无特殊。

体格检查 一般情况良好。全身浅表淋巴结未扣及肿大，肝、脾肋下未触及，余内科系统也未查见异常。

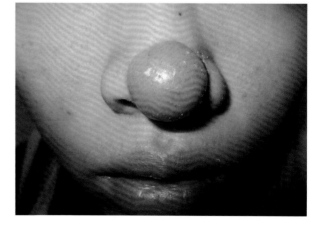

图 43-1 鼻尖红色结节

皮肤科检查 皮损位于鼻尖部，大小约 2.0 cm × 2.0 cm，为粉红色、孤立的半球形结节，界清，表面光滑，质中，无压痛。

辅助检查 B 超示皮肤真皮层内查见实性结节，边界清楚，形态欠规则。

思考

1. 您的诊断是什么？

2．为了明确诊断，您认为还需做什么关键检查？

提示　可能的诊断：

1．皮肤 B 细胞淋巴瘤（cutaneous B cell lymphoma）？

2．皮肤假性淋巴瘤（cutaneous pseudolymphoma）？

3．皮肤特殊感染（cutaneous infection by special pathogen）？

4．肿胀性红斑狼疮（lupus erythematosus tumidus）？

关键的辅助检查

组织病理示表皮棘层稍增厚，真皮全层及皮下脂肪层可见淋巴样细胞呈结节性浸润，主要为小淋巴细胞，可见散在组织细胞、嗜酸性粒细胞和中性粒细胞，未见异型淋巴细胞（图 43-2）。免疫组化示浸润的淋巴样细胞大部分 CD2、CD3、CD5、CD7 阳性；CD4：CD8 约为 2：1；小部分 CD20、CD19 阳性；CD56、CD138、粒酶 B 均阴性；Ki-67 阳性指数约 15%。EBER1/2 原位杂交阴性。TCR-γ 基因重排检测在目标片段范围内查见低扩增峰。

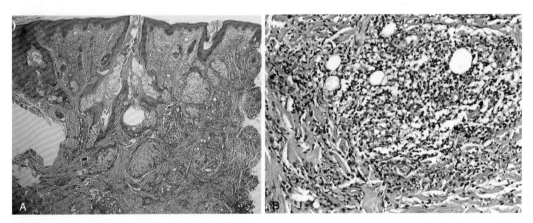

图 43-2　组织病理。A. 真皮及皮下脂肪层淋巴样细胞呈结节性浸润（HE×40）。B. 主要为小淋巴细胞，其间可见散在组织细胞、嗜酸性粒细胞和中性粒细胞，未见异型淋巴细胞（HE×200）

最终诊断　皮肤假性淋巴瘤（T 细胞型）。

诊断依据

1．病史及病程　1 个月。

2．皮损部位　位于鼻尖部。

3．皮损特点　表现为孤立、表面光滑、界清、粉红色的半球形结节。

4．伴随症状　无发热、乏力及盗汗等不适。

5．组织病理　真皮层及皮下脂肪层结节性浸润的多克隆增生性 T 细胞，符合皮肤假性淋巴瘤。

治疗方法　采用皮损内药物注射治疗共 8 周：干扰素 α-1b 300 万 U/ml 皮损内注射，每周 2 次，第 2 周开始减为每周 1 次，并于第 2 周加用复方倍他米松注射液 7 mg/ml 皮损内注射每 3 周 1 次。2 周后结节颜色变淡、体积缩小，8 周后结节基本消退。随访 1 年无复发。

易误诊原因分析及鉴别诊断　皮肤假性淋巴瘤是一组淋巴细胞反应性多克隆增生性皮肤病，虽其临床表现和（或）组织病理学改变跟恶性皮肤淋巴瘤类似，但具有良性生物学行为。病因尚不明确，诱发因素众多，主要有：①药物及疫苗，包括抗惊厥药、抗精神病药、抗高血压药、抗生素、抗风湿药、抗组胺药、抗心律失常药、乙肝疫苗和甲肝疫苗等。②各类感染，如梅毒螺旋体、杜氏利什曼原虫、幽门螺杆菌、带状疱疹病毒及疥螨等。③外源性抗原，如节肢动物叮咬、文身染料及硅胶注射等。皮肤假性淋巴瘤临床表现复杂多样。皮损好发于头颈及上肢等曝光部位，可单发，也可多发。皮损形态可为红色或褐色丘疹、结节和斑块，有时甚至类似皮炎湿疹样表现，也可为片状硬性红斑、皮下结节及红皮病样改变。组织形态学上淋巴细胞浸润模式可为结节型、弥漫型、滤泡型及条带样型。按照浸润的主要细胞类型，分为 T 细胞型假性淋巴瘤和 B 细胞型假性淋巴瘤。除淋巴细胞增生外，还常伴有少量组织细胞、浆细胞及嗜酸性粒细胞浸润。

本病例主要特征为青年女性鼻部单发的结节，临床上虽考虑到了淋巴增生性疾病的可能，但淋巴增生性疾病分类较为复杂，仅凭临床表现难以诊断。本病例应与原发皮肤 CD4$^+$ 小或中 T 细胞淋巴增生性疾病、皮肤 B 细胞淋巴瘤、皮肤特殊感染及肿胀性红斑狼疮相鉴别。

1. 原发皮肤 CD4$^+$ 小或中 T 细胞淋巴增生性疾病 为近年来新命名的原发皮肤外周 T 细胞淋巴瘤的一种亚型，临床过程呈惰性。多发于中老年人，也可见于青少年；好发于面颈部，常表现为单个浸润性丘疹、结节及肿块；组织病理改变为真皮及皮下组织弥漫性或结节性浸润的小至中等大小的多形性 T 细胞，细胞核不规则、深染及胞质减少，可见有丝核分裂象。肿瘤细胞无亲表皮现象，还可同时伴有少量 B 细胞及嗜酸性粒细胞浸润。肿瘤细胞表达 CD3$^+$ 及 CD4$^+$ 阳性，T 细胞受体基因重排检查多呈单克隆性。本病例也表现为面部单发结节，特别应注意与之鉴别。本病例浸润的细胞为小淋巴细胞，未见异型 T 细胞，且 T 细胞免疫表型和基因重排结果均支持其为反应性增生的 T 细胞，故考虑诊断假性淋巴瘤。

2. 皮肤 B 细胞淋巴瘤 好发于中年男性，皮损可表现为红色或紫红色结节、斑块，可单发或多发。组织病理改变为真皮及皮下组织内团块状或片状致密的淋巴样细胞浸润，肿瘤细胞团块边缘较清楚，可见表皮下无肿瘤细胞浸润带。肿瘤细胞有不同程度的异型性。免疫组化示肿瘤细胞表达 B 细胞标记，基因重排检测常有 IgH 克隆性重排。本病例浸润细胞为小淋巴细胞，且为多克隆增生，故排除。

3. 皮肤特殊感染 ①固定型孢子丝菌病：经常接触土壤、植物及木材的职业个体更常见，如农民、园艺工作者及木匠。起病前多有外伤史，好发于面、颈、躯干和手背，皮损可为丘疹、结节、溃疡、疣状、痤疮样或斑块。典型组织病理为假性上皮瘤样增生、化脓性肉芽肿炎症和浸润细胞的"三区结构"。即中央为化脓层，以中性粒细胞为主。外为结核样层，有上皮样细胞及多核巨细胞。最外层为梅毒样层，以淋巴细胞及浆细胞为主。PAS 染色见到圆形、卵圆形、雪茄形或星状小体则较有诊断价值。组织真菌培养可见丝状菌落。②非结核分枝杆菌感染：起病前常有外伤史，慢性病程，临床常表现为结节、斑块和溃疡。组织病理是类结核样肉芽肿。部分抗酸染色可阳性。细菌培养虽阳性率不高，但有较高的诊断价值。本病例无外伤史，病程短，组织病理缺乏感染性肉芽肿依据，故较易排除皮肤感染。

4. 肿胀性红斑狼疮 本病例呈现的临床特点应与肿胀性红斑狼疮相鉴别。肿胀性红斑狼疮好发于曝光部位，常于日光暴露后出现。表现为红斑、荨麻疹样斑块，表面光滑。组织病理示真皮血管及附属器周围淋巴细胞浸润，间质黏蛋白沉积，无或轻度表皮改变，皮肤直接免疫荧光及自身抗体谱多为阴性。假性淋巴瘤也可表现为光滑的结节斑块，但无光敏性，组织病理下淋巴细胞呈结节状或片状浸润，也无黏蛋白沉积。两者易于鉴别。

（曾世华 陈思玉 唐新月 王 琳）

病例 44

临床照片　见图 44-1。

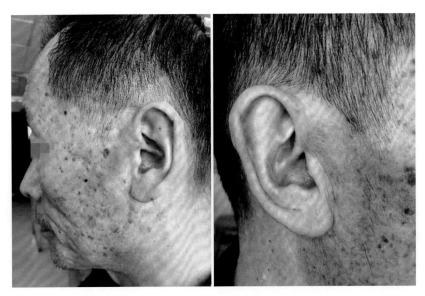

图 44-1　双耳前红斑、丘疹和结节

一般情况　患者男，48 岁，农民。

主诉　双耳前红斑、丘疹、结节 2 个月。

现病史　患者 2 个月前无明显诱因于双耳前出现一米粒大小红色丘疹，无明显自觉症状，未行特殊处理。后皮损逐渐增大，出现丘疹、结节和斑块，无破溃出血。发病前否认蚊虫叮咬史及外伤史，家族中无类似疾病患者。

既往史及家族史　无特殊。

体格检查　一般情况好，各系统检查未见异常。

皮肤科检查　双侧耳郭周围见片状红斑，散在分布米粒至黄豆大小的暗红色增生性丘疹、结节，表面光滑，无压痛，不易推动。

实验室检查　暂无。

思考

1. 您的诊断是什么？

2. 为明确诊断，您认为还需做什么关键检查？

提示　可能的诊断：

1. 皮肤淋巴细胞浸润症（lymphocytic infiltration of the skin）？

2. 上皮样血管瘤（epithelioid hemangioma）？

关键的辅助检查

1. 组织病理　表皮大致正常，真皮内炎症细胞呈结节状浸润，浸润细胞以淋巴细胞为主，并见散在嗜酸性粒细胞以及多核巨细胞，部分区域见淋巴滤泡样结构（图 44-2、图 44-3）。

2. 免疫组化　Ki-67（生发中心 ＋），CD20、CD79a（＋）；CD3、CD45R0、CD5、CD21、CD2 部分（＋），CyclinD1（－）。

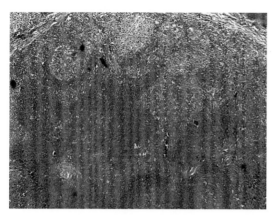 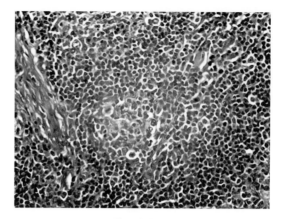

图 44-2　真皮内淋巴细胞呈结节状浸润，可见淋巴滤泡样结构（HE×25）　　　　　　　　　　图 44-3　前图高倍（HE×100）

最终诊断　皮肤假性淋巴瘤（B 细胞型）（cutaneous pseudolymphoma，B cell type）。

诊断依据

1. 病史及病程　2 个月。

2. 皮损部位　位于面部。

3. 皮损特点　表现为双侧耳郭周围见片状红斑，散在分布米粒至黄豆大小的暗红色增生性丘疹、结节，表面光滑，无压痛，不易推动。

4. 组织病理　符合皮肤假性淋巴瘤。

治疗方法　曲安奈德注射液局部注射治疗，每 3 周 1 次；沙利度胺片 25 mg 口服，3 次/天；吡美莫司乳膏外用，2 次/天。

易误诊原因分析及鉴别诊断　皮肤假性淋巴瘤也称反应性皮肤淋巴细胞浸润症，其病因及发病机制尚不明确，多为特发性。目前已知诱因包括文身染料、节肢动物叮咬、疫苗、药物（以抗惊厥药苯妥英钠和卡马西平最常见）、感染（水痘带状疱疹病毒、传染性软疣病毒、幽门螺杆菌和 HIV 等）及创伤等，是指以皮肤淋巴细胞、巨噬细胞及树突状细胞聚集为特征的一组良性疾病。皮损多表现为孤立或局限性群集、不对称的红色、紫红色丘疹或结节。皮损可以融合成斑块，或在局部散在存在，表现为粟粒状丘疹。由于该病临床表现无特异性，故临床容易误诊、漏诊，所以临床医生应加强对此病的认识。皮肤假性淋巴瘤应与皮肤淋巴瘤相鉴别，通过组织病理检查可明确诊断。

（李彩霞　曹　兰）

病例 45

临床照片　见图 45-1、图 45-2。

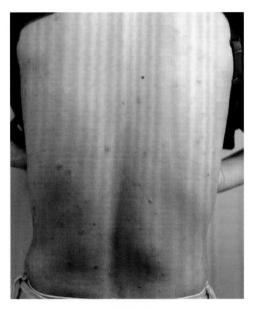

图 45-1　背部丘疹、结节

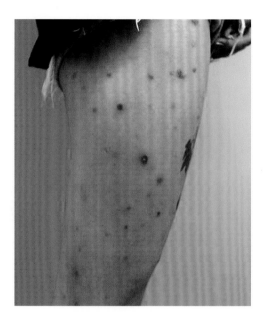

图 45-2　右大腿丘疹、结节，部分中央坏死、溃疡、结痂

一般情况　22 岁女性，职员。

主诉　反复躯干及四肢丘疹、结节、溃疡、坏死、结痂 7 年余。

现病史　7 年前无明显诱因躯干及四肢反复成批出现红色丘疹、结节，无明显不适感，皮疹中央可出现破溃、坏死，1 个月左右皮疹可自行消退，留有萎缩性瘢痕。多次在多家医院就诊过，皮疹仍反复发作。遂就诊我院门诊。病程中患者无盗汗、恶心、呕吐或呕血等情况。精神可，睡眠及饮食正常。大小便正常，体重无明显变化。

既往史及家族史　无特殊。

体格检查　一般情况可，神志清、精神佳。全身浅表淋巴结未触及肿大。黏膜未见异常，无肝掌及蜘蛛痣。心、肺无异常。腹平软，肝、脾未触及。

皮肤科检查　躯干及四肢见多发红色丘疹、结节，部分中央溃疡坏死、结痂，可见多发萎缩性瘢痕。

实验室检查　血常规未见异常。HIV 抗体及 TPPA 检测（ - ）。

思考

1. 您的诊断是什么？

2. 为明确诊断，您认为还需做什么关键检查？

提示　可能的诊断：

1. 淋巴瘤样丘疹病（lymphomatoid papulosis）？

2. 丘疹坏死性结核疹（tuberculid papulonecrotica）？

3. 急性苔藓痘疮样糠疹（pityriasis lichenoides et varioliformis acuta）？

关键的辅助检查

1. 皮损组织病理　表皮可见淋巴样细胞移入，真皮内可见淋巴细胞、中性粒细胞和异型淋巴样细胞浸润，并见红细胞外溢（图45-3）。免疫组化结果：CD2（弱＋），CD3（＋），CD8（＋），TIA（＋），CD30（大细胞＋），CD4（－），CD5（－），CD7（－），CD56（－），CD20（－），Ki-67 大细胞约70％，ALK（－），EMA（－）。结合临床及免疫组化结果，考虑淋巴瘤样丘疹病，A型。

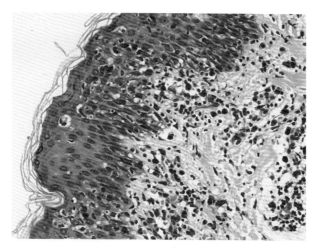

图45-3　淋巴样细胞移入表皮，真皮内淋巴细胞、中性粒细胞和异型淋巴样细胞浸润（HE×200）

2. 原位杂交　EBER（－）。

最终诊断　淋巴瘤样丘疹病 A 型。

诊断依据

1. 病史及病程　7年余。

2. 皮损部位　位于躯干和四肢。

3. 皮损特点　皮疹反复发作，可自行消退，留有萎缩性瘢痕。

4. 皮损组织病理　符合淋巴瘤样丘疹病，A 型。

治疗方法　予外用激素药膏治疗。

易误诊原因分析及鉴别诊断　淋巴瘤样丘疹病是一种少见的惰性皮肤 T 细胞淋巴瘤。本病常见于成人，儿童少见。好发部位是躯干和四肢近端。典型皮损是大量成批出现丘疹和结节，直径往往小于 2 cm，对称分布，中央可出现坏死和结痂。皮损数周内消退，遗留浅表萎缩性瘢痕。上述皮损可反复发生，持续数月至数十年不等。组织病理学表现可分为六型：A 型表现为在混合性炎症细胞（中性粒细胞、嗜酸性粒细胞、小淋巴）背景中存在大量多形性非典型淋巴细胞（CD30⁺R-S 样细胞），楔形浸润；B 型表现为小淋巴细胞亲表皮浸润（CD30 可阴性）；C 型表现为真皮内片状或带状多形性大细胞浸润，且 CD30 阳性；D 型表现为 CD8 和 CD30 均阳性的淋巴细胞亲表皮浸润；E 型表现为非典型淋巴细胞（表达 CD30，常表达 CD8）亲血管性浸润；F 型表现为非典型淋巴细胞亲毛囊浸润。本病临床上需要与以下疾病相鉴别：

1. 急性苔藓痘疮样糠疹　多见于青少年，起病急，皮损泛发，表现为丘疹、红斑、坏死、结痂、血痂等，病理为空泡型界面皮炎，有红细胞外渗，浸润的淋巴细胞为 CD8⁺ 细胞毒性 T 细胞。结合病史和组织病理检查，两者不难鉴别。

2. 丘疹坏死性结核疹　有结核病史，PPD 试验阳性，皮损多见于四肢伸侧，以毛囊性质硬丘疹、结节及溃疡为主，中央常坏死、结痂，组织病理为结核样肉芽肿，以此可鉴别。

（梁琦娴　王淑梅　许天星　郭燕妮）

病例 46

临床照片　见图 46-1、图 46-2。

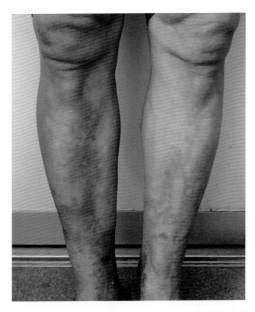

图 46-1　双小腿不规则水肿性暗红色硬化性斑块

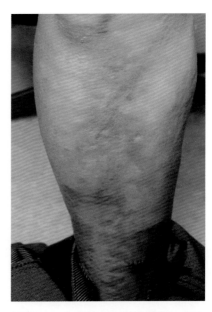

图 46-2　左小腿皮肤明显增厚、变硬

一般情况　患者男，49 岁，教师。

主诉　双下肢皮肤红斑、变硬 3 个月，加重 1 个月。

现病史　患者于 4 个月前行"同种异体肾移植术"，术后第 4 天完善肾平扫＋增强磁共振检查，数天后（具体不详）右侧大腿内侧出现鸡蛋大小红斑并变硬，无关节挛缩、固定。因无明显自觉症状，不影响活动，故未予重视及诊治。1 个月前皮损逐渐向下扩展至双足背，双下肢出现对称分布的肿胀性暗红斑，偶有轻微瘙痒。为求进一步治疗，遂来我院门诊就诊。

既往史及家族史　既往体检发现肾衰竭 4 年，2 年前行"动静脉内瘘成形术"，术后规律腹膜透析，4 个月前行"肾移植术"。否认糖尿病及冠心病等病史，家族中无类似疾病。

体格检查　一般情况可，系统检查未见异常。

皮肤科检查　双下肢见大小不一的片状、不规则肿胀性暗红斑，部分融合成弥漫大片状，边界不清，质稍硬，皮损以膝盖以下为重，无雷诺现象及毛细血管扩张。

实验室及辅助检查　肌酐 162.7 μmol/L，尿素 9.53 mmol/L，尿酸 393.1 μmol/L，抗核抗体谱阴性。胸部 CT 平扫示左肺上叶微结节，主动脉少许钙化。心脏彩超示左心房、左心室内径增大，左心室壁增厚，升主动脉内径稍增宽；右心房、右心室内径增大，中度肺动脉高压；少量心包积液。双肾超声示移植肾形态大小正常，实质回声均匀，移植肾血流树清晰。余辅助检查未见明显异常。

思考

1. 您的诊断是什么？
2. 为明确诊断，您认为还需做什么关键检查？

提示　可能的诊断：

1. 硬化性黏液水肿（scleromyxoedema）？
2. 硬斑病（morphea）？

3．嗜酸性筋膜炎（eosinophilic fasciitis）？

关键的辅助检查 组织病理示表皮大致正常，真皮内胶原增生、增粗，梭形细胞增生（图 46-3、图 46-4）。免疫组化示梭形细胞 CD34（＋），树突状细胞 CD68（＋）。

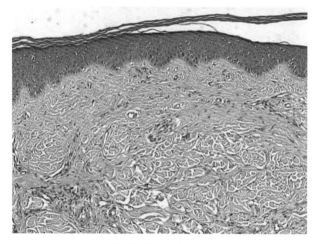

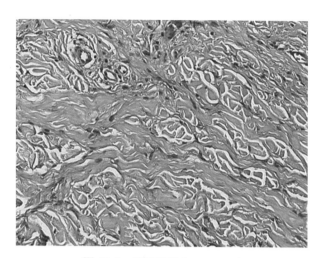

图 46-3 真皮全层胶原纤维增生、增粗，梭形细胞增生（HE×40）

图 46-4 前图高倍（HE×200）

最终诊断 肾源性系统性纤维化（nephrogenic systemic fibrosis，NSF）。

诊断依据

1．病史及病程 3个月余。

2．皮损部位 双下肢。

3．皮损特点 表现为大小不一的片状、不规则肿胀性暗红斑，部分融合成弥漫大片状，边界不清、质硬。

4．伴随症状 偶有轻微瘙痒。

5．组织病理 符合肾源性系统性纤维化。

治疗方法 患者目前口服他克莫司胶囊、霉酚酸酯、泼尼松（10 mg/d）预防移植后排斥反应，将泼尼松加量至 20 mg/d，并予以丁酸氢化可的松乳膏每天 2 次外用。治疗 50 天后电话随访患者，诉部分皮损消退，目前无进一步扩展趋势，嘱其避免增强磁共振检查，并注意定期随访。

易误诊原因分析及鉴别诊断 2000 年 Cowper 等对肾源性皮肤纤维组织增生性疾病进行首次报道，其特征是发生于急性或慢性肾衰竭患者的皮肤纤维化疾病，通常被认为是肾源性系统性纤维化（NSF）的皮肤表现。NSF 通常与肾功能不全的患者静脉使用含钆的造影剂（GBCA）进行 MRI 检查有关。临床表现为质硬的斑块或结节、色素沉着及"橘皮样"外观。皮损常对称性分布于下肢，少数累及上肢或躯干，几乎不累及面部，常伴乏力、疼痛和瘙痒。纤维化还可导致皮肤外的器官受累，如骨骼肌、心肌、脉管系统、胸膜、肺、睾丸、肾小管、硬脑膜和眼巩膜。在大多数患者中，NSF 呈慢性和持续的过程，可导致关节固定或挛缩，造成一定程度的功能障碍。晚期心肌、膈肌受累或其他感染引起的并发症是死亡的主要原因。NSF 尚无统一的诊断标准，肾功能不全病史是重要线索，组织病理表现是诊断的主要依据。本病应与硬化性黏液水肿、硬斑病、系统性硬皮病、嗜酸细胞性筋膜炎等鉴别，通过组织病理可明确诊断。

1．**硬化性黏液水肿** NSF 与硬化性黏液水肿组织学表现相似，但后者的黏蛋白及炎症细胞更丰富，NSF 晚期还可出现营养不良性钙化、骨化生的特征性表现。硬化性黏液水肿一般先累及面部、手及躯干上部，且常伴随 IgG λ 链副球蛋白血症，而 NSF 皮损一般不累及面部。根据病史、临床表现及组织病理不难鉴别。

2. 硬斑病　皮损表现为象牙色、局限、线状的硬化性斑块，常发生于腹、背、颈、四肢和面部，组织病理表现为真皮纤维组织增生，呈均一化改变，血管周围慢性炎症细胞浸润，晚期附属器减少。结合病史、临床及组织病理检查可鉴别。

3. 系统性硬皮病　表现为对称性肢端硬化、毛细血管扩张、皮肤萎缩及色素沉着，常伴雷诺现象及系统受累，且血清中自身抗体阳性。根据临床表现及实验室检查可供鉴别，必要时可完善组织病理学检查进一步证实。

4. 嗜酸性筋膜炎　以四肢、颈部和躯干皮肤最常受累，特征表现为皮肤呈橘皮样、硬化及关节挛缩，血常规提示嗜酸性粒细胞增多，病变主要为筋膜炎症、水肿，伴淋巴细胞、组织细胞及浆细胞浸润，嗜酸性粒细胞散在或簇状聚集。根据临床表现、实验室检查及组织病理不难鉴别。

（刘彤云　耿雯瑾　柴燕杰　何　黎）

病例 47

临床照片　见图 47-1。

一般情况　患者女，36 岁，职业。

主诉　脐部结节伴周期性疼痛 2 年。

现病史　2 年前患者因子宫内膜异位症于某三甲医院行腹腔镜手术，术后半年脐部手术切口末端出现米粒大小丘疹并缓慢长大。丘疹触痛，疼痛与月经周期一致。患病以来精神、睡眠及饮食可，大小便正常，体重无明显变化。

既往史及家族史　患者既往体健，20 岁结婚，G_3P_1，顺产，无其他疾病史，家族史无特殊。

体格检查　一般情况好，全身未扪及浅表淋巴结肿大。心、肺无异常。

皮肤科检查　脐部暗红色分叶状结节，直径分别为 0.6 cm 和 1.5 cm，质硬，压痛。

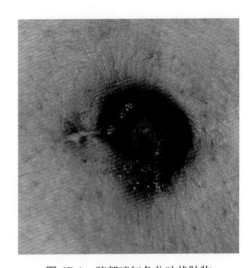

图 47-1　脐部暗红色分叶状肿物

实验室检查　无。

思考

1. 您的诊断是什么？

2. 为明确诊断，您认为还需做什么关键检查？

提示　可能的诊断：

1. 结节性黑色素瘤（nodular melanoma）？

2. 脐部转移癌（metasastic carcinoma of umbilicus）？

3. 脐部子宫内膜异位症（umbilical endometriosis）？

关键的辅助检查

1. 组织病理（脐部皮肤）　表皮大致正常，真皮内散在被覆单层柱状上皮的腺体浸润，周围可见疏松间质（图 47-2、图 47-3）。

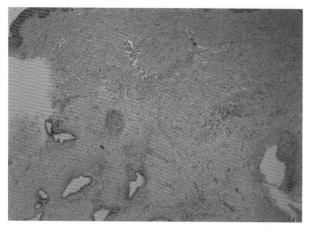

图47-2 真皮内散在腺体结构（HE×40）

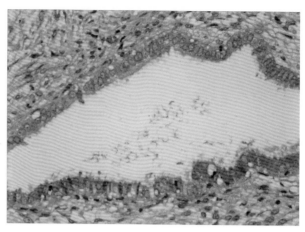

图47-3 腺体被覆单层柱状上皮（HE×400）

2. **免疫组化染色** 真皮内浸润的腺体 ER、PR、P63 均阳性，其周围间质 ER、PR 及 CD10 阳性，腺体及间质 Ki-67 均约 10% 阳性。

最终诊断 脐部子宫内膜异位症。

诊断依据

1. **病史特点** 青年女性患者，病程 2 年，皮损疼痛与月经周期一致。

2. **皮损部位** 位于脐部。

3. **皮损特点** 脐部暗红色分叶状结节，质硬，压痛。

4. **组织病理及免疫组化** 符合脐部子宫内膜异位症。

治疗方法 患者于我院行"脐部结节切除术"，术后恢复好，无复发。

易误诊原因分析及鉴别诊断 子宫内膜异位症是一种常见妇科疾病，多发生于育龄期妇女。皮肤子宫内膜异位症少见，患者常有腹部手术史，临床特征表现为结节、肿块及与月经周期相关的疼痛。本病为良性，但存在恶变潜能，恶变风险为 0.3%～1%。组织病理上，内膜腺体由线状排列的高柱状上皮细胞构成，胞质嗜碱性，卵圆形泡状核位于基底部，有时可见显著核分裂象，基质由小的梭形细胞组成，常有水肿，偶尔可见蜕膜化。免疫组化可辅助诊断，子宫内膜间质细胞表达 CD10，其敏感性为 88%～96%。其他标志物还包括 ER、PR、角蛋白 7、desmin、von Willebrand 因子、环氧合酶 -2 及血管内皮生长因子。治疗上，本病以手术切除病变为主。有学者建议同时行腹腔镜观察盆腔，因 13%～15% 的脐部子宫内膜异位症可伴有盆腔受累。

本病少见，临床表现缺乏特异性，鉴别诊断较多，故临床诊断困难。因此，对于腹壁的结节和肿块，伴有与月经周期相关的疼痛时，应想到皮肤子宫内膜异位症的可能性，建议做病理检查证实。本病应与脐部转移癌、化脓性肉芽肿及瘢痕疙瘩等进行鉴别，通过组织病理可进行鉴别。

1. **脐部转移癌** 最早由 Mary Jeseph 护士发现，临床上表现为脐部可触及的结节，脐部转移癌典型的原发肿瘤是腺癌，最常见的来源包括胃、卵巢及结肠，结合组织病理和免疫组织化学检查，两者不难鉴别。

2. **化脓性肉芽肿** 又称毛细血管扩张性肉芽肿，是一种后天性、良性结节状增生，多在皮肤穿通性外伤后，新生的血管形成血管瘤样或乳头样损害，可迅速增大，容易破溃出血及溃烂，长到一定大小静止。可发生于任何年龄，好发于身体容易发生外伤的部位，如面部、头皮、手指、足和躯干上部等。皮损为鲜红色或棕红色丘疹，缓慢或迅速增大，质软，无自觉疼痛或压痛，轻度外伤即易出血，通过组织病理学不难鉴别。

3. **瘢痕疙瘩** 多发生于皮肤创伤后 3～4 周，好发于胸部，表现为淡红色或红色境界清楚的斑块，可见细小毛细血管扩张，常伴有瘙痒或压痛。结合病史及组织病理检查，两者不难鉴别。

（唐新月　唐教清　王　琳）

病例 48

临床照片　见图 48-1。

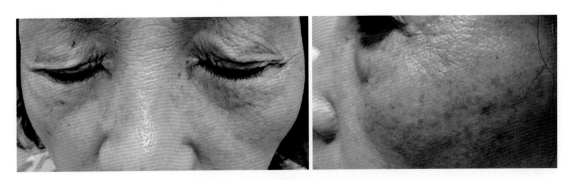

图 48-1　眼睑周围及面颊扁平黄色斑疹、斑块

一般情况　患者女，63 岁，退休人员。

主诉　面部黄色斑片和斑块 20 余年。

现病史　20 多年前出现双眼睑黄色斑块，无自觉症状，曾行液氮冷冻治疗后完全消退。20 年前双眼睑黄色斑块又出现复发，未予诊治。3 年前面颊部出现多发黄色扁平斑片和丘疹，无自觉症状。饮食和睡眠可，无发热，大小便未诉明显异常，体重无明显变化。

既往史及家族史　既往体健。

体格检查　一般情况良好，神志清，精神好。全身浅表淋巴结未触及肿大。皮肤、巩膜无黄染。心、肺无异常。腹平软，肝、脾肋下未触及。

皮肤科检查　双侧眼睑周围及颧部可见多发大小不一的黄色斑片和斑块，部分融合，触之柔软。

实验室检查　血常规、肝功能、血脂和血清蛋白免疫固定电泳均未见异常。

思考

1. 您的诊断是什么？

2. 为明确诊断，您认为还需做什么关键检查？

提示　可能的诊断：

1. 扁平黄瘤（plane xanthomatosis）？

2. 渐进性坏死性黄色肉芽肿（necrobiotic xanthogranuloma）？

3. 弹性纤维假黄瘤（pseudoxanthoma elasticum）？

关键的辅助检查

1. 皮肤镜检查　皮疹境界欠清楚，中央可见黄色无结构物，周围少许线状毛细血管和网状色素沉着。

2. 组织病理　真皮浅中层大量胞质淡染的组织细胞浸润，部分胞质呈泡沫状，较多淋巴细胞浸润

（图48-2）。弹性纤维染色未见明显异常。

最终诊断 正常血脂的扁平黄瘤（plane xanthomatosis with ortholiposis）。

诊断依据

1. 病史及病程 20余年。

2. 皮损部位 位于面部。

3. 皮损特点 表现为多发大小不一的黄色斑片和斑块，部分融合，触之柔软。

4. 实验室检查 血脂正常，无单克隆球蛋白血症。

5. 皮肤镜检查 皮疹境界欠清楚，中央可见黄色无结构物，周围少许线状毛细血管和网状色素沉着。

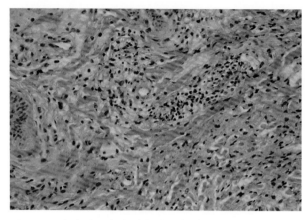

图48-2 真皮内组织细胞浸润，部分胞质呈泡沫状，较多淋巴细胞浸润（HE×400）

6. 组织病理 真皮浅中层大量胞质淡染的组织细胞浸润，部分胞质呈泡沫状，较多淋巴细胞浸润。

治疗方法 无须特殊处理。为美观，可行超脉冲二氧化碳激光治疗去除皮损。注意定期随访，排除可能合并的单克隆球蛋白血症。

易误诊原因分析及鉴别诊断 扁平黄瘤属于黄瘤病的一种，皮疹可以是黄色至橘红色扁平的斑疹、斑片、丘疹和斑块，可局限或弥漫分布，一般无自觉症状。患者可伴或不伴高脂血症。组织病理表现为真皮浅中层大量泡沫状组织细胞，可伴少许炎症细胞浸润。

扁平黄瘤可伴各种类型的高脂蛋白血症，也可以不伴高脂血症，尤其是弥漫分布的扁平黄瘤，可合并单克隆丙球球蛋白血症，见于多发性骨髓瘤、淋巴瘤或白血病等，需要系统检查并定期随访。本例患者病史长达20年，皮疹局限于面部，血脂正常，免疫固定电泳未发现合并单克隆血症，考虑为正常血脂的扁平黄瘤。目前虽未发现合并的系统疾病，但是还是需要定期随访。扁平黄瘤应与渐进性坏死性黄色肉芽肿和弹性纤维假黄瘤等相鉴别。

1. 渐进性坏死性黄色肉芽肿 为非朗格汉斯细胞组织细胞增生症的一种，相对少见，而且临床表现多种多样。皮疹一般多发，最好发于眶周，也可见于躯干和四肢近端，表现为质硬的黄红色丘疹、结节和斑块，还可见溃疡、萎缩和毛细血管扩张。实验室检查一般血脂正常，常伴有副球蛋白血症，也可不伴副球蛋白血症。需要进一步寻找可能合并的系统疾病，尤其是血液系统的恶性肿瘤。这一点与血脂正常的弥漫性扁平黄瘤类似，也有学者认为两者可能为谱系疾病。组织病理表现也根据病情有很大不同，常见真皮中下层和皮下脂肪层大的栅栏状肉芽肿，可伴或不伴胶原渐进性坏死，可见Touton巨细胞和形态怪异的异物巨细胞及胆固醇裂隙。

2. 弹性纤维假黄瘤 属于常染色体隐性遗传病，典型表现为皮肤、眼底和心脑血管系统弹性纤维组织的损伤。皮疹好发于颈部，也可见于其他部位，类似于黄瘤的扁平黄色丘疹。随着病情进展，逐渐融合形成鹅卵石样斑块。组织病理示真皮中下层弹性纤维扭曲断裂，弹性纤维染色可以清晰地显现病变。一旦确诊，应严密监测患者的眼科和心脑血管并发症，并及时去专科处理。

（于海洋 史同新 曲才杰 杨彦华 张 鞾）

病例 49

临床照片 见图 49-1、图 49-2。

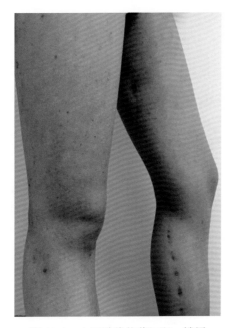

图 49-1 左下肢线状紫红斑、鳞屑

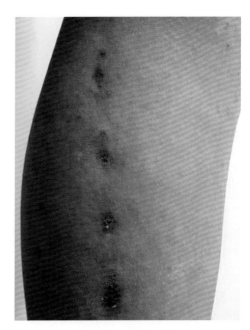

图 49-2 左图近照

一般情况 患者女，16 岁，学生。

主诉 左下肢内侧紫红色斑 6 年。

现病史 患者 6 年前无诱因出现左下肢内侧紫红色斑，无明显自觉症状，皮疹由内踝呈线状模式逐渐扩散至腹股沟内侧，自行外用药膏（具体不详），无明显好转。发病来无低热、乏力和光敏现象，无口腔溃疡和关节疼痛，精神、饮食及睡眠正常，发育正常，否认家族遗传病史。

既往史及家族史 无特殊。

体格检查 一般情况好，神志清，生命体征平稳，心、肺、腹及全身浅表淋巴结等无异常。

皮肤科检查 左下肢内侧见沿 Blaschko 线分布的钱币大小的紫红、暗红色类圆形斑，局部见黏着性鳞屑，皮损处部分表皮萎缩，色素减退或色素沉着，皮疹间隔皮肤正常或稍萎缩。

实验室检查 血常规、尿常规、ANA、ENA 抗体谱均正常，补体 C4 0.137 g/L（参考范围 0.150 ~ 0.380 g/L），C3、IgA、IgG 及 IgM 均正常。

思考

1. 您的诊断是什么？

2. 为明确诊断，您认为还需做什么关键检查？

提示 可能的诊断：

1. 线状扁平苔藓（linear lichen planus）？

2. 线状银屑病（linear psoriasis）？

3. 线状苔藓（linear striatus）？

4. 线状皮肤红斑狼疮（linear cutaneous lupus erythematosus，LCLE）？

关键的辅助检查

1. 组织病理 表皮萎缩，基底细胞灶状液化变性，真皮浅、深层血管及附属器周围见淋巴细胞为主的炎症细胞浸润（图 49-3），部分脂肪小叶内和汗管周围见淋巴细胞为主的炎症细胞浸润（图 49-4）。

2. 皮肤镜检查 见红白相间的斑片，有点状及粗分支状血管，皮疹边缘为放射状暗红色血管迂曲扩张，皮疹表面局部见黏着性鳞屑。

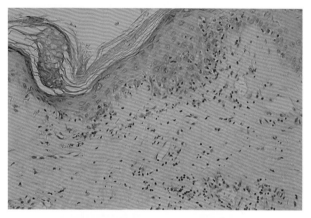

图 49-3 基底细胞灶状液化变性，真皮浅、深层血管周围炎症细胞浸润（HE×100）

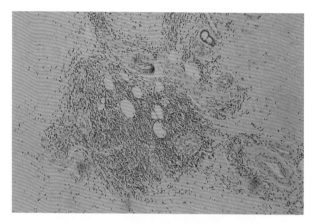

图 49-4 脂肪小叶内和汗管周围灶性炎症细胞浸润（HE×100）

最终诊断 线状皮肤红斑狼疮。

诊断依据

1. 病史及病程 6年，慢性病程。

2. 皮损部位 位于单侧下肢。

3. 皮损特点 表现为沿 Blaschko 线分布的紫红、暗红色类圆形斑，局部见黏着性鳞屑，部分表皮萎缩，色素减退或色素沉着，皮疹间隔皮肤正常或稍萎缩。

4. 皮肤镜 红白相间斑片，见点状及粗分支状血管，皮疹边缘为放射状暗红色血管迂曲扩张，皮疹表面局部见黏着性鳞屑。

5. 组织病理 符合红斑狼疮。

治疗方法 硫酸羟氯喹片 100 mg，2 次/天；复方甘草酸苷片 2 片/次，2 次/天。外用 0.1% 他克莫司软膏及卤米松乳膏。目前患者还在随访中。

易误诊原因分析及鉴别诊断 线状皮肤红斑狼疮较少见，发病年龄较小，多小于 15 岁。临床表现为线状或带状分布的暗红斑，伴毛细血管增生扩张，其上可有少许黏着性鳞屑，部分区域可形成点状凹陷瘢痕。皮疹多发于面颈部、躯干和四肢，沿 Blaschko 线排列。而皮肤红斑狼疮可出现同形反应（Koebner 现象），即在外伤、针刺及手术等受伤部位发生的线状红斑狼疮皮损，但它不会沿 Blaschko 线分布。组织病理学改变同盘状红斑狼疮，表现为角化过度、表皮萎缩、基底细胞液化变性、真皮血管和附属器周围淋巴细胞浸润。直接免疫荧光显示真皮与表皮交界处 IgG 和 C3 沉积。线状深在性红斑狼疮还可出现脂肪小叶淋巴细胞浸润和间隔透明变性，但直接免疫荧光非重要诊断标准。线状皮肤红斑狼疮一般为单发，也可同时累及上下两个肢体和躯干部，因此临床上需与一些带状分布的疾病相鉴别。本病呈线状排列，需与以下线状排列的疾病进行鉴别：

1. 线状扁平苔藓 皮疹特点为扁平紫红色丘疹连续或断续排列成宽窄不等的线条状损害，自觉瘙痒，沿皮节、血管及神经走行或沿 Blaschko 线分布，多见于下肢，一般有扁平苔藓的皮疹特点，可见白色网状条纹，病理检查可与线状红斑狼疮鉴别。

2. 线状苔藓　又称线状苔藓样皮病，为一种多见于儿童的自限性线状炎症性皮肤病，起病突然，皮疹为圆形或多角形淡红色或皮色丘疹，伴有少量稀薄鳞屑。丘疹逐渐增多，群集后互相融合，呈连续性或断续性线状排列。本病多无自觉症状，偶有瘙痒，多在1年内自愈，结合病理检查可鉴别。

3. 线状银屑病　为银白色云母状鳞屑的红色斑丘疹，Auspitz征阳性，其他部位可有类似皮疹，病理检查可确诊。

4. 线状表皮痣　多在出生时已存在，无自愈倾向，病理变化有疣状及乳头瘤样增生。炎性线状表皮痣常自觉瘙痒，见于单侧下肢，皮损发红，因搔抓表面常有脱屑和结痂，病理检查可确诊。

（张　丽　李发增　黎　奇　周晓鸿　黄莓屏）

病例 50

临床照片　见图50-1、图50-2。

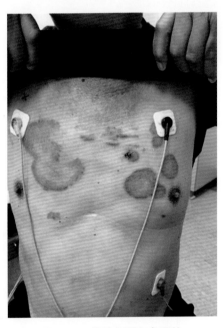
图 50-1　前胸环形红色斑块

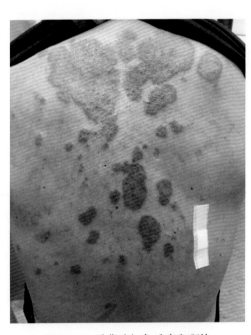
图 50-2　后背暗红色丘疹和斑块

一般情况　患者男，67岁，退休。

主诉　面、胸背部丘疹、环形红斑半年余。

现病史　患者诉半年前无明显诱因发现面部及胸背部红斑、丘疹，无发热、关节疼痛、脱发及口腔溃疡等不适，未予特殊处理。后皮损逐渐增多、增大。患者为求诊治，于2019年8月来我科就诊。病程中患者精神、睡眠及饮食可。大小便无异常，体重无明显变化。

既往史及家族史　既往有高血压病史，不规律服用硝苯地平片，血压控制不详，家族史无特殊。

体格检查　一般情况良好，发育正常，智力正常。全身系统检查无异常，甲状腺无肿大，全身未触及肿大的淋巴结。

皮肤科检查　颜面部可见散在大小不一的浸润性暗红斑块，胸背部可见大小不等的暗红色丘疹、浸润性斑块，部分呈环状，覆有细小鳞屑，无痛觉减退。

实验室检查 暂无。

思考

1. 您的诊断是什么？

2. 为明确诊断，您认为还需做什么关键检查？

提示 可能的诊断：

1. 环状肉芽肿（granuloma annulare）？

2. 离心性环状红斑（erythema annulare centrifugum）？

3. 匐行性回状红斑（erythema gyratum repens）？

4. 急性发热性嗜中性皮肤病（acute febrile neutrophilic dermatosis）？

5. 亚急性皮肤红斑狼疮（subacute cutaneous lupus erythematosus，SCLE）？

关键的辅助检查

1. 组织病理（胸前区） 表皮萎缩变薄，基底层色素颗粒增加，基底细胞灶状液化变性，真皮浅、深层血管周围大量以淋巴细胞为主的炎症细胞浸润（图 50-3），散在嗜酸性粒细胞。病理诊断：结合临床，多考虑亚急性皮肤红斑狼疮。

2. 抗核抗体滴度 阳性（1：320）。

3. 抗核抗体全套 抗 SS-A 抗体（++），重组 Ro-52（+++），抗 SS-B（+++）。

4. 类风湿因子（-），抗 ds-DNA（-）。

最终诊断 亚急性皮肤红斑狼疮。

诊断依据

1. 病史及病程 半年余。

2. 皮损部位 位于颜面及胸背部。

3. 皮损特点 表现为大小不一的暗红色浸润性斑块，部分呈环状，无痛觉减退。

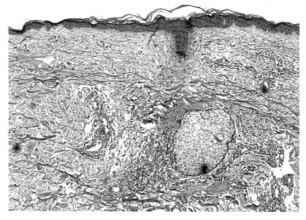

图 50-3 表皮萎缩变薄，基底细胞灶状液化变性，真皮浅、深层血管周围以淋巴细胞为主的炎症细胞浸润（HE×40）

4. 抗核抗体滴度 阳性（1：320）。

5. 抗核抗体全套 抗 SS-A 抗体（++），重组 Ro-52（+++），抗 SS-B（+++）。

6. 组织病理 结合临床，多考虑亚急性皮肤红斑狼疮。

治疗方法 硫酸羟氯喹口服 0.2 g 每日 2 次，0.1% 他克莫司软膏外搽每日 1 次，随访。

易误诊原因分析及鉴别诊断 红斑狼疮是一种谱系性疾病，一端为皮肤红斑狼疮，另一端为系统性红斑狼疮，临床表现复杂多样，70%～85% 的患者皮肤受累。红斑狼疮主要的临床类型包括盘状红斑狼疮、亚急性皮肤红斑狼疮、深在性红斑狼疮和系统性红斑狼疮。其中 SCLE 属于 DLE 和 SLE 的中间型。本病多见于中青年女性，在所有红斑狼疮病例中占 10%～15%。皮肤表现主要有两型：①环形或多环型：皮损初期为水肿性红斑或斑块，逐渐向外扩大成环形或弧形，边缘红色隆起，中央消退后留有色素和毛细血管扩张。②红斑、丘疹鳞屑型：基本皮损为红斑或丘疹，可扩大成不规则斑片，上覆银屑病样或糠疹样鳞屑，无黏着性鳞屑和角质栓。多数患者仅出现一种类型皮损，少数患者可两型皮损同时出现。实验室检查中，白细胞数量减少很多见，约有 80% ANA 阳性，63% 抗 SS-A 抗体阳性，50%～70% 抗 SS-B 抗体阳性。

本例临床相对少见，加上具有环状表现的疾病较多，故临床易于漏诊。临床上本病应与环状肉芽肿、离心性环状红斑、匐行性回状红斑及急性发热性嗜中性皮肤病等相鉴别。应积极完善病理检查及相关免疫学检查，以明确诊断。

1. 环状肉芽肿 是一种主要浸润真皮和皮下组织的肉芽肿性炎症性病变，病因不明。环状肉芽肿具有良性及自限性的特点，约50%的患者2年内可自发消退，但复发率高达40%。环状肉芽肿的诊断主要依靠临床表现和组织病理检查。临床上环状肉芽肿可分为局限型、泛发型、穿通型、皮下型、巨大型、丘疹型、线状型及斑片型等，最常见的是局限型。经典的临床表现为发生于青年人肢端的弧形至环形斑块，如手背、肘窝及足等处，较少出现在手掌。组织病理特征为出现灶性胶原纤维变性、炎症反应和纤维化。本病临床表现与本例患者较易混淆，鉴别主要依靠组织病理及免疫学检查。

2. 离心性环状红斑 是一种反复发作的慢性红斑性疾病，一般认为是一种过敏反应性疾病，又名持久性回状红斑、持久性渗出性红斑、持久性轮廓状红斑、持久性图状红斑和持久性红斑。临床特点是于四肢、躯干和臀部出现皮损，并缓慢离心性扩大，可自然消退，但易反复发作，夏季和秋季多发。多数病例病因不明，可能与感染（如真菌、病毒、细菌和寄生虫）、药物（如阿米替林、螺内酯和西咪替丁等）及内脏疾病（如甲状腺功能亢进、桥本甲状腺炎和淋巴瘤等）有关。组织病理学的基本特征为真皮内小血管周围致密的淋巴细胞浸润，呈"袖口状"。结合组织病理和实验室检查，两者不难鉴别。

3. 匐行性回状红斑 又称甘默尔病（Gammel's disease）。病因不明，多数合并内脏恶性肿瘤，为一种副肿瘤性皮肤病。结合组织病理和真菌学检查，两者不难鉴别。皮损一般先于恶性肿瘤发生，初起为小丘疹，离心性扩大，成环状，环中央不断有新疹发生，形成同心圆，向外扩展，相互连接构成水纹状、脑回状或图案状等奇异形态。组织病理主要表现为真皮上部血管周围轻度淋巴细胞和组织细胞呈围管型浸润。通过组织病理及免疫学检查可鉴别两者。

4. 急性发热性嗜中性皮肤病 也称Sweet综合征。病因尚不完全清楚，免疫功能紊乱或对细菌、病毒或肿瘤抗原的免疫过度敏感，均可能会引起和促进Sweet综合征的发生和发展。Sweet综合征多见于中年以上女性，男女发病比例为3:1，但50岁以上人群中，男女发病率相等。典型皮损为突然发作的具有触痛的红色或紫红色丘疹或结节，常对称分布，好发于上肢、面部和颈部。皮损有透明水疱样外观，触之为实质性的"假性水疱"，常伴有高热、中性粒细胞升高和红细胞沉降率加快。结合临床表现、实验室检查和组织病理学，两者不难鉴别。

（朱 薇 曹 兰）

病例 51

临床照片 见图 51-1、图 51-2。

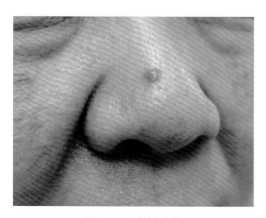

图 51-1 鼻部丘疹

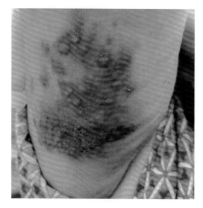

图 51-2 右腋下多发丘疹、结节及斑块

一般情况 患者，女，58 岁，职业。

主诉 面部和右腋下多发丘疹、结节及斑块 2 年。

现病史 患者 2 年前无明显诱因面部和右腋下出现红褐色丘疹、结节、斑块。皮损逐渐增多，泛发，无自觉症状。外用过一些激素药膏，效果不好。于 2020 年 8 月就诊于我科。病程中无长期发热、关节痛、肌痛和肌无力等。大小便正常，体重无明显变化。

既往史及家族史 无特殊。

体格检查 一般情况良好，发育正常。全身系统检查无异常，全身未触及肿大的淋巴结。皮肤感觉正常，无毛发脱落，未触及粗大神经。

皮肤科检查 面部和右腋下红褐色丘疹、结节及斑块，粟粒至黄豆大小，质中等，境界清楚，泛发，表面光滑，可见部分色素沉着。无触痛。

实验室检查 暂无。

思考

1. 您的诊断是什么？

2. 为明确诊断，您认为还需做什么关键检查？

提示 可能的诊断：

1. 网状组织细胞增多症（reticulohistiocytosis）？

2. 结节病（sarcoidosis）？

3. 皮肤 Rosai-Dorfman 病（cutaneous Rosai-Dorfman disease）？

关键的辅助检查 组织病理示真皮内可见密集的组织细胞浸润（图 51-3），伴有散在淋巴细胞、中性粒细胞和浆细胞（图 51-4）。病理诊断符合皮肤 Rosai-Dorfman 病。

最终诊断 皮肤 Rosai-Dorfman 病。

诊断依据

1. 病史及病程 2 年。

2. 皮损部位 面部和右腋下。

3. 皮损特点 表现为红褐色丘疹、结节和斑块，粟粒至黄豆大小，质中等，境界清楚，泛发，表面

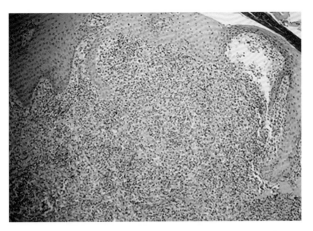

图51-3　真皮内密集的组织细胞浸润（HE×40）

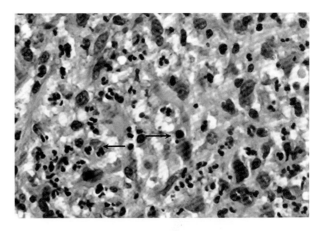

图51-4　可见组织细胞及散在淋巴细胞、中性粒细胞（HE×200）

光滑，可见部分色素沉着。

4. 组织病理　符合皮肤 Rosai-Dorfman 病。

治疗方法　随访观察。

易误诊原因分析及鉴别诊断　Rosai-Dorfman 病又称窦组织细胞增生伴巨大淋巴结病，是一种良性淋巴组织增生性疾病，多见于儿童及青年，男性多于女性。临床发病时常以发热、乏力、盗汗等非特异性症状为主，因受累器官不同而变化。目前，本病仍是一个病因不明的良性自限性疾病，既往研究认为可能与自身免疫功能紊乱或感染相关。临床上该病可分为三种亚型：①淋巴结型：只有淋巴结改变，以颈部淋巴结多见，可伴有多部位或全身浅表淋巴结肿大；②结外型：以头颈部为主（鼻腔、眼眶、皮肤等），其次见于肢体、神经系统、上呼吸道、胃肠道和乳腺等；③混合型：同时累及淋巴结和结外器官。

该病绝大多数发生在淋巴结内，伴淋巴结外累及的患者约占43%，以皮肤多见。只有淋巴结外病变而不伴淋巴结改变的患者少于20%，单纯皮肤累及者更少。单纯皮肤累及者往往容易误诊，其原因一是发病率低，二是结外 Rosai-Dorfman 病在不同器官和组织的临床表现不同，有时由于其他临床表现掩盖或组织形态学不典型，容易造成误诊或漏诊。目前根据病变累及的范围，该病应与其他组织细胞增生性疾病、结节病等鉴别。

1. 网状组织细胞增多症　该病呈病谱性表现，从单发到系统损伤均有，各种类型好发于成人，皮损好发于头、手和肘部，为丘疹和结节，指关节周围丘疹为珊瑚珠样。部分患者有黏膜受累，组织细胞为毛玻璃样改变。主要依靠组织病理及免疫组化鉴别。

2. 结节病　为起源不明的系统性肉芽肿性疾病，最常累及肺。皮肤损害见于1/3的患者，并可为本病的首发体征。临床表现为红褐色至紫色的丘疹、斑块，好发部位为面、唇、颈、上背及四肢。组织学以非干酪性坏死的上皮样肉芽肿为特征，周围通常无淋巴细胞性炎症，主要依靠组织病理及免疫组化鉴别。

（邹宏超　曹　兰）

病例 52

临床照片　见图 52-1。

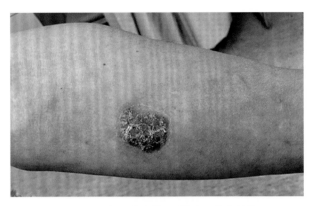

图 52-1　左上臂斑块、鳞屑、黄色结痂

一般情况　患者男，44 岁。

主诉　左上臂斑块 2 个月。

现病史　患者 2 个月前开始于左前臂出现斑块，逐渐扩大，无自觉症状，病程中无发热等全身不适症状。

既往史及家族史　无特殊。

皮肤科检查　左前臂屈侧可见一孤立斑块，表面覆盖黄色结痂。

实验室及辅助检查　血常规无异常，局部真菌涂片无异常。

思考

1. 您的诊断是什么？

2. 为明确诊断，您认为还需做什么关键检查？

提示　可能的诊断：

1. 深部真菌病（deep mycosis）？

2. 环状肉芽肿（granuloma annulare）？

关键的辅助检查

1. 组织病理（左上臂）　角化过度伴角化不全，中央表皮棘层不规则下延。真皮内血管扩张，周围大量淋巴细胞及浆细胞等炎症细胞浸润。

2. TRUST 阳性（滴度 1∶64），TP-ELISA 阳性，TPPA 阳性。

最终诊断　梅毒（syphilis）。

诊断依据

1. 病史及病程　2 个月。

2. 皮损部　位于左上臂。

3. 皮损特点　表现为斑块和鳞屑。

4. 伴随症状　无自觉症状。

5. 组织病理（左上臂）　真皮内血管周围大量淋巴细胞、浆细胞等炎症细胞浸润。

6. TRUST 阳性（滴度 1∶64），TP-ELISA 阳性，TPPA 阳性。

治疗方法 苄星青霉素240万单位分两侧臀部肌内注射治疗，每周1次，共2次。2周后皮损消退。

易误诊原因分析及鉴别诊断 梅毒是由梅毒螺旋体引起的一种慢性传染性疾病，几乎可以侵犯全身各器官系统，临床表现极其复杂。一期梅毒损害不治疗可自行消退。二期梅毒损害不治疗也可自行消退，进入潜伏状态。未经治疗的梅毒患者可发展为三期梅毒，除侵犯皮肤及黏膜外，可侵犯神经系统、心血管及骨骼等。皮肤、黏膜的损害可模拟各种皮肤病损害，包括斑疹、斑丘疹、丘疹和鳞屑性皮损、毛囊疹及脓疱疹等，分布于躯体、四肢和头面部等部位，常泛发对称。不同患者皮损可有不同，同一患者的皮疹类型较一致。掌跖部暗红斑及脱屑性斑丘疹和外阴及肛周的湿丘疹或扁平湿疣为其特征性损害。皮疹一般无瘙痒。可出现口腔黏膜斑、鼻黏膜结节样损害和虫蚀样脱发。

二期复发梅毒皮损数目较少，皮损形态奇特，常呈环状、弓形或弧形，因此容易误诊或漏诊。应及早发现，及时正规治疗，越早治疗效果越好。本例患者皮肤损害的表现需与着色芽生菌病、寻常狼疮相鉴别。

1. 着色芽生菌病 为由多种暗色孢科真菌引起的皮肤及皮下组织和内脏的感染性疾病，损害好发于身体暴露部位。开始为粉红色小丘疹，逐渐扩大成突出的结节，融合成斑块，高出皮肤之上，表面疣状或乳头瘤样增生，呈污秽状，常有溃疡及褐色的痂，压之有少量脓液溢出。表面常有黑点，患者自觉症状轻微。根据真菌学检查及组织病理学检查可鉴别。

2. 寻常狼疮 是由结核分枝杆菌感染所致的慢性皮肤病，基本损害为褐红色米粒至黄豆大小的软结节，不断向周围扩展呈不规则形，玻片压诊见黄褐色结节。结节可吸收而留下萎缩性瘢痕，也可破溃成边缘不整齐的溃疡。组织病理可见典型的结核结节，梅毒血清试验阴性。

（杨小燕 曹 兰）

病例 53

临床照片 见图53-1、图53-2。

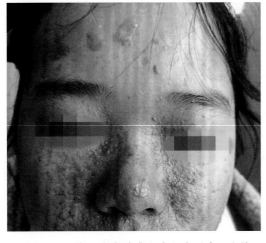

图 53-1 面颊、额部密集红色坚实丘疹、斑块

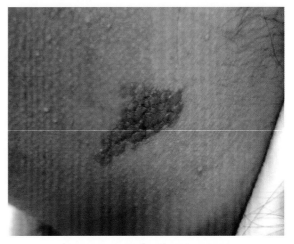

图 53-2 颈部融合性丘疹、斑块

一般情况 患者女，12岁，学生。

主诉 颜面、颈部、甲周丘疹、结节4年，加重2个月。

现病史 患者诉4年前无明显诱因出现颜面部、颈部红色丘疹，对称分布，为针尖至蚕豆大小的坚实丘疹，按之不退色，趾甲周出现疣状结节。曾在当地医院诊治，诊断及用药不详，效果欠佳。2个月前家属发现患者皮损明显增多，遂到我院诊治。病程中患者无盗汗、恶心、呕吐和癫痫等情况。精神、睡眠及饮食可，大小便正常，体重无明显变化。

既往史及家族史　家中亲属有类似病情。

体格检查　一般情况可，神情、精神可，对答切题，智力无异常。牙齿、角膜及系统检查无异常。

皮肤科检查　颜面部、颈部密集对称分布的坚实性丘疹和结节，红色或红褐色，为针尖至蚕豆大小的坚实丘疹，部分融合成结节，趾甲根部疣状斑块，甲变形，无明显压痛（图53-3）。

实验室检查　未见明显异常。

思考

1. 您的诊断是什么？

2. 为明确诊断，您认为还需做什么关键检查？

提示　可能的诊断

1. 神经纤维瘤病（neurofibromatosis）？

2. 脑面血管瘤病（encephalo facial angiomatosis）？

3. 结节性硬化症（tuberous sclerosis）？

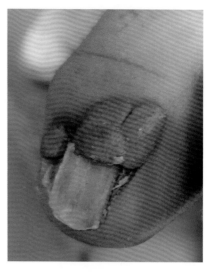

图53-3　趾甲根部疣状斑块，甲变形

关键的辅助检查

1. 头颅X线片　无异常。

2. 头颅CT或MRI　平扫与增强可发现皮质和小脑的稍低或等密度结节病灶。

3. 脑电图　无异常。

4. 脑脊液　正常。

5. 腹部超声　可见肾血管平滑肌脂肪瘤、肾囊肿及多囊肾。

6. 心电图　无异常。

7. 甲周病变组织病理　真皮层见大量增生的胶原纤维及成纤维细胞呈平行、编织状、漩涡状排列（图53-4）。病理诊断：符合甲周纤维瘤。

最终诊断　结节性硬化症。

诊断依据

1. 病史及病程　4年，进行性加重。

2. 皮损部位　皮疹位于颜面、颈部及甲周。

3. 皮损特点　表现为皮疹对称分布，呈红色或红褐色，为针尖至蚕豆大小的坚实丘疹，按之不退色，趾甲根部疣状斑块，甲变形。

4. 甲周病变组织病理　符合甲周纤维瘤。

5. 头颅CT或MRI　皮质和小脑可见稍低或等密度结节病灶。

6. 腹部超声　可见肾血管平滑肌脂肪瘤、肾囊肿及多囊肾。

治疗方法　考虑应用西罗莫司（雷帕霉素）治疗及其他对症治疗，对脑脊液循环受阻可行手术治疗，面部皮脂腺腺瘤可整容治疗。

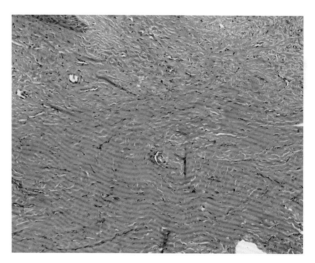

图53-4　真皮内增生的胶原纤维及成纤维细胞呈平行、编织状、漩涡状排列（HE×200）

易误诊原因分析及鉴别诊断　结节性硬化症又称 Bourneville 病，是一种常染色体显性遗传的神经皮肤综合征，家族性病例约占 1/3，即由父母一方遗传而来突变的 *TSC1* 或 *TSC2* 基因；散发病例约占 2/3，即出生时患者携带新突变的 *TSC1* 或 *TSC2* 基因，并无家族成员患病。家族性患者 *TSC1* 突变较为多见，而散发性患者 *TSC2* 突变较常见。也有散发病例，多是由外胚层组织的器官发育异常，可出现脑、皮肤、周围神经及肾等多器官受累，临床特征是面部皮脂腺腺瘤、癫痫发作和智能减退。发病率约为 1/6000 活婴，男女之比为 2∶1。根据受累部位不同，可有不同表现。典型表现为面部皮脂腺腺瘤、癫痫发作和智能减退。多于儿童期发病，男多于女。

20% 可在 10 岁以后出现腰骶区鲨鱼皮斑，略高出正常皮肤，局部皮肤增厚粗糙，呈灰褐色或微棕色斑块。13% 的患者可表现为甲床下纤维瘤，又称 Koenen 肿瘤，自指（趾）甲沟处长出，趾甲常见，多见于青春期，可为本病唯一皮损。其中 3 个以上的色素脱失斑和甲床下纤维瘤是本病最特征的皮损。其他如咖啡牛奶斑及皮肤纤维瘤等均可见。由于 TSC1 和 TSC2 蛋白参与调节哺乳动物雷帕霉素靶蛋白（mTOR）激酶活性，因此考虑应用雷帕霉素治疗 TSC。雷帕霉素属于大环内酯类抗生素，因抑制 mTOR 活性、参与调节细胞生长而用于抗真菌治疗，在器官移植术后也作为免疫调节药物应用。其他对症治疗包括脱水降颅压，脑脊液循环受阻可行手术治疗，面部皮脂腺腺瘤可整容治疗。

根据其多系统、多器官受累特点，需与其他累及皮肤、神经系统和眼的疾病鉴别，如神经纤维瘤病和脑面血管瘤病。

1. 神经纤维瘤病　又称神经膜瘤、神经瘤、神经周围纤维瘤、施万细胞瘤及神经周围成纤维细胞瘤。本病名目繁多，反映了对其来源有不同看法，归纳起来不外以下几类：第一类：神经膜瘤或施万细胞瘤；第二类：神经纤维瘤病或神经周围成纤维细胞瘤，是指肿瘤细胞由神经内中胚叶深化而来的结缔组织。神经纤维瘤可以起源于周围神经、脑神经及交感神经。检查时可见肿瘤呈粉红色或灰白色，基底广平，不易活动或带蒂，质较硬，需借病理检查以确诊。

2. 脑面血管瘤病　又称斯德奇 - 韦伯综合征，是一种罕见的先天性神经皮肤综合征，主要累及皮肤、眼和脑血管，引起一侧面部三叉神经不规则血管痣、对侧偏瘫、突眼、青光眼、癫痫和偏盲等症状。典型症状为患儿出生时就可见到红葡萄酒色扁平血管痣，多数沿三叉神经第一支范围分布，也可以累及第二、三支，蔓延到颈部、躯干和对侧的面部。血管痣边缘清晰，略凸起，压之不退色。结合临床表现可与此病鉴别。

（孙东杰　方　婷）

病例 54

临床照片 见图 54-1 至图 54-3。

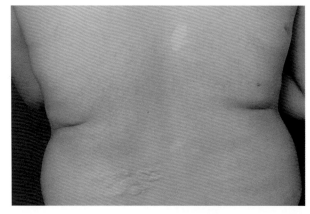

图 54-1 背部卵圆形、条叶状色素减退斑，左腰背部肤色鲨鱼皮样斑块

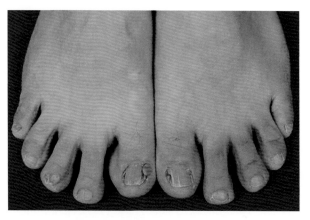

图 54-2 趾甲根部结节，甲变形

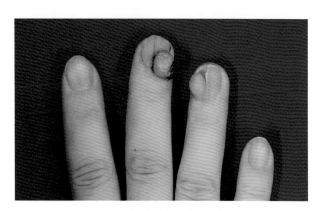

图 54-3 指甲根部结节，甲变形

一般情况 患者女，34 岁，职员。

主诉 全身丘疹、斑块及白斑 20 余年。

现病史 患者诉 20 余年前无明显诱因足部出现多发肤色丘疹，背部出现隆起性斑块，躯干、四肢陆续出现散在条状白斑，无瘙痒或疼痛，未予处理。2 年前手部指甲出现类似皮疹，皮疹随年龄逐渐增大。因影响美观，遂就诊于我院门诊。精神、食欲和睡眠均可，大小便无异常，无癫痫病史，无智力低下。

既往史及家族史 体健，哥哥和父亲有类似病史。

体格检查 一般情况可，神志清、精神佳。全身浅表淋巴结未触及肿大。黏膜未见异常，无肝掌及蜘蛛痣。心、肺无异常。腹平软，肝、脾未触及肿大。

皮肤科检查 乳房下、背部、双下肢及足背可见 7 块大小不一的卵圆形或条叶状色素减退斑。背部可见一不规则增厚并稍隆起的软斑块，呈肤色，类似鲨鱼皮样。右足第一、三、五趾，左足第一趾甲周、右手中指、无名指可见共 6 个鲜红色乳头状赘生物，光滑、坚韧，长 5～10 mm。

实验室检查 血和尿常规未见异常，HIV 抗体（ － ），TPPA（ － ）。

思考

1. 您的诊断是什么？

2. 为明确诊断，您认为还需做什么关键检查？

提示 可能的诊断：

1. 结节性硬化症（tuberous sclerosis）？
2. 神经纤维瘤病（neurofibromatosis）？
3. 毛发上皮瘤（trichoepithelioma）？

关键的辅助检查 组织病理（右足趾肿物皮肤）示表皮角化过度，伴上皮角延长，真皮层纤维组织增生伴胶原增粗，形态符合纤维瘤样改变（图54-4）。

最终诊断 结节性硬化症。

诊断依据

1. 病史及病程　20余年，青春期发病。
2. 皮损部位和特点　躯干及四肢可见7块卵圆形或条叶状色素减退斑，背部鲨鱼皮样斑，手足可见6个鲜红色赘生物。
3. 组织病理　真皮层纤维组织增生伴胶原增粗。

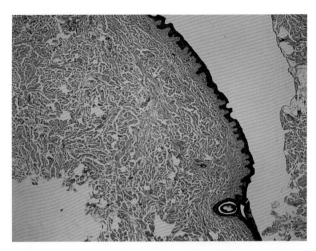

图54-4　真皮内纤维组织增生伴胶原增粗（HE×40）

治疗方法 对症治疗。

易误诊原因分析及鉴别诊断 结节性硬化症是一种少见的、以多器官错构瘤病变为特征的常染色体显性遗传性神经皮肤综合征。发病率为1/6000。结节性硬化症虽临床表现复杂，但仍是仅依靠临床表现就能做出诊断的少数遗传性疾病之一。

临床诊断标准：①主要特征，包括色素脱失斑（≥3块，直径≥5 mm）；面部血管纤维瘤（≥3个）或头部纤维斑块；指（趾）甲纤维瘤（≥2个）；"鲨鱼皮"样斑；多发性视网膜错构瘤；皮质发育不良（包括皮质结节和白质放射状移行线）；室管膜下结节；室管膜下巨细胞型星形细胞瘤（subependymal giant cell astrocytoma，SEGA）；心脏横纹肌瘤；肺淋巴管肌瘤病；肾血管平滑肌脂肪瘤。②次要特征，包括"斑斓"样皮肤损害；牙釉质点状凹陷（>3个）；口内纤维瘤（≥2个）；视网膜色素脱失斑；多发性骨囊肿；非肾脏错构瘤。具备2项主要特征，或者具备1项主要特征和2项次要特征，诊断为确定的（definite）结节性硬化症；具备1项主要特征，或2项次要特征，诊断为疑诊（possible）的结节性硬化症；若仅肺淋巴管肌瘤病和肾血管平滑肌脂肪瘤作为主要特征同时存在，则还需要其他特征方能诊断为结节性硬化症。

本例患者具有色素脱失斑、指（趾）甲纤维瘤、"鲨鱼皮"样斑3个主要特征，诊断为确定的（definite）结节性硬化症。患者因经济原因，暂时未考虑完善基因检测。

结节性硬化症目前尚不能彻底治愈，以对症处理为主。甲周纤维瘤必要时可用磨削术、激光、液氮冷冻和电灼等方法治疗。对于单纯只累及皮肤的患者，医生均应考虑到本病，并做好排查工作。同时，因结节性硬化症许多临床表现有年龄特征，建议长期随访观察，定期复查脑、心、肝、肾、眼等，注意内脏情况变化。

（周鹏军　许天星　郭燕妮）

病例 55

临床照片　见图 55-1。

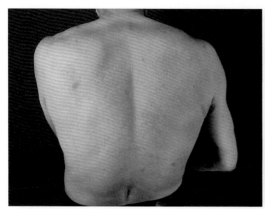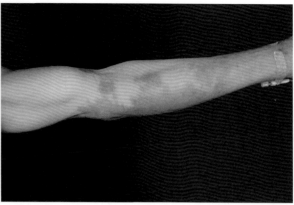

图 55-1　躯干及左上肢紫红色斑片、斑块

一般情况　患者男，58 岁，工人。

主诉　全身皮肤紫红色斑片、斑块 1 年。

现病史　患者诉 1 年前无明显诱因躯干及四肢出现紫红色斑片、斑块，无自觉症状，未治疗。皮疹范围渐扩大，部分皮疹增大或融合成片状斑块，无瘙痒或疼痛不适。1 个月前出现乏力，就诊当地医院，查白细胞下降，凝血及血小板正常。为进一步明确诊断就诊我院门诊。病程中患者无盗汗、恶心、呕吐及呕血等情况。精神可，睡眠及饮食正常。大小便正常，体重无明显变化。

既往史及家族史　无特殊。

体格检查　一般情况可，神情、精神佳。全身浅表淋巴结未触及肿大。黏膜未见异常，无肝掌及蜘蛛痣。心、肺无异常。腹平软，肝、脾未触及。

皮肤科检查　躯干及四肢散在紫红色斑片、斑块，轻度浸润感，部分边缘隆起呈环状。

实验室及辅助检查　血白细胞 3.26×10^9/L，中性粒细胞占比 37.7%，血红蛋白 138 g/L，血小板 140×10^9/L。谷丙转氨酶 61 U/L，谷草转氨酶 51 U/L，尿酸 433 μmol/L，总胆固醇 5.81 mmol/L，甘油三酯 2.34 mmol/L，球蛋白 44.5 g/L。肿瘤标志物七项示细胞角蛋白 19 片段 4.08 ng/ml。肺部 CT 示：①双上肺间隔旁肺气肿，右上肺肺大泡；②双肺密度增高灶：考虑慢性炎症；③纵隔稍大淋巴结；④扫及肝内多发低密度灶。消化系统彩超及泌尿系彩超未见明显异常。骨髓细胞学示三系增生伴浆细胞比例增高，约占 20%，可见原、幼浆细胞。血游离轻链 LAM 635 mg/L，KAP 9.8 mg/L。免疫固定电泳示 IgG-LAM＋LAM 双 M 蛋白血症。髂后骨髓病理 HE 及 PAS 染色示骨髓增生较活跃（50%～60%），异型浆细胞增生（约 70%），片状及散在分布，胞体大，胞质丰富，细胞核椭圆形或略不规则，核染色质粗。偏成熟阶段粒红系细胞散在及簇状分布，巨核细胞不少见，以分叶核为主。网状纤维染色（MF-1 级）。免疫组化示 CD38（＋），CD138（＋），CD56（＋），Kappa（少量＋），lambda（＋），MPO（粒系＋），CD235α（红系＋）。结论：考虑浆细胞骨髓瘤。

思考

1. 您的诊断是什么？

2. 为明确诊断，您认为还需做什么关键检查？

提示　可能的诊断：

1. 蕈样肉芽肿（granuloma fungoides）？

2. 环状肉芽肿（granuloma annulare）？

3. 环状弹性组织溶解性巨细胞性肉芽肿（annular elastolytic giant cell granuloma，AEGCG）？

关键的辅助检查　组织病理示真皮层多量组织细胞及多核巨细胞呈肉芽肿性浸润，未见坏死（图55-2）。多核巨细胞胞质内可见"星状小体"。特殊染色示抗酸染色（－），PAS染色（－），六胺银染色（－），刚果红染色（－），弹性纤维染色示多核巨细胞胞质内可见弹性纤维碎片。

最终诊断　①环状弹性组织溶解性巨细胞性肉芽肿。②多发性骨髓瘤。

诊断依据

1. 病史及病程　1年。

2. 皮损部位　躯干及四肢。

3. 皮损特点　紫红色斑片、斑块，轻度浸润感，边缘隆起呈环状。

4. 伴随症状　乏力。

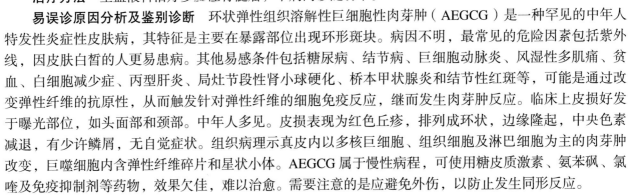

图55-2　真皮内组织细胞及多核巨细胞呈肉芽肿性浸润（HE×40）

5. 实验室检查　白细胞下降；骨髓病理示浆细胞骨髓瘤。

6. 组织病理　真皮内见多量组织细胞及多核巨细胞，多核巨细胞内见"星状小体"。弹性纤维染色示多核巨细胞内可见弹性纤维碎片。

治疗方法　至血液科治疗多发性骨髓瘤，本病门诊随访中。

易误诊原因分析及鉴别诊断　环状弹性组织溶解性巨细胞性肉芽肿（AEGCG）是一种罕见的中年人特发性炎症性皮肤病，其特征是主要在暴露部位出现环形斑块。病因不明，最常见的危险因素包括紫外线，因皮肤白皙的人更易患病。其他易感条件包括糖尿病、结节病、巨细胞动脉炎、风湿性多肌痛、贫血、白细胞减少症、丙型肝炎、局灶节段性肾小球硬化、桥本甲状腺炎和结节性红斑等，可能是通过改变弹性纤维的抗原性，从而触发针对弹性纤维的细胞免疫反应，继而发生肉芽肿反应。临床上皮损好发于曝光部位，如头面部和颈部。中年人多见。皮损表现为红色丘疹，排列成环状，边缘隆起，中央色素减退，有少许鳞屑，无自觉症状。组织病理示真皮内以多核巨细胞、组织细胞及淋巴细胞为主的肉芽肿改变，巨噬细胞内含弹性纤维碎片和星状小体。AEGCG属于慢性病程，可使用糖皮质激素、氨苯砜、氯喹及免疫抑制剂等药物，效果欠佳，难以治愈。需要注意的是应避免外伤，以防止发生同形反应。

AEGCG在临床上需要与类脂质渐进性坏死及环状肉芽肿等疾病鉴别。

1. 类脂质渐进性坏死　好发于成年人，多伴有糖尿病，胫前多见。皮损为橘红色斑块，中央萎缩，边缘隆起。病理表现为真皮网状层至皮下脂肪层炎症细胞区和坏死胶原区交替出现，呈三明治结构，真皮血管周围较多浆细胞，无黏蛋白沉积。好发部位及皮损形态不一样，根据组织病理可鉴别。

2. 环状肉芽肿　是一种以环状丘疹或结节性损害为特征的非感染性肉芽肿性皮肤病。好发于青年人，皮损为淡红色环形损害，中央一般无萎缩，病理表现为栅栏状肉芽肿，中央有黏蛋白沉积，无弹性纤维缺失。两者根据组织病理及特殊染色结果可鉴别。

（王淑梅　梁琦娴　许天星　郭燕妮）

病例 56

临床照片　见图 56-1。

一般情况　患者男，60 岁，退休。

主诉　双下肢丘疹、斑块伴瘙痒 18 个月，加重 1 个月。

现病史　患者诉 18 个月前无明显诱因出现双小腿绿豆大小紫红色扁平丘疹，伴明显瘙痒，曾多次至当地医院就诊。诊断及用药不详，皮损无好转，瘙痒稍缓解，但病情反复。随病情进展，患者双下肢皮损逐渐增大至蚕豆大小，左下肢小腿内侧一丘疹逐渐增大至 3 cm×4 cm，表面部分结痂。1 个月前患者自觉瘙痒加重，遂至当地市医院就诊，诊断考虑"泛发性神经性皮炎"，予以"西替利嗪片"口服、"他克莫司乳膏"外用治疗，患者感症状无缓解。于 6 天前至我科门诊就诊，考虑"扁平苔藓"，于皮损典型处取皮肤病理检查后以"扁平苔藓"收入院。患者自发病以来，精神、饮食可。睡眠欠佳，大小便正常，体重无明显变化。

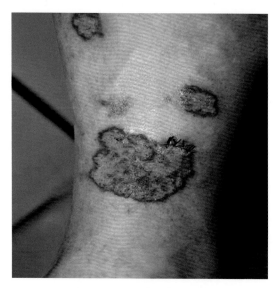

图 56-1　双下肢丘疹、斑块

既往史及家族史　2 个月前在当地医院诊断为"慢性支气管炎、肺气肿"，余无特殊。

体格检查　一般情况可，神志清，查体合作，对答切题。头颅、五官无畸形，皮肤、巩膜无黄染，全身浅表淋巴结未及肿大，咽无充血，双侧扁桃体无肿大。心、肺无异常。腹平软，肝、脾未触及。

皮肤科检查　双小腿散在分布黄豆至蚕豆大小紫红色扁平丘疹，左下肢小腿内侧见一扁平斑块，大小约 3 cm×4 cm，表面部分结痂。皮损上见手术缝线，皮损以双小腿伸侧为多，周围皮肤有抓痕及色素沉着，未见结节、斑块及渗出等。

实验室及辅助检查　血白蛋白 35.7 g/L，空腹血糖 7.21 mmol/L，锌 8.54 μmol/L。T-Spot 示 γ- 干扰素测定阳性，结核分枝杆菌特异性（A）T 淋巴细胞 15 个，结核分枝杆菌特异性（B）T 淋巴细胞 0 个。余血、尿、大便常规、肾功能、EB-DNA、HCMV-DNA、ANA、ENA、ds-DNA-Ab、HIV 及梅毒抗体等未见明显异常。胸部 CT 示肺气肿，双肺多发肺大泡；双肺慢性炎症及少许间质性改变；双肺散在微结节。双下肢血管超声示双下肢动脉多发细小钙化，双小腿浅静脉曲张。全身浅表淋巴结超声示双侧颈部、双侧腋窝内及双侧腹股沟区多个淋巴结，部分肿大。

思考

1. 您的诊断是什么？
2. 为明确诊断，您认为还需做什么关键检查？

提示　可能的诊断：

1. 疣状（肥厚性）盘状红斑狼疮（verrucous/hypertrophic discoid lupus erythematosus）？
2. 慢性单纯性苔藓（lichen simplex chronicus）？
3. 汗孔角化病（porokeratosis）？

关键的辅助检查　组织病理（下肢）示表皮角化过度伴灶性角化不全，颗粒层灶性增厚，棘层肥厚，表皮突延长，基底细胞液化变性。真皮浅层毛细血管扩张，淋巴细胞及组织细胞呈苔藓样浸润（图 56-2、图 56-3）。病理诊断：符合肥厚性扁平苔藓。

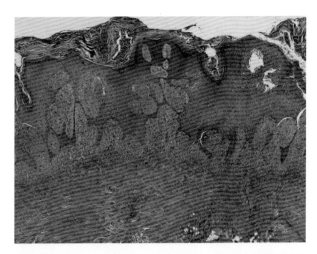

图56-2　角化过度伴灶性角化不全，颗粒层灶性增厚，棘层肥厚，基底细胞液化变性。真皮浅层淋巴细胞及组织细胞呈苔藓样浸润（HE×20）

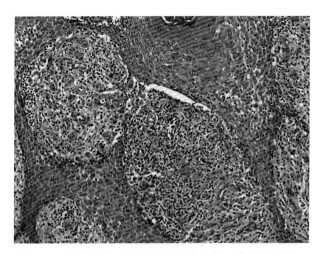

图56-3　前图高倍。基底细胞液化变性。真皮浅层淋巴细胞及组织细胞呈苔藓样浸润（HE×100）

最终诊断　肥厚性扁平苔藓（hypertrophic lichen planus）。

诊断依据

1. 病史及病程　18个月，慢性反复发作。
2. 皮损部位　位于双小腿。
3. 皮损特点　表现为紫红色扁平丘疹和斑块。
4. 自觉症状　瘙痒。
5. 组织病理　符合肥厚性扁平苔藓。

治疗方法　予硫代硫酸钠针静滴每天1次，复方倍他米松＋利多卡因皮损内注射及卤米松/三氯生软膏及维A酸乳膏外用。治疗1周后，患者斑块变薄，皮损范围较前缩小，瘙痒较前缓解，出院。

易误诊原因分析及鉴别诊断　扁平苔藓是一种好发于踝周、胫前方及指（趾）节间关节常见的病因不明的慢性炎症性疾病，可能与免疫反应、遗传、感染、精神因素、药物及一些自身免疫性疾病有关。肥厚性扁平苔藓又称疣状扁平苔藓，占扁平苔藓的6%～19%，为扁平苔藓的亚急性或慢性变异型。典型皮疹为对称分布的疣状增殖性肥厚性斑块，呈紫蓝色或红褐色，伴有多少不等的黏着性鳞屑，多有剧烈瘙痒。本病病程慢性，损害消退后可留有色素沉着、色素减退或皮肤萎缩。典型的病理改变表现为表皮角化过度、局灶性楔形颗粒层增厚、棘细胞层不规则增厚、表皮突呈锯齿状、基底细胞液化变性及真皮上部以淋巴细胞为主的带状浸润。治疗上以局部治疗为主。可外用糖皮质激素，以强效或超强效糖皮质激素为主。有报道认为维A酸类、免疫调节剂如0.1%他克莫司软膏等亦有效。

近年来，有泛发性或播散性肥厚性扁平苔藓的病例报道，但临床上仍然容易误诊。此外，在肥厚性损害的基础上可继发多发性皮角、角化棘皮瘤、疣状癌或鳞状细胞癌，具体机制尚不明确，考虑可能与免疫功能异常或外部刺激有关。因此，对于肥厚性扁平苔藓，应注意进行随访观察。对于疑似病例，临床医生应及时完善病理检查，减少误诊和漏诊的可能性，做到早发现、早诊断、早治疗，及早缓解患者的症状，以改善患者的生活质量。肥厚性扁平苔藓应与疣状（肥厚性）盘状红斑狼疮、慢性单纯性苔藓及角化过度型汗孔角化病等相鉴别，通过病理检查可明确诊断。

1. 疣状（肥厚性）盘状红斑狼疮　疣状盘状红斑狼疮是非常少见的盘状红斑狼疮的亚群，典型的临床特征为盘状红斑的基础上显著的疣状增生性改变，多好发于面部和手部。表现为浸润红斑上覆黏着性鳞屑，鳞屑下方有毛囊角栓。剥离鳞屑，可见扩张毛囊口。组织病理可见角化过度，毛囊口及汗孔角栓，颗粒层增厚，棘层萎缩，表皮突变平，灶性基底细胞液化变性，真皮血管及毛囊附属器周围淋巴细胞浸润，真皮内黏蛋白沉积。免疫荧光检查可见基底膜带 IgG、IgM 及 C3 呈线状沉积。实验室检查示自身抗体 SS-A、SS-B 阳性。结合组织病理、免疫荧光及抗体相关免疫学检查，两者不难鉴别。

2. **慢性单纯性苔藓** 也称神经性皮炎，是一种以阵发性剧痒及皮肤苔藓样变为特征的炎症性皮肤病。病因尚不明确，大脑皮质兴奋和抑制功能失调与疾病发生有明显关系。皮疹多发生于躯体伸侧或关节部位，局部皮肤粗糙增厚，皮嵴隆起，皮沟加深，皮损界限清楚。组织病理表现为角化过度，棘层肥厚，真皮乳头胶原纤维和毛细血管增生并与表皮垂直。肥厚性扁平苔藓亦有慢性单纯性苔藓样的改变，但其同时具有典型的扁平苔藓样改变及胶样小体可资鉴别。

3. **角化过度型汗孔角化病** 汗孔角化病是一种少见的具有遗传倾向的慢性进行性角化性皮肤病。其中角化过度型皮损多见于臀部和双下肢的摩擦部位，中心区增厚及边缘角化过度明显，而边缘堤状隆起不明显。其皮损开始时为一小的角化性丘疹，缓慢地向四周扩展成环形、地图形、葡匐形或不规则的边界清楚的斑片，边缘呈堤状、有沟槽的角质性隆起，灰色或棕色，中心部分皮肤干燥光滑而有轻度萎缩，缺乏毳毛，其间汗孔处有时有针头大细小的角质栓。其特征性组织病理改变是在充有角蛋白的凹窝部中央有一不全角化柱，即"鸡眼样板"。其下方表皮角质形成细胞排列不规则，真皮血管周围可见非特异性炎症细胞浸润。结合组织病理和病理学检查，两者不难鉴别。

（代子佳 刘彤云 何 黎）

病例 57

临床照片 见图 57-1、图 57-2。

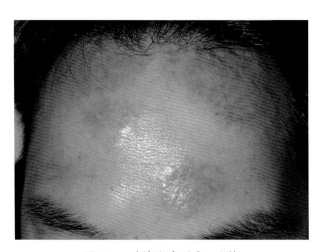
图 57-1 额部红色丘疹、斑块

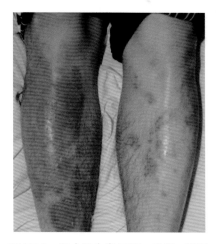
图 57-2 双小腿全身红斑、丘疹、斑块

一般情况 患者男，27 岁，职员。

主诉 全身红斑、丘疹、斑块及鳞屑伴痒 2 个月余。

现病史 患者诉 2 个月前无明确诱因于右下肢皮肤出现硬币片状红斑，自觉瘙痒，搔抓后易有渗出，面积逐渐扩大，未予重视。1 个月前手臂出现红斑伴丘疱疹，伴渗出。皮损逐渐增多，波及躯干、双上肢皮肤，局部增多并融合成片。遂至"云南省红会医院"诊治，予"激素、抗组胺"等（具体治疗不详）治疗后病情稍好转出院。出院后面部逐渐出现片状、环状红色斑块伴痒，面积逐渐扩大。为求进一步诊治，遂至我科门诊就诊，门诊以"湿疹、环状红斑可能"收住入院。病程中患者无厚层银白色鳞屑性丘疹及斑块出现，皮损的发生、发展与日晒无关。自发病以来，患者精神、饮食、睡眠尚可，大小便正常，体重无明显改变。

既往史及家族史 无特殊。

体格检查 心、肺、腹无特殊。

皮肤科检查 左侧面颊部可见巴掌大小红斑，额头及下巴可见数块核桃大小边缘隆起、中央低平的环状红斑、斑块，浸润明显，斑块及红斑上未见丘疹和丘疱疹，无渗出，上覆少量细小鳞屑。躯干及四肢皮肤可见散在或密集分布的大小不等的片状红斑，其上或其间可见绿豆至黄豆大小丘疹、斑块，局部可见抓痕及散在片状色素沉着斑，表面上覆大量细小鳞屑。皮损对称分布、境界不清，局部融合成片，以右小腿为甚。未见厚层银白色鳞屑性丘疹及斑块，Auspitz 征阴性。

实验室及辅助检查 谷丙转氨酶 134.00 IU/L，谷草转氨酶 52.30 IU/L，总胆红素 19.2 μmol/L，甘油三酯 3.25 mmol/L，高密度脂蛋白胆固醇 0.86 mmol/L。乙肝表面抗体阳性、乙肝 e 脂抗体阳性及乙肝 c 抗体阳性。D-2 聚体定量 0.57 μg/ml。HP、抗核抗体谱、其余血生化未见异常。心电图示窦性心律，正常心电图。体表淋巴结超声示双侧颈部及双侧腋窝内可见多个淋巴结，右颈部个别淋巴结肿大，其中颈部个别淋巴结皮髓质分界欠清。

思考

1. 您的诊断是什么？

2. 为明确诊断，您认为还需做什么关键检查？

提示 可能的诊断：

1. 毛囊黏蛋白病（follicular mucinosis）？

2. 播散性湿疹（disseminated eczema）？

3. 环状肉芽肿（granuloma annulare）？

4. 离心性环状红斑（erythema annulare centrifugum）？

5. 红斑狼疮（lupus erythematosus）？

6. 麻风（leprosy）？

关键的辅助检查 组织病理（面部）示表皮角化过度，真皮毛囊上皮细胞间明显水肿，血管及毛囊周围散在或灶性淋巴细胞及嗜酸性粒细胞浸润，有淡蓝色物质沉积（图 57-3、图 57-4）。特殊染色示毛囊及周围胶体铁染色（＋），阿辛兰染色（＋），PAS 染色（－）。病理诊断符合毛囊黏蛋白病。

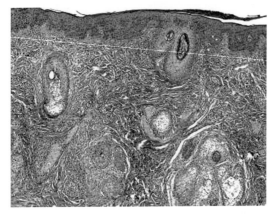

图 57-3　真皮内毛囊上皮细胞间明显水肿，血管及毛囊周围散在或灶性淋巴细胞及嗜酸性粒细胞浸润（HE×40）

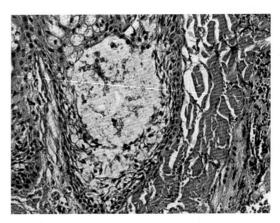

图 57-4　毛囊上皮细胞间明显水肿，淡蓝色物质沉积（HE×200）

最终诊断　毛囊黏蛋白病。

诊断依据

1. 病史及病程　2个月余。
2. 皮损部位　泛发于躯干和四肢。
3. 皮损特点　表现为暗红斑、环形红斑、斑块、丘疹及鳞屑。
4. 伴随症状　瘙痒。
5. 组织病理　符合毛囊黏蛋白病。

治疗方法　予硫代硫酸钠、维生素 B_6、枸地氯雷他定抗炎、止痒，曲安奈德（益康唑）外搽局部抗菌、抗炎。

易误诊原因分析及鉴别诊断　毛囊黏蛋白病于 1957 年由 Pinkus 首次报道，起初发现伴有毛发脱落，故命名为黏蛋白性脱发，后来发现本病并不是所有病例都有毛发脱落，且以毛囊内黏蛋白的沉积为其独特的病理表现，故 1959 年 Joblonska 将其更名为毛囊黏蛋白病并沿用至今。毛囊黏蛋白病以酸性黏多糖聚积在毛囊（毛囊外根鞘和皮脂腺）内为特征，目前病因不明，部分学者认为是一种慢性非特异性反应性皮肤病，也可能是毛囊周围浸润的炎症细胞分泌细胞因子刺激毛囊上皮产生黏蛋白所致，临床少见。

本病可发生于任何年龄段，男女均可患病，无明显性别差异，病程长短不一。按其临床表现可分为以下几种类型。①急性良性型：临床相对常见，相对好发于较年轻的患者，临床表现为肤色或红色丘疹、结节、鳞屑，其上毛囊显著，毛发如头发及眉毛脱落为主要表现，皮损常可于 2 个月至 2 年内自行消退；②慢性良性型：相对好发于年龄稍大的患者，临床皮损表现多样，可有丘疹、斑块、溃疡、结节、囊肿和脱发；③恶性型，即淋巴瘤相关型：相对好发于年龄较大的患者，少见，发生率为 15%～30%，皮损多且广泛，常见伴发的恶性肿瘤为蕈样肉芽肿和皮肤 T 细胞淋巴瘤。蕈样肉芽肿可先于本病发生，也可两病同时出现，或于毛囊黏蛋白病诊断数月或数年后发生。恶性肿瘤包括 B 细胞淋巴瘤、霍奇金病、慢性和急性淋巴细胞性白血病及淋巴肉瘤等。因为蕈样肉芽肿在疾病早期组织病理难以确诊，故对于 30 岁以上的毛囊黏蛋白病患者，必须仔细检查其组织病理，以早期对蕈样肉芽肿做出诊断。本病按组织病理可分为：①原发型：即包括急性良性型及慢性良性型，因此为良性病程，多发于儿童及青少年；②继发型：好发于年龄较大者，常与恶性肿瘤相关，皮损广泛，病理可有提示，如异型淋巴细胞及淋巴细胞亲表皮现象，需进一步行免疫组化明确诊断。阿新兰及胶体铁等特殊染色对诊断有重要价值。

本病临床表现多样，可表现为肤色或红色丘疹、浸润性红斑、斑块或结节、囊肿，严重者可出现破溃、溃疡，其上毛囊显著，部分可见毛发脱落，可无自觉症状或有瘙痒、麻木及感觉异常等。临床表现缺乏特异性，因此极易误诊。本病例病理上无淋巴细胞亲表皮现象及异型淋巴细胞，根据临床表现、组织病理特点及预后情况，本病例符合原发良性型。

临床上本病需与以下疾病进行鉴别，如播散性湿疹、环状肉芽肿、红斑狼疮和麻风等。

1. 播散性湿疹　是由多种内外因素共同作用所致的慢性炎症性疾病。皮损具有多形性，表现为红斑、丘疹、结节、渗出、糜烂和结痂等，具有瘙痒明显、渗出倾向及反复发作的特点。结合临床表现和组织病理检查，两者不难鉴别。

2. 环状肉芽肿　是以肢端环状丘疹和结节性损害为特征的慢性炎症性皮肤病。通常无症状，部分患者有瘙痒。发生于手掌部位的患者可出现疼痛。组织病理表现为真皮栅栏状肉芽肿，中央胶原纤维和弹性纤维局灶变性，出现黏蛋白沉积，真皮浅层、中层血管周围和间质淋巴组织细胞浸润。结合临床表现和组织病理检查，两者不难鉴别。

3. 麻风　是由麻风分枝杆菌引起的一种慢性传染性疾病。皮肤损害类型多样，有斑疹、丘疹、结节、斑块、环形红斑和弥漫性浸润等。还可损害外周神经，可引起肌肉萎缩，导致"鹰爪手"和"下垂足"畸形等。结合患者的旅游史、临床表现、组织病理及特殊染色，两者可予以鉴别。

（王　莹　刘彤云　何　黎）

病例 58

临床照片 见图 58-1、图 58-2。

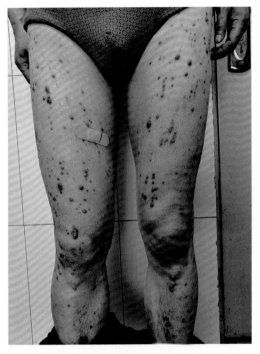

图 58-1 双下肢红色丘疹、结节

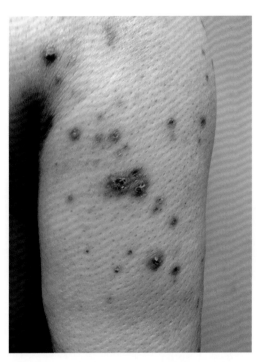

图 58-2 右上臂丘疹、结节，顶端脐凹、溃疡、结痂

一般情况 患者男，50 岁，职工。

主诉 躯干、四肢丘疹及结节伴痒 6 个月。

现病史 6 个月前患者无明显诱因双上肢肘关节出现散在黄豆大小结节，自觉瘙痒，自行外用药物皮炎平及复方酮康唑软膏等后病情无明显好转。天气炎热可使病情加重。皮疹蔓延至双上肢。曾就诊于外院，予"沙利度胺、氯雷他定"等治疗后病情可有所好转。停止治疗后皮损蔓延至双下肢及躯干，表现为粟粒大的丘疹和结节，瘙痒明显，遂就诊。

既往史及家族史 既往有糖尿病史 20 余年，现规律使用门冬胰岛素皮下注射，三餐前 14 IU，睡前 28 IU。有十二指肠溃疡病史 3 余年，其家族中无类似病史。

体格检查 一般情况良好，全身系统检查无特殊。

皮肤科检查 躯干及四肢多发针尖至黄豆大小的红色丘疹和结节，表面可见抓痕、结痂，结节中等硬度，部分顶端可见脐凹或溃疡、蜜黄色痂皮。Koebner 征（＋）。空腹血糖 12.40 mmol/L，总胆固醇 6.27 mmol/L，游离胆固醇 2.35 mmol/L ↑，甘油三酯 3.06 mmol/L，低密度脂蛋白胆固醇 3.88 mmol/L。尿常规示尿糖（＋＋＋）。血常规、肝和肾功能、甲状腺功能、免疫球蛋白＋补体、结核 DNA、T-spot 均正常。HIV 及梅毒血清学均阴性。

思考

1. 您的诊断是什么？

2. 为明确诊断，您认为还需做什么关键检查？

提示 可能的诊断：

1. 结节性痒疹（prurigo nodularis）？

2. 急性苔藓痘疮样糠疹（pityriasis lichenoides et varioliformis acuta，PLEVA）？

3. 丘疹性坏死性结核疹（papulonecrotic tuberculid，PNT）？

4. 获得性反应性穿通性胶原病（acquired reactive perforating collagenosis，ARPC）？

关键的辅助检查 皮损组织病理示杯状或盘状下陷的表皮，内含大量破碎角质、角质形成细胞碎片、中性粒细胞及嗜碱性胶原纤维，可见断裂、卷曲的胶原纤维束垂直表皮穿出。真皮浅层见大量中性粒细胞及少量淋巴细胞浸润（图58-3）。Masson染色表皮可见蓝染、破碎、断裂、变性的胶原纤维穿出，穿透部位弹性纤维染色阴性（图58-4）。

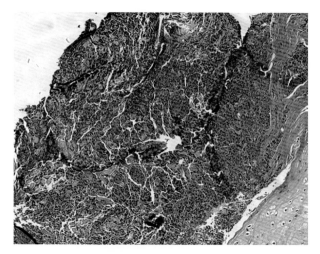

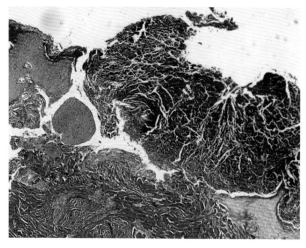

图58-3 盘状下陷的表皮上方大量破碎角质、角质形成细胞碎片、中性粒细胞及嗜碱性胶原纤维（HE×40）

图58-4 经表皮排出物内蓝染、破碎、断裂、变性的胶原纤维（Masson染色 ×40）

最终诊断 获得性反应性穿通性胶原病。

诊断依据

1. 病程及病史 患者呈慢性病程，既往有糖尿病病史。

2. 皮损特点 表现为躯干及四肢多发红色丘疹、结节，部分顶端可见脐凹、溃疡和结痂。Koebner征（+）。

3. 组织病理及特殊染色 符合获得性反应性穿通性胶原病。

治疗方法 予沙利度胺100 mg每日1次口服，枸地氯雷他定8.8 mg每日1次口服。治疗数周后，患者电话告知瘙痒减轻。

易误诊原因及鉴别诊断 反应性穿通性胶原病根据病因可分为遗传性和获得性两类，遗传性多见于婴幼儿；获得性则见于成人，常合并其他系统疾病，如糖尿病、慢性肾衰竭、甲状腺功能异常、肝病、硬化性胆管炎、肺纤维化、艾滋病及疥疮等。Faver于1994年提出本病的诊断标准：发病年龄在18岁之后，皮疹为中央见角化过度或杯状凹陷的丘疹，病理示嗜碱性胶原纤维束经表皮穿出。研究发现，获得性反应性穿通性胶原病的皮损存在基底膜来源的Ⅳ、Ⅶ型胶原，提示变性的胶原可能作为抗原触发表皮的免疫反应从而促其抛出，或者可能是因为持续搔抓后导致表皮缺损的一种皮肤反应。临床上该病需与以下疾病进行鉴别：

1. 结节性痒疹　皮疹为黄豆至花生米大小的丘疹和结节，触之有坚实感，如搔抓，表面可有痂皮，痂皮干燥后较易抠除。组织病理示表皮棘层增厚为主，无变性胶原穿出。

2. 急性苔藓痘疮样糠疹　起病急，好发于青少年，皮疹为红斑、丘疹、丘疱疹、水疱、坏死及结痂等多形损害，表面有鳞屑，自觉症状不明显。疾病有自限性，愈后留下痘疮样瘢痕。

3. 丘疹性坏死性结核疹　皮疹为四肢对称分布的散在丘疹，主要分布于伸侧，顶端可有脓疱，周围有红晕，脓疱干涸后形成黏着性褐色厚痂。去除痂皮，中心见凹陷性坏死、溃疡和瘢痕。病理可见血管炎表现及多核巨细胞。T-spot可能呈阳性。

（杨正慧　赵维佳　董天祥）

病例 59

临床照片　见图 59-1、图 59-2。

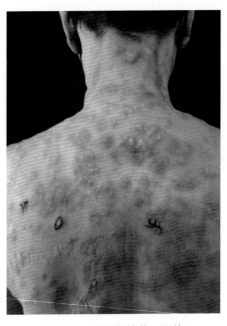

图 59-1　颈背部结节、斑块

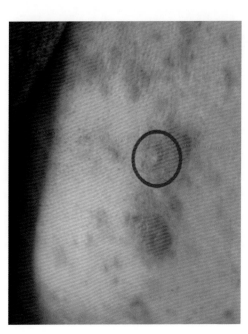

图 59-2　背部丘疹、斑块、脓丘疱疹

一般情况　患者男，52岁，农民。

主诉　全身丘疹、结节及斑块伴发热4年余。

现病史　4年前因受凉后出现发热，体温最高39.2℃，无咳嗽、咳痰，后出现颜面、躯干及四肢多发散在红斑、丘疹和斑块，无瘙痒，后皮疹数目迅速增多。最初呈黄豆大小，后渐增大，最大直径2 cm，疼痛感明显。部分皮疹表面出现脓疱，可自行破溃，就诊于当地医院，予抗感染及退热对症处理（具体诊疗不详），体温渐下降，皮疹疼痛减轻，部分皮疹破溃处愈合。后仍有反复发热数次，伴畏冷、咳嗽及咳痰。皮疹面积增大，出现颈部及双侧腹股沟淋巴结明显肿大，双下肢水肿，就诊于我院。行皮肤活检病理，示"组织细胞型 Sweet 综合征"，予以"天册、拜复乐"抗感染、"甲强龙"抗炎以及"地氯雷他定"抗过敏等对症支持治疗，后无再发热，予出院。此后皮疹仍反复发作，伴发热，体温最高 38℃，伴畏冷及双侧膝关节疼痛，就诊于当地诊所，予"激素"及"抗生素"治疗（具体不详）后皮疹疼痛及关节肿痛可缓解，体温降至正常，但皮疹渐增多，泛发至全身，出现面部、躯干及双上肢多发暗红色至紫红色丘疹、斑块和结节。形状不规则，日晒后加重，无瘙痒、口腔和生殖器破溃、发热、咳嗽及咳痰等不适。9 天前再次就诊于我院门诊，拟"原发性皮肤 T 细胞淋巴瘤"收住入院。发病以来，患者精神、睡眠、食欲尚可，大小便正常，体重未见明显改变。

既往史及家族史 "乙型肝炎小三阳"病史 9 年，家族史无特殊。

体格检查 一般情况可，神志清楚。颈部、腋窝及腹股沟浅表淋巴结可触及肿大，肿大淋巴结约 2 cm×2 cm，不融合，活动度正常，质地软，无触痛。心、肺无异常。腹软，未触及包块，肝、脾肋下未触及。双下肢无水肿，生理反射存在，病理反射未引出。

皮肤科检查 面部、躯干及四肢多发红斑、斑块、结节，呈鲜红色、暗红色至紫红色，大小不等，部分融合成片，形状不规则，界清，略隆起，有浸润感。部分斑块呈苔藓样变，其上有少量鳞屑、抓痕和破溃。

实验室及辅助检查 血白细胞计数 $14.32×10^9$/L，中性粒细胞 $10.49×10^9$/L，单核细胞 $0.97×10^9$/L，淋巴细胞 16.4%，红细胞 $4.28×10^{12}$/L，血红蛋白 125 g/L，PCT 0.77 ng/ml，CRP 33.30 mg/L；血生化示尿素 8.72 mmol/L，肌酸激酶 19 U/L，总胆固醇 3.28 mmol/L，总蛋白 52.3 g/L，白蛋白 29.1 g/L。胸部 CT 平扫示双肺纹理增粗增多，右肺下叶（Srs6 Img81、82）见一结节状影，大小约 2.2 cm×1.0 cm，界清，左肺（Srs6 Img6）见一小结节状密度增高影，双肺上叶舌段见少许索条状密度增高影，界欠清，余肺未见明显实质性病变影，气管及支气管通畅，纵隔内见数个小淋巴结影，双侧胸腔未见积液征，心包未见积液征。扫及双侧腋窝，见多发肿大淋巴结，大者短径约 1.1 cm。骨髓穿刺活检示髓腔大小约 1.2 cm×0.2 cm，造血细胞占 40%，粒/红比约为 4∶1，粒系、红系以晚幼及成熟阶段为主，其中分叶粒细胞相对增多，巨核细胞 2～9 个/HPF，另见少量浆细胞（约占有核细胞的 5%）。请结合临床。IHC：肿瘤细胞 MPO 粒系（＋），CD235 红系（＋），CD42b 巨核系（＋），CD3（＋），CD20（＋），PAS（＋），CD117（散在细胞 ＋），CD34（血管 ＋），CD138（散在 ＋）。

思考

1. 您的诊断是什么？

2. 为明确诊断，您认为还需做什么关键检查？

提示 可能的诊断：

1. 急性发热性嗜中性皮肤病（acute febrile neutrophilic dermatosis）？

2. 蕈样肉芽肿肿瘤期（mycosis fungoides，tumor stage）？

3. 麻风（leprosy）？

关键的辅助检查

1. 第一次组织病理（背部皮疹） 真皮层见大量中性粒细胞碎片伴成片组织细胞增生（图 59-3）。IHC：CD3（＋），CD2（＋），CD30（散在 ＋），CD56（－），Ki-67 增殖指数（＋，10%），CD68（＋），CD20（－），S-100（－）。特殊染色：PAS（－），六胺银（－）。

2. 第二次组织病理（背部皮疹） 显微镜下见表皮缺失，未见明显无浸润带，真皮全层血管及附属器周围大量泡沫细胞、中性粒细胞及淋巴细胞等混合炎症细胞呈

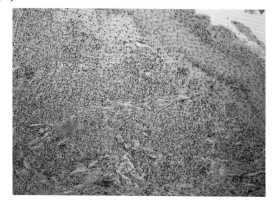

图 59-3 真皮内大量组织细胞及中性粒细胞浸润（HE×100）

结节状浸润（图59-4、图59-5）。抗酸染色（+）。

　　3. 麻风分枝杆菌检查　依据病理结果，继续对患者行眶上、眉弓、耳后、下颌及背部涂片查麻风分枝杆菌，结果显示5个部位涂片平均为103个，麻风分枝杆菌密度指数（+++++）。

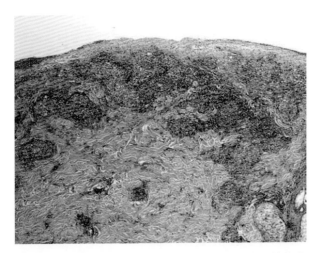

图59-4　真皮全层血管及附属器周围炎症细胞呈结节状浸润（HE×50）

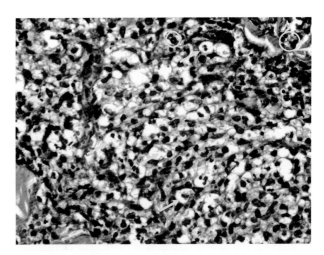

图59-5　前图高倍。可见淋巴细胞、组织细胞、泡沫细胞（黄色箭头）和中性粒细胞（黄色圆圈）（HE×200）

　　最终诊断　偏瘤型界线类麻风伴 II 型麻风反应（borderline lepromatous leprosy with type II leprosy reaction）。

　　诊断依据

　　1. 病程及病史　病史4年余，未规范治疗，反复发热，使用激素可缓解。

　　2. 皮损部位　泛发全身。

　　3. 皮损特点　表现为结节、斑块。

　　4. 组织病理　血管和附属器周围大量泡沫细胞浸润，抗酸染色（+），符合偏瘤型界线类麻风病理改变。

　　5. 组织液涂片　查麻风分枝杆菌密度（+++++）。

　　治疗方法　予甲泼尼龙抗炎、雷公藤抑制免疫治疗10天后出院。出院时患者无再发热，全身皮疹较前变平，颜色转暗。嘱患者出院后转当地皮肤病防治医院继续抗麻风治疗。

　　易误诊原因分析及鉴别诊断　麻风是由麻风分枝杆菌感染易感个体后选择性侵犯皮肤和外周神经、晚期可致残的慢性传染病。麻风分枝杆菌通过密切接触和呼吸道或破溃的皮肤黏膜进入人体，再通过血液、淋巴和神经系统等播散全身。绝大多数人能建立起以细胞免疫反应为主的防御性机制，对麻风有自然免疫力而不发病，但部分具有麻风易感基因或者其他的易感人群则容易发病。其主要危害包括延迟诊断造成的畸残毁形和治疗过程中可能发生的致死性药物变态反应综合征。根据麻风的临床、细菌、病理和免疫不同，按五级分类法将其分类为：①未定类（I）；②结核样型（TT）；③偏结核样型界线类（BT）；④界线类（BB）；⑤偏瘤型界线类（BL）；⑥瘤型（LL），其中前三种为少菌型麻风，而后三种为多菌型麻风。麻风主要侵犯人的皮肤和周围神经。除纯神经炎型麻风外，绝大多数麻风患者早期有不同程度和数量的皮肤损害，如有斑疹、丘疹、斑块、结节和少见的皮肤原发性溃疡等。周围神经损害主要有感觉障碍，晚期可出现畸残。麻风的诊断标准包括：①皮损伴有感觉障碍及闭汗；②外周神经粗大；③皮肤组织液涂片抗酸染色阳性；④特异性组织病理改变；⑤ PCR 检测到麻风分枝杆菌特异性 DNA 片段。符合上述前4条中的2条或2条以上，或符合第5条者即可确立诊断。世界卫生组织推荐了治疗麻风的联合化疗（MDT）方案。多菌型常用治疗药物为利福平、氯法齐明和氨苯砜，疗程12个月。少菌型常用治疗药物为氯福平和氨苯砜，疗程6个月。完成治疗的患者应继续定期监测，每年做1次临床及细菌学检查，至少随访5年。鉴于氨苯砜可以诱发致死性的药物变态反应综合征——氨苯砜综合征，因此，治疗前检测其敏感基因 HLA-B*13：01 可有效预防氨苯砜综合征的发生。

麻风反应是指麻风病程中所出现的急性或亚急性病情活跃，多由于自身免疫和对麻风分枝杆菌以及其代谢产物致敏引起。麻风反应可分为三种：①Ⅰ型麻风反应：又称可逆反应，为发生于结核样型（TT）和界线类（BT、BB 或 BL）麻风患者的Ⅳ型变态反应。其本质为患者在治疗期间或治疗之后发生细胞免疫增强对血管神经束造成的损伤。临床表现包括神经增粗、神经痛、面部和四肢水肿、先前存在的皮损出现恶化以及新的皮损出现。急性神经炎可导致神经功能丧失。②Ⅱ型麻风反应：又称麻风结节性红斑，是出现在治疗中的 LL 和 BL 患者的Ⅲ型变态反应。该反应机制涉及细胞因子模式和免疫复合物的形成，可伴有细胞介导的免疫反应。临床表现为发热、不适、关节痛或关节炎、结节性红斑样皮损、虹膜睫状体炎、肾小球肾炎、附睾睾丸炎、淋巴结炎和肝、脾大。病理表现为皮肤和全身性小血管炎。③Ⅲ型麻风反应：即 Lucio 现象，通常出现于播散型瘤型麻风病患者（Lucio 麻风），是一种急性变应性血管炎。血管炎可导致红斑、无痛性出血性水疱，后演变为溃疡和结痂。皮损好发于四肢，可累及躯干和面部，可能继发细菌感染和败血症而致命，是Ⅱ型麻风反应的一种特殊类型。

麻风伴Ⅱ型麻风反应需与急性发热性嗜中性皮肤病及原发皮肤 T 细胞淋巴瘤（蕈样肉芽肿）等相鉴别，通过组织病理学抗酸染色检查可明确诊断。

1. 急性发热性嗜中性皮肤病（又称 Sweet 综合征） 主要表现为上肢及面颈部皮肤突然出现的疼痛性红斑、结节或斑块，常伴有发热和外周血中性粒细胞增多，在病理学上表现为真皮有大量特征性的中性粒细胞浸润。急性发热性嗜中性皮肤病对于糖皮质激素治疗敏感，皮损可完全消退，但常反复发作。本例患者临床表现及首次皮肤活检病理表现符合急性发热性嗜中性皮肤病特点，故与本病有时很难区分，鉴别主要依靠组织抗酸染色检查。

2. 蕈样肉芽肿肿瘤期 皮损呈褐红色隆起性结节，大小及皮疹形态多样，易早期破溃而形成深在溃疡，病理表现为异形 T 淋巴细胞浸润，可达皮下脂肪层，表皮可呈典型亲表皮性，与患者表现及病理不符，结合组织抗酸染色检查可予以排除。

（钟清梅 纪 超）

病例 60

临床照片　见图 60-1、图 60-2。

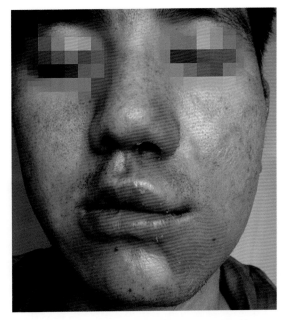

图 60-1　左侧颜面部暗紫红色浸润性斑块

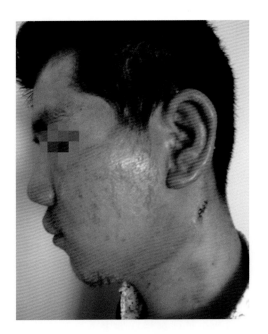

图 60-2　侧面图

一般情况　患者男，29 岁，农民，云南省昆明市呈贡区人。

主诉　左侧面颈部及耳郭暗红色斑块伴麻木、刺痛 20 天。

现病史　患者 20 天前不明诱因左耳郭出现暗红色肿胀，次日皮损扩展至左颊、左鼻、左上唇及左颈部皮肤，出现境界清楚的红色斑片，随之迅速发展为肿胀的暗紫红色浸润性斑块，伴有左颈部淋巴结肿大。自觉整个左侧颜面及左耳郭麻木和阵发性刺痛。无畏寒、发热、头痛及四肢关节痛。发病第 4 天到外院就诊，诊断为"左耳软骨膜炎？左面部蜂窝织炎？"给予"头孢米诺" 3 g/d 静滴治疗 9 天，病情无任何好转。遂转诊我科，拟诊"环状肉芽肿？ Sweet 综合征？淋巴瘤？"

既往史及家族史　患者既往身体健康，否认头面、躯干及四肢有过皮疹及神经疼痛病史。否认麻风及结核等传染病接触史，家族成员无类似病史。

体格检查　生命体征正常。一般情况可，发育正常，营养良好。心、肺、腹等系统无异常。左侧颈部可触及 3 ~ 4 个玉米大的淋巴结，无压痛。

皮肤科检查　左耳郭、左颊部、左鼻、左侧唇部及周围见境界清楚的暗紫红色浸润性斑块，质地中等，皮温略高。左颈部也见 3 块小片状水肿性红色斑块（图 60-1、图 60-2）。皮损温度觉丧失，痛觉、触觉减退，左侧耳大神经轻度粗大，触痛明显。左眼结膜及左鼻道黏膜充血。躯干、四肢未见皮损，双眼闭合正常，右耳郭正常，双眉毛无脱落。手足无畸残、肌肉萎缩及功能障碍。右侧耳大神经、双侧尺神经、腓总神经等无粗大、压痛。

实验室及辅助检查　血常规、大小便常规、血生化及 CRP 等无异常。X 线胸片及心电图正常。

思考

1. 您的诊断是什么？

2. 为明确诊断，您认为还需做什么关键检查？

提示 可能的诊断：

1. 耳软骨膜炎（auricular perichondritis）？
2. 面部蜂窝织炎（facial cellulitis）？
3. 环状肉芽肿（granuloma annulare）？
4. 急性发热性嗜中性皮肤病（acute febrile neutrophilic dermatosis）？
5. 皮肤淋巴瘤（cutaneous lymphoma）？

关键的辅助检查

1. 组织病理 左颈部暗红斑块皮肤病理活检 HE 染色示表皮大致正常，真皮血管轻度扩张，血管和附属器周围可见淋巴细胞、组织样细胞和泡沫样细胞浸润（图 60-3、图 60-4）。

2. 皮肤组织液涂片查抗酸杆菌及组织抗酸检查 左右眉弓、右耳垂（＋＋），左耳垂、左颧皮损（＋＋＋＋），细菌指数（BI）为 2.8。组织病理抗酸染色（＋＋＋＋）。

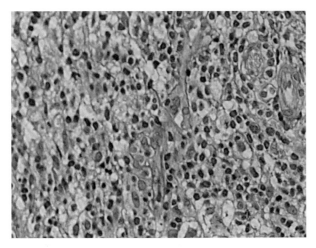

图 60-3 密集的淋巴细胞、组织细胞和泡沫样细胞浸润（HE×200）

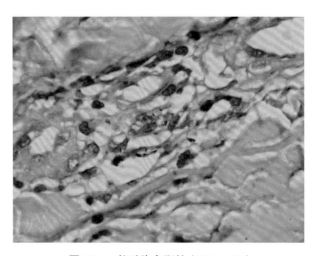

图 60-4 抗酸染色阳性（HE×400）

最终诊断 偏瘤型界线类麻风伴 Ⅰ 型麻风反应（borderline lepromatous leprosy with type Ⅰ reaction）。

诊断依据

1. 基本损害为单侧颜面境界清楚的暗紫红色浸润性斑块。
2. 皮损温度觉丧失，痛觉、触觉减退。
3. 左侧耳大神经轻度粗大，触痛明显。左眼结膜及左鼻道黏膜充血。
4. 皮肤病理活检 HE 染色示血管和附属器周围可见淋巴细胞、组织样细胞和泡沫样细胞浸润。皮肤组织液涂片及组织病理查到抗酸杆菌。

治疗方法 住院后予以甲泼尼龙治疗，确诊后转入疾控中心继续治疗。

易误诊原因分析及鉴别诊断 麻风的皮肤损害多样，可有斑疹、丘疹、斑块和结节等，神经损害一般出现早而广泛，可表现为不同程度的神经粗大及浅感觉障碍等，一般最先出现温度障碍，随之影响痛觉和触觉等。该病虽较少引起死亡，但严重者可致畸或致残。本例患者可能的误诊原因及治疗经验体会为：①该患者病史仅为 20 天，发病急，病程短，皮损局限，以 Ⅰ 型麻风反应为首发症状，未出现麻风的典型临床表现，故导致该病例被误诊为耳软骨膜炎、面部蜂窝织炎、环状肉芽肿、急性发热性嗜中性皮肤病及淋巴瘤等；②临床接诊医生对麻风认识不足、警惕性不高或早期诊断思维不全面，尤其对麻风反应认识少，缺乏经验。③传统思维认为麻风主要流行于边远民族地区，昆明不是云南省的高流行地区，且呈贡新区目前为昆明市的行政中心，故医生对于来自昆明呈贡新区的病例缺少警惕性。该病还需与以下疾病进行鉴别：

1. 面部蜂窝织炎　是发生在皮下、筋膜下、肌间隙或深部蜂窝组织的弥漫性化脓性炎症。致病菌主要为溶血性链球菌。表浅和深部的蜂窝织炎临床表现有所不同：表浅者初起时患处红、肿、热、痛，病变部位淋巴结常有肿痛；深部蜂窝织炎皮肤症状不明显，多有寒战、高热和头痛等全身症状。血常规示血液中粒细胞总数及中性粒细胞数较高。组织病理示真皮及皮下组织可见广泛的急性化脓性炎症改变，浸润细胞主要是淋巴细胞和中性粒细胞。本例患者表现为单侧面部红肿伴疼痛，易误诊为蜂窝织炎等常见感染性疾病。外院就诊后予以抗生素治疗无效，通过血培养及药物敏感实验等可与该病鉴别。

2. 环状肉芽肿　是一种少见的良性炎症性皮肤病，常常发生于患1型糖尿病的儿童和青年。皮损多见于双手或足部，但有时也会扩散到手臂、颈部和躯干部。常见正常肤色或红斑丘疹及环形损伤，无明显的瘙痒，多数会自行消退。组织病理示栅栏状肉芽肿。患者皮损表现为暗红色斑块伴局部疼痛、麻木，无糖尿病等家族史，结合组织病理，可与该病鉴别。

3. 急性发热性嗜中性皮肤病　即 Sweet 综合征，是由于中性粒细胞增多，广泛浸润真皮浅、中层引起的皮肤疼痛性隆起性红斑，同时伴有发热及其他器官损害。该病多急性起病，好发于夏秋季，中年以上女性多见。在发病前 1~2 周常有流感样上呼吸道感染、支气管炎及扁桃体炎等先驱症状。全身症状包括发热及外周白细胞增多。其他症状可有关节痛、无力、头痛和肌痛等。起病急，多为弛张热。皮损好发于面、颈和四肢，躯干少见，两侧分布，但不对称。皮损 1~2 个月后可自行消退，局部不留瘢痕及萎缩，但反复发作。根据起病特点及相关检查可鉴别。

（李文双　董天祥　李红宾）

病例 61

临床照片　见图 61-1。

一般情况　患者女，52 岁。

主诉　左手背斑块，左腋下及左肘窝包块 3 个月。

现病史　1 年前患者左手背被不明植物划伤后出现约花生大小的红色皮下包块，压痛明显，后逐渐增大至鹌鹑蛋大小，遂至我科门诊就诊。排除手术禁忌证后于我科行手术切除，术后病理检查提示"左手背肉芽肿性炎"。术后创面愈合良好，按期拆线，未予其他治疗。3 个月前患者左手背手术区域再次出现钱币大小暗红色斑块，伴左腋下及左肘屈侧包块，遂至我科就诊。自发病以来患者精神、睡眠、饮食可，无发热，大小便正常。

既往史及家族史　无特殊。

体格检查　一般情况可，神志清，精神正常。心、肺、腹查体未见明显异常。

皮肤科检查　患者一般情况良好，左手背侧皮

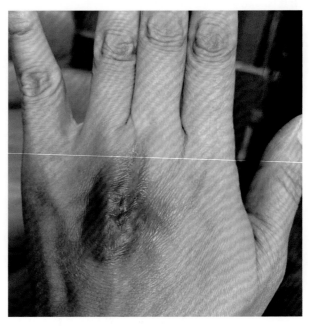

图 61-1　左手背部斑块

肤可见约 3.0 cm×2.0 cm 类椭圆形、形状不规则的斑块，边界不清，与深部组织粘连，活动度差，质硬，皮温稍高，伴轻度触痛。左腋下可触及三枚大小不一包块，形状不规则，压痛（＋），活动度差。左肘屈侧可触及一鹌鹑蛋大小结节，压痛（＋），活动度差。

实验室及辅助检查　血常规、凝血功能及淋巴细胞亚群检查未见明显异常。B 超检查提示：①左手背部表皮组织及皮下软组织层内不均质回声区（多考虑炎性包块并肉芽组织增生可能，范围约 3.0 cm×1.6 cm×0.6 cm）；②左侧腋窝皮下软组织层内多发淋巴结肿大（约 3 个，最大者约 2.3 cm×1.8 cm×1.5 cm）；③左侧肘部皮下软组织层内单枚淋巴结肿大（2.3 cm×1.3 cm×1.0 cm）。B 超下左腋窝及左肘窝淋巴结穿刺涂片病理检查见上皮样细胞，建议完整切除淋巴结行病理检查。

思考

1. 您的诊断是什么？
2. 为明确诊断，您认为还需做什么关键检查？

提示　可能的诊断：

1. 异物肉芽肿（foreign body granuloma）？
2. 疣状皮肤结核（tuberculosis of verrucosa cutis）？
3. 孢子丝菌病（sporotrichosis）？

关键的辅助检查

1. 组织病理　①左肘屈侧淋巴结病理：组织细胞、淋巴细胞、中性粒细胞及多核巨细胞浸润，可见上皮样肉芽肿形成（图 61-2）。②左手背皮损病理：真皮见弥漫性淋巴细胞、组织细胞、中性粒细胞及多核巨细胞呈混合性肉芽肿样浸润。

2. 细菌培养　真菌镜检（－），真菌培养示青霉菌（＋）（图 61-3）。

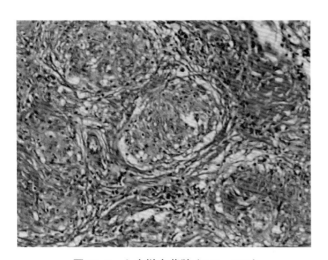

图 61-2　上皮样肉芽肿（HE×100）

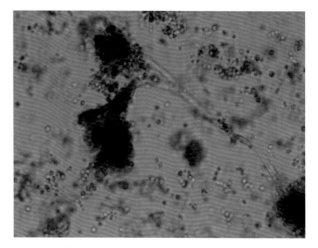

图 61-3　分生孢子梗，末端可见成串的分生孢子，呈扫帚状（×100）

最终诊断　青霉菌癣菌肉芽肿（penicillium tinea granuloma）。

诊断依据

1. 病史及病程　3 个月余。
2. 皮损部位　位于左手背。
3. 皮损特点　类椭圆形、形状不规则的斑块，边界不清，与深部组织粘连，活动度差，质硬，皮温稍高，伴轻度触痛。

4. 伴随症状 左肘屈侧及左腋下淋巴结肿大。

5. 术中所见 术中可观察到左手背肿物与周围组织粘连，指背神经包裹于病变组织中，患者无神经功能障碍。

6. 组织培养 真菌培养青霉菌（＋）。

7. 组织病理 左肘屈侧淋巴结及左手背皮肤组织病理示肉芽肿性炎。

治疗方法 术后患者按期拆线，创面愈合良好。术后予伊曲康唑 0.2 g 口服，每日 2 次，用药 1 个月后复诊，左手背斑块较前吸收，B 超复查提示左腋下淋巴结较前减小。

易误诊原因分析及鉴别诊断 皮肤癣菌肉芽肿（cutaneous tinea granuloma）又称 Majocchi 肉芽肿，是一种临床较少见的由皮肤癣菌引起的真皮和皮下组织的肉芽肿性炎症，其致病菌主要为红色毛癣菌，其次是须毛癣菌、紫色发癣菌、断发毛癣菌，还有趾间毛癣菌、犬小孢子菌、石膏样奈尼兹皮真菌、絮状表皮癣菌及曲霉属类。本病例患者为青霉菌引起的 Majocchi 肉芽肿，目前未见有同类型的病例报道，但根据患者病史、病理结果、真菌培养及诊断性治疗的结果可确诊。目前本例患者术后随访半年，皮损无复发，腋下淋巴结不明显，压痛消失，目前仍在继续随访中。

Majocchi 肉芽肿有两种常见的临床分型：①毛囊周围炎型，多继发于外伤后，为相对表浅的损害，表现为皮肤上的小结节或脓疱，有脓性分泌物。局部有灼热、微痛感，一般无全身症状。多见于免疫系统正常的慢性皮肤癣菌病患者。②皮下结节型，表现为深在的坚实或有波动感的结节性或斑块性损害，可成簇地分布于头皮、面部及四肢，多伴有免疫系统紊乱及低下的表现。本病的诊断主要依靠组织病理检查和真菌镜检及培养，鉴别诊断包括疣状皮肤结核及着色芽生菌病。根据该患者的皮肤表现，符合皮肤癣菌肉芽肿皮下结节型的诊断。

青霉菌引起人类疾病的情况较少，已报道的致病菌有橘青霉、产黄青霉、扩展青霉、斜卧青霉和软毛青霉。青霉菌感染多见于免疫功能低下者、长期应用免疫抑制剂或抗生素、装有人工瓣膜及眼外伤等，其引起的肺、脑、泌尿系统、真菌性眼炎、甲真菌病及足菌肿较多见。青霉菌广泛存在于环境，是较常见的实验室污染菌，因此不能仅根据培养结果来确诊，还应结合病理检查。

本例患者既往有植物所致的外伤史，考虑由外伤引起皮肤屏障破坏而导致浅表真菌侵及皮肤深层致病。临床上对于曾有外伤史且表现为肉芽肿样皮损的患者，需警惕皮肤癣菌肉芽肿和结核性肉芽肿的可能。除完善组织病理检查外，还需联合皮损处皮屑真菌镜检、皮损组织块真菌培养及细菌培养以明确诊断。根据真菌镜检和培养、组织病理明确诊断后予系统性抗真菌治疗有效。但深部癣菌病治疗困难，易反复发作，治疗应持续到皮疹完全消退。治疗期间应同时关注抗真菌药物的毒副作用。本病需与疣状皮肤结核及孢子丝菌病等相鉴别。

1. 疣状皮肤结核 为结核分枝杆菌侵害皮肤引起的皮肤损害，是一种典型的外源性皮肤结核。疣状皮肤结核少见，发病多见成人男性。好发部位分别为手、足、臀等暴露部位，多系外伤感染。皮疹特点多为单个暗红色的丘疹或疣状结节，质硬，逐渐扩张成片状，呈乳头瘤样增殖，覆以黏着性痂或浅溃疡。损害中心可见光滑柔软的萎缩性瘢痕。结合组织病理和病原学检查可鉴别。

2. 孢子丝菌病 本病是由申克孢子丝菌引起的皮肤、皮下组织及其附近淋巴管的慢性感染，可引起化脓、溃烂及渗出。潮湿环境和腐烂草木有利于本菌的生长，当皮肤破损时病菌易侵入。根据患者对该菌的暴露史及免疫状态不同，有不同表现。鉴别主要依靠真菌学检查。

（王睿祺　冉群兰　兰汤谒）

病例 62

临床照片 见图 62-1。

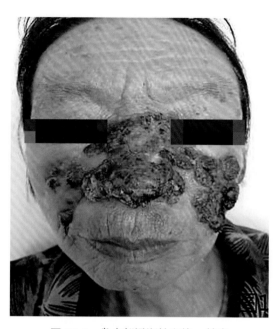

图 62-1 鼻尖部浸润性斑块、结痂

一般情况 患者女，66 岁，农民。

主诉 鼻部、面部斑块、结痂伴痛 2 年。

现病史 患者自诉 2 年前无明显诱因鼻尖部出现浸润性斑块、结节及厚重的黄痂，自觉轻微灼烧感，触痛明显。后皮损面积逐渐增大，并播散至鼻根及双侧面颊部。2 年内多次至各医院门诊就诊，期间予"抗真菌、抗结核、抗炎"等治疗（具体不详），皮损未见明显好转。为求进一步治疗至我院就诊。门诊以"鼻部、面部斑块、结痂待查"收住入院。病程中患者无潮热、盗汗、咳嗽、咳痰及腹痛等情况。精神、睡眠及饮食正常。大小便正常，体重无明显变化。

既往史及家族史 无特殊。

体格检查 一般情况可，神志清，精神尚可。全身无浅表淋巴结肿大，心、肺、腹查体未见明显异常。四肢活动度正常，肌力及肌张力正常。

皮肤科检查 鼻部、双侧面颊可见大片浸润性淡黄色疣状斑组织块，其上见黄色及黑褐色结痂及少量小脓疱、鳞屑附着，质韧，与周围组织境界清楚。

实验室及辅助检查 血常规、超敏 C 反应蛋白及肝、肾功能均正常。HIV 确诊实验阳性。皮损真菌镜检阳性，大量孢子，培养出克柔念珠菌。将右面部皮损行活组织病理检查，结果回报感染性肉芽肿。ENA、ANA 等自身抗体检查及 T-SPOT、TB-DNA 阴性。头颅及胸部 CT 未见异常。腹部 B 超未见明显异常。心电图正常。

思考

1. 您的诊断是什么？

2. 为明确诊断，您认为还需做什么关键检查？

提示 可能的诊断：

1. 皮肤结核（cutaneous tuberculosis）？

2. 孢子丝菌病（sporotrichosis）？

3. 皮肤诺卡菌病（cutaneous Nocardiosis）？

关键的辅助检查

1. 组织病理检查　镜下见表皮呈假上皮瘤样增生，真皮内见淋巴细胞、组织细胞、浆细胞及中性粒细胞浸润（图 62-2），局部多核巨细胞形成。提示感染性肉芽肿。

2. 皮损表面脓性分泌物培养　示白色颗粒状菌落生长（图 62-3）。

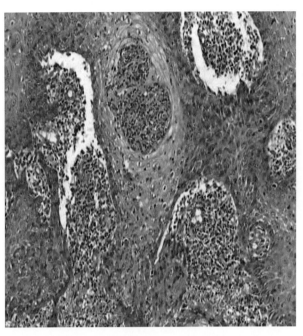

图 62-2　表皮假上皮瘤样增生，真皮内淋巴细胞、组织细胞、浆细胞及中性粒细胞浸润（HE×100）

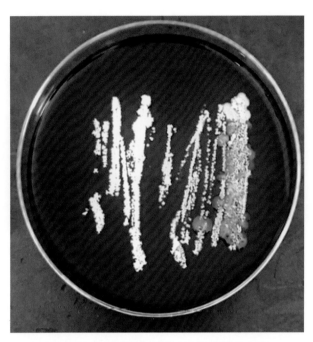

图 62-3　脓性分泌物培养示白色颗粒状菌落

3. 革兰氏染色及抗酸染色阳性分枝杆菌，提示诺卡菌。进一步培养菌株提取基因组 DNA，经 16SrRNA 扩增测序后，得出结论，该诺卡菌分型为巴西诺卡菌。

最终诊断　原发型皮肤诺卡菌病（primary cutaneous Nocardiosis）、HIV 感染（human immunodeficiency virus infection）。

诊断依据

1. 病史及病程　2 年。

2. 皮损部位　位于鼻部及颜面。

3. 皮损特点　表现为浸润性斑块、黄褐色结痂。

4. 伴随症状　轻度灼热感及明显触痛。

5. 革兰染色及抗酸染色　阳性分枝杆菌，提示诺卡菌。

6. 培养菌株提取基因组 DNA，经 16SrRNA 扩增测序后，提示该诺卡菌分型为巴西诺卡菌。

7. HIV 确证实验阳性。

治疗方法　予 TMP-SMX（复方新诺明）960 mg/d 口服并联合萘替芬酮康唑乳膏外用于，2 周后皮损较前消退，疼痛明显缓解。追踪观察 6 个月，皮损完全消退。

易误诊原因分析及鉴别诊断　诺卡菌病是由放线菌诺卡菌引起的罕见局部或全身性化脓性疾病。此菌是一种革兰氏阳性的机会致病菌，多通过呼吸道吸入或直接皮肤接种，易感染自身免疫功能低下的患者。诺卡菌可以导致肺部（约 70%）、中枢神经系统、皮肤、皮下组织或全身感染，其中巴西诺卡菌是导致皮肤感染的最常见物种。HIV 阳性患者感染诺卡菌，单纯累及局部皮肤的病例较为罕见。皮肤诺卡菌病临床表现没有特异性，多表现为疼痛性皮下结节，可扩展并溃破，形成脓肿、溃疡及窦道。本病的诊断多依赖于涂片革兰氏染色和分泌物培养，临床上易与皮肤结核、皮肤真菌感染等疾病相混淆，延误治疗时机，导致进展为播散型诺卡菌病，或累及其他重要脏器甚至中枢系统，造成严重不良预后。本病需与皮肤结核、孢子丝菌病等相鉴别。

1. 皮肤结核　是由结核分枝杆菌直接侵犯皮肤或者由其他脏器结核灶内的结核分枝杆菌经血行或淋巴系统播散到皮肤组织所致的皮肤损害。疣状皮肤结核约占皮肤结核的 40%，感染过结核分枝杆菌的患者经皮肤和（或）黏膜接种。皮损开始时为一个小的坚实疣状丘疹，逐渐向周围扩大，形成坚实的红褐色疣状斑块。结核分枝杆菌培养阳性是诊断的金标准。结合组织或脓液的结核分枝杆菌培养、结核菌素试验、PCR 检测结核分枝杆菌 DNA 等检查可鉴别两者。

2. 孢子丝菌病　本病是由申克孢子丝菌引起的皮肤、皮下组织及其附近淋巴管的慢性感染，可引起化脓、溃烂及渗出。其中固定型孢子丝菌病好发于面、颈、躯干等处，损害为溃疡、疣状或浸润性肉芽肿，周围有时有卫星状损害。组织病理表现为真皮及皮下组织的化脓性及肉芽肿性炎症。结合真菌检查、真菌培养和组织病理检查，两者鉴别诊断不难。

（王雪　杨智）

病例 63

临床照片　见图 63-1。

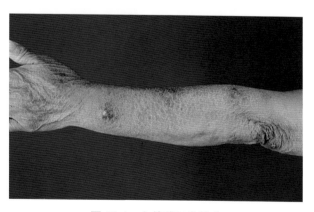

图 63-1　左前臂红色结节

一般情况　患者女，66 岁，家庭主妇。

主诉　左上肢皮疹半年余。

现病史　患者于半年前无明显诱因出现左手背红色结节，自诉易破溃，伴脓性分泌物，无明显自觉症状，无发热、发力等不适。初未重视及处理，后皮疹渐增多，发展至左前臂。

既往史及家族史　无特殊。

皮肤科检查　左手背、左前臂带状分布的红色结节，部分表面破溃，可见脓性分泌物。

实验室检查　无。

思考

1. 您的诊断是什么？
2. 为明确诊断，您认为还需做什么关键检查？

提示　可能的诊断：

1. 孢子丝菌病（sporotrichosis）？
2. 非结核分枝杆菌感染（nontuberculous mycobacterial infection）？

关键的辅助检查

1. 组织病理　表皮假上皮瘤样增生，真皮内见组织细胞、淋巴细胞及中性粒细胞形成的肉芽肿，中央可见纤维素样坏死（图63-2、图63-3）。PAS染色（−），抗酸染色（−）。
2. 分泌物培养鉴定　海鱼分枝杆菌，分泌物真菌培养阴性。

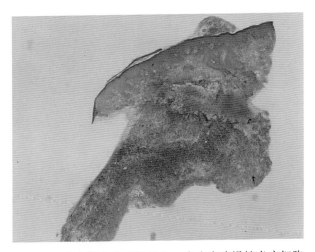

图63-2　表皮假上皮瘤样增生，真皮内弥漫性炎症细胞浸润（HE×20）

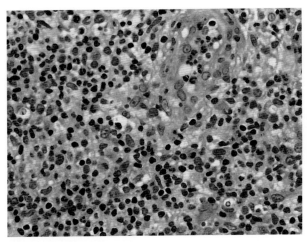

图63-3　组织细胞、淋巴细胞、中性粒细胞形成的肉芽肿（HE×400）

最终诊断　游泳池肉芽肿（swimming pool granuloma）。

诊断依据

1. 病史及病程　半年余。
2. 皮损部位　位于左前臂。
3. 皮损特点　沿左上肢带状分布的红色结节，部分破溃，可见脓性分泌物。
4. 组织病理　混合细胞性肉芽肿。
5. 病原学检查（分泌物培养）　海鱼分枝杆菌。

治疗方法　利福平0.45 g/d，乙胺丁醇1.25 g/d，克拉霉素缓释片0.5 g/d。

易误诊原因分析及鉴别诊断　游泳池肉芽肿是由海鱼皮肤分枝杆菌直接接种感染引起的慢性皮肤肉芽肿。海鱼分枝杆菌的自然栖息地是水，以温暖地区的池塘、湖泊、海水中多见。发病前常有外伤史，家庭主妇多因在养鱼缸中接触疫水或被冷冻的鱼刺刺伤而感染。因细菌在32℃生长良好，因此在低温的四肢部位更常受累。最初损害是肢体部位孤立的红色丘疹、结节或脓疱，在数月中逐渐扩大，之后破溃形成有痂的溃疡或者疣状外观损害，手伸侧腱鞘可受累。也可沿淋巴管排列，呈孢子丝菌病样表现。皮损常多年存在，无明显自觉症状。用于治疗游泳池肉芽肿的药物有抗结核药（如利福平、乙胺丁醇等）、大环内酯类抗生素（如克拉霉素）、四环素类抗生素（如米诺环素、多西环素等）、磺胺类及氨基糖苷类。常采用 2~3 种抗生素联合治疗，疗程建议 3~6 个月。目前已经发现一些菌株对链霉素、异烟肼和吡嗪酰胺有耐药性，对喹诺酮类药物尚存争议，因此最近的治疗指南不鼓励使用这些药物。

游泳池肉芽肿应与疣状皮肤结核和孢子丝菌病进行鉴别，通过组织病理及病原学检查有助于明确。

1. 疣状皮肤结核　疣状皮肤结核是免疫力良好的个体局部皮肤接种结核分枝杆菌所致，其临床症状主要取决于细菌的致病性和耐药性、患者的免疫状态及各种局部因素。皮损常好发于臀部或四肢伸面。初起皮损为在感染部位发生单个丘疹，缓慢扩展成增殖性斑块，挤压时可有脓液溢出。典型的表现为"三廓征"，即中央网状瘢痕、疣状边缘和四周红晕。组织病理学表现为肉芽肿性炎症，但可见干酪样坏死。PPD 及结合菌素抗体检测可阳性，有一定的鉴别意义。分泌物培养可培养出结核分枝杆菌。两者结合病史、组织病理及病原学检查可鉴别。

2. 孢子丝菌病　是由申克孢子丝菌所引起的皮肤、皮下组织及其附近淋巴管的慢性感染。该菌为一种土壤、木材及植物的腐生菌。在人体内呈酵母型，在人体外呈菌丝型。皮损可沿淋巴管蔓延，呈带状分布，即皮肤淋巴管型孢子丝菌病。皮损表现为无痛性皮下结节，可出现溃疡。皮损可持续数月甚至数年。特征性组织病理学表现为其浸润分为三层：中央为"化脓层"，其外为"结核样层"，周围为"梅毒样层"。化脓层主要为中性粒细胞，"结核样层"有上皮样细胞及多核巨细胞，"梅毒样层"含有淋巴管细胞和浆细胞。PAS 染色可呈阳性，抗酸染色阴性。分泌物培养可培养出真菌。两者结合病史、组织病理及病原学检查可鉴别。

（余　斌　陈少杰　许天星）

病例 64

临床照片　见图 64-1、图 64-2。

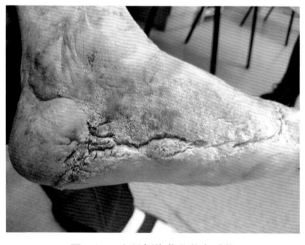

图 64-1　左足侧缘菜花状角质物

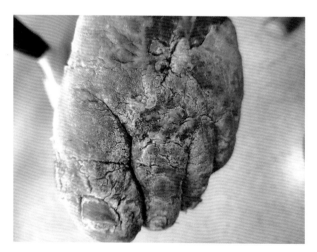

图 64-2　左足背肥厚斑块

一般情况　患者男，68 岁，退休工人。

主诉　左足增生斑块伴痒痛半年。

现病史　半年前左足第 2 趾根部皮肤起水疱，反复破溃增大，疼痛不明显。去某医院行"清创植皮术"，溃疡处皮肤病理示"亚急性皮炎"，拆线后又出现局部丘疹水疱，渐扩大形成糜烂面，诊断为"湿疹"，给予"枸氯雷他定、曲安奈德（益康唑）乳膏、复方黄柏液"等疗效不佳，植皮边缘出现丘疹结节，破溃糜烂，左足肿胀。1个月前给予"头孢地尼、依巴斯汀、复方多黏菌素B乳膏、艾洛松、呋锌膏、喜辽妥"等疗效不佳，躯干、四肢新发大量红斑丘疹，瘙痒明显，左足肿胀加重，足侧缘出现菜花状增生并大裂隙，疼痛明显。饮食和睡眠可，无发热，大小便未诉明显异常，体重无明显变化。

既往史及家族史　既往20年前左足车祸外伤后行皮瓣修复手术，术后恢复良好。否认家族中有类似患者。

体格检查　一般情况良好，神志清，精神好。全身浅表淋巴结未触及肿大。皮肤、巩膜无黄染。心、肺无异常。腹平软，肝、脾肋下未触及。

皮肤科检查　左足内侧和外侧缘大片菜花状粗糙角质物，可见深大裂隙，左足背暗红色肥厚斑块，上覆黄白色痂皮。躯干、四肢大量大小不一红斑、丘疹，有渗出、结痂。

实验室及辅助检查　血常规及CRP、尿常规、大便常规及潜血、肝和肾功能、红细胞沉降率、免疫球蛋白及补体、PCT、乙肝病毒、丙肝病毒、梅毒、HIV及肿瘤标志物等未见明显异常。肺CT示双肺多发结节灶，右肺下叶纤维灶。腹部和泌尿系B超示脂肪肝、胆囊结石及前列腺增生。双侧腹股沟浅表B超未见异常。双下肢血管B超未见明显异常。

思考

1. 您的诊断是什么？

2. 为明确诊断，您认为还需做什么关键检查？

提示　可能的诊断：

1. Majocchi肉芽肿（Majocchi's granuloma）？

2. 疣状癌（verrucous carcinoma）？

3. 其他（others）？

关键的辅助检查

1. 痂皮真菌培养　见茄病镰刀菌、近平滑念珠菌（图64-3、图64-4）。

2. 皮肤病理检查　角化过度并角化不全，角质层内大量菌丝和孢子（图64-5），棘层增生，表皮突延长，真皮胶原纤维增生，浅层血管周围较多淋巴细胞和少许嗜酸性粒细胞浸润，未见肉芽肿结构。特殊染色：角质层内菌丝和孢子DPAS染色（＋）（图64-6），六胺银染色（＋），真皮内两者均阴性。

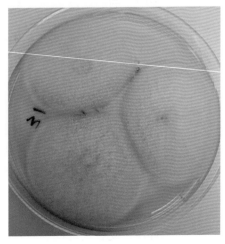

图64-3　酵母样菌落正面

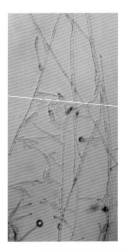

图64-4　小培养示小分生孢子

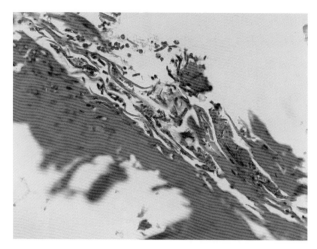

图 64-5　角质层内大量菌丝和孢子结构（HE×400）

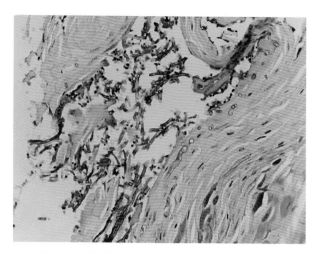

图 64-6　角质层内菌丝和孢子阳性（PAS×400）

最终诊断　伴疣状增生的皮肤浅部真菌感染（fungal infection of superficial skin with verrucous hyperplasia）。

诊断依据

1. 病史及病程　左足增生斑块伴痒痛半年。既往 20 年前左足车祸外伤后行皮瓣修复手术，半年前出现水疱破溃，又行清创植皮术。

2. 皮损部位　左足内侧和外侧缘、左足背。

3. 皮损特点　大片菜花状粗糙角质物，可见深大裂隙。暗红色肥厚斑块，上覆黄白色痂皮。

4. 实验室检查痂皮真菌培养　茄病镰刀菌、近平滑念珠菌。

5. 组织病理　角化过度并角化不全，角质层内大量菌丝和孢子，棘层增生，表皮突延长，真皮胶原纤维增生，浅层血管周围较多淋巴细胞和少许嗜酸性粒细胞浸润，未见肉芽肿结构。特殊染色示角质层内菌丝和孢子 DPAS 染色（＋），六胺银染色（＋），真皮内两者均阴性。

治疗方法　伊曲康唑 0.2 g 每日 2 次，口服 4 周，萘替芬酮康唑乳膏外用 8 周。

易误诊原因分析及鉴别诊断　真菌病包括浅部真菌病、皮下真菌病和系统性真菌病。浅部真菌病主要指体股癣、手足癣、头癣、甲癣及花斑糠疹等，主要的皮损形态为红斑、丘疹、水疱、浸渍、糜烂和角化等，很少发生疣状增殖，通常只有伴先天免疫缺陷的慢性皮肤黏膜念珠菌病患者才能见到疣状增殖的皮损。本例患者为老年期发病，既往无免疫缺陷病史，临床皮损表现为明显的疣状增殖，很难在开始时就考虑为浅部真菌感染。笔者在给患者行多点组织病理学检查发现角质层内有大量菌丝和孢子后才行真菌学检查，确定致病菌为茄病镰刀菌和近平滑念珠菌，推测其发生疣状增殖表现的机制可能类似于慢性皮肤黏膜念珠菌病，可能与机体局部对真菌抗原的免疫缺陷有关。

镰刀菌为条件致病菌，可引起局限或侵袭性感染，造成皮肤、角膜及内脏感染，目前归入透明丝孢霉病。已报道茄病镰刀菌、串珠镰刀菌及尖孢镰刀菌等十余种菌可致病。镰刀菌的鉴定非常复杂，很难鉴定到种，其引起疾病的皮损形态多样，可以出现红斑、丘疹、溃疡、结节及疣状增生等。体外药敏试验中伏立康唑、两性霉素 B、伊曲康唑及特比萘芬对镰刀菌感染均有一定疗效，通常细菌的体外药敏试验对临床疗效指导意义较高，而真菌的体外药敏试验对临床疗效的预测变异性较大。本患者未做体外药敏试验，培养出的致病真菌为茄病镰刀菌和近平滑念珠菌。我们给予伊曲康唑口服和萘替芬酮康唑乳膏外用后皮疹明显好转，治疗 8 周随访时基本痊愈，至今未再复发。疣状增生的浅部真菌病非常罕见，所以临床医生也应加强对此病的认识，怀疑此病时应及时行真菌学检查。另外，皮肤病理检查对疾病的诊断也有非常大的意义，故建议在临床上遇见疑难少见病时，除了进行其他检测手段外，应及时行活检病理检查。本病需注意与疣状皮肤结核、疣状癌及 Majocchi 肉芽肿等病相鉴别。

1．疣状皮肤结核　一般为外源性结核分枝杆菌接种到皮损部位，好发于臀部，从小的疣状丘疹逐渐增大呈疣状斑块。炎症较轻，一般无明显自觉症状。组织病理示表皮假上皮瘤样增生，真皮浅层中性粒细胞和淋巴细胞浸润，真皮深层可见肉芽肿，偶见结核样肉芽肿。

2．疣状癌　好发于中年男性，皮疹多见于于足趾，其他部位也可发生，表现为疣状角化增殖，常伴有充满角质的窦道。组织病理示外生和内生两种模式。外生性成分为乳头瘤样增生，内生性成分为分化良好的鳞状上皮向深层挤压式生长。

3．Majocchi 肉芽肿　也称结节性肉芽肿性毛囊周围炎，属于皮肤癣菌引起的皮肤深部感染，皮疹为毛囊周围炎或紫红色皮下结节等。组织病理示真皮内上皮细胞肉芽肿改变，特殊染色可以发现真皮内菌丝和（或）孢子阳性。

（于海洋　史同新　曲才杰　杨彦华　张　韡）

病例 65

临床照片　见图 65-1。

一般情况　患儿女，6 岁。

主诉　前额皮疹 3 个月余，渐增大。

现病史　患儿 3 个月前无明显诱因出现前额丘疹，伴轻度瘙痒，未予重视，其后皮疹逐渐增大，按压后可见脓液排出。家中近期饲养宠物猫。

体格检查　一般情况良好，发育正常，营养中等，系统检查无特殊。

皮肤科检查　前额可见 3 cm×3 cm 红色结节，质地软，按压后可见脓液排出。局部病发极易拔出。

实验室检查　血常规、大小便常规及肝、肾功能正常。

思考

1．您的诊断是什么？

2．为明确诊断，您认为还需做什么关键检查？

提示　可能的诊断：

1．蜂窝织炎（cellulitis）？

2．孢子丝菌病（sporotrichosis）？

3．盘状红斑狼疮（discoid lupus erythematosus）？

4．脓癣（kerion）？

关键的辅助检查　真菌镜检及培养，病发真菌镜检可见关节孢子围绕发干密集分布。真菌培养鉴定为犬小孢子菌（图 65-2）。

最终诊断　脓癣。

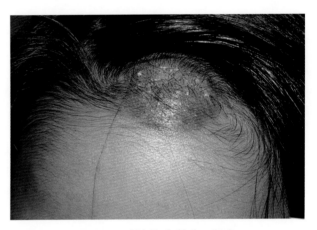

图 65-1　前额红色结节、脓疱

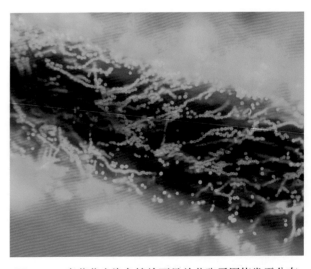

图 65-2　真菌荧光染色镜检可见关节孢子围绕发干分布

诊断依据

1. 儿童患者，急性起病，既往有宠物接触史。

2. 皮损特点　前额局限性痂状结节，其上可见脓疱，挤压后可见脓液排出。病发易拔出。

3. 真菌镜检及培养　病发真菌镜检可见关节孢子围绕毛发密集分布，真菌培养鉴定为犬小孢子菌。

治疗方法　剔除病发，平时用 2% 酮康唑洗剂洗头，口服特比奈芬片 125 mg/d，连用 4 周。患儿局部瘢痕愈合。

易误诊原因分析及鉴别诊断　脓癣通常被认为是头癣的一种，主要是由亲土性或亲动物性的皮肤癣菌侵犯毛发、毛囊及周围皮肤后发生明显的炎症反应，包括红斑、肿胀及脓液等。该类头癣好发于儿童，成人少见。常见的致病菌有须毛癣菌、犬小孢子菌、石膏样小孢子菌等。典型的皮肤表现为成群的炎性毛囊丘疹，渐融合成隆起的炎性肿块，质地软，有波动感，可形成多个排脓小孔呈蜂窝状，并挤出脓液。皮损处毛根松动，易拔出。本病可破坏毛囊，愈后常可致永久性秃发和瘢痕。脓癣的皮损可化脓并相互融合，易误诊为头皮脓肿。随着生活水平及卫生条件的提高，总体上头癣的发病率已明显下降，导致临床医生警惕性不高而致误诊。脓癣临床表现的多样性，以及经过治疗后的不典型性，使皮损更加难以鉴别。本病需与以下几种疾病相鉴别。

1. 蜂窝织炎　是由金黄色葡萄球菌或溶血链球菌感染引起的皮肤及皮下组织弥漫性化脓性炎症，境界不清，常伴局部淋巴管炎和淋巴结炎。急性期可有高热、寒战等不适，实验室检查示白细胞及中性粒细胞增高。

2. 孢子丝菌病　发病前有外伤史，皮损为孤立的结节或溃疡沿淋巴管成串状排列，脓液培养为孢子丝菌病，病理可见星状小体。

3. 盘状红斑狼疮　多见于面部、头皮、耳及口唇，典型表现为境界清楚的盘状红斑和斑块，表面黏附鳞屑，剥离鳞屑，可见扩张的毛囊口及毛囊角栓，日晒后加重。组织病理可见毛囊角栓，基底细胞液化变性。

（王晓莉　潘　搏）

病例 66

临床照片　见图 66-1、图 66-2。

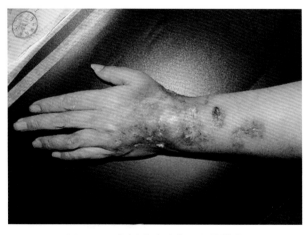

图 66-1　左侧手腕丘疹、斑块结痂

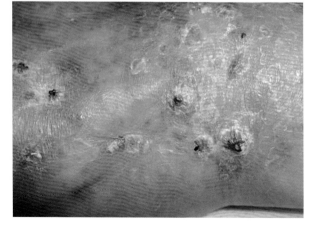

图 66-2　前图近照，部分区域瘢痕形成

一般情况　患者男，56 岁。

主诉　左前臂皮疹 10 余年，渐加重。

现病史　患者 10 年前无明显诱因左前臂出现少量丘疹，后皮疹破溃，分泌黄色黏稠物。皮损愈合后形成瘢痕，其后不断可见新发皮损，性质同前，部分皮损融合成皮下结节。于外院进行多次病理组织活检和分泌物培养无果。予伊曲康唑、头孢拉定及阿莫西林治疗无效。

既往史　20 年前有"结核性腹膜炎病"史。

体格检查　一般情况良好，系统检查无特殊。

皮肤科检查　手背多发丘疹、结节，挤压后可见浆液样液体流出，部分皮下结节沿淋巴管引流区分布，触之坚硬，推之不动。可见散在窦道样瘢痕，表面可见穿顶样痂皮。左手环指、小指活动受限，无法伸直。

实验室检查　血常规、大小便常规及肝、肾功能正常。CRP 12.71 mg/L，ESR 16 mm/h，T-spot 阳性。

思考

1. 您的初步诊断是什么？

2. 为明确诊断，您认为还需做什么检查？

提示　可能的诊断：

1. 孢子丝菌病（sporotrichosis）。

2. 非典型分枝杆菌病（atypical mycobacterioses）。

3. 着色芽生菌病（chromoblastomycosis）。

4. 上皮样肉瘤（epithelioid sarcoma）。

5. 足菌肿（mycetoma）。

关键的辅助检查

1. 超声　提示皮下多发低回声区，穿刺物为软组织。

2. 组织病理　表皮片状角化不全伴痂，角质层内较多中性粒细胞，轻度海绵样水肿，真皮浅中层弥漫淋巴细胞及中性粒细胞浸润，真皮深层可见瘢痕形成。皮下脂肪可见混合性脂膜炎，可见淋巴细胞和组织细胞为主的肉芽肿形成（图 66-3）。PAS 染色阴性，抗酸染色阴性。

3. 组织培养　组织分泌物培养 14 天可见菌落生长（图 66-4 至图 66-7）。

4. 基因测序　热休克蛋白 65 和 16S RNA 基因测序比对后证实为巴西诺卡菌（*Nocardia brasiliensis*）。

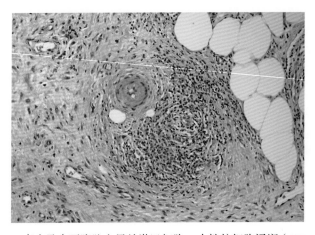

图 66-3　真皮及皮下脂肪交界处淋巴细胞、中性粒细胞浸润（HE×100）

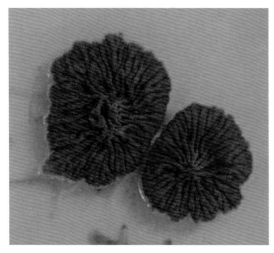

图 66-4　YPD 培养基可见红色菌落

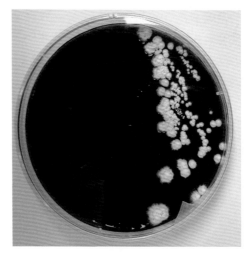

图 66-5　哥伦比亚血培养基示白色菌落，菌落质地坚硬

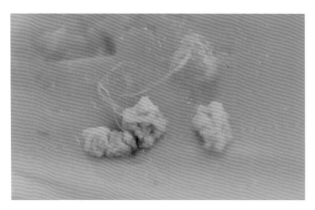

图 66-6　罗氏培养基示淡黄色菌落，表面有褶皱

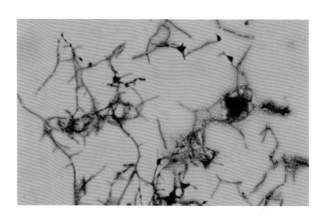

图 66-7　抗酸染色呈弱阳性

最终诊断　足菌肿。

诊断依据

1. 病史及病程　慢性病程，进行性加重。

2. 皮损特点　皮损有沿淋巴管分布的趋势，可见手背和前臂多发丘疹、结节，散在窦道样瘢痕，表面可见穹顶样痂皮。

3. 组织病理　可见以淋巴细胞和组织细胞为主的肉芽肿形成。皮下脂肪混合性脂膜炎，未见异形细胞。

4. 组织培养　哥伦比亚血培养基、YPD 培养基及罗氏培养基可见菌落生长，弱抗酸染色。

5. 基因测序　提示巴西诺卡菌。

治疗方法　复方新诺明 0.8 g 口服，每日 2 次，连续治疗 4 个月，患者痊愈，感染部位遗留瘢痕。

易误诊原因分析及鉴别诊断　足菌肿是一种由真菌、放线菌（诺卡菌）及细菌引起的皮肤、皮下组织和骨骼的慢性破坏性肉芽肿性感染。该病好发于直接接触土壤的体力劳动者和农民。感染最常累及足部，偶尔也可侵犯手和身体其他部位，可累及肌肉甚至骨骼。典型特征性损害表现为局限性皮肤肿胀、窦道形成及颗粒排出。组织病理学可见中性粒细胞浸润、纤维化、肉芽肿和微脓肿形成。本患者慢性病程长达 10 年，曾于多家医院就诊，予抗真菌、抗结核分枝杆菌诊断性治疗均无明显好转。多部位病理取材和完善的病原学检查是明确诊断该病的重要因素。本例患者在脓液排出部位和皮下结节部位均进行了取材，提高了病原学检查的阳性率。同时，致病菌生长缓慢，需要延长培养时间至2周以上，这也是患者既往就诊医院未找到病原的重要原因。另外，多部位病理取材可以反映疾病的不同病程，并且排除恶性肿瘤的可能性。根据患者的临床表现，本病需要与以下疾病进行鉴别。

1. 孢子丝菌病　发病前有外伤史，从芦苇、腐木及土壤中均分离出该菌，我国东北地区报道病例数最多。皮损为孤立的结节或溃疡沿淋巴管成串状排列，脓液培养为孢子丝菌病，病理可见星状小体。

2. 游泳池肉芽肿　由海分枝杆菌感染引起，多表现为沿淋巴管排列的结节和脓疱，按压后可见脓液排出。患者发病前多有鱼类接触病史（杀鱼或养鱼等）。病理表现为肉芽肿性炎症反应和组织坏死。脓液抗酸染色可查见少量阳性杆菌。罗氏培养基培养可呈阳性。患者T-spot检查多为阳性。

3. 着色芽生菌病　是由暗色真菌（裴氏着色霉等）引起的皮肤和皮下组织慢性感染。患者往往有局部树枝外伤或者昆虫叮咬病史。皮损呈慢性疣状增生性斑块和结节，可伴有脓肿和溃疡，表面可见黑色点状结痂。脓液和皮肤活检组织中可见特征性的硬壳小体。真菌培养可见棕黑色丝状真菌菌落生长。

4. 上皮样肉瘤　该病较为罕见，患者为20~40岁人群，常见于手掌、腕部、前臂或下肢。皮损可呈丘疹、结节及斑块，可沿淋巴管分布。浅表结节形成后2~3个月可出现糜烂、溃疡。深部结节会影响浅表筋膜和肌腱，使患者局部活动受限。病理可见圆形或梭形异型肿瘤细胞，免疫组化角蛋白、波形蛋白及CD34阳性，而S-100、HMBA45及CD31多为阴性。

（王晓莉　潘　搏）

病例 67

临床照片　见图67-1。

一般情况　患者男，85岁，退休人员。

主诉　右前臂结节、斑块8个月余。

现病史　患者8个月前无明显诱因发现右前臂伸侧皮肤出现米粒大小红色丘疹，后逐渐增大，形成结节，似皮肤疖样外观，轻微瘙痒，无明显疼痛、糜烂及破溃，后逐渐形成多个结节。当地医院给予药水（具体不详），皮疹无好转，结节表面反复出现结痂、脱痂，局部形成不规则斑块，自行外用药物也无明显改善，且该皮疹周围及前臂表面形成瘀斑及紫癜。病程中无局部外伤史，无发热、四肢关节疼痛、淋巴结肿大、腹痛、水疱或颜面斑块等，为求进一步诊治即来诊。

既往史及家族史　有慢性支气管炎病史20余年，戒烟酒后好转，去年开始出现咳喘情况，经当地治疗有所好转，但不能完全缓解，后长期服用"喘博士、脑心通"治疗。否认高血压病及糖尿病等病史。否认外伤、手术及输血史，否认药物过敏史。否认其余传染性疾病及冶游史。

体格检查　血压162/94 mmHg，双肺可闻及散在干啰音，心、腹无特殊。

皮肤科检查　右前臂有约4 cm×5 cm红色斑块，表面有丘疹、结节、脓疱、糜烂、结痂。按压皮疹，有少许黄色脓性分泌物流出，轻微压痛。

实验室及辅助检查　血白细胞10.69×10⁹/L，中性粒细胞占74.7%。血生化示GGT 156 μmol/L，BUN

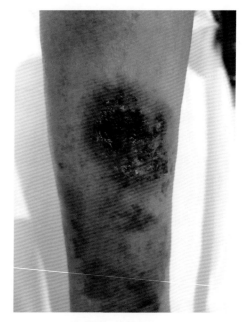

图67-1　右前臂红色斑块，表面糜烂、结痂

11.66 mmol/L，CREA 156 μmol/L，CHOL 5.97 mmol/L，CRP 0.7 mg/L，PCT 0.066 ng/ml。分泌物培养示大肠埃希菌生长（多重耐药菌）。

影像学检查 心电图示窦性心率，完全性右束支传导阻滞。胸部 CT 示右肺中叶、双肺下叶炎性变。心脏彩超示左心房稍大，升主动脉稍宽，主动脉瓣钙化，三尖瓣轻度反流，左心室收缩功能在正常范围。腹部 + 泌尿系 B 超示双肾测量值偏小，左肾囊肿，前列腺内斑点状强回声。肺功能测定示肺通气功能正常，MMF、PEF75 下降（小气道功能受损），支气管舒张实验阴性。

思考

1. 您的诊断是什么？

2. 为明确诊断，您认为还需做什么关键检查？

提示 可能的诊断：

1. 梅毒（syphilis）？

2. 细菌感染（bacterial infection）？

3. 皮肤结核（tuberculosis of skin）？

4. 皮肤鳞状细胞癌（cutaneous squamous cell carcinoma）？

关键的辅助检查

1. 组织病理（右前臂） 表皮角化过度伴角化不全，棘层肥厚，乳头瘤样增生。真皮可见弥漫性淋巴细胞、组织细胞、中性粒细胞及多核巨细胞浸润，并见棕褐色厚壁孢子样结构（图 67-2）。

2. 病原体 Ⅱ 代测序 大肠埃希菌检出序列数 489，着色霉检出序列数 186，表皮葡萄球菌检出序列数 241。

最终诊断 皮肤着色芽生菌病合并大肠埃希菌感染（cutaneous chromoblastomycosis with *Escherichia coli* infection）。

诊断依据

1. 老年男性，病程呈慢性经过。

2. 皮损特点 表现为前臂红色斑块，表面有丘疹、结节、脓疱、糜烂、结痂。按压皮疹，有少许黄色脓性分泌物流出，轻微压痛。

3. 组织病理（右前臂） 少许皮肤组织慢性化脓性炎伴鳞状上皮乳头状增生。

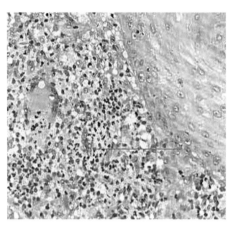

图 67-2 真皮弥漫性淋巴细胞、组织细胞、中性粒细胞及多核巨细胞浸润，可见棕褐色厚壁孢子样结构（×200）

4. 组织病原体 Ⅱ 代测序及鉴定 大肠埃希菌、着色霉及表皮葡萄球菌。

治疗方法 ①伊曲康唑胶囊 0.2 g 口服，每日 2 次；②阿米卡星注射液 0.4 g 静脉滴注，每 12 h 1 次，连用 5 天；③局部加强换药、高锰酸钾溶液湿敷及红外线照射。治疗 2 周后病情好转，现仍在随访中。

易误诊原因分析及鉴别诊断 着色真菌病是指由多种暗色孢科真菌引起的皮肤以及皮下组织和内脏的感染性疾病。包含两个病种：一种为皮肤着色牙生菌病，是皮肤和皮下组织的慢性巨灶性感染引起的慢性进行性肉芽肿性疾病，无明显潜伏期，真菌在组织中的形态为棕色厚壁孢子；另一种为暗色丝孢霉菌，除感染皮下组织外，还可引起系统感染，主要是脑的感染，组织象为棕色分隔的菌丝。我国自 1951 年由尤家骏报道首例以来，全国大多数省市都已有发现，大多为卡氏枝孢霉和裴氏着色霉。暗色孢科真菌腐生于潮湿腐烂的植物及泥土中，皮肤和黏膜损伤是病原菌进入人体的主要途径，故皮损多见于身体暴露部分，尤其是手和足，最常见于小腿、足部和前臂。户外劳动者容易接触且易产生外伤，皮肤和黏膜的破损为致病菌提供了便利的入侵条件，故好发本病。大致表现为结节性梅毒疹样、银屑病样、疣状皮肤结核样、乳头瘤样和瘢痕象皮肿样，长期增殖性病变有可能癌变。病程较长时，可并发肢体损害，出现象皮肿及畸形。该例患者为退休人员，但常下地干活，发病部位为右前臂，表现为局限性疣状增生和结痂性损害。皮肤病理示慢性感染性改变，且看到厚壁孢子；组织病原体Ⅱ代测序查找到该病原体。该病还需与以下疾病进行鉴别。

1．暗色丝孢霉病　也是由一大组暗色真菌所致的感染。着色芽生菌病与暗色丝孢霉病的鉴别为：着色芽生菌病直接镜检以发现棕色厚壁孢子为主，暗色丝孢霉病则以发现暗色菌丝为主。该例患者真菌镜检除可见少量厚壁孢子外，还发现较多棕色长形分隔菌丝以及较短、肿胀的菌丝。

2．疣状皮肤结核　为感染过结核分枝杆菌的患者经皮肤和（或）黏膜接种。大多由于外源性结核分枝杆菌接种到皮肤易受外伤部位所致，如手指、手背及臀部等暴露部位。皮损开始为一个小的、坚实疣状丘疹，逐渐向周围扩大，形成坚实的红褐色疣状斑块。皮损中央可出现脓液及角化性皮屑，轻压有波动感。数年后斑块可自愈。结核菌素试验阳性，结合组织病理呈干酪样坏死、查找到结核分枝杆菌等可明确诊断。

3．梅毒　主要与三期梅毒的皮肤黏膜损害相鉴别，如结节性梅毒疹、树胶肿性浸润硬结、溃疡、瘢痕等。从皮损部位刮取组织渗出液或淋巴结穿刺液见有活动的梅毒螺旋体，TPPA、TRUST 及 RPR 等阳性可协助诊断。

4．孢子丝菌病　本病是由申克孢子丝菌引起的皮肤、皮下组织及其附近淋巴管的慢性感染，可引起化脓、溃烂及渗出。潮湿环境和腐烂草木有利于本菌的生长，当皮肤破损时病菌侵入。其中固定型好发于面、颈、躯干等处，损害为溃疡、疣状或浸润性肉芽肿，周围有时有卫星状损害。结合真菌检查、真菌培养和组织病理检查可鉴别。

5．鳞状细胞癌　鳞状细胞癌在外观上常呈菜花状，有时癌组织发生坏死而脱落形成溃疡，产生恶性臭味。若癌细胞向深层发展，则形成侵袭性生长。早期是红色硬结，以后发展成疣状损害、浸润，常有溃疡、脓性分泌物、臭味，见于颞、前额及下口唇。通过组织病理可鉴别。

（刘　春　左卫堂　韦光伟　石　英　潘邦贫）

病例 68

临床照片　见图 68-1。

一般情况　患者男，78 岁，退休。

主诉　左前臂结节、溃疡、红肿伴疼痛 2 年余，加重半年。

现病史　患者诉 2 年前左前臂无明显诱因出现数个绿豆大小质硬结节，伴溃烂，部分溃烂融合，周围红肿，轻度疼痛，无畏寒、发热，无外伤史。

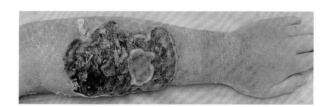

图 68-1　左前臂肿胀、溃疡、结痂

半年前，自行外敷"中草药"后结节增多、增大，溃烂融合成片，伴明显红肿、疼痛。先后于当地医院予静脉滴注"青霉素、甲硝唑、头孢类"等治疗（具体不详），无好转。10 余天前在我院门诊活检示鳞状上皮增生伴角化过度及角化不全，灶区见假上皮瘤样增生，真皮内胶原纤维增生，其中见一些浆细胞浸润；未见确切肿瘤性病变。患者病程中无畏寒、发热等情况，精神、睡眠及饮食皆可，大小便正常，体重无明显变化。

既往史及家族史　无特殊。

体格检查　一般情况可，心、肺、肝、脾、肾无明显异常，全身浅表淋巴结无明显肿大。

皮肤科检查　左侧前臂肘窝至手中部明显红肿，其中可见最大约 15 cm×10 cm 的融合溃烂区，周围有两个大小分别为 6 cm×4 cm 及 4 cm×2 cm 的椭圆形溃烂区，边界清楚，呈地图状，边缘隆起，周边为宽泛的水肿红晕区。部分基底可见高低不平的红色糜烂面，少许无色渗液，部分上覆黑色焦痂。触之皮温无明显升高，部分糜烂面可触及白色蚕豆至鹌鹑蛋大小的质硬增生结节，轻度压痛，无明显气味。

实验室及辅助检查　血常规、血生化（肝和肾功能、血糖、电解质、血脂）及免疫球蛋白均正常。3 次分泌物涂片查细菌示革兰氏阳性杆菌。分泌物涂片未查见真菌。3 次分泌物培养示铜绿假单胞菌生长。

思考

1．您的诊断是什么？

2．为明确诊断，您认为还需做什么关键检查？

提示　可能的诊断：

1．坏疽性脓皮病（pyoderma gangrenosum）？

2．皮肤恶性肿瘤（cutaneous carcinoma）？

3．皮肤铜绿假单胞菌感染（cutaneous *Pseudomonas aeruginosa* infection）？

4．皮肤其他感染（cutaneous other infection）？

关键的辅助检查

1．分泌物培养　铜绿假单胞菌。药敏试验 MIC 值示庆大霉素 ≤1 μg/ml 敏感，左氧氟沙星 4 μg/ml 中敏。

2．分泌物涂片查细菌　革兰氏阴性杆菌。

3．组织病理（左前臂）　鳞状上皮增生伴角化过度及角化不全，灶区见假上皮瘤样增生，真皮内胶原纤维增生，其中见一些浆细胞浸润。未见确切肿瘤性病变。

最终诊断　皮肤铜绿假单胞菌感染。

诊断依据

1．病史及病程　2 年多。

2．皮损部位　位于左前臂。

3．皮损特点　表现为局限多发性溃疡，部分基底深浅不平，可见红色糜烂面，其下有白色增生结节。部分坏死覆盖黑色焦痂，溃疡边界清楚，边缘隆起，周边为宽泛的水肿红晕区。

4．伴随症状　肿胀、疼痛。

5．分泌物涂片查细菌　革兰氏阴性杆菌。

6．病原学检查（分泌物培养）　铜绿假单胞菌。

7．组织病理　符合慢性炎症性改变。

治疗方法　患者口服利福平片（450 mg/d），1 周后皮损有好转倾向，后根据药敏结果增加口服左氧氟沙星片（0.5 g/d）及庆大霉素盐水注射液（硫酸庆大霉素注射液 16 万 U 加入 500 ml 生理盐水中）外敷，2 次／日，4 个月后痊愈。

易误诊原因分析及鉴别诊断　铜绿假单胞菌是一种需氧革兰氏阴性杆菌。在自然界中主要分布于水、土、垃圾中，也是人类肠道和皮肤寄生菌之一。铜绿假单胞菌为条件致病菌，其引起的原发性皮肤感染若发生于具有皮肤损伤并暴露于潮湿环境中的健康人群，则预后良好。相反，免疫缺陷者可见铜绿假单胞菌败血症的皮肤表现，预后较差。其在烧伤、溃疡或其他潮湿的皮损上易于生长繁殖，可引起皮肤、软组织和骨骼感染出现多种临床表现。其中皮肤感染表现多样，皮损呈非特异性和多形性，包括丘疹、红斑、结节、毛囊炎、绿甲、脓疱、浸渍、糜烂、溃疡、坏疽性脓皮病及假上皮瘤性增生等表现。常见的由铜绿假单胞菌引起的皮肤感染综合征主要包括：①坏疽性臁疮；②假单胞菌脓皮病；③假单胞菌毛囊炎；④假单胞菌热 - 足综合征；⑤绿甲综合征；⑥穿耳洞或耳针疗法后发生的软骨膜炎。此外，铜绿假单胞菌与其他常见的皮肤和软组织感染也有关，如蜂窝织炎、术后感染、创伤后感染和慢性压疮性感染。对于皮肤和软组织的铜绿假单胞菌感染，除了抗生素治疗外，还应对坏死组织和感染性焦痂进行积极清创。可选择的抗生素包括 β- 内酰胺类抗生素、碳青霉烯类或氟喹诺酮类。由于自身结构及抗菌药物诱导作用，铜绿假单胞菌很容易发生耐药。临床考虑耐药菌存在时，常根据药物敏感试验选择和调整抗生素。这些部位的感染通常不将氨基糖苷类作为单药治疗。药物使用疗程多为数天至数月，具体方案需根据患者病情及好转状况决定。该患者无免疫缺陷基础疾病，但为老年，病灶局限且病程缓慢，皮损活检排除皮肤肿瘤性疾病，多次细菌涂片及培养均为铜绿假单胞菌，提示患者为铜绿假单胞菌所致的皮肤感染。

虽然铜绿假单胞菌是最常见的革兰氏阴性杆菌之一，但作为条件致病菌，临床医生对于其所致皮肤感染认识不到位。一方面，是皮损表现为非特异性；另一方面，是基层医生对于创面多次取培养寻找微生物证据的重要性认识不够，以及如何判断为致病菌和具体治疗方案经验不足，造成误诊、漏诊。故应加强对此病的认识，做到早发现、早诊断、早治疗。皮肤感染铜绿假单胞菌所致的慢性溃疡、坏死皮损应与坏疽性脓皮病、皮肤恶性肿瘤、皮肤其他病原菌感染等相鉴别，通过组织微生物培养检查可明确诊断。

1. 坏疽性脓皮病　是一种典型的自身炎症性嗜中性皮肤病，临床表现差异巨大，从相对无痛到侵袭性或暴发性发展。表现为疼痛性坏死性溃疡，边缘皮肤呈紫红色水肿，溃疡不断离心性扩大，形成崩蚀性溃疡，炎症明显。半数以上患者可伴发相关的系统性疾病，以炎症性肠病、关节炎和血液系统疾病最多见。典型溃疡型坏疽性脓皮病表现为伤口快速进展，伴外周红晕，且边缘凸起，呈紫红色。其中心由非特异性坏死性化脓性和肉芽肿性基底组成，病变边缘活跃，溃疡通常深达皮下脂肪层，甚至可达筋膜层。皮损发展常伴随严重疼痛。实验室检查和组织病理学表现无特异性，为排除性诊断。当合并感染时，与本病有时很难区分，鉴别主要结合病程、组织病理和微生物检查。

2. 皮肤恶性肿瘤　皮肤溃疡可能作为原发癌的特征出现，或者由慢性溃疡恶变导致。多种皮肤恶性肿瘤可引起溃疡，如鳞状细胞癌、基底细胞癌及皮肤淋巴瘤等。组织病理是诊断的金标准。因此，结合组织病理和微生物培养检查，两者不难鉴别。

3. 皮肤其他感染　细菌、真菌、螺旋体或原虫的感染均可导致皮肤溃疡。葡萄球菌和链球菌皮肤感染是导致溃疡的常见细菌感染，其他微生物还包括分枝杆菌、梅毒螺旋体、深部真菌感染和原虫感染等。这些感染大多见于免疫抑制者，健康人群中也可发生。临床特征因感染类型不同而异。结合临床和病原体培养鉴定可以鉴别。

（肖　慧　冉玉平）

病例 69

临床图片 见图 69-1。

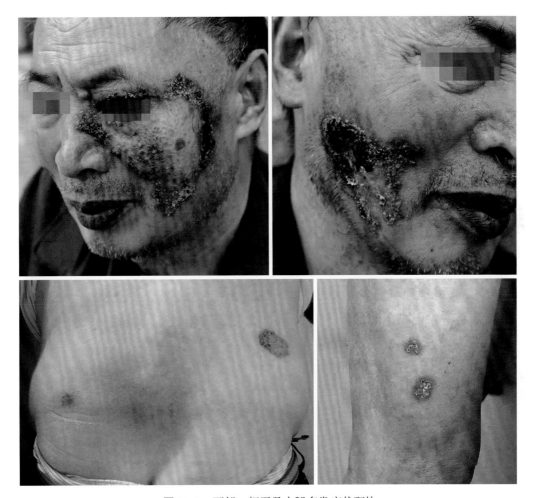

图 69-1 面部、躯干及大腿多发疣状斑块

一般情况 患者男，57 岁，退休人员。

主诉 腰部、右侧大腿出现斑块 8 年余，面部出现多发性疣状斑块 4 年余。

现病史 8 年前患者腰部、头顶及右侧大腿出现鸡蛋大小斑块，无症状，未予重视。4 年前左侧面部出现环状斑块伴皮肤肿胀，2 年前右侧面部出现类似环状斑块。曾于外院就诊，考虑为"深部真菌病"，口服"盐酸特比萘芬"250 mg 每日 1 次，外用"聚维酮碘"治疗，约 6 个月后因肝转氨酶上升，改为口服"伊曲康唑"200 mg 每日 1 次及外用"聚维酮碘"。1 年后腰部、臀部、大腿及头顶皮损有明显改善，面部皮损效果欠佳，左侧下眼睑外翻明显。精神、睡眠、饮食可，大小便正常，体重无明显变化。

既往史及家族史 无特殊。

体格检查 神志清楚，生命体征正常。全身浅表淋巴结未扪及肿大，皮肤、巩膜无黄染，无肝掌及蜘蛛痣。心、肺无异常。腹平软，肝、脾未触及肿大或压痛。

皮肤科检查 右侧面部环状斑块面积约为 5 cm×5 cm，左侧约为 10 cm×10 cm，腰部、臀部、右侧大腿及头顶斑块直径 2～5 cm。斑块中央可见挛缩性瘢痕，斑块边缘呈疣状增生，表面可见暗褐色痂壳及出血点，未见明显分泌物。

实验室检查　皮损痂壳真菌培养阴性，血常规、肝和肾功能正常，ANA及ENA抗体谱阴性，TB-IGRA阴性。T细胞绝对计数：CD3$^+$T细胞481cell/μl（正常941～2226 cell/μl），CD4$^+$T细胞296 cell/μl（正常471～1220 cell/μl），B细胞绝对计数CD19及CD5 129 cell/μl（正常175～332 cell/μl）。

思考

1. 您的诊断是什么？

2. 为明确诊断，您认为还需做什么关键检查？

提示　可能的诊断：

1. 着色芽生菌病（chromoblastomycosis）？

2. 皮肤结核（skin tuberculosis）？

3. 皮肤念珠菌病（cutaneous candidiasis）？

4. 体癣（tinea corporis）？

关键的辅助检查

1. 组织病理　表皮角化过度，真皮浅中层大量炎症细胞浸润（图69-2），有较多肉芽肿形成。六氨银染色角质层内可见大量短菌丝及酵母细胞（图69-3）。抗酸染色阴性。直接从蜡块组织提取DNA，通过ITS引物行PCR扩增后得到序列，登录GenBank比对为热带念珠菌（*Candida tropicalis*），序列号MN171542。

2. 皮肤镜检查（偏振光×50）　皮损边缘为红色肉芽状增生的组织，其间大量红色或黑色点状结构，即"红黑点症"。

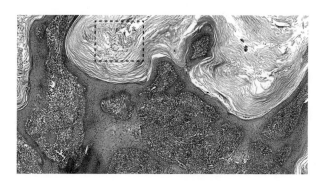

图69-2　真皮浅中层大量炎症细胞浸润（HE×40）

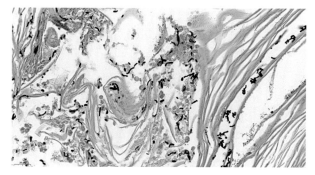

图69-3　角质层内可见大量短菌丝及酵母细胞（六氨银染色×400）

最终诊断　热带念珠菌所致慢性皮肤肉芽肿（chronic cutaneous granuloma caused by *Candida tropicalis*）。

诊断依据

1. 病史及病程　8年余。

2. 皮损部位　面部、躯干及下肢。

3. 皮损特点　多发性环状斑块，边缘疣状增生，中央瘢痕挛缩。

4. 组织病理　肉芽肿性炎症，六胺银染色可见大量短菌丝及酵母细胞。

5. 分子鉴定　蜡块组织DNA提取鉴定为热带念珠菌病。

治疗方法　特比萘芬片250 mg每日1次，伊曲康唑胶囊100 mg每日2次；外用萘替芬酮康唑乳膏，每日2次；45℃热疗，每日2次，每次2h；液氮冷冻，每2周1次。治疗4个月后患者皮损逐渐恢复。

易误诊原因分析及鉴别诊断 念珠菌属是一种机会病原体，广泛存在于土壤、水源和禽类粪便中，也可以在健康的人类皮肤、阴道、口腔和消化道中繁殖，身体抵抗力降低或局部内环境改变时，引起局部或全身感染。由于广谱抗生素、糖皮质激素、免疫抑制剂以及介入诊断和治疗的广泛应用（如静脉内导管插入术），念珠菌感染的发生率大大增加。研究显示白念珠菌仍然是临床原发性或继发性念珠菌感染的主要致病菌，而由非白念珠菌引起的感染，特别是由光滑念珠菌和热带念珠菌引起的感染病例也逐渐增加。

念珠菌性肉芽肿于1950年由Hauser和Rothman首次报道，是一种罕见的皮肤念珠菌病。典型的病变表现为炎性丘疹、结节、水疱、脓疱、脓肿和覆盖着厚厚的黄褐色痂的斑块。最常见的受累人群是患有淋巴细胞减少症的婴儿和儿童以及长期使用免疫抑制剂或糖皮质激素的成人。

本病例的迷惑性在于皮损呈环状斑块，边缘往外扩张，而中央瘢痕挛缩形成。斑块表面可见大量痂壳，容易诊断为着色芽生菌病或皮肤结核等其他感染性疾病。大部分念珠菌对特比萘芬天然耐药，而40.4%的热带念珠菌可能出现伊曲康唑耐药。患者长期单独口服特比萘芬及伊曲康唑效果欠佳，但真菌培养又呈阴性，容易使医生质疑真菌感染存在的可能性，从而考虑其他细菌或病毒感染，可能导致治疗失败。通过组织病理检查，并提取病理切片DNA，可帮助确定病原菌。

本病需要与着色芽生菌病、疣状皮肤结核和体癣等鉴别。

1. 着色芽生菌病 是一组由暗色真菌导致的皮肤感染，如卡氏枝孢霉、裴氏着色霉和皮炎外瓶霉等。暗色真菌多腐生于潮湿腐烂的植物和泥土中。皮肤和黏膜损伤是病原菌进入人体的主要途径，皮损多见于身体暴露部位，尤其是手和足。感染始于皮下组织或真皮内，之后斑块进行性增大，通常呈疣状或斑片状，中央有瘢痕形成。皮屑或活检组织中可发现病原微生物，呈单个或成群的棕黄色圆形厚壁孢子，形成棕色分隔菌丝。真菌培养菌落呈灰褐、灰黑或棕黑色，表面有短绒毛状气生菌丝，菌落背面呈黑色。

2. 疣状皮肤结核 是由结核分枝杆菌直接侵犯皮肤或者由其他脏器结核灶内的结核分枝杆菌经血行或淋巴系统播散到皮肤组织所致的皮肤损害。疣状皮肤结核约占皮肤结核的40%，大多由外源性结核分枝杆菌接种到皮肤易受外伤部位所致，如手指、手背和臀部等暴露部位。皮损开始为一个小的、坚实的疣状丘疹，逐渐向周围扩大，形成坚实的红褐色疣状斑块。皮损中央可出现脓液及角化性皮屑，轻压有波动感。往往是新发疣状皮损与瘢痕挛缩同时交替出现。

3. 体癣 是由皮肤癣菌寄生在人体的光滑皮肤上（除手、足、毛发、甲板以及阴股部以外的皮肤）所引起的浅表性皮肤真菌感染。当真菌侵犯人体表面的角质层后，可引起较轻微的炎症反应，发生红斑、丘疹及水疱等损害，继之脱屑，常呈环状，边缘离心性扩大，中央可见色素沉着。常见致病菌有红色毛癣菌、须毛癣菌及犬小孢子菌等。

（徐小茜 阳何丽 冉 昕 冉玉平）

病例 70

临床照片　见图 70-1 至图 70-5。

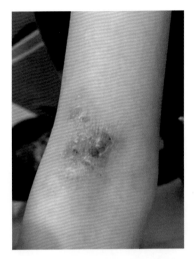

图 70-1　右肘屈侧红斑、斑块、鳞屑

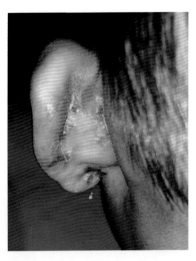

图 70-2　左耳后红斑、丘疹、糜烂、结痂

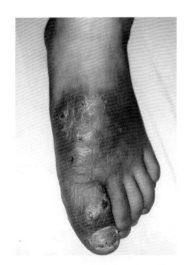

图 70-3　左足背暗红色斑块

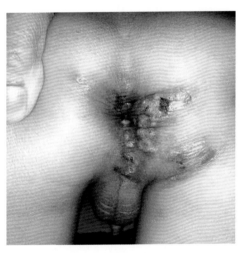

图 70-4　肛周丘疹、斑块

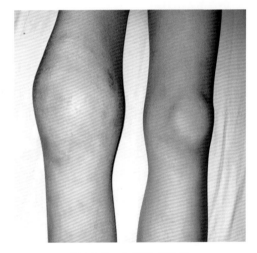

图 70-5　右膝关节肿胀

一般情况　患儿男，6 岁，壮族，云南广南县人，学生，2018 年 1 月 13 日就诊。

主诉　全身皮疹伴痒半年，右膝肿痛 5 个月。

现病史　半年前无明显诱因开始出现双手、双足皮肤红斑、脱屑伴瘙痒，并伴双手指甲多发性小凹陷。皮疹逐渐增多，蔓延至四肢、臀部、躯干及头面部等处。当地按"湿疹"治疗后稍缓解，但仍不断有新发皮疹，严重时伴糜烂、渗出。病程中无水疱或脓疱。5 个月前无诱因出现右膝关节肿痛，无发红，缓慢进展，晨起及天气骤变时明显，曾辗转多家医院诊治，右膝 DR 检查无异常，实验室检查诉营养不良、免疫低下（具体不详）。给予"匹多莫德、葡萄糖酸钙"等及营养补充剂治疗，无好转。

既往史　足月顺产，否认出生时抢救、窒息史。从小体弱多病，经常出现发热、咳嗽、流涕症状，2 岁时曾患"严重肺部感染、感染性休克"，有抢救治疗史。经常使用抗生素（基本每个月都有使用）。发育差，体重一直较同龄儿童低，智力正常。平素生活、居住环境可，未到过疫区。父母体健。有一同胞哥哥，也是从小体弱多病，经常出现发热、咳嗽，经常使用抗生素，在其 6 岁时已经夭折。有一同胞妹妹，目前有 4 个月，未发现特殊异常。

体格检查 身高 92 cm，体重 13 kg。双侧颌下触及花生米大小肿大淋巴结，活动度可，压痛。跛行步入病区。

皮肤科检查 四肢、臀部、躯干、头面部皮肤可见红斑、丘疹、结节、斑块，局部糜烂、脱屑。双手指甲多发性小凹陷。右膝关节肿胀、压痛，关节皮肤无发红，皮温尚可。

实验室检查 血白细胞 10.83 × 10⁹/L，红细胞 5.82 × 10¹²/L，血小板 659.0 × 10⁹/L，中性粒细胞、淋巴细胞及单核细胞正常。红细胞沉降率 6 mm/h，铁蛋白 36.2 ng/L，CRP 40.1 mg/L，降钙素原 0.22 ng/ml，肝酶、肾功能、心肌酶、血糖、血脂、补体 C3、补体 C4、类风湿因子、抗 "O"、尿酸、电解质、术前四项、结核抗体及凝血功能无异常。类风湿性关节炎相关抗体、抗核抗体谱及血管炎相关抗体无异常。血生化示总蛋白 52.8 g/L，白蛋白 38.4 g/L，球蛋白 14.4 g/L，白球比 2.67，IgG 0.09 g/L，IgA 0.06 g/L，IgM 0.05 g/L。

影像学检查 胸部 CT 示右肺中叶内侧段及左肺下舌段局限性炎变。腹部 + 泌尿系 B 超无异常。心电图无异常。双膝关节 DR 检查示骨质无异常。双膝关节 CT 未见异常。双膝 MRI 示双膝关节髌上囊及关节腔积液，关节滑膜增厚，关节旁软组织局限性肿胀，右膝为甚，多考虑关节滑膜炎。

思考

1. 您的诊断是什么？

2. 为明确诊断，您认为还需做什么关键检查？

提示 可能的诊断：

1. 湿疹（eczema）？

2. 幼年型特发性关节炎（juvenile idiopathic arthritis）？

3. X 连锁无丙种球蛋白血症（X-linked agammaglobulinemia）？

关键的辅助检查

1. 组织病理（左足背皮损） 表皮轻微角化过度，颗粒层存在，棘层肥厚，部分表皮突下延，灶性棘细胞间水肿。真皮浅中层较多淋巴细胞及组织细胞浸润，并见少数嗜酸性粒细胞分布（图 70-6、图 70-7）。病理诊断为伴嗜酸性粒细胞增多的亚急性海绵水肿性皮炎。

2. X 连锁无丙种球蛋白血症 BTK 基因测序 阳性。

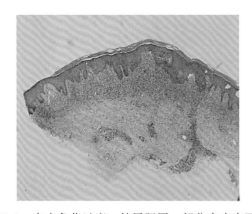

图 70-6 表皮角化过度，棘层肥厚，部分表皮突下延，灶性棘细胞间水肿，真皮浅中层密集的炎症细胞浸润（HE × 40）

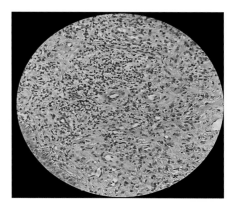

图 70-7 前图高倍，可见淋巴细胞、组织细胞及嗜酸性粒细胞（HE × 100）

最终诊断　X 连锁无丙种球蛋白血症。

诊断依据

1. 病史及病程　患儿男，6 岁，幼年发病，慢性病程。

2. 皮损部位及特点　皮损散发于全身，表现为红斑、脱屑，严重时伴糜烂、渗出，伴瘙痒症状。

3. 伴随症状　右膝关节肿痛，无发红，缓慢进展，晨起及天气骤变时明显，右膝 DR 检查无异常。

4. 既往史及个人史　从小体弱多病，经常出现发热、咳嗽及流涕症状，2 岁时曾患"严重肺部感染、感染性休克"，有抢救治疗史。经常使用抗生素。发育差，体重一直较同龄儿童低，智力正常。

5. 家族史　父母体健。有一同胞哥哥，也是从小体弱多病，经常出现发热、咳嗽，经常使用抗生素，在其 6 岁时已经夭折。

6. 组织病理（左足背皮损）病理　表皮棘层肥厚，部分表皮突下延，灶性棘细胞间水肿。真皮浅中层较多淋巴细胞及组织细胞浸润，并见少数嗜酸性粒细胞分布。

7. X 连锁无丙种球蛋白血症 BTK 基因测序　阳性。

治疗方法　予人免疫球蛋白注射液 5 g/d，连用 3 天静滴；复方甘草酸苷注射液、葡萄糖酸钙 + 维生素 C 静滴、西替利嗪滴剂口服、氯苯那敏（扑尔敏）片口服；复方氟米松乳膏外用每天 2 次；双氯芬酸钠贴片外贴关节局部。10 天后关节肿痛缓解，皮疹部分消退，足背、肛周及会阴部斑块缩小，瘙痒缓解，无新发皮疹。CRP 由 40.1 mg/L 降低至 18.1 mg/L。病情好转出院，现仍在随访中。

易误诊原因分析及鉴别诊断　X 连锁无丙种球蛋白血症为 X 连锁隐性遗传病，是由于人类 B 细胞系列发育障碍引起的原发性免疫缺陷病。本病仅见于男性，又名 Bruton 综合征。其病因为 Bruton 酪氨酸激酶缺陷，使原始 B 细胞向前 B 细胞的分化过程受阻，使成熟 B 细胞的寿命缩短，外周血缺乏 B 细胞和浆细胞而导致各类免疫球蛋白合成不足，对很多抗原不能产生特异抗体反应，机体发生免疫缺陷，从而易反复发生细菌感染。

在出生 4~6 个月以后，来自母体的免疫球蛋白 G（IgG）的保护作用消失，开始反复发生严重细菌感染，患儿可反复出现上下呼吸道、胃肠道、皮肤及关节的感染，尤其是上下呼吸道感染及反复皮肤感染等常见。皮肤除表现为感染外，还可出现特应性皮炎样损害和坏疽性脓皮病，但对病毒及真菌则无特殊易感性。患儿淋巴结发育不良，扁桃体小或缺如。虽反复发生感染，但淋巴结及脾均不肿大。X 连锁无丙种球蛋白血症患儿普遍存在营养不良和生长发育延迟，其原因主要为反复感染，也易发生过敏性、风湿样疾病和自身免疫性疾病等。替代疗法可补充机体不能产生的抗体，定期给予注射用人免疫球蛋白，根据患者对治疗的反应调整给药剂量和给药频率，可改善症状。通过异基因骨髓移植（allo-BMT9）治疗免疫缺陷病，可重建正常的免疫系统，是目前为止根治本病的唯一方法。该病还需与以下疾病进行鉴别：

1. 婴儿期暂时性低丙种球蛋白血症　血清 IgG 很低，而 IgA 和 IgM 正常。外周血中 B 细胞计数正常。淋巴结活检虽缺少成熟浆细胞，但有浆细胞样淋巴细胞。一般不超过 18 个月即可恢复合成免疫球蛋白的能力。

2. 普通变异型免疫缺陷病　是一种常见的低丙种球蛋白血症，曾被称为获得性（或成人型、迟发性）低丙种球蛋白血症。本病为一组病因不同的、主要影响抗体合成的原发性免疫缺陷病。临床表现呈多样性，男女均可患病，发病年龄可在幼儿期，但更常发生于学龄期，甚或成人期。临床症状较 X 连锁无丙种球蛋白血症轻。除反复感染外，还可出现慢性吸收不良综合征，少数可出现淋巴结和脾大，并发生恶性肿瘤（发生率为 8.5%~10%）。

（刘　春　左卫堂　韦光伟　石　英　潘邦贫）

第四章 水疱、大疱性皮肤病

水疱（vesicle）是指高出皮肤表面、直径小于 0.5 cm、空腔含液体的损害，直径超过 0.5 cm 者称为大疱（bulla）。以水疱为原发性皮肤损害的一组皮肤病为水疱性疾病，以大水疱为原发性皮肤损害的一组皮肤病为大疱性疾病。

水疱性疾病常见的病因有：①变态反应。如湿疹、接触性皮炎及汗疱疹等；②病毒感染。如单纯疱疹、带状疱疹及卡波西水痘样疹等；③理化因素。如种痘样水疱病等。病理上水疱大多在表皮内，可表现为表皮细胞水肿即海绵样水肿，以及细胞内水肿即气球样变性或网状变性；④自身免疫。如大疱性疾病。

大疱性疾病主要由自身免疫性的获得性大疱病及遗传性疾病等所致。前者如天疱疮、大疱性类天疱疮、线状 IgA 大疱性皮肤病及获得性大疱性表皮松解症；后者如先天性大疱性表皮松解症、鱼鳞病样红皮症、慢性家族性良性天疱疮及色素失禁。病理上可表现为表皮内疱，也可表现为表皮下疱。大疱性皮肤病无论是先天性还是获得性，均属于重症疾病，可危及患者的生命，应予重视。这组疾病病程大多呈慢性，早期正确诊治对预后具有重要意义。

有些皮肤病轻症时为水疱，重症时则为大疱，如多形红斑、药疹及虫咬皮炎等。水疱、大疱性疾病还可由代谢性疾病如卟啉症、机械性如摩擦性大疱等引起。由于本类疾病临床表现以水疱、大疱为主，随病情的发展可出现糜烂、结痂等损害，不同疾病可呈现相似的临床表现。特别是大疱性皮肤病，容易相互混淆。

这类疾病的诊断主要依据组织病理和免疫荧光，必要时结合分子生物学手段。因此，对这类疾病的诊断除了详细询问病史，对原发水疱做认真的观察与描述外，重点应结合组织病理以判定水疱所在位置、浸润的炎症细胞类型、直接或间接免疫荧光及病原学检查进行综合分析，才能正确诊断。

（万 屏 何 黎）

病例 71

临床照片　见图 71-1、图 71-2。

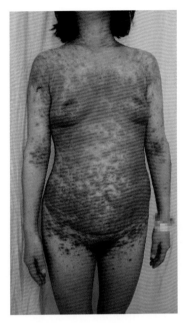

图 71-1　躯干、四肢近端红斑、丘疹、水疱

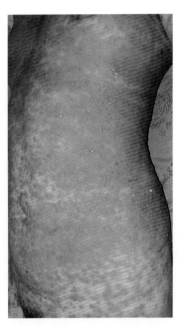

图 71-2　躯干红斑、丘疹、水疱

一般情况　患者女，38 岁，行政工作人员。

主诉　腹部、双上臂红斑、丘疹、水疱 10 天，泛发全身 7 天。

现病史　10 天前患者"劳累"后腹部、双上臂出现散在针头至米粒大小红斑、丘疹、丘疱疹和水疱，不伴疼痛、瘙痒，于外院诊断"虫咬皮炎"，予"氯雷他定、地奈德乳膏"治疗后无好转。入院前 7 天症状加重，皮疹逐渐增多并扩散至躯干、会阴部，部分融合成片，腹部尤甚，偶有瘙痒。反复于外院就诊，先后予"复方甘草酸苷、依巴斯汀、硼酸、夫西地酸等"治疗后上述症状无好转。为求进一步诊治，遂至我院就诊。

既往史及家族史　患者发病前 10 余天有口腔溃疡病史，未做特殊处理。饮食无特殊，近期无用药史、疫苗注射史及化学品接触史。既往有唇部单纯疱疹病史，无其他皮肤病史。

体格检查　无特殊。

皮肤科检查　躯干及四肢近端可见密集分布针头至黄豆大小的红斑、丘疹和水疱，部分红斑融合成大片。水疱位于红斑、丘疹的基础上，米粒至豌豆大小，疱壁紧张、疱液清亮，尼氏征阴性。口腔黏膜未见糜烂、水疱等异常。

实验室检查　抗核抗体 1∶320 均质型核点型。血常规、抗链球菌溶血素 O、ENA 抗体谱、Dsg-1 抗体、Dsg-3 抗体、抗 BP180 抗体、TORCH-IgM、单纯疱疹病毒抗体、疱疹病毒 Ⅱ 型 DNA 荧光检测、EB 病毒 DNA 实时荧光检测、输血前全套、TPPA 及 TRUST 滴度试验等未见异常。

思考

1. 您的诊断是什么？

2. 为明确诊断，您认为还需做什么关键检查？

提示　可能的诊断：

1. 多形红斑（erythema multiforme）？
2. 水疱型玫瑰糠疹（vesicular pityriasis rosea）？
3. 大疱性类天疱疮（bullous pemphigoid）？
4. 急性发热性嗜中性皮肤病（acute febrile neutrophilic dermatosis）？
5. 大疱性系统性红斑狼疮（bullous systemic lupus erythematosus）？

关键的辅助检查　组织病理（右上臂）示表皮下多房性水疱，部分基底细胞液化变性，真皮浅中层小血管周围大量淋巴细胞、少量嗜酸性粒细胞浸润，可见红细胞外溢（图 71-3）。

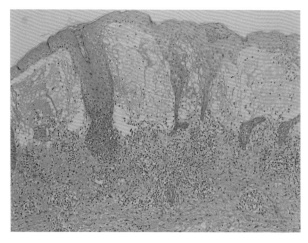

图 71-3　表皮下多房性水疱，部分基底细胞液化变性，真皮可见红细胞外溢（HE×100）

最终诊断　水疱型玫瑰糠疹。

诊断依据

1. 病史及病程　10 天。
2. 皮损部位　位于躯干及四肢近端。
3. 皮损特点　表现为红斑、丘疹、水疱同时存在，无坏死及结痂。
4. 组织病理　符合水疱型玫瑰糠疹。

治疗方法　使用海棠合剂、复方甘草酸苷及氯雷他定口服，3% 硼酸湿敷、皮炎乳剂联合地塞米松外用等治疗，1 周后患者水疱基本消退，红斑颜色变淡，未见新发皮损。3 周后红斑基本消退。随访 1 年，皮疹无复发。

易误诊原因分析及鉴别诊断　典型玫瑰糠疹有"前驱斑"或"母斑"，继而躯干、四肢近端分批出现外观与前驱斑相似但更小的圆形或椭圆形皮损，境界清楚，长轴与皮纹走向一致，粉红色或鲑鱼色，可见领圈状脱屑，易于诊断。但临床上约有 20% 的玫瑰糠疹患者表现为不典型皮损。根据皮损分布部位和形态的不同，可分为顿挫型、反向型、不对称型、巨大型、丘疹型及水疱型等。

水疱型玫瑰糠疹是玫瑰糠疹的一种少见异型，约占玫瑰糠疹的 0.5%，好发于儿童和青少年。其病因不明，与病毒感染、自身免疫、药物及心理因素等的关系仍存在争议。目前有研究表明其可能与病毒感染有关，特别是人疱疹病毒 6 型和 7 型。临床表现除有典型玫瑰糠疹的一些特点以外，还可以在躯干、四肢近端泛发直径 2~6 mm 水疱，可呈玫瑰花样，且水疱通常与典型的丘疹性皮损同时存在，但也可表现为四肢、掌跖部位的孤立性水疱。水疱性皮损可先于典型的前驱斑出现。口腔黏膜损害是玫瑰糠疹的一个重要辅证，9%的玫瑰糠疹患者累及口腔黏膜，而水疱型玫瑰糠疹更易累及口腔黏膜。水疱型玫瑰糠疹的组织病理学并无特异性，可表现为灶性角化不全伴或不伴棘层增厚，海绵样水肿，真皮小血管周围炎症细胞浸润，红细胞渗出。

本例患者为青壮年女性，急性起病。皮损为躯干及四肢近端为主的分布模式。皮损类型主要是红斑、丘疹、水疱，水疱基底有红斑、丘疹、斑块，没有坏死、结痂，没有黏膜受累。天疱疮抗体、TPPA及trust滴度均阴性。组织病理提示表皮下多房性水疱，部分基底细胞液化变性，真皮可见红细胞外溢。结合总体特点，诊断水疱型玫瑰糠疹。本病需与多形红斑、大疱性类天疱疮、急性发热性嗜中性皮肤病及大疱性系统性红斑狼疮等鉴别。

治疗主要以对症为主，可以使用抗组胺药、局部外用糖皮质激素等，皮损严重者也可予以雷公藤制剂、系统性糖皮质激素等治疗。由于细菌和病毒感染与水疱型玫瑰糠疹的相关性尚未明确，因此不推荐常规进行抗细菌、抗病毒治疗。

1. 多形红斑　好发于20~40岁成人，皮损常对称性分布于肢端伸侧，随后呈向心性蔓延。主要表现为特征性靶形皮损，常伴有口腔、生殖器和（或）眼部黏膜的受累。根据典型的靶形皮损、黏膜受累和（或）近期活动性单纯疱疹病毒感染史，本病通常不难诊断，必要时活检（病理特点为基底细胞空泡变性、散在的凋亡角质形成细胞、淋巴细胞浸润）可进一步支持诊断或排除其他疾病。

2. 大疱性类天疱疮　是一种好发于中老年人的自身免疫性大疱病。前驱期可有湿疹样皮炎或荨麻疹样皮损，水疱期典型皮损为在红斑、荨麻疹样或非炎症性基底上出现1~3cm的紧张性水疱、大疱。皮损好发于躯干、四肢屈侧以及腋窝和腹股沟褶皱处。黏膜受累见于10%~30%的患者。血清抗体可查见抗BP-180抗体阳性，典型的组织病理表现为表皮下水疱。DIF对本病的诊断敏感性最高，可见基底膜带IgG、C3线状沉积。结合临床、实验室检查及组织病理，两者不难鉴别。

3. 急性发热性嗜中性皮肤病　典型皮疹为水肿性红斑、红色斑块上的假性水疱，偶尔出现水疱或大疱，常伴有发热和白细胞升高等系统症状。组织学特征包括真皮浅层明显水肿，真皮浅层大量中性粒细胞弥漫性浸润，无白细胞碎裂性血管炎。根据临床表现、实验室检查及组织病理，两者不难鉴别。

4. 大疱性系统性红斑狼疮　以20~40岁女性多见，是系统性红斑狼疮的一类特殊亚型，大多数患者既往有系统性红斑狼疮病史，出现水疱样皮损多提示系统性红斑狼疮活动，并常伴有重要脏器如肾等受累。皮损好发于躯干和四肢伸侧，表现为正常皮肤或红斑基础上出现张力性水疱和（或）大疱。组织病理表现为表皮下水疱，真皮浅层大量中性粒细胞浸润、黏蛋白沉积。直接免疫荧光示基底膜带有线状或颗粒状IgG、IgM或IgA沉积。结合患者临床表现和实验室检查结果可以鉴别。

（周海燕　吕小岩）

病例 72

临床照片　见图 72-1、图 72-2。

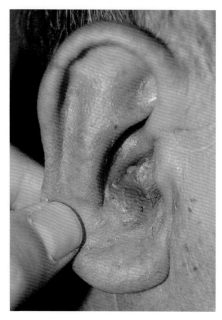

图 72-1　右侧外耳道簇集性水疱

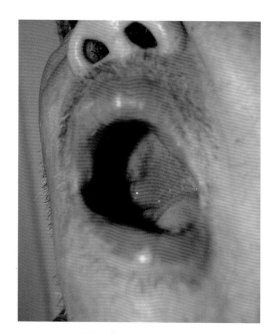

图 72-2　口角向左歪斜

一般情况　患者男，66 岁。

主诉　右侧外耳道簇集性水疱伴疼痛 3 天，口角歪斜 1 天。

现病史　患者 3 天前劳累后右侧外耳道出现散在或簇集性水疱，伴间断性、针刺样疼痛。在当地医院就诊，考虑"带状疱疹"，予"阿昔洛韦片、甲钴胺胶囊、芬必得胶囊"口服及"阿昔洛韦软膏"外用，疼痛稍有减轻。但昨晚突然出现口角歪斜、语言不利。遂来我院就诊。发病以来，无发热、咳嗽、头痛、头晕等症。饮食可，大小便正常。

既往史　既往有高血压病史，血压最高 170/100 mmHg，经口服"缬沙坦片、甲磺酸氨氯地平片"，目前血压控制在 140～120/95～80 mmHg。

家族史　其父有高血压病史，其母体健，家族中无类似病史。

体格检查　一般情况可，T 36.5℃，P 76 次/分，R 19 次/分，BP 135/85 mmHg。精神可，查体合作，自动体位。浅表淋巴结无肿大，语言不利，口角向左歪斜，伸舌左偏。心、肺、腹部等系统查体无明显异常。

皮肤科检查　右侧外耳道散在或簇集性米粒至绿豆大小水疱，个别水疱抓破、结痂。

实验室检查　血、尿、大便常规、肝和肾功能、离子六项均正常。血脂五项：TG 3.6 μmmol/L。左耳听力检查正常。头颅 MRI 正常。

思考

1. 您的诊断是什么？

2. 为明确诊断，您认为还需做什么关键检查？

提示　可能的诊断：

1. Runsay-Hunt 综合征（Ramsay-Hunt syndrome）？

2．三叉神经痛（trigeminal neuralgia）？

3．特发性面神经麻痹（idiopathic facial palsy）？

关键的辅助检查　疱疹病毒抗体 HSV1 IgG（＋），HSV1 IgM、HSV2 IgG、HSV2 IgM 均阴性。皮损水疱液 HSV1、HSV2 DNA PCR 均阴性。VZV DNA PCR（＋）。

最终诊断　Runsay-Hunt 综合征。

诊断依据

1．病史及病程　3 天，劳累后急性发病。

2．皮损部位　右侧外耳道。

3．皮损特点　簇集性水疱，单侧分布。

4．伴随症状　口角向左歪斜、语言不利、伸舌左偏。

5．VZV DNA PCR（＋）。

治疗方法　低脂饮食。伐昔洛韦片每次 0.45 g，口服，每天 3 次；复方倍他米松注射液 1 ml，肌内注射 1 次；加巴喷丁胶囊每次 0.4 g，口服，每天 3 次；甲钴胺胶囊 0.5 mg 口服，每天 3 次；双氯芬酸钠缓释片 75 mg，口服，每天 2 次；喷昔洛韦软膏外搽每天 4 次。2 周后水疱消退，口角歪斜好转。2 个月后症状消失。

易误诊原因分析及鉴别诊断　Ramsay-Hunt 综合征又称带状疱疹膝状神经节综合征，是潜伏于膝状神经节的单纯疱疹病毒和水痘 - 带状疱疹病毒在机体免疫功能下降时被重新激活，病毒重新复活引起免疫反应，从而出现神经的炎性水肿和压迫症状，最终导致神经嵌顿、坏死。临床表现以侵犯面神经、听神经最为多见，其他后组脑神经亦可受损，C2～4 神经也可能受到侵犯。典型临床表现为剧烈耳痛或者耳部带状疱疹并伴周围性面瘫及听觉症状。可分为四种类型，Ⅰ型为仅有面神经感觉支受累，产生耳郭带状疱疹；Ⅱ型为面神经感觉支及运动支同时受累，产生耳郭部位带状疱疹伴同侧周围性面瘫；Ⅲ型为面神经感觉支及运动支受累，产生耳郭部位带状疱疹伴同侧周围性面瘫及听觉症状；Ⅳ型为面神经感觉和运动支受累，并出现听觉障碍以及眩晕、恶心、耳鸣和耳聋等。治疗包括抗病毒药物联合皮质类固醇药物等，同时可加用血管扩张剂，可配合针灸、射频及理疗等中医中药治疗，康复治疗一般亦可在后期应用。

部分患者由于皮损表现不典型，如咽喉部带状疱疹仅表现为簇状白膜，相比皮肤而言不易识别，耳痛及同侧周围性面瘫等典型症状出现较晚，加上部分年轻医生经验不足，所以给早期诊断带来困难，导致易误诊、漏诊。本病需要与特发性面神经麻痹和三叉神经痛鉴别。

1．特发性面神经麻痹　又称 Bell 麻痹，为病因不明的急性单侧面部的轻瘫（麻痹）或瘫痪，又称急性特发性周围性面神经麻痹，多见于 20～40 岁青壮年。本病无疱疹、前庭及耳蜗症状。结合病史、全身及专科检查、听力学评估、电生理检查及影像学检查，并排除引起周围性面瘫的其他疾病如中耳炎、外伤、听神经瘤、腮腺疾病，可明确诊断。

2．三叉神经痛　是一种常见的脑神经疾病，多发生于中老年人。以一侧面部三叉神经分布区内反复发作的阵发性剧烈疼痛为主要表现，发病骤发骤停，为闪电样、刀割样、烧灼样、顽固性、难以忍受的剧烈性疼痛。说话、洗脸、刷牙或风吹，甚至走路时都会导致阵发性剧烈疼痛。疼痛历时数秒或数分钟，呈周期性发作，发作间歇期与正常人一样。临床不会出现水疱。结合病史、临床表现及病原学检查，两者不难鉴别。

（刘彤云　何　黎）

病例 73

临床照片　见图 73-1、图 73-2。

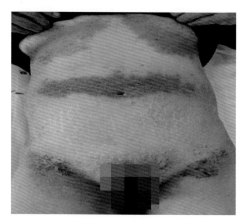

图 73-1　乳房下、腹部、腹股沟区暗红斑

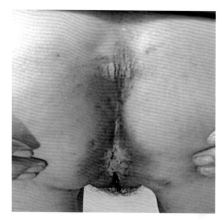

图 73-2　肛周、外阴红斑、糜烂、疣状丘疹

一般情况　患者女，56 岁，农民。

主诉　全身红斑、水疱、糜烂伴痒痛 6 年，加重 1 周。

现病史　患者自诉 6 年前无明显诱因于颈部出现红斑，继之在红斑基础上出现水疱和大疱，水疱壁薄，疱液清亮且水疱易破溃，破裂后形成鲜红色糜烂面并有少量渗出，自觉瘙痒、灼热痛明显，随之缓慢结痂，后皮损逐渐增多、加重，泛发至双侧腋窝、乳房下、脐水平处及腰部 1 周，遂至当地诊所，予"皮炎平"等对症治疗，病情可缓解，皮损渐愈，随后又新发皮疹。6 年期间患者上述症状反复发作，未规律诊治。1 周前患者无明显诱因外阴及肛周新发红斑、糜烂、渗出伴明显瘙痒、疼痛，无腥臭味，口腔黏膜无糜烂，至当地诊所予输液治疗（具体治疗不详）后无缓解，今为求进一步系统诊治至我院就诊，门诊以"慢性家族性良性天疱疮？高血压"收住入院。患者自发病以来，精神、饮食可，睡眠欠佳，大小便正常，体重无明显变化。

既往史及家族史　平素健康状况一般，患"高血压"6 年余，最高 200$^+$/100$^+$ mmHg，自服"硝苯地平控释片"，血压控制不详；患"眩晕症"多年，目前未发作；"患慢性阑尾炎"3 年，偶有右下腹隐痛；有"双侧输卵管结扎"手术史，否认药物、食物过敏史。

家族中患者奶奶、父亲、哥哥、小儿子均有类似病史。

体格检查　体温 36.2℃，脉搏 85 次 / 分，呼吸 21 次 / 分，血压 126/100 mmHg，一般情况可，系统体格检查无异常发现。

皮肤科检查　颈部、双侧腋下、乳房下、平脐水平处及腰部一周皮肤可见片状色素沉着、暗红斑、散在糜烂面及结痂损害，糜烂面有少许渗出，表面无水疱、大疱。外阴及肛周可见多个密集型疣状丘疹，其上可见糜烂及大量脓性分泌物。

实验室及辅助检查　血白细胞数 9.8×10^9/L，嗜酸性粒细胞绝对值 0×10^9/L，红细胞体积分布宽度 SD36.10 fl，中性粒细胞百分比 78.1%，血小板压积 0.4%，平均血小板体积 12.5 fl，血小板体积分布宽度 18.1%，大型血小板比率 43.90%，淋巴细胞百分比 16.0%，嗜酸性粒细胞百分比 0，中性粒细胞绝对值 7.64×10^9/L。红细胞沉降率 70.00 mm/h。尿液分析 + 尿沉渣定量分析：蛋白质（＋），鳞状上皮细胞 53 个 /μl，白细胞弱阳性。血生化：尿素氮 / 肌酐比值 0.11，白蛋白 38 g/L，白球比 1.3，尿酸 381 μmol/L，甘油三酯 2.53 mmol/L，胆固醇 5.49 mmol/L。女性肿瘤标准套餐：细胞角蛋白 19 片段 3.96 ng/ml，神经元特异性烯醇化酶 18.61 ng/ml，绝经前 ROMA 指数 17.88%。B 族链球菌 DNA 定量测定未见明显异常。单纯疱疹 I 型定量测定 3.03×10^7 copies/ml。抗核抗体阳性，ANA 谱未见明显异常。其他培养鉴定药敏（住院）：三种以上细菌生长，疑污染。甲状腺功能、大便常规、血糖、新冠病毒核酸检测、分泌物支原体及衣原体检查、真菌检查及淋球菌涂片均未见异常。心脏彩超检查示心脏各腔室大小正常，左心室舒张功能减低。彩色多普勒泌尿 + 腹部超声检查示肝、胆、胰、脾、双肾、双侧输尿管及膀胱未见明显异常声像。胸部 CT：①左肺上叶舌段及下叶背段叶间胸膜下结节，考虑增殖灶，建议 1 年后复查。②右肺下叶索条灶。③降主动脉壁钙化。心电图正常。

思考

1. 您的诊断是什么？
2. 为明确诊断，您认为还需做什么关键检查？

提示　可能的诊断：

1. 天疱疮（pemphigus）？
2. 湿疹（eczema）？
3. 慢性家族性良性天疱疮（chronic familial benign pemphigus）？

关键的辅助检查　组织病理（右侧腹股沟）示表皮内棘层松解性裂隙、水疱，基底细胞呈"墓碑样"改变，真皮炎症细胞浸润。DIF IgG、IgA、IgM、C3 均阴性。病理诊断符合慢性家族性良性天疱疮（图 73-3）。

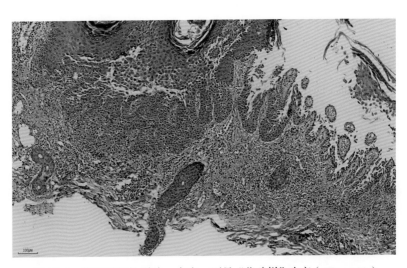

图 73-3　棘层松解性裂隙、水疱，可见"墓碑样"改变（HE×100）

最终诊断　慢性家族性良性天疱疮。

诊断依据

1. 病史及病程　有家族史，病程 6 年。
2. 皮损部位　位于双侧腋下、乳房下、腹部、腹股沟区、肛周和外阴。
3. 皮损特点　表现为红斑、水疱、糜烂及渗出。
4. 组织病理　符合慢性家族性良性天疱疮。

治疗方法 予甲泼尼龙琥珀酸钠 30 mg/d 静滴，康复新液湿敷，氦氖激光照射等对症治疗，5 天后患者好转出院。

易误诊原因分析及鉴别诊断 慢性家族性良性天疱疮也称 Hailey-Hailey 病，是一种常染色体显性遗传性皮肤病，其临床特征是在颈、腋及腹股沟反复出现水疱和糜烂，尼氏征阳性。通常无全身症状，呈慢性经过。本病多在青春期发病，好发于颈、项部、腋窝和腹股沟，肛周、乳房下、腘窝和躯干等部位少见，病变可局限，也可泛发。基本损害是成群小疱或大疱在外观正常皮肤上或红斑上发生，疱液早期澄清，很快混浊，破裂后留下糜烂面和结痂，中心渐愈，周边又出现新皮疹，而呈环形，也可呈扁平柔软、湿润的增殖面，常有瘙痒，并伴有腥臭。有时自觉疼痛，特别是发生裂隙时。水疱尼氏征阳性，也可以呈阴性。不典型损害有斑丘疹、角化性丘疹和乳头瘤样增殖。常见由白念珠菌、疱疹病毒和金黄色葡萄球菌引起的继发感染。少数患者可累及口腔、喉、食管、外阴及阴道等黏膜损害，有时在肛门生殖器部位可出现多个直径 3~5 mm 的疣状丘疹，类似于尖锐湿疣，病变附近淋巴结可以肿大或疼痛。损害的发生与机械性外伤、压力和紫外线照射相关。经过数周可自行消退，以后又往往在原处复发。组织病理以基底层上裂隙形成和大部分表皮内出现部分性或完全性棘层松解为本病的特征。后者呈塌砖墙样外观。本病治疗相对困难，根据家族史、临床表现及常规病理检查、免疫病理检查诊断不难。慢性家族性良性天疱疮应与各型天疱疮、湿疹等鉴别。

1. 天疱疮 是一组慢性复发性严重的表皮内棘层松解性大疱性皮肤病，为一种自身免疫性疾病。天疱疮的诊断要点为皮肤上有松弛性大疱，尼氏征阳性，常伴有黏膜损害，水疱基底涂片可见天疱疮细胞，组织病理改变有特征性，表皮内有棘刺松解。用间接免疫荧光检查示血清中有抗表皮棘细胞间物质——天疱疮抗体，水疱周围正常皮肤（或新皮损）直接免疫荧光检查，表皮细胞间有 IgG 和 C3 沉积。该病例的临床表现及组织病理与天疱疮相似，但患者有明确的家族史，结合病史考虑慢性家族性良性天疱疮。

2. 湿疹 是由多种内外因素引起的一种具有明显渗出倾向的皮肤炎症反应，皮疹呈多样性，慢性期则局限而有浸润和肥厚，瘙痒剧烈，易复发。皮损病理无特异性，可与之鉴别。

（刘岳花　卢凤艳）

病例 74

临床照片 见图 74-1。

一般情况 患者男，67 岁，退休人员。

主诉 颜面部红斑、水疱、丘疱疹、结痂伴痒痛 4 天。

现病史 患者因糖尿病在我院住院控制血糖，4 天前无明显诱因于鼻部出现散在红斑、水疱及丘疱疹，自觉瘙痒、微痛，随即至我科门诊就诊。行真菌直接镜检，真菌孢子（＋），予"他克莫司软膏、萘替芬酮康唑乳膏"外用，2 天后红斑、水疱及丘疱疹逐渐增多，累及整个面部，部分丘疹、丘疱疹顶部呈脐凹状，部分水疱干涸、结痂，痒痛加剧，再次至我科门诊就诊，自觉症状未见明显缓解，伴咳嗽、流涕，曾在当地医院给予输液治疗，诊断、用药不详，6 天后体温正常。10 天后家属发现患者耳后及颈部淋巴结肿大，无疼痛，病程中患者精神、睡眠及饮食稍差。小便夜尿 3 次，大便正常，近 3 个月体重增加约 3 kg。

既往史及家族史 "高血压"病史 11 年，"糖尿病"病史 12 年，

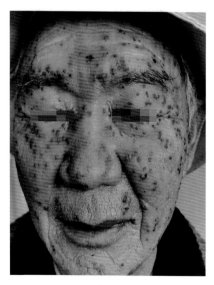

图 74-1 面部丘疱疹、结痂

4年前曾因"急性心肌梗死"行冠脉支架植入术。2年前曾因"胃出血"住院治疗。患"骨质疏松"8个月，"脂溢性皮炎"多年，对"丹参注射液"过敏。

体格检查　一般情况可，营养中等，慢性病容。全身浅表淋巴结未见肿大。

皮肤科检查　颜面部可见红斑、丘疹及丘疱疹，部分顶部有脐凹，部分顶端坏死结痂。头皮、口腔、躯干及四肢未见明显红斑、水疱及糜烂。

实验室检查　血、尿、便常规以及肝和肾功能、血脂、心肌酶、电解质、凝血功能、必检四项及甲状腺功能等未见明显异常。

思考

1. 您的诊断是什么？

2. 为明确诊断，您认为还需做什么关键检查？

提示　可能的诊断：

1. 水痘（varicella）？

2. 卡波西水痘样疹（Kaposi's varicelliform eruption）？

关键的辅助检查　疱液单纯疱疹病毒（HSV）PCR检测呈阳性。

最终诊断　卡波西水痘样疹。

诊断依据

1. 病史及病程　既往患脂溢性皮炎多年，此次病程4天。

2. 皮损部位　位于颜面部。

3. 皮损特点　表现为红斑、丘疹及丘疱疹，部分顶部有脐凹，部分水疱干涸、结痂。

4. 辅助检查　疱液单纯疱疹病毒（HSV）PCR检测呈阳性。

治疗方法　口服伐昔洛韦片，每次0.5g，每日3次。外用重组人表皮生长因子凝胶，每日3次。

易误诊原因分析及鉴别诊断　卡波西水痘样疹为在特应性皮炎或其他某种皮肤病损害的基础上突然发生脐窝状水疱性皮疹。常见的基础皮肤病大多是特应性皮炎，偶尔可发生于脂溢性皮炎、脓疱疮、疖疮、天疱疮、银屑病、变态反应性接触性皮炎或其他炎症性皮肤病等。局限性皮肤损害可能是由病毒局部扩散引起，广泛性皮肤损害的病毒可能由外伤引起，并通过血行播散至全身。皮肤的损伤可由外伤引起，也可由美容治疗如皮肤消磨或激光治疗等引起，原发部位的自体接种可能是一个重要因素。

本病可发生于任何年龄，多见于3岁以内的儿童及20～30岁的青年人。严重的广泛性皮肤损害患者，在感染病毒后，经过约10天（5～19天）的潜伏期，可出现高热、全身不适及嗜睡等中毒症状。发热第2天就开始发疹，突然发生大量群集的水疱，迅速变为脓疱，也可先发生小的红色丘疹，而后很快变为水疱、脓疱，基底明显红肿，部分疱顶有脐窝状凹陷。2～3天后损害可互相融合成片，但其附近仍有散在性典型皮疹，有的皮疹可为出血性。皮疹多局限于面部、肩部或臀部等原有皮肤病部位，也有少数发生于正常皮肤上，甚至为全身性。附近淋巴结常肿大、疼痛。发病后5～10天内，皮疹相继成批出现。经8～14天机体产生足够的抗体，皮疹渐渐干燥、结痂，留有色素沉着及浅表性瘢痕而愈，全身症状也逐渐减轻消失。少数病例病情继续并加重，出现致死性、系统性感染。合并症可有结膜炎、角膜炎或角膜溃疡、脑炎、中耳炎、肺炎、便血、尿闭或婴儿坏疽性皮炎等。

局限性感染者皮损局限在原有皮肤病处，易误诊为继发性细菌感染，但典型的脐窝状凹陷性水疱，以及继而出现糜烂是本病的特点，且常常对抗生素治疗无效。患者常有低热、附近淋巴结肿大。病情有自限性。本病易反复发作，但复发者一般较初次发作时轻，也有复发时加重者。

本病相对少见，年轻医生因对本病认识不足而常易漏诊、误诊。临床上需与水痘进行鉴别。

水痘是一种由水痘-带状疱疹病毒引起的急性、传染性、发疹性皮肤病。皮疹为小水疱，分批出现，水疱周围有红晕为病毒感染的特征，以躯干为主，呈向心性分布，往往伴有明显的上呼吸道症状及全身发热等症状，多发于冬春季，与日晒无明显关系。结合临床和真菌学检查，两者不难鉴别。

（乔　娜　余妍欣　卢凤艳）

病例 75

临床照片　见图 75-1。

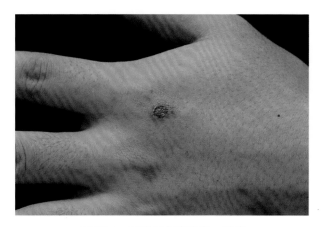

图 75-1　手背红色浅溃疡、结痂

一般情况　患者男，23 岁，自由职业者。

主诉　反复四肢红斑、脓疱、浅溃疡半年。

现病史　患者半年前无明显诱因出现手臂豌豆大小红斑，数天后在红斑基础上出现脓疱并破溃形成浅溃疡，伴轻度疼痛，无发热、口腔溃疡、咳嗽、咳痰、腹痛、腹泻或关节痛等不适，未予特殊处理，皮损可逐渐愈合并遗留色素沉着。皮损逐渐累及四肢，以关节周围为主。发病以来，患者精神、睡眠及饮食可，大小便如常，体重无明显变化。

既往史及家族史　1 年前因"肛周脓肿"于外院手术。反复间断性全身多处红斑、风团伴瘙痒 1 年，外院诊断为"荨麻疹"，近半年偶有复发，未予治疗。家族史无特殊。

体格检查　一般情况可，全身浅表淋巴结未扪及肿大。心、肺无异常。腹平软，无压痛或反跳痛，肝、脾肋下未触及，双下肢无水肿。

皮肤科检查　四肢散在豌豆大小红斑基础上的浅溃疡，溃疡边缘紫红斑边界不清，部分溃疡边缘呈潜行性，溃疡上见少许脓痂。四肢散在色素沉着斑。

实验室及辅助检查　血常规、尿常规、生化、ANA 和 ENA 抗体谱、补体、免疫球蛋白、T 细胞绝对计数及 ANCA 未见明显异常，胃镜和结肠镜未发现明显异常。

思考

1. 您的诊断是什么？

2. 为明确诊断，您认为还需做什么关键检查？

提示　可能的诊断：

1. 血管炎（vasculitis）？

2. 嗜中性皮肤病（neutrophilic dermatosis）？

3. 皮肤感染（skin infection）？

关键的辅助检查   组织病理（右腕部）示皮肤浅溃疡形成，溃疡底部大量中性粒细胞浸润，余表皮基底层液化变化，真皮浅层小血管周围中等量淋巴细胞及少量中性粒细胞浸润（图75-2、图75-3）。

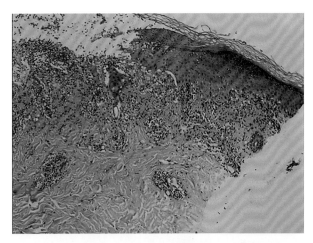

图75-2   溃疡底部大量中性粒细胞浸润，溃疡周围小血管周围较多淋巴细胞、少量中性粒细胞浸润（HE×40）

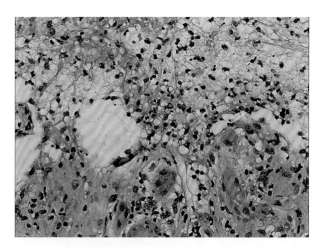

图75-3   前图高倍（HE×200）

最终诊断   脓疱型坏疽性脓皮病（pustular pyoderma gangrenosum）。

诊断依据

1. 病史及病程   半年。

2. 皮损部位   以四肢关节周围为主。

3. 皮损特点   多发红斑、脓疱并迅速进展为浅溃疡，溃疡周围红斑，边界不清，部分溃疡边缘呈潜行性。皮损可自行好转，不遗留瘢痕。

4. 伴随症状   无发热、口腔溃疡及关节疼痛等。

5. 组织病理   溃疡底部大量中性粒细胞浸润，溃疡周围小血管周围较多淋巴细胞及少量中性粒细胞浸润。

治疗方法   患者口服米诺环素（每次100 mg，每天2次）治疗1个月，皮损无新发，停药观察。随访1年，患者偶有1~2处新发皮损，可自行消退，未做治疗。

易误诊原因分析及鉴别诊断   坏疽性脓皮病是以皮肤炎性溃疡为主要表现的嗜中性皮肤病，以经典型或溃疡型坏疽性脓皮病最常见，下肢和躯干好发。起初表现为单发或多发的疼痛性红斑、丘疹或水疱，迅速进展为溃疡。溃疡有特征性的紫红色潜行性边缘，基底呈脓性，可深达脂肪层甚至筋膜层，愈合后遗留筛网状瘢痕。此外，还有少见的大疱型、脓疱型和增殖型坏疽性脓皮病。大疱型坏疽性脓皮病表现为炎性大疱，迅速破溃后形成浅溃疡，常合并血液系统疾病，包括急性髓系白血病、骨髓增生异常综合征和骨髓增生性疾病。脓疱型坏疽性脓皮病表现为多发的无菌性小脓疱，周围绕以红晕，伴疼痛，随后糜烂，愈后不留瘢痕，常发生于炎性肠病的急性发作期，可伴有发热及关节疼痛。增殖型坏疽性脓皮病常发生于创伤部位，表现为单发结节、斑块或溃疡，发展缓慢，疼痛轻，边缘常出现疣状增生，愈后不留瘢痕，中性粒细胞浸润少于其余亚型。此外，还有发生于特殊部位的坏疽性脓皮病，包括口腔黏膜、造口周围、生殖器及术后切口，临床表现同经典型。

坏疽性脓皮病的主要诊断标准为溃疡边缘活检显示中性粒细胞浸润。次要标准包括：①排除感染；②针刺反应；③有炎性肠病或炎性关节炎病史；④丘疹、脓疱或水疱，迅速形成溃疡，溃疡边缘紫红斑呈潜行性，伴压痛；⑤多个溃疡，但至少一个发生于胫前；⑥溃疡愈合后遗留筛网状或皱纸样瘢痕；⑦开始使用免疫抑制药物的1个月内溃疡面积缩小。符合一条主要标准和四条次要标准可诊断。

约50%的坏疽性脓皮病可伴发系统性疾病，最常见的为炎性肠病、关节炎和血液系统疾病，因此有必要对患者进行相关筛查。对于广泛或迅速进展的坏疽性脓皮病，一线治疗方案包括系统用糖皮质激素和环孢素。二线治疗方案包括TNF-α抑制剂、免疫抑制剂（甲氨蝶呤、硫唑嘌呤和吗替麦考酚酯）、氨苯砜、米诺环素和静注免疫球蛋白。

坏疽性脓皮病需与感染性溃疡、血管炎、静脉功能不全性溃疡、抗磷脂综合征相鉴别：

1. 感染性溃疡 包括葡萄球菌和链球菌、非典型分枝杆菌、深部真菌感染和晚期梅毒，临床特征各有差异。金黄色葡萄球菌可引起蜂窝织炎或溃疡性斑块。链球菌感染引起的深脓疱疮表现为穿凿性溃疡，其上覆有坏死性黑痂。非典型分枝杆菌感染性溃疡的诊断需要依靠组织培养，取材需切取溃疡边缘。

2. 血管炎 特征表现是可触及性紫癜，在此基础上可发展为水疱和溃疡。其他表现还包括红斑和皮下结节等。皮肤活检对诊断有重要意义，取材需深达脂肪层，病理表现需同时满足血管壁损伤和炎症细胞浸润。

3. 淤积性溃疡 常发生于下肢静脉功能不全者，好发于小腿下部及踝部，溃疡通常较浅，边缘不规则，伴轻中度疼痛，常合并淤滞性皮炎。

4. 抗磷脂综合征 属于自身免疫性疾病，特点是持续存在的抗磷脂抗体引起的动脉、静脉或小血管血栓栓塞和（或）病理妊娠。网状青斑是其最常见的皮肤表现。此外，还可有皮肤溃疡、皮肤坏死、指（趾）端坏疽等。

（李晓雪 刘宏杰 王 琳）

病例 76

临床照片 见图 76-1、图 76-2。

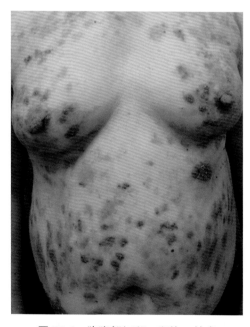

图 76-1 胸腹部红斑、斑块、结痂

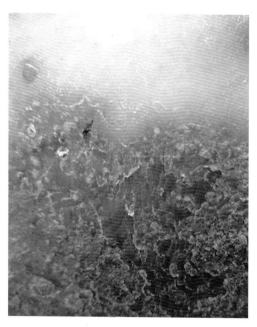

图 76-2 背部斑块、黄白色鳞屑

一般情况　患者，女，58岁。

主诉　全身反复水疱、脓疱6年余，新发斑块、脓疱1年余。

现病史　6年前，患者因全身水疱、脓疱就诊，直接免疫荧光（direct immunofluorescent，DIF）示角质形成细胞间IgA呈网状沉积，抗桥粒芯糖蛋白1抗体（desmoglein1，Dsg1）、桥粒芯糖蛋白3（desmoglein 3，Dsg3）抗体均为阴性。诊断为IgA天疱疮，予以"柳氮磺吡啶"治疗，用药1个月后白细胞、红细胞及血红蛋白降低，同时患者出现全身瘙痒。自行停药，未再到我科随访。1年前患者因新发红斑、斑块及脓疱再次来我科就诊。

既往史及家族史　无特殊。

体格检查　无特殊。

皮肤科检查　全身见大小不一的红斑及斑块，边界清楚，部分红斑或斑块基础上见米粒至黄豆大小的脓疱或黄白色鳞屑。

实验室检查　抗Dsg1、Dsg3和BP180抗体均为阴性，血常规、红细胞沉降率、肝和肾功能、电解质、血脂等生化指标、高敏C反应蛋白和输血前全套无明显异常。

影像学检查　胸部正、侧位X线片无明显异常。

思考

1. 您的诊断是什么？

2. 为明确诊断，您认为还需要做什么关键检查？

提示　可能的诊断：

1. IgA天疱疮合并角层下脓疱病（IgA pemphigus combining with subcorneal pustular dermatosis）？

2. IgA天疱疮合并脓疱性银屑病（IgA pemphigus combining with pustular psoriasis）？

关键的辅助检查

1. 组织病理（右下腹部）　表皮呈银屑病样增生伴融合性角化不全，可见Munro微脓肿和Kogoj微脓肿，真皮浅中层小血管周围较多淋巴细胞及中性粒细胞浸润，符合脓疱性银屑病之病理改变（图76-3）。

2. 直接免疫荧光（右下腹部）　角质形成细胞间IgA呈网状沉积（图76-4）。

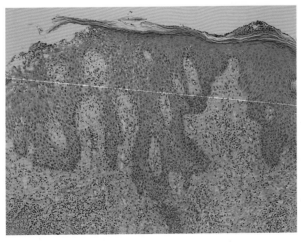 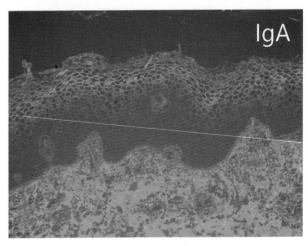

图76-3　表皮呈银屑病样增生性伴融合性角化不全，可见Munro微脓肿和Kogoj微脓肿，真皮浅中层小血管周围较多炎症细胞浸润（HE×100）

图76-4　直接免疫荧光示角质形成细胞间网状IgA沉积（×200）

最终诊断 IgA天疱疮合并脓疱性银屑病。

诊断依据

1. 病史及病程 全身反复水疱、脓疱6年，新发红斑、斑块1年多。

2. 皮损部位 泛发全身，以躯干为主。

3. 皮损特点 表现为多发的红斑和斑块，部分斑块上可见黄色痂壳，在红斑及斑块基础上可见米粒至黄豆大小的脓丘疱疹、脓疱等。

4. 组织病理 脓疱性银屑病改变。

5. 直接免疫荧光 角质形成细胞间IgA呈网状沉积。

治疗方法 予以甲氨蝶呤治疗（5 mg/w×2周、7.5 mg/w×2周、10 mg/w×3周），皮损控制欠佳，患者出现新发脓疱，加用阿维A 20 mg/d治疗1周后脓疱基本消退，后期门诊规律随访，红斑及斑块逐渐消退。目前患者使用甲氨蝶呤7.5 mg/w、阿维A 20 mg/d治疗，病情稳定，无新发红斑、斑块或脓疱等，用药期间监测血常规、肝和肾功能均无异常，规律门诊随访。

易误诊原因分析及鉴别诊断 IgA天疱疮是一种罕见的自身免疫性表皮内疱病，是天疱疮一种十分罕见的亚型。截至2010年，报告的病例不超过70例。临床表现为环状红斑或斑块，边缘出现脓疱、糜烂或痂壳，通常伴疼痛或者明显瘙痒，易累及躯干、四肢近端和间擦部位。可分为两种不同的亚型：角层下脓疱病（subcorneal pustular dermatosis，SPD）型及表皮内嗜中性皮肤病（intraepidermal neutrophilic dermatosis，IEN）型。其发病机制未明，可检测到患者循环内或者与组织结合的IgA抗体，靶向表皮细胞表面的桥粒或非桥粒成分，SPD型IgA天疱疮的抗原为桥粒斑蛋白3（desmocollins，Dsc3），IEN型IgA天疱疮抗原尚不完全清楚。组织学表现为角层下水疱，疱内有大量中性粒细胞浸润。SPD型IgA天疱疮的水疱主要在表皮上层，而IEN型IgA天疱疮主要表现为真皮全层炎症细胞浸润，抗Dsc3-IgA抗体在脓疱形成过程中的作用尚不明确。DIF表现为表皮细胞间IgA呈网状沉积。该疾病发病率极低，部分皮肤科医生对该疾病的认识不足，缺乏临床经验。诊断依靠临床表现、组织学改变和DIF。DIF是诊断该疾病的金标准，但国内大部分医院无法做此项检测，在临床工作中容易对此疾病误诊、漏诊。诊断时需要与角层下脓疱性皮肤病、落叶型天疱疮、脓疱疮及疱疹样皮炎等疾病鉴别。

脓疱性银屑病是一种免疫介导的系统性皮肤疾病，主要表现为红斑基础上的黄色无菌性脓疱，可分为局限性和泛发性脓疱性银屑病。儿童和成年人均可受累，儿童多见于婴儿期，而成年人多见于40～50岁。其组织学特点除有寻常性银屑病的特点如角化过度伴角化不全、棘层增生和颗粒层变薄外等，较为特征性的表现为角层内和角质形成细胞间大量中性粒细胞聚集，可见Kogoj脓肿和Munro微脓肿。脓疱性银屑病是银屑病的一种少见亚型，部分临床医生对此疾病的认识不足，可能误诊为角层下脓疱性皮肤病或脓疱疮等疾病。

这两种疾病共同发生十分罕见，皮损表现有相似之处，均可以表现为红斑和脓疱等，可伴明显瘙痒不适。组织学改变均可表现为大量中性粒细胞聚集（角层下疱内大量中性粒细胞或角层内和角质形成细胞间大量中性粒细胞聚集）。因此，诊断时更需要警惕，在完善常规病理检查的同时行DIF检查，以确定有无两种疾病合并存在。

1. 角层下脓疱性皮肤病 是一种临床少见的慢性、复发性的脓疱性疾病，中老年妇女好发。皮损表现为突然出现瘙痒性丘疹，部分伴疼痛，进而发展为松弛性脓疱、水疱，偶尔出现大疱，或表现为正常皮肤或者红斑基础上出现豌豆大小的脓疱，可簇集或融合成环状或回状。多发生于躯干下部和肢体近端屈侧如腹部、腋窝、乳房下和腹股沟等部位。组织学表现为脓疱或水疱位于表皮角质层下，疱内有大量中性粒细胞，疱底部可见少数棘层松解细胞，少量嗜酸性粒细胞，棘层细胞间水肿，有少量中性粒细胞渗入，疱下表皮有海绵形成。真皮上部毛细血管扩张，周围有中性粒细胞和少量嗜酸性粒细胞及淋巴细胞浸润，DIF阴性。结合临床表现、组织学改变和DIF，可鉴别这三种疾病。

2. 落叶型天疱疮 是天疱疮的一种亚型，好发年龄为50～60岁，表现为红斑或正常皮肤基础上出现鳞屑性、结痂性皮肤糜烂，通常没有黏膜受累。好发于头面部和躯干等皮脂溢出部位。组织学表现为表皮浅层（颗粒层内或附近）棘层松解，DIF 表现为角质形成细胞间 IgG 和（或）C3 呈网状沉积。结合临床表现、组织学改变和 DIF，可以鉴别这三种疾病。

3. 疱疹样皮炎　是一种与谷胶蛋白敏感性有关的慢性、自身免疫性水疱性疾病，是腹腔疾病的一种皮肤表现。典型的皮疹表现为成簇的红斑丘疹和水疱，常伴剧烈瘙痒，主要累及身体伸侧如肘部、膝盖、臀部和头皮的伸侧。其组织学表现为表皮下水疱，真皮乳头顶端中性粒细胞聚集，常伴有真皮小血管周围炎症细胞浸润。直接免疫荧光主要表现为三种模式：①真皮乳头顶端的颗粒状 IgA 沉积；②真皮乳头颗粒状 – 纤维状 IgA 沉积，或者仅为纤维状 IgA 沉积；③沿基底膜带的颗粒状 IgA 沉积。结合临床表现、组织学表现和 DIF，可鉴别这三种疾病。

（詹同英　周兴丽　刘宏杰　李　薇）

病例 77

临床照片　见图 77-1、图 77-2。

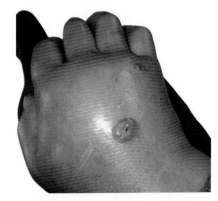

图 77-1　（初发皮损）手背肿胀，结节，其上破溃

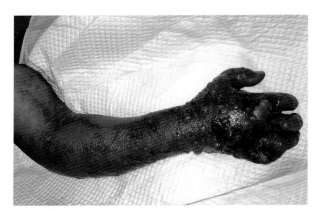

图 77-2　（第 12 天）上肢肿胀，手背及前臂水肿性红斑、张力性水疱，手背部分破溃，炭黑色结痂

一般情况　患者男，55 岁，畜牧业人员。

主诉　右上肢红肿、水疱、破溃、结痂伴发热 6 天。

现病史　患者于入院前 6 天自觉右手背"蚊虫"叮咬后（患者未亲眼见到）出现水肿性结节，自觉瘙痒，无明显疼痛，继之出现右手水肿，于当地予"甘露醇"对症治疗无缓解。而后症状加重，右手背及前臂出现张力性水疱、水肿性红斑，手背黑炭色结痂，部分破溃，伴发热。遂于我院就诊。

既往史及家族史　畜牧业人员，经常接触羊。

体格检查　一般情况差，神志清、精神差。心、肺、腹无异常。

皮肤科检查　右上肢水肿性红斑、肿胀，手背及前臂见大小不等的张力性水疱，手背部见炭黑色结痂，部分破溃。

实验室及辅助检查　血常规示 WBC 18.2×10^9/L，NEUT 90.5%，LYM 4.4%。血生化示 ALB 30.8 g/L，GLB 40.3 g/L，ALT 131 U/L，AST 129 U/L，LA 2.45 mmol/L，CRP 95.69 ng/L。凝血及纤溶示 D-D 二聚体 1.69 μg/ml，Fib 7.76 g/L。右上肢 CT 示皮下广泛渗出，骨质未见确切异常；右侧腋窝见多发肿大淋巴结。

思考

1. 您的诊断是什么？

2. 为明确诊断，您认为还需做什么关键检查？

提示　可能的诊断：

1. 蜂窝织炎（cellulitis）？

2. 皮肤炭疽（cutaneous anthrax）？

关键的辅助检查　皮肤疱液涂片示革兰氏阳性杆菌。

最终诊断　皮肤炭疽。

诊断依据

1. 病史及病程　6 天。

2. 皮损部位　位于右上肢。

3. 皮损特点　初发表现为炎性结节，顶部破溃。入院时皮损表现为上肢肿胀，手背及前臂张力性水疱、水肿性红斑，手背黑炭色结痂，部分破溃。

4. 伴随症状　高热。

5. 病原学检查（组织液涂片）　革兰氏阳性杆菌。

治疗方法　单间隔离，1∶8000 高锰酸钾溶液湿敷，五水头孢针 2 g 每日 2 次，IVIG 20 g/d。

易误诊原因分析及鉴别诊断　炭疽是由炭疽杆菌引起的一种人畜共患病。人类感染多来源于受感染的动物，如羊、牛和马等。直接皮肤接触感染动物或间接接触畜产品是主要的感染途径。职业是发病的重要因素。由于感染途径不同，可将人炭疽感染分为皮肤型、吸入型和胃肠型。本病例为皮肤型炭疽，患者为畜牧业人员，经常接触羊，有职业相关性。本病皮损初起为无痛性丘疹、结节，有瘙痒感，病情发展迅速，形成水疱，周围非凹陷性水肿，水疱破溃后形成溃疡，溃疡处结成炭末样黑色干痂，周围绕以水疱、脓疱等卫星灶。局部淋巴结肿大并常常化脓。治疗上应予隔离，患者的排泄物及使用过的敷料均应灭菌处理。青霉素是有效的治疗药物。

由于本病少见，临床医生可能因认识不足而误诊。临床上应与一般的蜂窝织炎相鉴别。

蜂窝织炎为广泛的皮肤和皮下组织弥漫性化脓性炎症，多为溶血性链球菌感染，有时为金黄色葡萄球菌，也可以由流感嗜血杆菌、厌氧性或腐败性细菌所引起。初起局部呈弥漫性浸润性红肿，境界不清，并有显著的凹陷性水肿，严重者其上可发生水疱、血疱，局部疼痛显著，有恶寒、发热等全身症状。根据境界不清的红肿，有自发痛及压痛，中心可软化、波动及破溃，血液培养出病原菌，即可诊断。

（曹　灿　刘彤云　董天祥　李玉叶）

病例 78

临床照片   见图78-1。

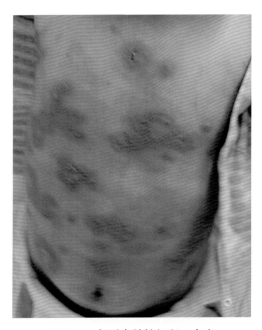

图78-1   躯干水肿性红斑、水疱

一般情况   患儿女，6个月。

主诉   全身红斑、水疱伴瘙痒10余天。

现病史   患者父母诉10余天前患儿头皮、面部、躯干及四肢出现红斑、水疱，曾出现发热，最高达39.1℃，数小时后发热自行消退，不伴咳嗽、流涕等不适。患儿曾在当地医院诊治，诊断及用药不详，但类似红斑、水疱数量增多，瘙痒进一步加重，影响睡眠。患病以来，患儿精神、饮食一般，睡眠较差，大小便正常，体重无明显变化。皮疹出现10天前患儿搬迁至新家，装修材料自诉为"环保类"材料。

既往史及家族史   无特殊。

体格检查   一般情况可，神志清、精神可。心、肺、腹查体未见明显异常。

皮肤科检查   头皮、面部、躯干及四肢见数量不一、花生至钱币大小红斑，针尖至粟粒大小水疱，大部分红斑呈环形或多环状，红斑边缘可见数个水疱。疱液清，疱壁紧张，Nikolsky征阴性，可见糜烂面。双手及前臂见水疱、大疱，部分表面有结痂。

实验室检查   血常规示白细胞总数 11.30×10^9/L，嗜酸性粒细胞百分比为8.3%（正常范围为0.4% ~ 8.0%）。

思考

1. 您的诊断是什么？

2. 为明确诊断，您认为还需做什么关键检查？

提示   可能的诊断：

1. 儿童线状IgA大疱性皮病（linear IgA bullous dermatosis of childhood）？

2. 大疱性类天疱疮（bullous pemphigoid，BP）？

关键的辅助检查

1. 组织病理（背部） 表皮内及表皮下多房性水疱，疱内大量嗜酸性粒细胞浸润，表皮内可见较多嗜酸性粒细胞渗入。真皮浅层小血管周围较多嗜酸性粒细胞及淋巴细胞浸润（图78-2）。

2. 直接免疫荧光（DIF）示表皮基底膜带 C3（＋＋），IgG（＋）（图78-3），IgA（－），IgM（－）。

3. BP180 121.27 U/ml（正常 ＜9 U/ml）。

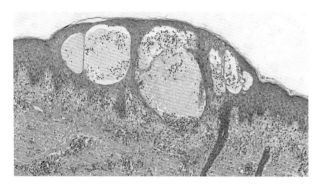

图78-2 表皮内多房性水疱，疱内大量嗜酸性粒细胞浸润，真皮浅层小血管周围嗜酸性粒细胞及淋巴细胞浸润（HE×200）

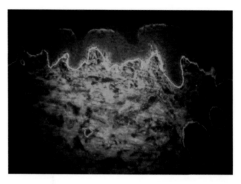

图78-3 DIF示基底膜带 IgG 线状沉积（×200）

最终诊断 婴儿大疱性类天疱疮。

诊断依据

1. 病史及病程 10余天。

2. 皮损部位 全身泛发。

3. 皮损特点 红斑、水疱。

4. 伴随症状 瘙痒。

5. 直接免疫荧光 符合大疱性类天疱疮。

6. BP180 121.27 U/ml。

治疗方法 确诊后，患儿口服复方甘草酸苷片[剂量为3.5 mg(kg·d)]。2周后，无新发类似皮疹，头面部的皮疹大部分消退，原有水疱大部分干涸、破裂，原有红斑颜色变暗。继续上述治疗方案，第6周时，全身未见红斑、水疱，散在褐色色素沉着。血常规示 WBC 12.62×10⁹/L，BP180 72.65 U/ml。第10周时，BP180 为 25.04 U/ml，血常规未见明显异常。第15周时，无皮疹复发，BP180 降至 8.04 U/ml。第18周时，复方甘草酸苷减量至剂量为 1.7 mg/(kg·d)。第22周时无类似皮疹发生，BP180 的水平降至 3.44 U/ml，故患儿停止治疗。目前患者已随访1年余，无类似红斑、水疱复发。

易误诊原因分析及鉴别诊断 大疱性类天疱疮是一种以泛发的瘙痒性大疱为特点的获得性自身免疫性表皮下大疱病，好发于老年人，儿童及婴儿较罕见，我国近10年来 ＜1岁婴儿仅有2例报道。与成人类天疱疮不同，婴儿大疱性类天疱疮有自身的特征，如好发于3~4个月的婴儿，皮疹可排列为环形，常泛发，但不常累及黏膜，婴儿类天疱疮经适当治疗后，一般预后较好。虽然婴儿大疱性类天疱疮病因不明，但多数学者归纳其临床特点为：①＜1岁发病；②皮损表现为红斑基础上的紧张性水疱及大疱；③多累及肢端皮肤，如手掌及足跖；④黏膜、生殖器很少受累，严重者可泛发全身。除皮损需符合上述特点外，婴儿大疱性类天疱疮的诊断仍需依赖皮损组织病理及免疫病理检查。与成人大疱性类天疱疮相同，其组织病理表现为表皮下疱，伴嗜酸性粒细胞浸润；直接免疫荧光可见基膜带 IgG 或 C3 呈带状沉积；间接免疫荧光可见真、表皮交界处 IgG 阳性。BP180 及 BP230 作为参与免疫反应的主要靶抗原，其检测值升高具有重要的诊断价值，且同时可作为评估疾病严重程度的相关指标。当病变广泛存在时，需系统使用强的松、免疫抑制剂、免疫球蛋白或生物制剂等。本病需与儿童线状 IgA 大疱性皮病、幼年型疱疹样皮炎及湿疹等疾病鉴别。

1. 儿童线状 IgA 大疱性皮病　多在 10 岁前发病，病程慢性，持续 2~3 年可自行缓解，瘙痒明显。皮疹以水疱、大疱为主，疱壁紧张，Nikolsky 征阴性，可伴红斑、丘疹，无黏膜损害，愈后遗留色素沉着。直接免疫荧光检查示基底膜带线状 IgA 沉积。

2. 幼年型疱疹样皮炎　多在 7 岁前发病。皮疹呈多形性，为红斑、丘疹、荨麻疹样风团和水疱，疱壁紧张，Nikolsky 征阴性，皮疹消退后遗留色素沉着。无黏膜损害。病程慢性，可持续至青春期后。直接免疫荧光检查示真皮乳头顶端 IgA 或 C3 呈颗粒状沉积。

3. 湿疹　皮疹呈多形性，对称分布，急性期表现为红斑、丘疹、水疱，重时有糜烂、渗出，慢性期皮肤肥厚、苔藓样变、脱屑。皮疹反复发作，愈后可遗留色素沉着。组织病理表现为海绵水肿性真皮浅层血管周围炎，直接免疫荧光检查阴性。

（徐可佳　王　琳）

病例 79

临床照片　见图 79-1。

一般情况　患儿，女，52 天。

主诉　左侧头皮红斑、丘疹、脓疱、脓肿 7 天。

现病史　7 天前患儿母亲发现其左侧头皮出现小片状红斑、丘疹及脓疱，无发热、腹泻。曾到当地医院就诊，诊断为"毛囊炎"，给予抗生素治疗，具体不详。病情未见好转，皮损逐渐加重，部分脓疱融合形成脓肿，并伴少量脱发，无发热，大小便正常，体重无明显变化。患儿父母自述家中饲养多只宠物狗，但患儿无直接接触史，部分小狗有脱毛的情况。

既往史及家族史　无特殊。

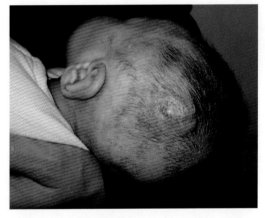

图 79-1　左侧头皮红斑、丘疹、脓疱、脓肿

体格检查　一般情况良好，心、肺查体未见异常。

皮肤科检查　左侧头皮脱发性红斑，可见散在米粒大小的丘疹伴脓疱，部分融合形成脓肿，触及波动感，上覆淡黄色分泌物，未触及周围淋巴结肿大。

辅助检查　紫外光皮肤镜检查皮损处未见荧光，皮肤镜显示有断发和黄白色脓液。

思考

1. 您的诊断是什么？

2. 为明确诊断，您认为还需要做什么关键检查？

提示　可能的诊断：

1. 细菌性毛囊炎（bacterial folliculitis）？

2. 脓癣（kerion）？

3. 头皮银屑病（scalp psoriasis）？

关键的辅助检查

1. 真菌涂片镜检　10% KOH 涂片镜检查见断发和皮屑中存在大量真菌菌丝和孢子。

2. 真菌培养　取病发于 SDA 培养基在 28 ℃条件下培养 10 天，长出白色毛状菌落。鉴定为趾间毛癣菌（图 79-2）。

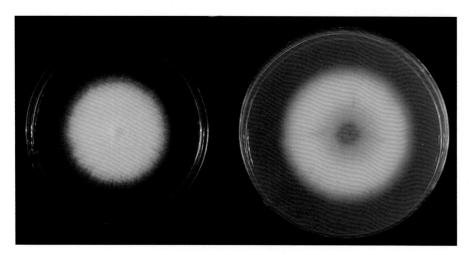

图 79-2　真菌培养示趾间毛癣菌

最终诊断　婴儿脓癣（infant kerion）。

诊断依据

1. 病史及病程　7 天。

2. 皮损部位　头皮。

3. 皮损特点　表现为炎性丘疹、脓疱、脓肿、脱发。

4. 断发和皮屑　10% KOH 涂片查见大量真菌菌丝和孢子。

5. 真菌培养　示趾间毛癣菌。

治疗方法　患者使用伊曲康唑 [5 mg/(kg·d)] 和萘替芬酮康唑乳膏治疗 22 天后，真菌镜检和培养均阴性，痊愈。随访半年无复发。

易误诊原因分析及鉴别诊断　头癣是一种由皮肤癣菌侵犯头皮及毛发引起的感染性疾病。该病好发于 3～7 岁的儿童，婴儿中极为少见。头癣的致病菌种主要为毛癣菌属和小孢子菌属，而由于环境、气候和医疗条件等不同，国家与地区之间流行的致病菌也有所差异。在欧洲以犬小孢子菌和断发毛癣菌最为常见，亚洲最流行的是犬小孢子菌，北美多为断发毛癣菌，非洲异质性更明显，紫色毛癣菌、苏丹毛癣菌、奥杜昂小孢子菌及犬小孢子菌均常见。婴儿头癣的致病菌一般来源于分娩过程中的环境污染、家养宠物、与皮肤癣菌病患者密切接触或与无症状病原体携带者密切接触等。婴儿表皮发育尚不成熟，免疫功能不够完善，同时，早产、免疫抑制及医疗器械污染等都是增加婴儿真菌易感性的危险因素。婴儿头癣在临床上极为少见，主要是由于婴儿活动范围小，卫生条件相对较好，接触致病菌的机会少。另外，婴儿头癣临床表现往往不典型，容易引起误诊或漏诊。当皮肤癣菌侵犯婴儿头皮和头发后，可表现为环形红斑、丘疹、脓疱、脱发斑、鳞屑、脓肿，并可引起局部淋巴结肿大。头癣的治疗以系统治疗为主，同时联合外用抗真菌药物，不推荐单独使用。在系统性抗真菌治疗的同时，对周围环境、宠物及密切接触者进行消毒和筛查是防止复发和传染的关键步骤。

随着国内家庭饲养宠物的增多，头癣的发病率有所上升。当婴幼儿头皮出现红斑、鳞屑、脓丘疱疹、脱发甚至脓肿时，皮肤科医师需警惕头癣的可能性，应详细询问病史，及时进行伍德灯检查、真菌镜检和真菌培养以明确诊断，避免误诊和漏诊。婴幼儿头癣需与脂溢性皮炎、头皮银屑病及细菌性毛囊炎等疾病进行鉴别。通过真菌学检查可明确诊断。

1. 脂溢性皮炎　是一种常见于头面部、胸背部等皮脂溢出部位的慢性、复发性、炎症性皮肤病。眉弓、鼻唇沟及胡须区域是常见的好发部位，表现为红斑、油腻性脱屑及痂壳，痂下炎症明显。结合临床表现和真菌学检查，两者不难鉴别。

2. 头皮银屑病　是一种遗传与环境共同作用诱发的慢性、复发性、炎症性、系统性疾病。好发于四肢伸侧和头皮，临床表现为鳞屑性红斑或斑块，其中头皮皮损鳞屑较厚，常超出发际线，头发呈束状。结合临床表现和真菌学检查，两者不难鉴别。

3. 细菌性毛囊炎　是一种毛囊浅表或深部感染，金黄色葡萄球菌是其最常见的致病菌，好发于面部、头皮、胸部、背部或者臀部。其临床表现与累及毛囊的深度相关。浅表性毛囊炎的皮损表现为红斑基础上的小丘疹或脓疱，深在性毛囊炎则多表现为大的红色丘疹，皮损中央常见脓疱，轻微触痛。结合临床表现和真菌学检查，两者不难鉴别。

（庄凯文）

病例 80

临床照片　见图80-1、图80-2。

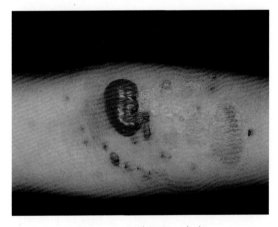

图80-1　上肢红斑、水疱

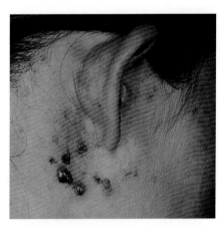

图80-2　耳后红斑、水疱

一般情况　患者女，18岁，学生。

主诉　头面、四肢、躯干红斑、水疱，间断发作17年余。

现病史　患者17年前无明显诱因四肢出现红斑、水疱，以接触部位为著，摩擦搔抓后水疱增大，愈后留有瘢痕，瘙痒、疼痛等感觉不明显，无明显季节改变。

既往史　既往体健，自述家族中其父、其弟有相同病史。

体格检查　生命体征正常，心、肺、腹部无异常体征。四肢、额部及颈部可见红斑、水疱，疱壁紧张，部分区域可见轻度瘢痕及粟丘疹（图80-1、图80-2），触诊浸润感不明显，无明显压痛，尼氏征（－）。牙齿、牙龈发育未见明显异常，口腔黏膜及眼结膜未见明显异常，指（趾）甲可见纵向条纹，无萎缩、脱落，无脱发。

皮肤科检查　头面部、四肢、躯干散在分布红斑、水疱，部分水疱疱壁紧张。局部可见水疱愈后遗留瘢痕及粟丘疹。

实验室检查　血、尿常规，血清 Dsg Ⅰ、Dsg Ⅲ、BP180 及 BP230 未见异常。

思考

1. 您的诊断是什么?

2. 为明确诊断,您认为还需做什么关键检查?

提示 可能的诊断:

1. 寻常型天疱疮(pemphigus vulgaris)?

2. 获得性大疱性表皮松解症(epidermolysis bullosa acquisita)?

3. 大疱性表皮松解症(epidermolysis bullosa)?

关键的辅助检查

1. 组织病理 表皮角化过度,角化不全,可见结痂、渗出,局部中性粒细胞聚集。表皮局灶性增厚,局部基底细胞空泡化改变,表皮下裂隙、水疱,真皮浅层血管扩张,红细胞外溢。血管周围淋巴细胞灶性浸润。直接免疫荧光 IgG、IgA、IgM 及 C3 均阴性(图80-3)。

2. 全血标本遗传性皮肤病相关基因检测 *FLG*(c.4418_4421del)及 *LAMB3*(c.3368T>A;c.323T>C)检测到基因变异。

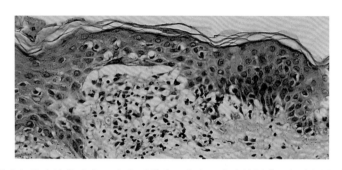

图80-3 基底细胞空泡化改变,表皮下裂隙、水疱,真皮浅层淋巴细胞浸润(HE×400)

最终诊断 交界型大疱性表皮松解症(junctional epidermolysis bullosa, JEB)。

诊断依据

1. 病史及病程 自幼发病,病史17年。

2. 皮损部位 躯干、四肢。

3. 皮损特点 易摩擦磕碰部位出现水疱,愈后留有瘢痕及粟丘疹。

4. 组织病理 表皮下水疱,直接免疫荧光阴性。

5. 家族内有相同疾病患者。

6. 基因检测 *FLG* 及 *LAMB3* 发现突变。

治疗方法 嘱咐患者药物治疗基本无效,注意四肢接触保护,关注消化道等内脏空腔器官的变化。

易误诊原因分析及鉴别诊断 JEB 是临床罕见的单基因遗传性皮肤病,有别于单纯型大疱性表皮松解症与营养不良型大疱性表皮松解症,JEB 裂隙位于基底膜透明板。根据临床表现,JEB 又可进一步分为 Herlitz 型 JEB(H-JEB)、幽门闭锁型 JEB(JEB with pyloric atresia, JEB-PA)、泛发性萎缩性良性大疱性表皮松解症(GABEB)、局限型 JEB(JEB localisata)、反向萎缩型 JEB(JEB atrophicans inversa)、瘢痕型 JEB(cicatricial JEB)及迟发型 JEB(late-onset JEB)。其中 H-JEB 与 JEB-PA 临床表现严重,常可累及呼吸道及消化道等空腔脏器,严重时可造成患儿死亡。JEB 累及皮肤可出现水疱、糜烂、粟丘疹、萎缩性瘢痕、多汗、皮纹缺失、牙釉质发育不良及萎缩性脱发等,病程长期反复,有继发鳞状细胞癌的可能。

　　JEB 的病理活检难以与其他类型的大疱性表皮松解症有效鉴别，其表现为表皮下裂隙和水疱形成，真皮内常可见角质囊肿形成，与临床上粟丘疹相对应。与免疫相关发疱类疾病相比，大疱性表皮松解症真皮内炎症细胞浸润较轻。直接免疫荧光检查为阴性。由于此疾病病情迁延漫长，皮损面积较小，故易被患者及临床医生忽视。并且由于基层医疗机构缺乏病理活检、直接免疫荧光及基因检测手段，故容易出现误诊、漏诊。

　　本例患者症状较轻，仅出现头颈部以及四肢屈侧的水疱、红斑、糜烂以及萎缩性瘢痕，牙齿发育未见明显异常，指（趾）甲可见纵向条纹，增厚不明显，无脱发，无胃肠道症状，发育正常。故结合临床表现及组织病理镜下特征，倾向于局限型 JEB，并具备部分反向萎缩型 JEB 的特征。

　　本病需与获得性大疱性表皮松解症、大疱性类天疱疮、先天性厚甲症、迟发性皮肤卟啉病等病鉴别。

　　1. 获得性大疱性表皮松解症　本病为自身免疫相关大疱性疾病，血清中存在抗Ⅶ型胶原 IgG 抗体，HLA-DR2 发生率高。临床上可出现经典型、大疱性类天疱疮型、瘢痕性类天疱疮型、Brusting-Perry 型及 IgA 大疱皮病型。经典型与大疱性表皮松解症相同，都容易出现接触受压部位的水疱、大疱。不同在于，获得性大疱性表皮松解症发病较晚，多见于成人。通过直接免疫荧光与血清抗Ⅶ型胶原 IgG 抗体可辅助鉴别。

　　2. 大疱性类天疱疮　本病也可出现皮肤紧张性水疱。鉴别点在于发病较晚，多见于中老年人。水疱内常见嗜酸性粒细胞浸润，直接免疫荧光检查可见 IgG 与 C3 沿基底膜线状沉积。血清检测 BP180 及 BP230 水平升高。

　　3. 先天性厚甲症　自幼发病，也可于摩擦部位出现水疱、大疱。鉴别点在于可出现指甲及趾甲的增厚变型，并出现口腔黏膜角化过度以及多毛、声音嘶哑等改变。

　　4. 迟发性皮肤卟啉病　本病与大疱性表皮松解症相同，也可出现接触及曝光部位的水疱、大疱、瘢痕及粟丘疹。鉴别点在于此病多发于成年人，除水疱、大疱外还可出现皮肤的硬化粗糙，糜烂多毛。尿中Ⅰ型及Ⅲ卟啉增多。伍德灯下可见到珊瑚红色荧光，并可出现血清铁水平升高以及肝功能异常等改变。组织活检直接免疫荧光检查呈阴性。

（孔祥君　张　犇）

病例 81

临床照片　见图 81-1、图 81-2。

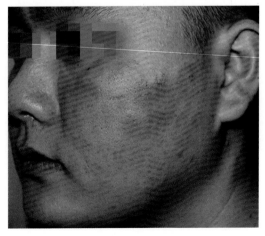

图 81-1　面部水肿性环状红斑、脓疱

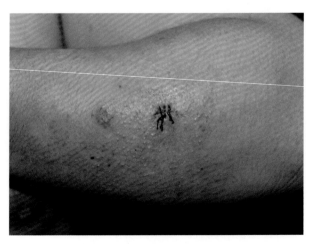

图 81-2　左前臂红斑、脓丘疱疹

一般情况　患者男，21 岁，自由职业。

主诉　面部、躯干皮疹伴痒 3 个月。

现病史　患者诉 3 个月前无明显面部出现水肿性环状红斑及脓疱，伴瘙痒，无发热或腹痛等。于当地医院就诊，考虑面部皮炎，给予依巴斯汀及地奈德乳膏治疗，瘙痒可缓解，皮疹消退不明显，停药后皮疹增多，瘙痒加重，波及四肢及躯干。为进一步诊治就诊于我院门诊。病程中患者无盗汗、恶心、呕吐及呕血等情况。精神、睡眠及饮食皆差。小便黄，大便正常，体重无明显变化。

既往史及家族史　无特殊。

体格检查　一般情况可，神志清、精神佳。全身浅表淋巴结未触及肿大。黏膜未见异常，无肝掌及蜘蛛痣。心、肺无异常。腹平软，肝、脾未触及。

皮肤科检查　面部、四肢及躯干泛发水肿性红斑，多数呈环状。在红斑基础上见簇集分布的直径 1~2 mm 的脓疱疹。

实验室及辅助检查　血常规示 WBC 9.0×10^9/L，嗜酸性粒细胞 3.0×10^9/L；HIV 抗体（－），TPPA（－），ENA 谱及 ANA 均为（－），皮损真菌镜检（－）。

思考

1. 您的诊断是什么？

2. 为明确诊断，您认为还需做什么关键检查？

提示　可能的诊断：

1. 嗜酸性脓疱性毛囊炎（eosinophilic pustular folliculitis，EPF）？

2. 体癣（tinea corporis）？

3. 亚急性皮肤红斑狼疮（subacute cutaneous lupus erythematosus）？

关键的辅助检查　组织病理（左侧前臂）示真皮内以毛囊为中心的混合性炎症细胞，以嗜酸性粒细胞和少量中性粒细胞浸润为主（图 81-3、图 81-4）。

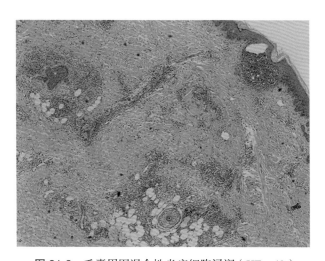

图 81-3　毛囊周围混合性炎症细胞浸润（HE×40）

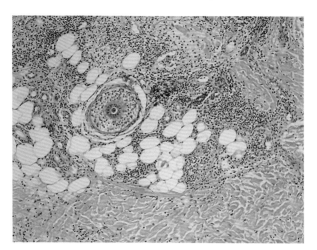

图 81-4　前图高倍，见嗜酸性粒细胞和少量中性粒细胞为主的浸润（HE×100）

最终诊断　嗜酸性脓疱性毛囊炎。

诊断依据

1. 病史及病程　3 个月。

2. 皮损部位　位于颜面、四肢及躯干。

3. 皮损特点　水肿性红斑基础上簇集分布的直径 1～2 mm 的脓疱疹。

4. 伴随症状　瘙痒明显。

5. 血常规　嗜酸性粒细胞明显增多。

6. 组织病理　符合嗜酸性脓疱性毛囊炎。

治疗方法　患者使用米诺环素、泼尼松及依巴斯汀治疗 4 周，皮疹消退。停药 3 个月无复发。

易误诊原因分析及鉴别诊断　EPF 是一种慢性、瘙痒性、无菌性罕见皮肤病，病因不明，常见于日本人，1970 年由 Ofuji 等首次报道，故又称为 Ofuji 病。EPF 皮损好发于面部及躯干等皮脂分泌旺盛区，也可有头皮及掌跖的受累，少数患者仅在掌跖部位出现皮损。临床表现为红斑基础上的毛囊性丘疹及无菌性脓疱，红斑中心逐渐减退，周围不断扩大，逐渐呈环形，伴瘙痒，常于 7～10 天自行消退，3～4 周后复发，长期反复发作。此病的发病诱因包括过敏反应、螨虫寄生、真菌感染及免疫缺陷性疾病等。皮肤组织病理学上见真皮浅层及毛囊皮脂腺单元周围以嗜酸性粒细胞为主的炎症细胞浸润。临床分为 4 型：①经典型 EPF（classic EPF），发病年龄 20～50 岁（平均 40 岁），男女比例 3∶1，具有典型的皮疹特点，好发于面、颈、上背及四肢，少见于掌跖部位及头皮。②婴幼儿相关型 EPF（infancy-associated EPF，I-EPF），发生于 10 岁以下儿童，平均发病年龄 7 岁，无性别差异性，皮疹特点与经典型相似，但没有环形特点，发生于头皮，有自愈倾向。③免疫抑制相关型 EPF（immunosuppression-associated EPF，IS-PF），发病年龄 16～73 岁（平均 44 岁），男女比例 4∶1，又分为 HIV 感染、恶性肿瘤（特别是血液系统方面）、骨髓或外周血干细胞移植。皮疹特点为头面部及躯干剧烈瘙痒性荨麻疹样毛囊性丘疹，常不累及手足，约 50% 的患者出现环形皮疹。④药物相关型 EPF（drug-induced EPF），是一种罕见亚型，引起的药物有卡马西平、四环素及别嘌呤醇等，表现为泛发性或播撒性脓疱，但很少出现环形斑块，也不累及手足，停用可疑药物，局部或系统使用糖皮质激素类药物即可。

EPF 属于慢性、复发性疾病，针对不同分型治疗方案不同。经典型 EPF 的治疗目标是皮损消退，控制复发。一线治疗包括系统使用吲哚美辛、阿西美辛、吲哚美辛法呢酯和局部外用吲哚美辛乳膏。二线治疗包括环孢素、米诺环素、氨苯砜、复方新诺明、红霉素、秋水仙碱、氯法齐明（氯苯吩嗪）和光疗等。

本例患者皮损表现为肿胀性红斑，表面有针尖大小脓疱，局部皮温高，组织病理见毛囊上皮嗜酸性粒细胞浸润，嗜酸性脓疱性毛囊炎诊断明确。

EPF 的临床表现需要与体癣、痤疮、玫瑰痤疮、湿疹、药疹、面部肉芽肿、环状红斑、蕈样肉芽肿、毛囊皮脂腺黏蛋白沉积症、疥疮、颜面散播性粟粒狼疮、掌跖脓疱病、疱疹样皮炎及角层下脓疱病等疾病相鉴别。组织病理表现需要与蕈样肉芽肿、毛囊皮脂腺黏蛋白沉积症、嗜酸性蜂窝织炎、木村病等鉴别。

1. 体癣　由致病性真菌寄生在人体的光滑皮肤上所引起的浅表性皮肤真菌感染，统称为体癣。表现为红斑、丘疹及水疱等损害，继之脱屑，常呈环状，可互相融合重叠，有时甚至泛发至全身，尤其是一些患有免疫缺陷病或应用免疫抑制剂、皮质类固醇或抗肿瘤药物等患者，皮损可很广泛。结合组织病理和实验室检查，两者不难鉴别。

2. 毛囊炎　好发于青壮年，初起为与毛囊口一致的红色充实性丘疹，或由毛囊性脓疱疮开始，以后迅速发展演变成丘疹性脓疱，中间贯穿毛发，四周红晕，有炎症，继而干燥、结痂，约经 1 周痂脱而愈，但也有反复发作，多年不愈，有的也可发展为深在的感染，形成疖、痈。一般不伴有外周血嗜酸性粒细胞升高，组织学上真皮内亦无嗜酸性粒细胞浸润，结合组织病理和临床表现，两者鉴别不难。

3. 亚急性皮肤红斑狼疮　女性多见，以中青年为主。皮损好发于面、颈、上肢伸侧、手、足等曝光部位，唇、颊黏膜偶可累及。环状红斑型常见，好发于面部，亦可发生在身体躯干部位。初起为水肿性丘疹，逐渐扩大呈环状、多环状或不规则形，暗红色，表面平滑或覆有少许鳞屑。实验室 ANA 阳性。组织病理示基底细胞层液化变性更显著，但无明显的角化过度、毛囊角栓、毛囊角栓和基底膜增厚。结合组织病理检查和实验室检查，两者不难鉴别。

（李坤杰　林松发　许天星　郭燕妮）

第五章　色素障碍性皮肤病

　　色素障碍性皮肤病是指由于黑色素细胞功能及数目改变而引起皮肤、黏膜颜色异常的一组疾病，包括色素沉着、色素脱失和色素减退。产生的原因较为复杂，多与遗传、内分泌、营养代谢障碍、化学物质、药物、炎症和感染有关。目前色素障碍性皮肤病的患者数量有增多趋势，严重影响了人们的容貌和身心健康，故对色素障碍性皮肤病的正确诊断和治疗是皮肤科医生应关注和重视的问题。

　　色素障碍性皮肤病按病因分为：

一、色素加深性疾病

　　在色素加深性疾病中，皮肤颜色可呈现黑色或褐色（黑色素沉着于表皮，如黄褐斑）、灰蓝色（黑色素细胞或黑色素沉积在真皮上层，如颧部褐青色痣、文身）或青色（黑色素细胞或黑色素沉积在真皮深层，如太田痣、文身），可见于以下疾病中：

　　1. 黑色素细胞形成色素增多　因酪氨酸酶活性及输送黑色素小体能力增强，使黑色素沉着于皮肤所致。

　　（1）遗传性：如雀斑、种族性黑皮病、黑棘皮病及特发性多发性斑状色素沉着症。

　　（2）继发性：①紫外线、X线、温热。如脂溢性角化病及放射性皮炎等。②内分泌改变。如妊娠性黄褐斑、Addison病及异位ACTH综合征等。③炎症后色素沉着。炎症后皮肤中巯基减少，对酪氨酸酶的抑制降低，促进色素生成增加，如色素性玫瑰疹、色素性荨麻疹及皮肤磨削术后的色素沉着斑等。④接触重金属及化学制剂。如Riehl黑变病及油彩皮炎等。⑤药物。如药物所致甲黑色素沉着症。

　　2. 黑色素细胞数目增多　包括色素痣、咖啡斑、黑子、颧部褐青色痣及太田痣等。

二、色素减退性疾病

　　在色素减退性疾病中，皮肤颜色可呈现淡白色（色素减少，如白色糠疹）或纯白色（色素脱失，如白癜风）。

　　1. 黑色素转移异常　黑色素小体传输障碍，如花斑癣病原体马拉色菌可产生壬二酸，抑制酪氨酸酶，干扰黑色素形成；在银屑病中，角质形成细胞分裂及脱落加快，黑色素小体没有充分时间进入角质形成细胞；发生湿疹时表皮细胞内水肿，可使角质形成细胞吞噬黑色素颗粒减少，造成损害局部色素减少。此外，还有麻风、外阴白色病变、白色糠疹及炎症后色素减退斑等。

　　2. 酪氨酸及酪氨酸酶的异常　往往是遗传性疾病，如白化病和苯丙酮尿症等。

　　3. 黑色素细胞数目减少　如白癜风和斑驳病。

　　对色素障碍性皮肤病，临床医生可从以下思路进行诊断：临床上首先根据皮肤颜色变化，呈褐色、黑色、灰蓝色或青色，考虑色素沉着性皮肤病；若皮肤颜色较正常皮肤变浅，呈浅白色或纯白色，则为色素减退性疾病。再结合询问病史、病程长短、有无家族遗传史以及有无理化因素接触史等，最后结合疾病特点、组织病理及必要的实验室检查，即可做出正确诊断。

（邹勇莉　何　黎）

病例 82

临床照片　见图 82-1 至图 82-3。

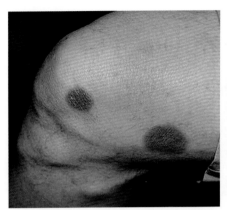
图 82-1　右大腿内下方褐色斑片

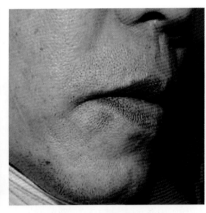
图 82-2　唇周褐色斑片

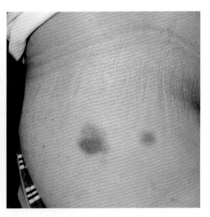
图 82-3　腰部褐色斑片

一般情况　患者男，55 岁。

主诉　反复唇周、四肢、腰部褐色斑片伴痒 1 年余，复发 20 天。

现病史　患者 1 年前无明显诱因出现唇周、四肢、腰部多个紫红色斑片，伴轻微痒痛。10 ~ 15 天转为褐色斑片，皮疹持续 1 ~ 3 个月，可自行消退。曾发作 3 次，自述皮损发生部位固定，未觉数量增多或范围扩大。患者曾在当地医院就诊，经治疗（具体诊治不详）好转，但仍反复发作。20 天前上述部位再次出现水肿性紫红色或红褐色斑片。开始时轻微痒痛，后皮疹颜色渐转为灰褐色或浅褐色，自觉症状不明显。经追问，自觉每次服用"感冒药"（具体成分不详）后发生。发病以来，无发热、关节痛或口腔溃疡等，饮食、睡眠可，大小便正常。

既往史　无特殊。

体格检查　系统查体无异常。

皮肤科检查　唇周、四肢、腰部散在指腹至鸡蛋大小圆形或椭圆形褐色斑片，边界清楚，斑片边缘色素较中央浅。

实验室检查　血常规、尿常规、肝和肾功能、离子六项未见异常。

思考

1. 您的初步诊断是什么？

2. 为明确诊断，您认为还需要做什么关键检查？

提示　可能的诊断：

1. 蕈样肉芽肿（granuloma fungoides）？

2. 持久性色素异常性红斑（erythema dyschromicum perstans）？

3. 固定性药疹（fixed drug eruption）？

关键的辅助检查　组织病理示表皮网篮状角化，基底层散在空泡变性，表皮下部色素增加。真皮乳头胶原纤维间和血管周围稀疏淋巴细胞及组织细胞浸润，并见较多噬色素细胞分布。病理诊断：炎症后色素沉着改变，结合病史、临床表现，符合固定性药疹（图 82-4）。

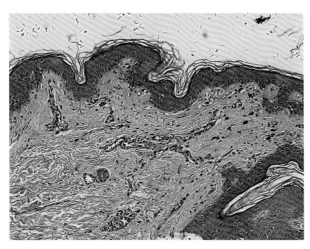

图 82-4　基底层散在空泡变性，表皮下部色素增加。真皮乳头胶原纤维间和血管周围稀疏淋巴细胞、组织细胞、噬色素细胞浸润（HE×100）

最终诊断　多发性固定性药疹（mutiple fixed drug eruption）。

诊断依据

1．55 岁老年男性，病程 1 年余，反复多次发作。

2．患者每次发病与服用药物相关，且每次发作时皮损部位固定。

3．皮损初始表现为紫红色斑疹、斑片，伴轻微痒痛。10～15 天转为褐色斑片，皮疹持续 1～3 个月，可自行消退。

4．自觉轻微痒痛。

5．组织病理　提示炎症后色素沉着改变。

治疗方法　嘱避免日晒。复方甘草酸苷片 50 mg 口服，每日 2 次；谷胱甘肽 0.3 g 口服，每日 2 次；地奈德外搽，每天 2 次；氢醌霜外搽，每天 2 次。1 个月后好转，后失访。

易误诊原因分析及鉴别诊断　固定性药疹是药疹中较为常见的类型，常由磺胺、解热镇痛类、吡唑酮类及四环素类等药物引起，具体发病机制尚未完全清楚。本病可发生于全身任何部位，多见于口唇、龟头、肛门等皮肤黏膜交界、躯干和手背等处。皮损多单发，多发者少见。皮损特点为边界清楚的圆形或椭圆形斑片，中心呈暗红色或褐色，周围苍白，伴或不伴大疱，愈后留有色素沉着。发作越频繁，则色素愈深。停药 1～2 周后消退，留灰黑色色素沉着斑，长时间不退。再次服用同样药物时会在相同部位出现皮损，也可在其他部位出现新的皮损。固定性药疹的诊断是基于病史和皮损特征，再次用药时相同部位的皮损复发是固定性药疹诊断的金标准。

固定性药疹的不典型皮损容易误诊。此外，应当进行全面的体格检查，并详细询问病史，包括潜伏期及用药史等。并且询问用药史除了处方药外，不能漏问非处方药、中成药以及食物等，以免误诊、漏诊。临床上本病需与以下疾病鉴别。

1．蕈样肉芽肿　是原发于皮肤的低度恶性 T 细胞淋巴瘤。病程呈慢性进行性，典型皮损的临床病程可分为 3 期，即红斑期、浸润期、肿瘤期。其红斑期的皮损具有多样性。除经典皮损外，少见皮损可表现为水疱、脓疱、角化、疣状、乳头瘤样、红皮病样、色素性紫癜样、肉芽肿样、色素减退、色素加深及毛囊性改变等。伴有色素沉着的蕈样肉芽肿罕见。进行性、泛发性色素沉着是蕈样肉芽肿比较特殊的临床表现。临床以进行性、泛发性色素沉着为特征，伴有剧烈瘙痒。组织病理以典型的蕈样肉芽肿表现、显著的表皮突延长伴黑色素增加和显著的真皮噬黑色素细胞为特征。结合病史、临床及组织病理，两者不难鉴别。

2. **持久性色素异常性红斑** 是一种临床上少见的无症状的色素异常性皮肤疾病，又称灰皮病（ashy dermatosis）。其病因尚不明确，多数认为与日晒、蚊虫叮咬、药物（抗生素、苯二氮䓬类药物、奥美拉唑）、杀虫剂、硝酸铵、感染性疾病（肝炎、HIV、鞭虫病）、内分泌疾病（甲状腺疾病）等有关。女性多于男性，可发生在任何年龄。皮疹初起表现为境界清楚的椭圆形、圆形、不规则形红斑，红斑可向周围扩大。活动期红斑边缘隆起，颜色逐渐变为淡灰色、灰蓝色、灰棕色色素沉着。无自觉症状。典型皮损常对称性分布于躯干、肢体及面颈部，很少累及头皮、黏膜、掌跖、甲等部位。组织病理具有相似性。但结合明确的用药史、再次用药后固定的发病部位皮损复发，两者不难鉴别。

（寸玥婷　刘彤云　何　黎）

病例 83

临床照片　见图 83-1、图 83-2。

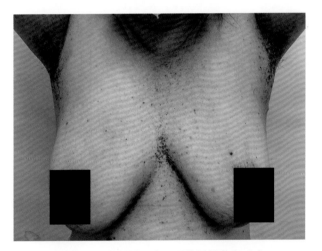

图 83-1　乳房间、腋下网状黑褐色斑丘疹

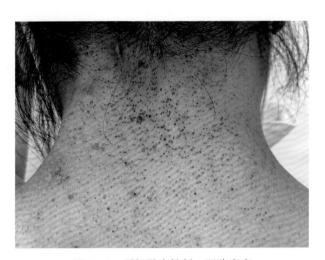

图 83-2　颈部黑头粉刺、凹陷瘢痕

一般情况　患者女，50 岁，农民。

主诉　皱褶部位黑褐色斑丘疹 20 年。

现病史　20 年前，患者腋下、颈部出现黑褐色斑丘疹。皮疹逐渐增多，中央融合，并逐渐累及面部、乳房间、腹股沟区等部位，伴轻度瘙痒，无酒糟鼻样面部红斑，无手背萎缩性雀斑样斑疹，无掌跖部点状凹陷。未予治疗。

既往史及家族史　其父母非近亲婚配，该患者家族的 20 名成员中，有 9 位有类似病史，均为面颈部和腋下等部位逐渐出现黑褐色斑疹或丘疹，伴黑头粉刺及凹陷瘢痕（图 83-3）。

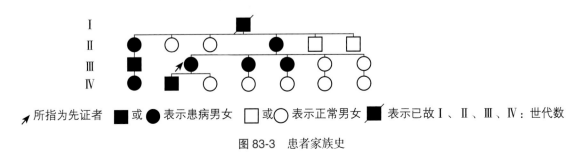

↗所指为先证者 ■或●表示患病男女 □或○表示正常男女 ◼表示已故 Ⅰ、Ⅱ、Ⅲ、Ⅳ：世代数

图 83-3　患者家族史

体格检查 患者一般情况可，无特殊。

皮肤科检查 面颈部、腋下、乳房间、乳房下、腹股沟区可见对称分布的芝麻至绿豆大小的黑褐色斑丘疹，腋下及乳房间斑丘疹融合成网状，面颈部及躯干有较多芝麻大小的黑头粉刺，下颌、颈部及背部散在米粒大小的凹陷瘢痕。

实验室检查 无特殊。

思考

1. 您的诊断是什么？

2. 为明确诊断，您认为还需做什么关键检查？

提示 可能的诊断：

1. 融合性网状乳头瘤病（confluent and reticulated papillomatosis）？

2. 黑棘皮病（acanthosis nigricans）？

3. Haber 综合征（Haber syndrome）？

4. Kitamura 网状肢端色素沉着（reticulate acropig- mentation of Kitamura）？

5. 屈侧网状色素异常（reticular pigment anomaly of flexures）？

关键的辅助检查 组织病理（左侧腋下皮损）示表皮轻度网篮状角化过度，表皮突纤细下延呈指状突起，基底层色素增加，真皮浅层小血管周围噬色素细胞及淋巴细胞浸润。病理诊断：符合 Dowling-Degos 病（图 83-4）。

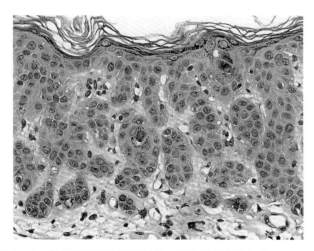

图 83-4 表皮突下延呈指状突起，基底层色素增加（HE×400）

最终诊断 屈侧网状色素异常。

诊断依据

1. 病史及病程 病程 20 年，家族中有类似病例。

2. 皮损部位 位于面颈部、腋下、乳房间、乳房下、腹股沟区，对称分布。

3. 皮损特点 表现为黑褐色斑丘疹，部分融合成网状，可见黑头粉刺及凹陷性瘢痕。

4. 组织病理 表皮突下延呈指状突起，基底层色素增加，可见噬色素细胞，符合屈侧网状色素异常。

治疗方法 患者使用异维 A 酸治疗 1 个月，皮损无明显改善，后未继续就诊治疗。电话随访患者，近期皮疹无明显变化。

易误诊原因分析及鉴别诊断 屈侧网状色素异常又称 Dowling-Degos 病，是一种罕见的迟发性常染色体显性遗传病。目前认为角蛋白 K5（*KRT5*）、*POFUT1*、*POGLUT1* 和 *PSENEN* 基因突变可致本病。上述基因通过 Notch 通路在黑色素细胞稳态及黑色素转运中发挥重要作用。该病初发年龄在 20～50 岁，女性多于男性，临床表现以褶皱部位对称性网状色素沉着、颈背部黑头粉刺和口周凹陷瘢痕为特征。皮损多始于腋窝及腹股沟区，后逐渐累及面颈部、乳房下、躯干、大腿、腕部、外阴等部位。组织病理具有特征性，表现为表皮突延长呈指状或鹿角状，真皮乳头上方的表皮变薄，基底层色素增加，真皮可见噬色素细胞。S-100 染色提示表皮黑色素细胞数量无变化。屈侧网状色素异常属于损容性皮肤病，一般不危害健康，但治疗困难。外用维 A 酸类、糖皮质激素或维生素 E 霜疗效欠佳。既往报道口服异维 A 酸治疗可取得一定疗效。个案报道显示用 Er：YAG 激光和强脉冲激光治疗有效，但应警惕出现炎症后色素沉着的风险。

　　该病为罕见的迟发性常染色体显性遗传，由于皮肤科医生对本病认识不足，缺乏经验，加上对家族史等病史的问诊可能不充分，故临床容易误诊、漏诊，所以临床医生应加强对此病的认识，做到早发现、早诊断。该病需与融合性网状乳头瘤病、黑棘皮病、Galli-Galli 病、Haber 综合征、Kitamura 网状肢端色素沉着等相鉴别。但部分学者认为屈侧网状色素异常是一个疾病病谱，包括经典的屈侧网状色素异常、Galli-Galli 病、Haber 综合征及 Kitamura 网状肢端色素沉着，它们均为遗传性色素沉着性皮肤病，临床和病理表现类似。

　　1. 融合性网状乳头瘤病　是一种良性角化性皮肤病，可能与角蛋白 16 功能缺失与突变有关。该病好发于青春期，春夏为高发季节，临床表现为乳房间、肩胛间区、腋下及颈部褐色角化性丘疹或斑片，中央融合，外周呈网状。病理表现为网篮状角化过度、乳头瘤样增生及基底层色素增加。结合临床表现和组织病理检查，两者不难鉴别。

　　2. 黑棘皮病　是一种可能与恶性肿瘤、遗传及肥胖相关的皮肤病，由于肥胖和糖尿病的患病人数增加，该病患病率逐渐上升，不同人群中患病率波动在 7%～74%。临床表现为色素沉着、皮肤增厚粗糙，呈天鹅绒样外观，通常分布于颈部、乳房下、腋窝、肘窝、腹股沟区及肛周等部位。病理表现为表皮角化过度伴乳头瘤样增生，轻度棘层肥厚。结合临床表现和组织病理检查，两者不难鉴别。

　　3. Galli-Galli 病　是屈侧网状色素异常的棘层松解型变体，除经典的屈侧网状色素异常临床及病理表现外，还存在基底层上方有非角化不良的棘层松解。根据组织病理表现，两者可鉴别。

　　4. Haber 综合征　表现为青春期酒糟鼻样面部红斑，继而出现躯干、四肢近端和腋窝角化性丘疹、黑头粉刺、凹陷瘢痕和网状色素沉着，病理表现为表皮脚纤细下延，似芽蕾状增生，伴毛囊角栓。结合临床及病理特点可鉴别。

　　5. Kitamura 网状肢端色素沉着　表现为儿童期出现手足背萎缩性网状雀斑样色素沉着，无色素减退，掌跖部可见点状凹陷。病理表现为轻度角化过度，表皮脚纤细下延，末端见色素沉着，表皮黑色素细胞增加，可见巨大黑色素复合体。根据临床和组织病理学表现可鉴别。

（杨　莉　张　敏）

病例 84

临床照片　见图 84-1。

一般情况　患者男，37 岁，木工。

主诉　面部、双上肢、胸背部色素沉着 10 多年。

现病史　患者 10 多年前短暂从事"室内装修"工作后出现左前臂皮肤色素沉着，遂到我院就诊，诊断为"光敏性皮炎"，治疗不详，效果欠佳。曾行斑贴实验，结果提示"4 号橡胶"阳性，苯等其他物质结果阴性，但患者表示其工作中未接触橡胶类物质。患者遂调离原工作岗位改做木工，接触"木屑""胶漆"较多，后左侧前额出现色素沉着，近 1～2 年色素沉着加重，范围扩大。患病以来饮食、睡眠、大小便正常，体重未明显减轻，无恶心、呕吐、头晕、乏力，无呼吸道症状。患者在工棚内工作，冬季佩戴手套工作，夏季未佩戴。否认色素沉着前皮肤发红、水肿、脱屑或毛囊炎等改变，否认家中及工作环境中有类似患者。

既往史及家族史　无特殊。

体格检查　一般情况良好，发育正常，神清合作。全身浅表淋巴结未扪及肿大，无肝掌及蜘蛛痣。心、肺无异常。腹平软，肝、脾未触及。脊柱、四肢未见明显异常。

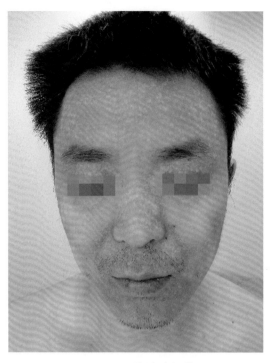

图 84-1　面部色素沉着

皮肤科检查　前额、颞部、眶周、鼻背、口周、下颏、耳前、耳后、颈项部位见网状、斑片状灰黑色或灰褐色色素沉着，双侧面颊正中处有一新月形肤色正常带。胸背、腋下、腰腹、双上肢、手背处亦可见灰黑色色素沉着，但颜色较面部浅。手掌及口腔、牙龈黏膜处未见色素沉着，腰部以下皮肤（腿部、足部、臀部）未见色素沉着。色素沉着处皮肤略粗糙，无鳞屑、毛囊角化或毛细血管扩张，未见皮肤萎缩或增厚，无瘙痒、红斑、丘疹。

实验室检查　血常规、肝和肾功能、免疫全套结果正常。空腹血糖 6.64 mmol/L，餐后第 1 h、2 h、3 h 血糖分别为 14.18 mmol/L、12.11 mmol/L、6.94 mmol/L，餐后第 2 h、3 h 胰岛素分别为 66.57 μIU/ml、21.21 μIU/ml，餐后第 2 h C 肽 3.05 nmol/L。血皮质醇（16—18 点）为 491.1 mol/L，次晨 8—10 点结果正常。

思考

1. 您的诊断是什么？

2. 为明确诊断，您认为还需做什么关键检查？

提示　可能的诊断：

1. Riehl 黑变病（Riehl's melanosis）？

2. Civatte 皮肤异色病（Civatte poikiloderma）？

3. Addison 病（Addison's disease）？

4. 糖尿病性皮肤改变（diabetic cutaneous change）？

关键的辅助检

1. 组织病理（右侧耳后皮肤）　表皮基底层黑色素细胞增多伴部分基底层液化变性，棘层内散在角化不良细胞。真皮浅层小血管周围中等量淋巴细胞及噬色素细胞浸润（图 84-2）。

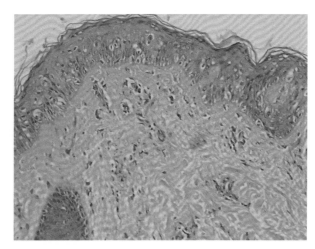

图 84-2　基底层黑色素细胞增多伴部分基底层液化变性，棘层内散在角化不良细胞。真皮浅层小血管周围中等量淋巴细胞及噬色素细胞浸润（HE×200）

2．斑贴实验　患者提供其在日常工作中接触物质行斑贴实验，结果提示：48 h、72 h、96 h 非洲花梨木屑（＋），俄罗斯樟子松木屑（－），拼板乳胶（－）（图 84-3）。

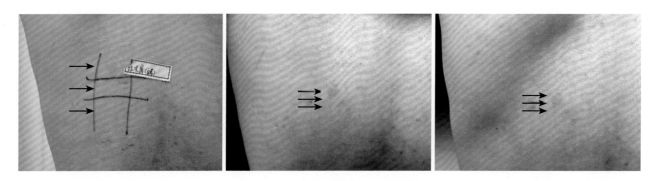

图 84-3　斑贴实验 48 h（左）、72 h（中）、96 h（右）结果。箭头从上到下分别为非洲花梨木屑、俄罗斯樟子松木屑、拼板乳胶

最终诊断　非洲花梨木屑相关皮肤色素异常（dyschromatosis related to African rosewood shavings）。

诊断依据

1．病史及病程　10多年。

2．皮损部位　面部、双上肢、胸背部。

3．皮损特点　网状、斑片状灰黑色或灰褐色色素沉着。色素沉着处皮肤略粗糙，无鳞屑、毛囊角化或毛细血管扩张，未见皮肤萎缩或增厚，无瘙痒、红斑、丘疹。

4．组织病理　右侧耳后表皮基底层黑色素细胞增多伴部分基底层液化变性，棘层内散在角化不良细胞。真皮浅层小血管周围中等量淋巴细胞及噬色素细胞浸润。

5．斑贴实验　48 h、72 h、96 h 非洲花梨木屑（＋）。

治疗方法　嘱患者避免接触可疑致病物质，防晒，口服维生素 E 100 mg 每日 1 次，复方甘草酸苷 2 片每日 3 次，海棠合剂 20 ml 每日 3 次，外用 0.025% 维 A 酸乳膏，治疗 1 个月。因患者血糖、胰岛素、C 肽及皮质醇检测结果异常，故建议其至内分泌科就诊。内分泌科诊断为糖尿病，予格列齐特缓释片

60 mg 每日 1 次与米格列醇 50 mg 每日 3 次。患者服药 1 个月后复查空腹及餐后血糖皆正常，故停止服用降糖药并注意饮食及锻炼。半年后随访，色素沉着略有减轻。患者继续口服复方甘草酸苷 2 片每日 3 次 8 个月，面部外用 0.025% 维 A 酸乳膏 12 个月，口服维生素 E 100 mg 每日 1 次及维生素 C 200 mg 每日 3 次 15 个月。工作环境中未完全避免非洲花梨木屑。再次随访时见面部、颈部、项部、前胸、腹部、背部色素沉着明显改善，前臂和上臂色素沉着未见减轻。随访后嘱患者继续口服维生素 C 200mg 每日 3 次，所有色素沉着部位外用 0.025% 维 A 酸乳膏 6 个月。

易误诊原因分析及鉴别诊断 文献报道木工或类似职业常见的职业性疾病有两大类：皮肤疾病包括过敏性接触性皮炎、刺激性接触性皮炎、接触性荨麻疹及皮肤光毒性反应等，呼吸系统疾病则包括哮喘、过敏性鼻炎、咳嗽及肺活量降低等。这些疾病多由黄檀属木屑、柚木木屑、巴西橡胶树木屑、雪松木屑、桑巴木屑及地衣等引发。少见的疾病还包括结膜炎及声带功能障碍等。确诊需要的辅助检查包括斑贴实验、皮肤点刺实验及 IgE 水平测定等。该患者的主要临床表现缺乏接触性皮炎样改变、红斑、毛细血管扩张、瘙痒等症状和体征，仅有色素沉着，无系统性症状，其 IgE 水平也在正常范围内。另外，患者色素沉着最严重的部位是面部和颈项部，非暴露部位如腋下也有色素沉着，但主要接触木屑的手部、前臂不是色素沉着最严重的部位，这可能与不同部位皮肤的易感性有关。组织病理检查提示色素沉着部位皮肤炎症反应。斑贴实验对这位患者的诊断有一定的指导意义。此次采用其工作中实际接触物质进行实验并发现非洲花梨木屑这一阳性结果。考虑到皮肤炎症后色素沉着的可能性，诊断为非洲花梨木屑相关皮肤色素异常。治疗上使用维生素 C 和维生素 E 减轻色素沉着，复方甘草酸苷改善炎症反应，局部外用维 A 酸乳膏调节炎症反应和减轻色素沉着。此病需要与 Riehl 黑变病、Civatte 皮肤异色病相鉴别。另外，由于患者合并有血糖、血胰岛素、C 肽、皮质醇水平异常，还需要与 Addison 病、糖尿病性皮肤改变等鉴别。

1. Riehl 黑变病 多见于中年女性，多是由于使用含焦油衍化物的化妆品造成的光敏感性病变，也可见于营养不良患者。早期皮肤潮红、瘙痒，后变为灰褐、深褐色。面部色素沉着为片状或网状，伴有轻度角化并覆似薄层面粉的细薄鳞屑，可有毛细血管扩张，口周及颏部常不受累。病理见基底细胞液化，血管周围可呈带状淋巴细胞浸润，色素失禁明显。本例患者系青年男性，无化妆品使用史，皮损特点亦不符合。

2. Civatte 皮肤异色病 多见于中年妇女，可能与光毒性或光敏性反应、化妆品成分、雌激素及遗传易感性有关。好发于面颈部和胸前 V 形区。皮损为对称分布的红棕色网状色素沉着，伴毛细血管扩张，可有表皮萎缩。病理示基底细胞黑色素不规则增多，基底层可见灶状液化，真皮上部血管周围淋巴细胞浸润，可见噬黑色素细胞，真皮乳头层常显示日光弹性纤维变性。该患者的临床特征与病理不支持此诊断。

3. Addison 病 由肾上腺功能不全引起。表现为弥漫性棕黑色或青铜色色素沉着，暴露、受压、摩擦部位明显，黏膜可受累。有全身症状如乏力、低血压、食欲减退、体重减轻等。血、尿中 17- 羟皮质醇降低。该患者皮质醇水平并无降低，且黏膜正常，故排除。

4. 糖尿病性皮肤改变 血糖及胰岛素检测结果异常是此患者与其他黑变病患者不同的地方，对确诊有一定干扰。常见的糖尿病性皮肤改变有感染、黑棘皮病、胡萝卜素血症、血管病变、出汗异常、潮红、血色素沉着病、丹毒样红斑、神经性溃疡、类脂质渐进性坏死、胫前斑、大疱、皮肤增厚、神经病变、瘙痒、鹅卵石指及甲病等。但患者口服降糖药后血糖恢复正常，且半年后复查糖化血红蛋白正常，故可能排除。

（李祎铭　李　利）

病例 85

临床照片　见图 85-1、图 85-2。

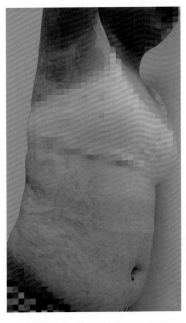

图 85-1　右侧腋下及腹部线状、漩涡状褐色斑片

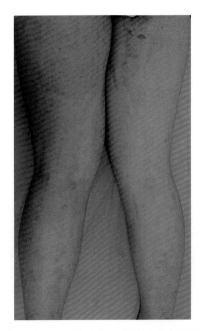

图 85-2　双下肢线状、漩涡状褐色斑片

一般情况　患儿女，10 岁，学生。

主诉　躯干及四肢色素沉着斑 10 年。

现病史　10 年前出生 2 个月后患儿躯干及四肢同时出现散在褐色斑疹，无瘙痒、疼痛等自觉症状，无红斑及水疱，皮损逐渐扩大、增多，泛发躯干及四肢，至 9 年前皮损未再进展，患儿家属未予重视，未进行诊治。精神、食欲正常，大小便正常，体重正常增长。

既往史及家族史　无特殊。

体格检查　各系统未见异常。

皮肤科检查　躯干及四肢可见沿 Blaschko 线分布的线状、漩涡状或不规则的褐色斑片，边界清楚，表面无鳞屑和萎缩，无红斑、水疱及疣状损害。面颈部、掌跖、口腔黏膜及外阴未见类似皮损，毛发、牙齿、指及趾甲未见异常。

实验室检查　无。

思考

1. 您的诊断是什么？

2. 为明确诊断，您认为还需要做什么关键检查？

提示　可能的诊断：

1. 色素失禁（incontinentia pigmenti）？

2. 线状和漩涡状痣样过度黑色素沉着病（linear and whorled nevoid hypermelanosis）？

3. Moulin 线状萎缩性皮病（linear atrophoderma of Moulin）？

关键的辅助检查　皮损组织病理示表皮轻度角化过度，基底层色素增加，灶性基底层空泡变性，真皮浅中层小血管周围少量淋巴细胞、噬黑色素细胞浸润（图85-3）。

最终诊断　线状和漩涡状痣样过度黑色素沉着病。

诊断依据

1. 病史及病程　10年，出生后2个月出现皮损。

2. 皮损部位　全身。

3. 皮损特点　躯干及四肢沿 Blaschko 线分布的线状、漩涡状或不规则的褐色斑片。

4. 伴随症状　无自觉症状。

5. 皮肤组织病理　表皮基底层色素增加。

治疗方法　尚无有效的治疗方案。有学者尝试使用化学剥脱剂和2%氢醌霜、窄谱 UVB 及外用糖皮质激素进行治疗，尚未取得明显疗效。

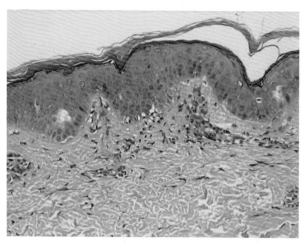

图85-3　基底层色素增加，灶性区域空泡变性，真皮浅中层小血管周围少量淋巴细胞、噬黑色素细胞浸润（HE×200）

易误诊原因分析及鉴别诊断　线状和漩涡状痣样过度黑色素沉着病是一种罕见的先天性色素异常性疾病，于1988年由 Kalter 等首次描述并命名。本病多于出生数周后出现，1～2岁时皮损趋于稳定，也有出生后几岁出现的迟发病例报道。本病的特征性皮损表现为沿 Blaschko 线分布的线状或漩涡状色素沉着斑，病程中无红斑、水疱、疣状丘疹或斑块出现，通常不累及面部、黏膜、眼睛和掌跖。皮损组织的病理特征为表皮基底层黑色素增加。部分患者可伴发先天性异常，主要表现为发育迟缓及神经系统、骨骼系统及心血管系统异常，如小头畸形、大脑麻痹、癫痫、鼻梁凹陷、高腭弓、房间隔缺损、室间隔缺损、动脉导管未闭及法洛四联征等。有个别案例报道本病合并高 IgE 综合征、免疫系统缺陷以及部分牙齿缺失。本病的发病机制可能与遗传有关。已报道过本病合并存在4、7、14、18、20 三体嵌合体及 X 染色体嵌合体，以及其他类型的染色体异常，如9号染色体臂间倒位，*p63* 基因位点突变。

本病少见，临床医生因对本病认识不足常易误诊。临床上应与色素失禁、线状表皮痣、Moulin 线状萎缩性皮病相鉴别。

1. 色素失禁　是 X 连锁显性遗传病，多见于女性，可分为三期：红斑水疱期、疣状增生期、色素沉着期。大部分色素失禁患者在色素沉着发生前有红斑和水疱等皮损形成。然而，14% 的色素失禁患者在第三期发生前没有第一期或第二期，因此对于此类患者应更加谨慎，需进一步行皮肤组织病理进行鉴别。

2. 线状表皮痣　早期也为沿 Blaschko 线分布的色素沉着条纹，但随着时间进展，出现乳头瘤样增生和角化过度。

3. Moulin 线状萎缩性皮病　表现为色素沉着的萎缩性斑片，呈线状或带状，通常沿 Blaschko 线分布，大多患者皮损发生前无炎症反应，发病缓慢，呈自限性，可自行消退。

（钱晓涵　张　敏）

病例 86

临床照片　见图 86-1 至图 86-3。

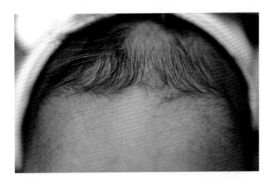

图 86-1　白色额发

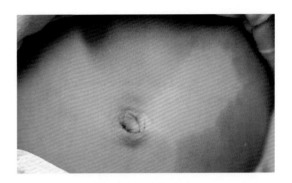

图 86-2　腹部白斑

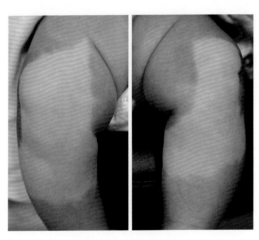

图 86-3　双下肢白斑

一般情况　患儿女，2 月龄。

主诉　白色额发、腹部及双下肢伸侧白斑 2 个月余。

现病史　患者自出生起有白色额发，腹部及双下肢伸侧白色斑片，无瘙痒、疼痛。为进一步诊治，于我院门诊就诊。

既往史及家族史　既往史无特殊，患儿母亲、外祖父、外曾祖母、外曾太祖母均有类似皮损。

体格检查　一般情况可。前额处可见白色额发，左腹部可见白色斑片，双下肢伸侧面对称性分布白色斑片。心、肺、腹无异常。

皮肤科检查　前额可见部分白色毛发，未见明显的三角形或菱形白斑。左腹部可见一处形状不规则的乳白色斑片，宽度约三指，色素减退斑片边缘未见明显色素沉着。双侧腿部中份伸侧可见乳白色斑片，对称分布。

辅助检查　伍德灯下皮损呈灰白色荧光。

提示　可能的诊断：

1. 斑驳病（piebaldism）？
2. 白癜风（vitiligo）？

3. Warrdenburg 综合征（Waardenburg syndrome）?

4. 无色素痣（nevus depigmentosus）?

5. 贫血痣（nevus anemicus）?

思考

1. 您的诊断是什么?

2. 为明确诊断，您认为还需做什么关键检查?

关键的辅助检查　患儿外周血全外显子测序提示 *KIT* 基因（NM_000222）12 号外显子 AG 碱基缺失突变（c.1842—1843 AG）。患儿母亲、外祖父、外太祖母、外曾太祖母外周血样本提示相同的基因突变，其父亲外周血样本未发现异常突变（图 86-4）。

最终诊断　斑驳病。

诊断依据

1. 病史及病程　出生时即有。

2. 皮损部位　位于前额、左腹部、双下肢中份。

3. 皮损特点　表现为前额白发、腹部白斑、双下肢对称性白斑。

4. 伴随症状　无。

5. 全外显子测序　呈显性遗传模式，符合斑驳病。

治疗方法　患儿年龄较小，暂无特殊处理。

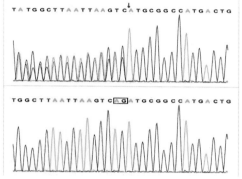

KIT
C.1842-1843 delAG

图 86-4 *KIT* 基因（NM_000222）12 号外显子 AG 碱基缺失突变（c.1842—1843 AG）

易误诊原因分析及鉴别诊断　斑驳病是一种影响黑色素细胞迁移和发育的常染色体显性遗传病，其特征表现为孤立的先天性白斑和额部白发，皮损分布呈现明显的腹中线模式。其病因通常与 *KIT* 基因、*SNAI2* 基因突变有关。根据白斑的面积及白色额发的有无，可将斑驳病分为轻、中、重 3 个程度：轻度表现为前额白发 / 斑或躯干和（或）四肢相对较小的白斑但无前额白发，重度表现为典型的前额白发 / 斑和胸、腹、臂、腿上的较大白斑，中度则介于前两者之间。除上述经典的表现外，斑驳病也可以出现腋窝、腹股沟咖啡斑或雀斑，少数情况下可出现在手肘。皮肤外的表现如虹膜异色和耳聋等也有报道。斑驳病目前无特殊治疗方式，包括皮片移植、吸泡移植、培养或非培养的黑色素细胞移植或联合 Nd : YAG 激光等方法被报道有不同程度的复色效果。

斑驳病主要以皮肤颜色减退改变为主，临床上容易与色素减退的疾病相混淆，容易误诊。此外，斑驳病可能出现皮肤外的临床表现如虹膜异色或耳聋等。皮肤科医生若对此病认识不足，容易忽略、漏诊，所以需要加强对此病的认识，必要时联合多科进行诊疗，以达到明确诊断、充分治疗的目的。斑驳病需要与常见的色素减退或黑色素细胞破坏的一类疾病相鉴别，如白癜风、贫血痣、无色素痣、结节性硬化及伊藤黑变病等，也需同黑色素细胞发育缺陷相关的疾病相鉴别，如 Waardenburg 综合征、周围脱髓鞘神经病变、中央脱髓鞘性白质营养不良、先天性巨结肠、Tietz 综合征、Vogt-Koyanagi-Harada 综合征等。

1. 白癜风　是一种常见的后天性色素脱失性皮肤黏膜疾病，任何年龄均可发病，可累及毛囊，临床表现为白斑或（和）白发，常无自觉症状，分为节段型和非节段型白癜风，皮损可分进展期和稳定期。在伍德灯下呈亮白色，通过典型的临床表现可资鉴别。

2. 贫血痣　是一种先天性局限性皮肤血管异常，表现为无其他异常的皮肤出现形状不规则的苍白斑片，边缘往往不规则，伍德灯下苍白不明显，玻片压诊病变区域浅色斑消失可鉴别。

3. 无色素痣　通常在出生时或出生后最初几年内被发现，皮损可以是孤立、多发或节段性的，边缘呈锯齿状，伍德灯下灰白色明显增强。

4. Warrdenburg 综合征　是一种听觉色素障碍，占先天性耳聋的 2%～3%。此病分为 4 型，斑驳病因没有皮肤外的临床表现，被视为 Warrdenburg 综合征的亚型。通过临床表现及基因筛查有助于明确诊断。

（陈妍静　李　利）

病例 87

临床照片　见图 87-1。

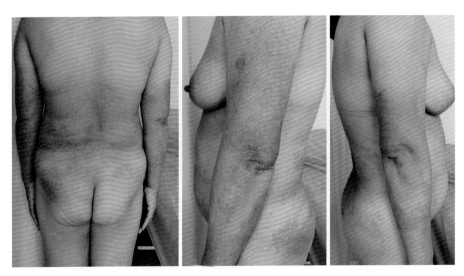

图 87-1　躯干及四肢色素沉着

一般情况　患者女，47 岁，职业不详。

主诉　躯干及四肢多处色素沉着斑伴脱屑 3 个月余。

现病史　3 个月前，患者无明显诱因出现躯干及四肢多处皮肤色素沉着伴脱屑，无明显瘙痒等症状。近来自觉多关节疼痛、四肢乏力。病程中患者无发热、盗汗、胸闷、恶心、呕吐、腹痛等情况。精神、睡眠、饮食及大小便皆正常，近期体重无明显变化。

既往史及家族史　6 年前患者曾出现全身多处绿豆大小的红色丘疹伴瘙痒，于外院诊断"荨麻疹"，治疗后好转，偶有复发。余无特殊用药史、家族史。

体格检查　一般情况良好，神志清，精神正常，全身浅表淋巴结未扪及肿大，皮肤、巩膜无黄染，咽部正常，无扁桃体肿大，心、肺、腹无明显异常，四肢关节未见肿胀或畸形，双下肢无水肿。

皮肤科检查　躯干及四肢散在大小不等的褐色色素沉着斑，部分上覆糠秕状鳞屑，全身皮肤未见明显红斑、水疱、糜烂等，无口腔或生殖器溃疡。

实验室检查　血常规未见异常。尿常规示尿蛋白定性 0.2 g/L（±）。血生化示 AST 39 IU/L，甘油三酯 2.53 mmol/L，LDH 295 IU/L，HBDH 230 IU/L，余未见明显异常。输血前全套示乙肝小三阳。免疫全套示 ANA1 : 100 颗粒型，IgG 21.70 g/L（正常范围 8.0～15.0 g/L），补体 C4 0.1060 g/L（正常范围 0.145～0.360 g/L），余抗 ds-DNA 抗体、ENA 抗体谱、IgA、IgM、IgE、补体 C3（IgA＋IgG＋IgM）及抗平滑肌抗体均（－）。

思考

1. 您的诊断是什么？

2. 为明确诊断，您认为还需做什么关键检查？

提示　可能的诊断：

1. 炎症后色素沉着（postinflammatory melanosis）？

2. 色素性扁平苔藓（lichen planus pigmentosus）？

3. 苔藓样药疹（lichenoid drug eruption）？

4. 皮肤淀粉样变性（cutaneous amyloidosis）？

5. Addison 病（Addison disease）？

关键的辅助检查

组织病理有如下表现。①左腰背皮肤：表皮厚度大致正常，真皮内小血管及附属器周围见炎症细胞浸润（图 87-2A）；表皮基底层色素增加伴灶性液化变性，真皮浅层小血管周围少量淋巴细胞和噬色素细胞浸润（图 87-2B）。②右小腿皮肤：表皮角化过度，基底层色素增加伴部分液化变性（图 87-3A）。真皮浅层小血管周围中等量淋巴细胞、少量噬色素细胞及嗜酸性粒细胞浸润，真皮中深层附属器周围可见少量淋巴细胞浸润（图 87-3B）。

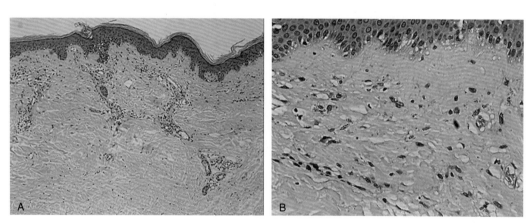

图 87-2　A. 真皮内小血管及附属器周围见炎症细胞浸润（HE×100）；B. 表皮基底层色素增加伴灶性液化变性，真皮浅层小血管周围少量淋巴细胞和噬色素细胞浸润（HE×400）

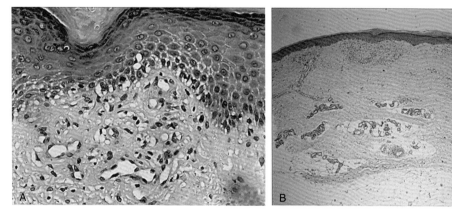

图 87-3　A. 基底层色素增加伴部分液化变性（HE×400）；B. 真皮浅层小血管周围中等量淋巴细胞、少量噬色素细胞及嗜酸性粒细胞浸润，真皮中下层附属器周围少量淋巴细胞浸润（HE×40）

2. 实验室检查　小便常规示尿蛋白定性 0.15 g/L（±）。乙肝病毒 DNA 示 1.91E＋02 IU/ml。自身免疫性肝病相关抗体、ANCA、IgG4 均正常。血清蛋白电泳示白蛋白 48.10%（正常范围 55.8% ～66.1%），γ 球蛋白 29.20%（正常范围 11.1% ～18.8%），M 蛋白 23.70%。免疫固定电泳＋轻链定量示 IgG 24.30 g/L，IgG LAM 型 M 蛋白（＋），LAM 轻链 20.20 g/L（正常范围 3.80～6.50 g/L）；血 β_2 微球蛋白 2.660 mg/L（正常范围 0.70～1.80 mg/L）。

3. 腹部 B 超　肝大。

4. 肌电图　四肢神经源性损害。

5. 骨髓涂片及浆细胞免疫表型分析　骨髓增生活跃，粒系 42.5%，红系 44%，浆细胞比例（2.5%）不高，形态未见明显异常。FCM 分析查见克隆性浆细胞［可见 P1 群细胞、成熟淋巴细胞和粒系细胞，P1 群细胞约占有核细胞的 1.2%，表达 CD38、CD138 和 CD56（部分阳性），限制性表达胞质 lambda 轻链，不表达 CD45、CD19、CD20、HLA-DR 和胞质 kappa 轻链］。

最终诊断　POEMS 综合征（POEMS syndrome）。

诊断依据

1. 病史及病程　3 个月余。

2. 皮损部位　躯干及四肢。

3. 皮损特点　表现为泛发性色素沉着伴细小鳞屑，皮损无明显瘙痒。

4. 伴随症状　多关节疼痛。

5. 实验室检查　血清蛋白电泳示 γ 球蛋白 29.20%，M 蛋白 23.70%。进一步免疫固定电泳＋轻链定量示 IgG 24.30 g/L，IgG LAM 型 M 蛋白（＋），LAM 轻链 20.20 g/L。

6. 腹部彩超　肝大。

7. 肌电图　四肢神经源性损害。

8. 组织病理学检查（左腰背及右小腿皮肤）　表皮基底层色素增加伴部分液化变性，真皮浅层小血管及附属器周围可见多少不等的淋巴细胞浸润，浆细胞偶见。

9. 骨髓浆细胞免疫表型分析　查见克隆性浆细胞（限制性表达胞质 lambda 轻链）。

治疗方法　患者回当地医院治疗，方案为环磷酰胺 400 mg 每周 1 次联合地塞米松 10 mg/m² 每周 1 次，4 周一疗程，连用 2 个疗程。目前皮损稳定，无明显新发或消退，关节疼痛缓解，仍在随访中。

易误诊原因分析及鉴别诊断　POEMS 综合征是一种少见病，它是以多发性神经病（Polyneuropathy）、器官肿大（Organomegaly）、内分泌病（Endocrinopathy）、M 蛋白（Monoclonal protein）、皮肤改变（Skin changes）为特征的一组系统性疾病，病因尚不清楚。诊断 POEMS 综合征时需同时存在 2 项必要标准，即多发性神经病＋单克隆浆细胞病；加至少 1 项主要标准，即骨硬化性骨病变、淋巴结增生症或者血清或血浆的血管内皮生长因子（VEGF）水平升高；再加至少 1 项次要标准：①器官肿大（脾、肝或淋巴结）；②血管外容量超负荷（外周性水肿、腹水或胸腔积液）；③内分泌疾病（肾上腺、甲状腺、垂体、性腺、甲状旁腺或胰腺疾病，但糖尿病或甲状腺功能减退除外）；④皮肤改变；⑤视盘水肿；⑥血小板增多症或红细胞增多症。大约 2/3 的 POEMS 综合征患者可出现皮肤改变，主要包括皮肤色素沉着过度和血管瘤。后者表现为躯干及近端肢体的多发性紫红色病变。梅奥诊所的一项纳入 107 例患者的回顾性研究显示，90% 的患者至少出现 1 种皮肤表现，每位患者平均出现 2.9 种皮肤表现，包括色素过度沉着（47%）、血管瘤（47%）、多毛症（38%）、肢端发绀（34%）、白甲（30%）、皮病样改变（26%），雷诺现象（20%）、充血／红斑（20%）、潮红（16%）、皮肤发红（如发炎时）（11%）及杵状指（趾）（6%）。

由于 POEMS 综合征的皮肤表现是非特异性的。多种疾病均有可能出现类似于本例患者的表现，加上本病是一种少见的系统性疾病，皮肤科医生对其认识不足，缺乏经验，警惕性不够，通常只注重皮损，而容易忽视患者的系统性症状；或者即使注意到了系统性症状，也没有及时完善相关检查或转诊，故临床容易误诊、漏诊。因此，皮肤科医生应加强对相关系统疾病的认识，做到早发现、早诊断、早治疗。目前尚无关于 POEMS 综合征的标准疗法，并且可用的文献资料中也没有关于治疗的随机对照临床试验。一般来说，治疗模式取决于患者的硬化性骨损害是局限性还是广泛性。对局限性病变患者可进行放疗。有广泛骨病变时推荐采用类似多发性骨髓瘤患者的治疗方案。对有广泛骨硬化病变的较年轻患者和神经病快速进展性的患者，应考虑采用大剂量美法仑联合自体造血干细胞移植（hematopoietic cell transplantation，HCT）进行挽救治疗。

POEMS 综合征的皮肤改变（色素过度沉着）应与炎症后色素沉着、色素性扁平苔藓、苔藓样药疹和结缔组织病等相鉴别。详细地询问病史及进行仔细的体格检查及组织病理学检查均有一定帮助，最终诊断需密切结合临床病理资料、实验室检查结果等。

1. 炎症后色素沉着　又称为炎症后黑变病，是一种皮肤炎症后发生的反应性色素沉着过度，任何皮肤类型的个体均可能受累。主要表现为色素沉着过度的斑疹或斑片，皮损形态可能差异很大，但与之前的炎症性皮肤病或损伤的分布范围一致。因此，鉴别主要依靠追问病史，寻找是否存在原发皮损，通常不需要皮肤活检。偶尔可以进行皮肤活检来帮助鉴别诊断以及确定是否存在其他导致色素沉着的原因。炎症后色素沉着的组织病理学表现为皮损处表皮角质形成细胞中黑色素增加，或（和）黑色素沉积在真皮巨噬细胞内（噬黑色素细胞），真皮浅层偶尔可见血管周围淋巴细胞浸润。

2. 色素性扁平苔藓　是扁平苔藓的一种罕见类型，结合临床和组织病理学检查可鉴别两者。色素性扁平苔藓的临床表现为椭圆形或不规则的棕色至灰棕色的斑疹和斑片，好发于面颈部的光暴露部位皮肤，但躯干和间擦部位也可能受累。皮损通常对称分布，一些患者可能出现典型的扁平苔藓皮损。组织学显示角化过度，基底层细胞空泡变性伴凋亡的角质形成细胞，真皮淋巴细胞带状浸润伴色素失禁及噬黑色素细胞。

3. 苔藓样药疹　又称药物性扁平苔藓，是一些药物不太常见的皮肤不良反应。其特征为躯干和四肢出现对称性、顶部扁平、红色或紫罗兰色丘疹，类似于扁平苔藓，分布于躯干及四肢，通常伴有明显脱屑。从开始使用致病药物到出现皮损之间的时间间隔为数月到 1 年甚至多年不等。组织学检查示苔藓样界面性皮炎，以及角质形成细胞坏死、凋亡细胞（胶样小体或 Civatte 小体）形成及嗜酸性粒细胞浸润等。结合病史、临床和组织病理表现可帮助鉴别两者。

4. 皮肤淀粉样变性　是一种淀粉样物质（不溶性错误折叠的蛋白质的聚集物，其中部分是血浆成分）沉积并局限于皮肤的疾病，最常见的类型是斑状和苔藓样淀粉样变性。前者表现为色素沉着过度的瘙痒性斑片，皮损可融合，也可呈特征性的波纹状图案，最常累及部位是上背部，尤其是肩胛区，其次是四肢伸侧。后者通常表现为胫前或四肢其他伸侧部位的持续性瘙痒性丘疹和斑块。初始皮损为散在的质硬且覆有鳞屑的皮肤色或色素沉着过度性丘疹，之后融合成斑块，可单侧发作或发展为双侧对称性分布。部分患者也可同时存在两种类型，即双相型淀粉样变性。根据临床和皮肤组织病理学表现鉴别诊断不难。组织学显示角化过度，基底层有坏死的角质形成细胞，以及噬黑色素细胞和无定形嗜酸性物质（淀粉样物质）沉积在真皮上层。

5. Addison 病　又称原发性肾上腺皮质功能减退，是一种由糖皮质激素缺乏、盐皮质激素缺乏和女性雄激素缺乏引起的临床综合征。慢性肾上腺皮质功能减退的症状和体征包括不适、乏力、低血压、厌食、体重减轻和皮肤色素沉着过度。Addison 病的弥漫性色素沉着过度是由于血浆高水平的促肾上腺皮质激素（ACTH）的黑色素细胞刺激素样作用所致。其色素沉着通常是弥漫性的，日光暴露部位、皮褶部位、掌跖皱褶处以及受压部位或摩擦部位色素加深。正常情况下皮肤色素沉着的区域（如乳头和生殖器）颜色也会加深，也可累及颊黏膜、结膜和生殖器黏膜，指（趾）甲和毛发颜色也可能加深。基础皮质醇水平偏低和血浆 ACTH 水平升高对原发性肾上腺皮质功能减退具有诊断意义。

（李　凡　王　琳）

病例 88

临床照片　见图 88-1。

一般情况　患者男，46 岁，农民。

主诉　发现全身毛发脱落及多发色素减退斑 2 个月。

现病史　患者诉 2 个月前无明显诱因出现全身多处毛发脱落，以头发脱落为重，伴全身多发色素减退斑，未予诊治。后上述症状明显加重，头发、腋毛及阴毛全部脱落，色素减退斑较前数量增多，范围扩大，遂至我院门诊就诊。精神、睡眠及饮食可，大小便正常，体重无明显变化。

既往史及家族史　本次就诊前 1 年因"视力减退"于我院眼科就诊，诊断为"双眼葡萄膜炎"，予"球后注射治疗"。家族中无类似患者。

体格检查　一般情况可，神志清、精神可。双眼视力明显减退，余系统查体未见明显异常。

皮肤科检查　全身毛发普遍脱落，面部、躯干、外阴及四肢可见多发片状色素减退斑。

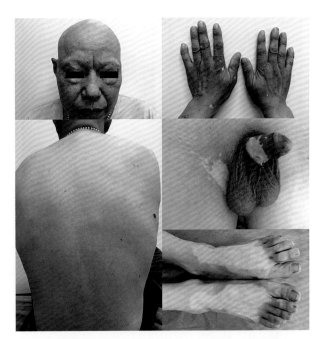

图 88-1　全身毛发脱落及多发色素减退斑

实验室及辅助检查　血常规、肝和肾功能、免疫学、甲状腺功能及梅毒血清学等检查未见明显异常。四肢及外阴白斑处伍德灯检查（＋）。

思考

1. 您的诊断是什么？

2. 为明确诊断，您认为还需做什么关键检查？

提示　可能的诊断：

1. 普秃（alopecia universalis）？

2. 白癜风（vitiligo）？

3. Vogt- 小柳 - 原田综合征（Vogt-Koyanagi-Harada syndrome）？

关键的辅助检查

1. 眼部 B 超　双眼玻璃体混浊，双眼玻璃体腔内膜状物：玻璃体后脱离？

2. 眼底彩照　双眼脉络膜色素脱失导致"晚霞样眼底"（图 88-2）。

3. 眼部血管造影　双眼视盘及视网膜毛细血管扩张，视盘荧光着染，荧光素渗漏（图 88-3）。视网膜周边处，脉络膜和视网膜色素上皮色素脱失，色素脱失处透见荧光（图 88-4）。

最终诊断　Vogt- 小柳 - 原田综合征。

诊断依据

1. 病史及病程　视力减退 1 年，皮损 2 个月。

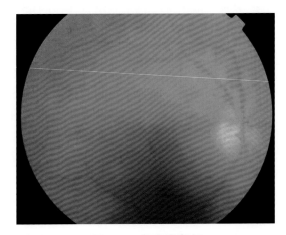

图 88-2　晚霞样眼底

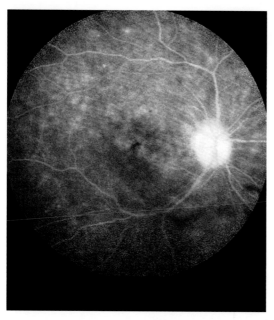

图 88-3　视盘、视网膜毛细血管扩张，视盘荧光着染，荧光素渗漏

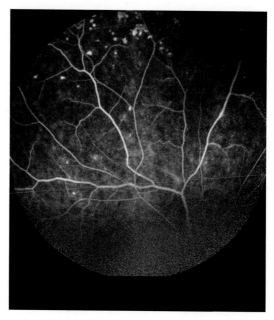

图 88-4　视网膜周边透见荧光

2. 皮损部位　全身。

3. 皮损特点　毛发脱落，全身多发片状色素减退斑。

4. 伴随症状　双眼视力明显减退。

5. 眼底彩照　典型的由于双眼脉络膜色素脱失导致的"晚霞样眼底"。

治疗方法　嘱其于眼科随访，皮损未予特殊治疗。

易误诊原因分析及鉴别诊断　Vogt- 小柳 - 原田综合征（VKHS）是一种由 T 细胞介导的免疫炎症性疾病，常累及全身多系统，可特异性侵犯含有黑色素的细胞组织，神经系统、眼、耳及皮肤均可受累。发病率低，约 15/10 万，好发于青、中年人，但儿童到老年均可患病，女性常多于男性。其病因和发病机制尚不完全清楚，目前多认为是机体对黑色素相关抗原产生的自身免疫反应。因各临床表现出现时间不定，首发症状多样，故早期极易漏诊、误诊。目前有学者将 VKHS 分为 4 期：①前驱期：突然发病，常有感冒症状，如头痛、头晕、耳鸣，严重时有脑膜刺激症状，脑脊液淋巴细胞和蛋白升高，持续 1～2 周，后逐渐恢复正常。②葡萄膜炎期：前驱期后 3～5 天出现眼部症状，视力高度减退。③恢复期：眼部症状逐渐消退，前节可遗留虹膜后粘连，视网膜下液体吸收，视网膜复位。脉络膜色素脱失形成晚霞样眼底（明亮的橘红色眼底外观），并有大小不等的色素斑和色素脱失斑，视盘周围有灰白色萎缩晕。④慢性复发期：反复发作，迁延不愈，表现为肉芽肿性炎症，发生严重并发症，甚至失明。脱发、白发、白癜风多发生在眼病开始后数周或数月，一般 5～6 个月可恢复。2007 年，有学者提出 VKHS 的诊断标准：①病前无眼外伤史及手术史。②临床与实验室检查排除其他病因的葡萄膜炎。③双眼受累，并具有 VKHS 的急性或慢性期表现。④神经系统、耳部受累或脑脊液细胞增多。⑤皮肤、毛发改变，如白癜风、脱发、白发症等。完全性 VKHS 必须出现以上 5 条表现。不完全性 VKHS 至少出现前 3 条表现，结合后 2 条表现可增加 VKHS 的可能性。若只出现眼部疾病，则应诊断为可疑 VKHS。目前 VKHS 的主要治疗目标是防止不可逆的视力损害。治疗以糖皮质激素为主，宜早期、足量、足疗程应用。对复发或严重病例，应与其他非激素药物如免疫抑制剂、生物制剂、抗血管内皮生长因子（vascular endothelial growth factor，VEGF）制剂等联用。

早期正确诊断与及时标准化大剂量糖皮质激素治疗对 VKHS 患者的预后极其重要。皮肤科医生对毛发普遍脱落并伴广泛白斑及白发症的患者，应积极进行眼底检查，避免漏诊、误诊，影响预后。VKHS应与普秃、白癜风和 Alezzandrini 综合征等相鉴别，眼底检查有助于明确诊断。

1. 普秃   多种原因均可造成全身多处毛发脱落，如免疫性疾病、甲状腺疾病、肺癌、梅毒、麻风和放化疗等。若排除上述疾病，且有眼部特征性改变，则不难鉴别。

2. 白癜风   是一种常见的后天色素性皮肤病，表现为局限性或泛发性皮肤黏膜色素完全脱失，机制尚不清楚。全身各部位可发生，常见于指背、腕、前臂、颜面、颈项及生殖器周围等。单纯性白癜风一般不合并眼部和神经系统等损害。

3. Alezzandrini 综合征   好发于青少年，表现为单侧视网膜炎并出现视力减退，数月或数年后同侧面部出现白癜风，同侧的头发和睫毛可变灰或变白。根据单侧眼部损害及同侧皮肤受累等特征性临床表现，两者不难鉴别。

（陈玉沙　汪　盛）

病例 89

临床照片   见图 89-1。

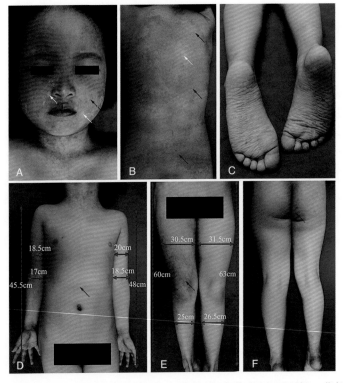

图 89-1   面颈部、躯干及右侧肢体可见大片形状不规则的红色斑片（红色箭头）。面颈部、背部可见散在白色斑片（白色箭头）。腹部、背部可见灰青色斑片（蓝色箭头）。右侧肢体较左侧短小（竖向箭头表示上下肢长度，横向箭头表示臂围和腿围）

一般情况   患儿女，6岁，学生。

主诉   全身多发红斑及躯干灰青色斑片伴右侧肢体萎缩6年。

现病史　患儿出生时，家属即发现其面颈部、背部、右侧肢体等散在片状红斑，躯干可见灰青色斑片，右侧肢体较对侧短小。患儿曾就诊于多家医院，仍未明确诊断。为明确诊断并进行治疗，遂于我科就诊。患儿精神、睡眠及饮食尚可。大小便正常，体重正常。

既往史及家族史　无特殊。

体格检查　一般情况可，全身浅表淋巴结未触及增大。心、肺无异常。腹平软，其他系统检查无异常。右侧上下肢较左侧短小、萎缩。

皮肤科检查　面颈部、右侧上肢、躯干、右侧臀部及下肢可见形态不规则的大片红斑，边界清晰，压之退色，皮温正常。面部、背部可见多个白色小斑片，躯干可见大片灰青色斑片。

实验室检查　无。

思考

1. 您的诊断是什么？

2. 为明确诊断，您认为还需做什么关键检查？

提示　可能的诊断：

1. 鲜红斑痣（nevus flammeus）？

2. 色素血管性斑痣性错构瘤病（phakomatosis pigmentovascularis，PPV）？

3. 克利佩尔 - 特农纳综合征（Klippel-Trenauney syndrome，KTS）？

4. 斯德奇 - 韦伯综合征（Sturge-Weber syndrome，SWS）？

关键的辅助检查

1. 浅表组织超声　右侧大腿及小腿肌层较左侧薄，右侧大腿及小腿的脂肪层较左侧薄。

2. 双下肢 MRI　右侧大腿中段局部皮肤稍增厚，皮下组织呈稍长 T2 信号，增强扫描轻度强化。股骨骨质结构未见异常，未见异常信号及异常强化影，周围软组织未见肿胀，肌间隙显示清晰，未见异常强化灶。右侧髋关节对应关系未见异常。右侧下肢较左侧皮下脂肪层及肌肉层薄，未见明显血管异常（图 89-2）。

3. 眼压　右眼 32.1 mmHg，左眼 17.7 mmHg。

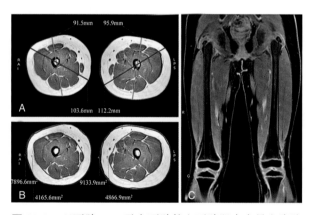

图 89-2　双下肢 MRI 示右下肢较左下肢肌肉含量和脂肪含量减少

最终诊断　色素血管性斑痣性错构瘤病 Ⅱ b 型合并反向克利佩尔 - 特农纳综合征和斯德奇 - 韦伯综合征（phakomatosis pigmentovascularis typ Ⅱ b with Klippel-Trenauney syndrome with reverse Sturge-Weber syndrome）。

诊断依据

1. 病史及病程　出生即有。

2. 皮损部位　位于面颈部、躯干、右侧肢体。

3. 皮损特点　面颈部、背部、右侧肢体等散在片状红斑，躯干可见灰青色斑片。

4. 伴随症状　无。

5. 其他　右侧肢体较对侧短小，超声及 MRI 均提示右侧肢体肌肉层及脂肪层萎缩。眼压增高。

治疗方法　对鲜红斑痣患者建议光动力治疗，对眼压增高患者建议眼科就诊。

易误诊原因分析及鉴别诊断　色素血管性斑痣性错构瘤病（PPV）是以血管畸形和色素痣为主要特征的一组综合征。Ota 等于 1947 年首次报道该病。目前该病主要根据临床表现分为四种类型，分别为：

Ⅰ型，鲜红斑痣合并表皮痣；Ⅱ型，鲜红斑痣合并异位性蒙古斑；Ⅲ型，鲜红斑痣合并斑痣；Ⅳ，鲜红斑痣合并异位性蒙古斑和斑痣。此外，根据是否合并其他系统损害分为 a 组（无系统损害）和 b 组（有系统损害）。其中系统损害包括颅内和内脏血管病变、眼部病变等，可合并斯德奇 - 韦伯综合征（眼部及颅内血管病变）、克利佩尔 - 特农纳综合征（肢体肥大及血管畸形）等。本病例具有鲜红斑痣、异位蒙古斑及青光眼等病变，因此考虑诊断为 PPV Ⅱb 型。现有研究表明 PPV 的发病可能与 *GNA11* 和 *GNAQ* 基因突变相关，其可调控 p38 MAPK 信号通路下调。

尽管已有关于 PPV 合并克利佩尔 - 特农纳综合征和斯德奇 - 韦伯综合征的报道，但目前尚无 PPV Ⅱb 型合并克利佩尔 - 特农纳综合征和斯德奇 - 韦伯综合征的报道，本病例为全球首例。PPV 的发病机制仍有一定的争议。Happle 假设 PPV 是遗传镶嵌和等位基因突变（称为"双斑点"）的结果。近期研究发现具有或不具有全身性体征的 PPV 与 *GNA11* 或 *GNAQ* 中的单个体细胞突变有关。另有研究表明斯德奇 - 韦伯综合征的发病与 *GNAQ* 基因突变有关，因此其与 PPV 的发病机制具有一定的相关性。尽管 *AGGF1* 的突变与克利佩尔 - 特农纳综合征的发病有关，但反向克利佩尔 - 特农纳综合征的发病机制仍不清楚，生长不足的原因也未知。与 PPV 合并的克利佩尔 - 特农纳综合征和斯德奇 - 韦伯综合征的发病机制仍然未知。我们推测这些综合征可能与诸如 *GNAQ* 或 *GNA11* 基因中的体细胞突变有关，但是需要进一步的研究来证实这一理论。从临床相似性和基因突变来看，可以推测这四种疾病之间存在特殊联系。

本病例不仅表现为皮肤血管及色素的改变，同时也出现了眼部病变及肢体的萎缩，涉及皮肤科、眼科和骨科等多个科室的诊治内容。因此，此类综合征应加强多学科之间的联系。而我科成立的脉管性疾病多学科联合门诊也为这类患者带来了诊疗上的便利与快捷，同时加强了多学科之间的相互学习。该病例提示，临床医生应注意此类病例的查体，特别是眼部病变及脑血管病变等，以免漏诊或误诊，并预防严重并发症的发生。本病临床上需与下列疾病鉴别。

1. 克利佩尔 - 特农纳综合征　又称血管骨肥大综合征。由毛细血管畸形、静脉畸形、受累组织［软组织和（或）骨］肥大组成。1994 年 Whelan 等首次发现克利佩尔 - 特农纳综合征患者中出现染色体异位 [46，XX，t（5；11）（q13.3；p15.1）]，另有学者发现 VG5Q（AGGF1）高表达与克利佩尔 - 特农纳综合征发病相关，染色体异位（5；11）（q13.3；p15.1）可增加 VG5Q 的转录。此外，*E133K* 基因突变，也可增强 VG5Q 的促血管生成作用。当该类患者出现受累组织（软组织和或骨）萎缩、变短时，即被称为反向克利佩尔 - 特农纳综合征（inverse Klippel-Trenauney syndrome，IKTS），其发病机制尚不十分清楚。

2. 斯德奇 - 韦伯综合征　又称脑 - 三叉神经血管瘤病，是一种先天性神经皮肤疾病，主要因胚胎第 6 周时胚胎血管系统发育不良所致。临床上主要表现为沿三叉神经分布区的单侧面部鲜红斑痣，可合并眼压增高或降低，伴青光眼、眼球内陷、突眼及眼萎缩等，同时可出现颅内血管畸形伴钙化，可伴癫痫发作，因此本病例也符合斯德奇 - 韦伯综合征的疾病特征。

（刘　莲　蒋　献）

病例90

临床照片 见图90-1。

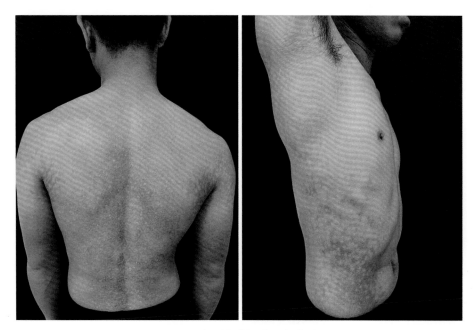

图90-1 躯干色素沉着、色素减退

一般情况 患者男，22岁，职员。

主诉 腰背部、四肢近端色素沉着伴色素减退斑3年。

现病史 患者3年前无明显诱因腰背部逐渐出现大片状色素沉着性褐色斑片，伴零星卵圆形至不规则白色斑疹，无红斑、鳞屑、丘疹或水疱等，不伴疼痛及瘙痒。后面积逐渐扩大，并累及四肢近端。病程期间患者未曾就医，未行特殊治疗。

既往史及家族史 无特殊，否认重金属接触史，否认药物服用史等。

体格检查 一般情况可，内科查体无特殊。

皮肤科检查 背部见大片状弥漫性色素沉着性灰褐色斑片，中央伴多发点状白色色素减退性斑疹，双侧腰部、腋下、肩部及四肢近端网状灰褐色斑片，未见红斑、鳞屑、绒毛样增生。指甲及趾甲无改变。

实验室检查 血常规、肝和肾功能、输血前全套未见明显异常。体液免疫示IgE 217 IU/ml，余ANA、ENA、补体及免疫球蛋白未见明显异常。

思考

1. 您的诊断是什么？

2. 为明确诊断，您认为还需要做什么关键检查？

提示 可能的诊断：

1. Dowling-Degos病（Dowling-Degos disease）？

2. 色素异常型皮肤淀粉样变性（amyloidosis cutis dyschromica）？

3. 遗传性泛发性色素异常症（dyschromatosis universalis hereditaria）？

关键的辅助检查

1. 皮肤镜　偏振光下见褐色背景，可见点球状色素结构，呈网状排列，散在白色斑片，未见明显血管组织（图90-2）。

2. 组织病理　表皮棘层轻度增生，真皮乳头内可见较多的嗜伊红色淀粉样物质沉积（图90-3）。

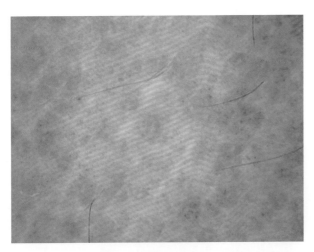

图90-2　褐色背景，点球状色素结构，散在白色斑片，呈网状排列

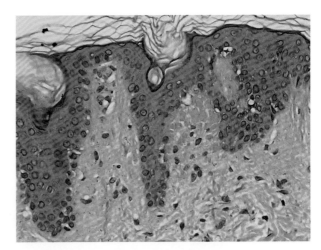

图90-3　真皮乳头嗜伊红色淀粉样物质沉积（HE×200）

最终诊断　色素异常型皮肤淀粉样变性。

诊断依据

1. 临床皮损表现　弥漫性色素沉着伴点滴状色素减退。

2. 典型的皮肤病理表现。

3. 既往无特殊药物毒物史。

治疗方法　对于该病目前尚无具有充分循证证据的治疗方法。部分个案报道认为光保护、抗氧化剂或阿维A对于该病有一定疗效。

易误诊原因及鉴别诊断　色素异常型皮肤淀粉样变性目前被认为是一种较为罕见的原发性皮肤淀粉样变性，以亚裔患者居多。该疾病常于青少年时期起病，典型的临床皮损为弥漫性的色素沉着性斑片伴点滴状色素减退斑，主要累及躯干及四肢，面颈部、手足多无受累，皮损以色素异常为主，不伴红斑、萎缩或毛细血管扩张，无皮肤附属器异常。与其他常见原发性皮肤淀粉样变性类型（如斑状皮肤淀粉样变性或苔藓样皮肤淀粉样变性）相比，该类型的皮损通常不伴瘙痒。组织病理特征类似斑状及苔藓样皮肤淀粉样变性，其淀粉样物质沉积于真皮乳头层，并可伴随散在噬黑色素细胞浸润。既往有报道发现部分色素异常型皮肤淀粉样变性存在家族遗传倾向（常染色体隐性遗传为主），并有研究发现该疾病可能与 *GPNMB* 基因突变有关。*GPNMB* 为一种I型跨膜糖蛋白，在黑色素细胞和黑色素小体内均有表达，可参与黑色素小体合成、自噬作用等，故当该基因发生异常及功能缺失后，患者的皮肤可相应出现色素性改变。此外，*GPNMB* 基因突变的黑色素细胞可能通过旁分泌作用影响其周围角质形成细胞的生长、增殖及凋亡。但目前该基因及蛋白在色素异常型皮肤淀粉样变性发病过程中的具体作用机制尚未明确。

由于患者一般无自觉症状，故该病起病常较隐匿，病程缓慢，不易被患者及医生重视，易造成误诊或漏诊。以弥漫性色素沉着伴色素减退为表现（即色素异常）的疾病种类繁多，根据发病年龄及是否存在诱发因素等，可将其分为早发型及晚发型（或获得性）。需要鉴别的几类疾病如下：

1. 皮肤异色病样皮肤淀粉样变性　该病临床表现可与色素异常型皮肤淀粉样变十分类似，典型的皮损包括弥漫性的斑驳样色素沉着伴色素减退，同时伴随毛细血管扩张及萎缩等异色病样典型损害。该类型的患者可出现光敏感、矮小及掌跖角化病。组织病理学上可见淀粉样物质沉积。

2. 遗传性泛发性色素异常症　该病为常染色体显性遗传性疾病，表现为境界清楚、卵圆形的色素沉着斑伴点滴状色素减退性斑疹。该病通常自幼年起病，也有晚发者。疾病初期皮损可较局限，后逐渐泛发至躯干、四肢、面部和手足等。组织病理学上可见表皮黑色素颗粒增多及色素失禁现象，但无淀粉样物质沉积。

3. 慢性砷中毒　该病患者通常伴有长期特殊职业暴露史或环境（如污染水源、食物等）接触史，或长期含砷药物（如中药雄黄）服用史。皮肤表现为躯干、四肢的弥漫性色素改变，以弥漫性褐色斑片为主，间杂色素脱失性白斑，尤其脐部的五彩纸屑样色素沉着是慢性砷中毒的典型佐证。除色素异常外，皮肤表现还可伴随掌跖角化病。病理示组织皮损中无淀粉样物质沉积。

（李　桐　王　琳）

病例 91

临床照片　见图 91-1、图 91-2。

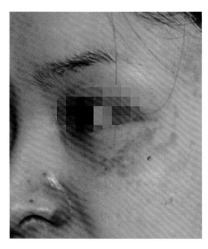 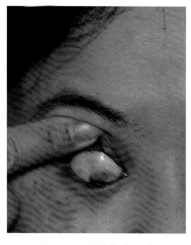

图 91-1　颞部、颧部棕色斑疹，左侧鼻翼灰蓝色色素沉着斑

图 91-2　巩膜棕色斑片

一般情况　患者女，25 岁。

主诉　发现面部及巩膜色斑 20 年。

现病史　20 年前，患者左侧鼻翼及双侧巩膜出现灰色斑块，随着年龄增加而变深，直到青春期。12年前，患者双侧颧骨、颞部以及额部两侧出现点状色素沉着，且随着年龄增加，颜色逐渐加深，与日光照射有关，直到 20 岁皮损稳定，表现为深棕色斑点，部分融合。除了左侧鼻翼处色斑外，均为对称性。

既往史及家族史　既往史无特殊。家族中有 6 人具有双侧颧骨、颞部以及额部两侧类似色斑，但无鼻翼处色素沉着（图 91-3）。

体格检查　无特殊。

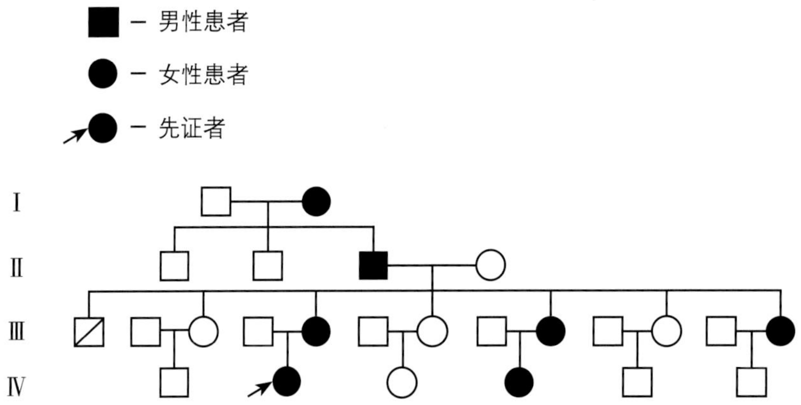

■ — 男性患者

● — 女性患者

↗● — 先证者

图 91-3　颧部褐青色痣患者家系图

皮肤科检查　双侧颧部、颞部以及额部两侧可见直径 2～4 mm 棕色斑疹，前额部斑疹颜色较浅，左侧鼻翼见直径约 8 mm 的灰蓝色色素沉着斑，双侧巩膜见 4～5 mm 大小的棕色斑片。

思考

1. 您的诊断是什么？

2. 为明确诊断，您认为还需做什么关键检查？

提示　可能的诊断：

1. 太田痣（nevus of Ota）？

2. 黄褐斑（chloasma）？

3. 颧部褐青色痣（nevus fusco-caeruleus zygomaticus）？

关键的辅助检查　组织病理（颧部皮损）示表皮正常，真皮上层可见少数散在、深色的纺锤形树突状细胞，间隙分布在胶原纤维之间。免疫组化染色示上述细胞 HMB45 阴性（图 91-4）。

最终诊断　颧部褐青色痣。

诊断依据

1. 病史及病程　病史长达 20 年。

2. 皮损部位　对称性分布于颧骨、颞部及双侧额部和巩膜。

3. 皮损特点　以豆点状棕色斑疹为主。

4. 组织病理　黑色素细胞位于真皮上层。

易误诊原因分析及鉴别诊断　该患者表现为颧部、颞部及额部点状色素沉着斑，组织病理学显示黑色素细胞位于真皮上层，这些都符合颧部褐青色痣的表现。但该患者发病与普通的颧部褐青色痣有所不同：①家族 25 个成员中有 7 人发病，呈常染色体显性遗传表现。②先证者及家族中其他 6 个成员除了面部皮损外，均有巩膜色素沉着，但两者的发病年龄不一致。③家族全部 7 名成员均在青春期发病，而普通的颧部褐青色痣发病常见于20～40 岁。④患者（先证者）的左侧鼻翼处有一类似于太田痣样的灰蓝色斑片，且与巩膜色素沉着出现年龄相似，说明本病与太田痣有某种联系。临床上需与下列疾病鉴别。

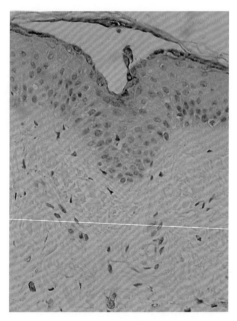

图 91-4　真皮上层胶原纤维间少数散在、深色的纺锤形树突状细胞（×200）

　　1. 太田痣　太田痣皮损常发生于一侧面部，特别是三叉神经第一、第二支所支配的部位，最常见于眶周、颞部、鼻部、前额和颧部。色素斑可呈灰蓝色、青灰色、灰褐色、黑色或紫色，斑片着色不均，呈斑点状或网状，界限不清楚，色斑颜色常随年龄的增长而加深。斑片中偶有结节表现，同侧巩膜、眼结合膜和角膜常受累，少数累及口腔和鼻黏膜。曾认为颧部褐青色痣是太田痣的一个变种，但两者的皮肤组织病理结构并不同。太田痣在真皮深层可见多数较密集的梭形黑色素细胞分布。

　　2. 黄褐斑　灰褐色及浅褐色颧部褐青色痣应与黄褐斑相鉴别。黄褐斑皮损为淡黄色、暗黑色或深咖啡色斑，深浅不定，斑片形状不一，呈圆形、条形、蝴蝶形。典型皮损位于颧骨的突出部位和前额，亦可累及眉弓、眼周、鼻背、鼻翼以及上唇、下颌等部位，偶尔也可发生于前臂。色素深浅随季节、日晒及内分泌等因素而变化，心情忧郁、熬夜及疲劳等可加重色素沉着。皮损组织病理显示表皮色素沉着过度，真皮中噬黑色细胞也有较多色素，在血管和毛囊周围可见少数淋巴细胞浸润。

（杨保华　李　利）

病例 92

临床照片　见图 92-1、图 92-2。

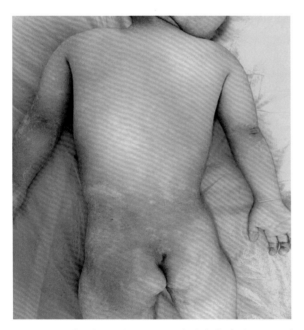

图 92-1　四肢、躯干沿 Blaschko 线分布色素减退斑，部分呈线状、漩涡状及泼墨状

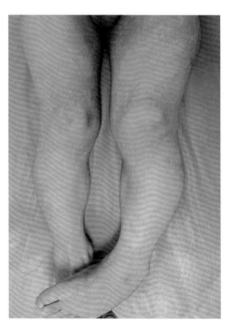

图 92-2　右下肢较左下肢细小

　　一般情况　患儿男，5 岁。

　　主诉　全身色素减退斑 3 年余。

　　现病史　患儿家属诉患儿 3 年多前无明显诱因下面部、躯干及四肢出现浅白色色素减退斑，此后白斑逐渐扩大增多，呈线状、漩涡状及泼墨状。患儿从无水疱、疣状增生及色素沉着等皮肤改变。患病以来精神、睡眠、饮食可。

　　生长发育史　足月顺产，体重正常，2 岁 10 个月时囟门未闭，3 岁时可以发出"爸爸、妈妈"等简单词汇并开始走路，但 4 岁时仍走路不稳、吐字不清。

既往史 既往患佝偻病 3 年，规律服用维生素 AD 及阿法骨化醇。2 年前发现头颅出血，无外伤史。

家族史 父母非近亲结婚，姐姐无类似皮损。

体格检查 眼距增宽，右下肢较左下肢细小。余无特殊。

皮肤科检查 面部、躯干和四肢见大小不等的色素减退斑，部分呈线状、漩涡状及泼墨状，沿 Blaschko 线分布。

实验室检查 外周血淋巴细胞培养示染色体核型分析：46，XY。

思考

1. 您的诊断是什么？

2. 为明确诊断，您认为还需做什么关键检查？

提示 可能的诊断：

1. 白癜风（vitiligo）？

2. 无色素性色素失禁（incontinentia pigmenti achromians）？

3. 无色素痣（achromic nevus）？

关键的辅助检查

1. 双下肢 X 线片 提示左大腿软组织较右侧丰满。

2. 伍德灯 阴性。

最终诊断 神经皮肤型无色素性色素失禁（neurocutaneous incontinentia pigmenti achromians）。

诊断依据

1. 发病时间 幼儿。

2. 生长发育史 智力发育迟缓，肌肉及骨骼发育异常。

3. 体格检查 眼距增宽，右下肢较左下肢细小。

4. 皮损特点 表现为色素减退斑，部分呈线状、漩涡状及泼墨状，沿 Blaschko 线分布。

5. 影像学检查 双下肢 X 线片提示左大腿软组织较右侧丰满。

6. 伍德灯 阴性。

治疗方法 本病尚无治疗方法。

易误诊原因分析及鉴别诊断 无色素性色素失禁又称为伊藤黑色素减少症，由伊藤在 1951 年报道。该病较罕见，其皮肤色素减退表现为奇异的漩涡状、条纹状、泼墨状等，通常沿 Blaschko 线分布。临床上分为皮肤型和神经皮肤型。神经皮肤型的色素减退斑通常在出生时或婴儿期出现，并且累及中枢神经系统、肌肉和骨骼等。临床表现包括癫痫、智力低下、肢体不对称等。其病因不明，有学者认为可能与染色体显性遗传或性联遗传有关。也有学者认为与染色体的不稳定性和镶嵌现象有关，大约有 50% 的病例有染色体易位和染色体镶嵌现象，部分病例外周血淋巴细胞染色体核型分型正常，但色素减退部位和（或）肤色正常部位可出现染色体镶嵌现象。本病一般不需要治疗，但如果合并其他系统症状，如智力、骨骼及肌肉发育异常，有肢体偏侧肥大表现者，需要考虑合并肿瘤的风险，如腹腔脏器肿瘤，特别是 Wilms 瘤，需要定期随访。

本例患儿除沿 Blaschko 线分布的色素减退斑外，还伴有智力发育迟缓、肌肉及骨骼发育异常和眼距增宽等其他系统表现，外周血染色体核型分析未见异常。该患儿患有佝偻病史，佝偻病主要表现为软骨和骨骼畸形，通常无智力发育异常及皮肤颜色改变，因此本病例符合神经皮肤型无色素性色素失禁的诊断。本例患儿因父母拒绝，未行皮肤活检及皮肤的染色体分型检查。

无色素性色素失禁应主要与白癜风、无色素痣及色素失禁第四期等先天或后天色素脱失性皮肤疾病相鉴别。白癜风为后天性皮肤黏膜色素脱失性疾病，与黑色素细胞的减少和缺失有关。无色素痣为先天性、非进行性、相对稳定的色素脱失性疾病，一般不伴皮肤外表现。色素失禁第四期表现为色素减退，但此前有水疱期、疣状增生期和色素沉着期。

（谢　丽　李　利）

病例 93

临床照片　见图 93-1。

一般情况　患者男，38 岁。

主诉　发现左侧头皮色素斑 2 年。

现病史　2 年前患者无意中发现左侧头皮一鸡蛋大小的褐色色素沉着斑，无自觉症状，于当地医院就诊，未明确诊断。皮损范围逐渐增大。

既往史及家族史　幼时曾患慢性中耳炎，余无特殊。

体格检查　未见明显异常。

皮肤科检查　左侧头皮可见一约 10 cm×15 cm 的褐色色素沉着斑，占据头皮颞、顶、枕部，边界清，不规则。其上毛发量与对侧无差异。

实验室检查　无。

思考

1. 您的诊断是什么？

2. 为明确诊断，您认为还需做什么关键检查？

提示　可能的诊断：

1. 咖啡斑（café-au-lait spots）？

2. Becker 痣（Becker's nevus）？

3. 平滑肌错构瘤（smooth muscle hamartoma）？

4. 先天性黑色素细胞痣（congenital melanocytic nevus）？

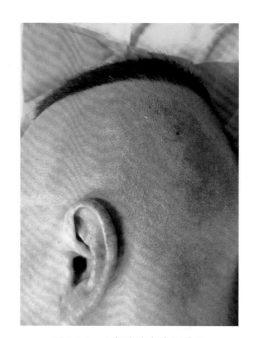

图 93-1　左侧头皮色素沉着斑

关键的辅助检查　组织病理（头皮褐色斑）示表皮轻度角化过度，棘层肥厚，基底层色素增加，表皮突延长并相互融合。真皮层血管周围有中等量淋巴细胞浸润，可见立毛肌增生（图 93-2）。

最终诊断　Becker 痣。

诊断依据

1. 病史及病程　2 年。

2. 皮损部位　左侧头皮。

3. 皮损特点　褐色色素沉着斑，边界清，不规则。

4. 组织病理　符合 Becker 痣。

治疗方法　患者未治疗，随访 3 个月皮损无变化。

易误诊原因分析及鉴别诊断　Becker 痣又称色素性

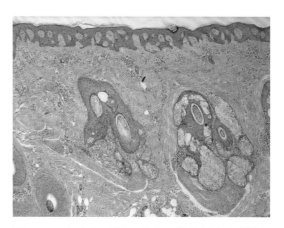

图 93-2　表皮突延长、融合，基底层色素增加，真皮层血管周围中等量淋巴细胞浸润（HE×40）

毛表皮痣，好发于儿童后期和青春期，先天性和迟发性少见。本病病因和发病机制尚不完全清楚，典型表现为浅至深褐色斑片或斑块，常于1~2年后出现多毛。本病好发于肩部、肩胛区及前胸，多为单侧，但也可发生于面颈部及下肢等一些不常见的部位，甚至可见多发皮损。此病可伴发同侧乳房发育不良、多乳畸形、脊柱侧凸、双侧肢体不对称及其他骨骼肌肉和皮肤发育缺陷等，称为Becker痣综合征。

本例患者为成年后发病，皮损位于罕见的头皮部位，皮损处毛发正常，这些都不是Becker痣典型的表现，仅通过临床表现很难诊断，随后我们通过组织病理检查明确诊断。Becker痣应与咖啡斑、平滑肌错构瘤、先天性黑色素细胞痣等相鉴别。

1. 咖啡斑　为发生在婴儿期或儿童早期的界限清楚、规则的褐色斑片，随年龄增长而长大。组织病理为表皮结构正常，基底层黑色素增加。咖啡斑可见于正常人，也与一些综合征相关，如神经纤维瘤病。结合临床及组织病理表现，两者不难鉴别。

2. 平滑肌错构瘤　是常发生于躯干的先天性或获得性斑块，表面可见毛囊性丘疹。病理特点为真皮或皮下大量纵横交错、不附着于筋膜的平滑肌纤维束。平滑肌错构瘤与Becker痣可能是同一疾病的不同谱系的表现。若出现色素沉着或多毛，则与Becker痣重叠。

3. 先天性黑色素细胞痣　为出生时或出生后不久出现的黑色素细胞痣，临床表现常为大小不等的褐色至黑色稍隆起斑片，可逐渐发展为丘疹、结节。病理可为交界痣、皮内痣、复合痣，较大皮损痣细胞常常浸润至真皮深层，并可累及附属器、血管或神经等。皮损大于20 cm的先天性巨痣恶变风险较高，建议早期切除。结合临床及组织病理表现，两者不难鉴别。

（华思瑞　王　琳）

病例 94

临床照片　见图94-1。

一般情况　患者女，22岁。

主诉　左第四趾屈侧蓝灰色斑片2年。

现病史　2年前突然发现左第四趾屈侧蓝灰色斑片。开始发现时为黄豆大小，后皮损缓慢扩大，无明显自觉症状。未予治疗。否认炎症、外伤史。精神可，大小便正常。

既往史及家族史　无特殊。父母均体健，非近亲结婚，家族中无类似病史。

体格检查　体格及智力发育正常，系统检查未见异常。

皮肤科检查　左手掌可见不规则花生米大小蓝灰色斑片，界限相对清楚。

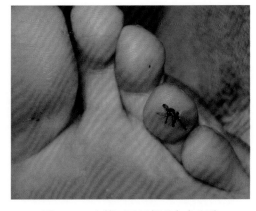

图94-1　左第四趾屈侧蓝灰色斑片

实验室检查　血、尿常规均正常，肝和肾功能均正常。

思考

1. 您的诊断是什么？

2. 为明确诊断，您认为还需做什么关键检查？

提示　可能的诊断：

1. 太田痣（Ota nevus）？

2. 咖啡牛奶斑（café-au-lait spots）？

3. 斑片状蓝痣（patch-like blue nevus）？

4. 获得性真皮黑色素细胞增生症（acquired dermal melanocytosis）？

关键的辅助检查　组织病理示真皮中下部散在色素沉着的梭形细胞，分布在胶原纤维束之间，小神经和血管周围分布较多。免疫组化示梭形细胞表达 SOX-10 及 Melan A（图 94-2）。

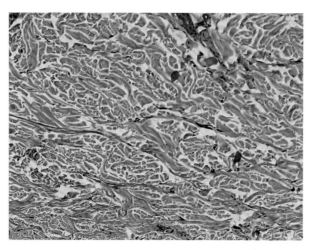

图 94-2　真皮中部胶原纤维束之间散在褐色梭形细胞（HE×200）

最终诊断　左足足趾获得性真皮黑色素细胞增生症。

诊断依据

1. 病史及病程　2 年。

2. 皮损部位　左第四趾屈侧。

3. 皮损特点　蓝灰色斑片。

4. 伴随症状　无。

5. 组织病理　真皮中上层散在色素沉着的梭形细胞，分布在胶原纤维束之间，小神经和血管周围分布较多。免疫组化示 SOX-10、Melan A 表达阳性。

治疗方法　观察，失访。

易误诊原因分析及鉴别诊断　真皮黑色素细胞增生症包括一组先天性或获得性色素增多性疾病，包括太田痣、伊藤痣、蒙古斑、Hori 痣、蓝痣（普通型、细胞型和斑块状蓝痣）、Hidanos 痣和一些非常罕见的亚型。病理上以树枝状或梭形黑色素细胞紧密分布在附件结构和神经血管束周围的胶原纤维之间为特征。获得性真皮黑色素细胞增生症常见于亚洲人群，女性居多，其目前病因尚不清楚。临床上以蓝灰色斑疹、斑块为特征。最常发生于面部（经典的 6 个好发部位为颧骨部、下眼睑、鼻根部、鼻翼部、颞部 - 上睑外侧、前额外侧），其次为躯干、手部，足部罕见。其预后好。治疗可予 Q 开关激光祛除真皮内的黑色素。

由于面部以外的其他部位皮损罕见，且临床表现相对不典型，临床医生对本病认识不足，加上病理上有时色素不明显，故常易漏诊、误诊。本病需要与太田痣和咖啡牛奶斑相鉴别。

1. 太田痣　是一种先天性真皮黑色素细胞增生症，常累及三叉神经第一、二支区域布区域。皮损表现为眼睑、颧部及颞部的深青色、灰蓝色、褐青色至蓝黑色或褐黄色的斑片，可累及巩膜。本病与获得性真皮黑色素细胞增生症的皮损和组织病理均较为相似。根据发病年龄和分布部位可以区别。

2. 咖啡牛奶斑　本病常在出生后 1 年内发生，皮损为平坦、均一的过度色素沉着斑，通常在儿童期早期数量增加，之后咖啡牛奶斑数量随时间推移而稳定。在高达 15% 的正常人群中会出现 1~3 个咖啡牛奶斑。根据发病年龄和皮疹特点可以鉴别。

（寸玥婷　代子佳　刘彤云　何　黎）

病例 95

临床照片　见图 95-1。

一般情况　患儿女，2 岁 7 个月。

主诉　躯干多发灰褐色斑疹 6 个月余。

现病史　患者家长诉 6 个多月前无明显诱因发现背部灰褐色斑片、斑疹，大多呈椭圆形。皮疹边缘偶可发红，数月后红斑可消退，摩擦后未见风团，病程中未出现水疱、糜烂。皮疹缓慢扩大并增多，逐渐累及躯干和四肢近端，对称分布。患儿无明显自觉症状，偶有腹痛，既往发热时常口服"泰诺林"退热。既往及近期无特殊用药史，无瘙痒或疼痛等不适，无发热、腹泻等，褶皱部位、口腔及外阴未见皮疹。精神、饮食、睡眠好，生长发育良好，体重 13.5 kg。

既往史及家族史　无特殊。

体格检查　一般情况良好，精神好。口腔黏膜光滑，咽后壁无充血，浅表淋巴结未触及肿大。心、肺、腹查体无异常。神经系统体征阴性。

皮肤科检查　躯干及四肢近端散在灰褐色或灰色斑片和斑疹，对称分布，未突出皮面，边界模糊，边缘未见发红。皮损大多为 0.5 ~ 3 mm，多数呈椭圆形，长轴与皮纹一致。Darrier 征阴性。

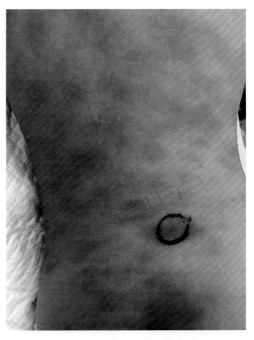

图 95-1　躯干褐色、灰褐色斑疹、斑片

实验室检查　血常规示淋巴细胞 3.49×10^9/L，淋巴细胞占 53.20%，中性粒细胞占 40.10↓，血小板计数 323×10^9/L，血小板压积 0.31，血小板分布宽度 10.90 fl。血生化（肝和肾功能、血糖、电解质、血脂）示 ALP 345 U/L，余未见明显异常。性激素六项示雌二醇 18.4 pmol/L，促卵泡生成素 0.84 IU/L，催乳素 93.05 mIU/l，孕酮 0.22 nmol/L，总睾酮 0.09 nmol/L，促黄体生成素正常。促肾上腺皮质激素及皮质醇正常。甲状腺功能检查示三碘甲状原氨酸 1.69 nmol/L，余正常。

思考

1. 您的诊断是什么？

2. 为明确诊断，您认为还需做什么关键检查？

提示　可能的诊断：

1. 色素性扁平苔藓（lichen planus pigmentosus，LPP）？

2. 特发性发疹性色素沉着症（idiopathic eruptive macular pigmentation）？

3. 泛发性固定性药疹（generalized fixed drug eruption）？

4. 色素性荨麻疹（urticria pigmentosa）？

5. 持久性色素异常性红斑（erythema dyschromicum perstans，EDP）？

关键的辅助检查

1. 组织病理（腹部皮损）　表皮轻度角化不全，基底层细胞散在空泡变性。真皮乳头血管周围淋巴细胞及单核细胞浸润。真皮浅层散在噬色素细胞（图 95-2）。

2. 皮损组织免疫组化检查　CD3 散在、小灶状（+），CD20 个别细胞（+），CD117 散在（+），CD163 部分（+）。

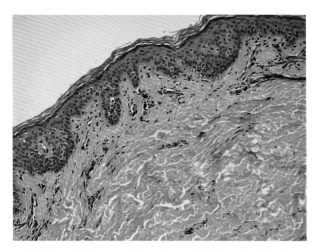

图 95-2　基底层细胞散在空泡变性，真皮浅层散在噬色素细胞（HE×100）

最终诊断　持久性色素异常性红斑。

诊断依据

1. 患者为儿童，病程 6 个月余。

2. 皮损主要位于躯干、四肢近端。

3. 皮损特点　缓慢扩大或增多的灰色、灰褐色椭圆形斑疹或斑片，皮损大多为 0.5～3 mm，长轴与皮纹一致。

4. 组织病理　示表皮基底层细胞散在空泡变性，真皮浅层可见较多噬色素细胞分布。

治疗方法　防晒，外用地奈德、氢醌霜和吡美莫司乳膏，1 个月后线上随访，患儿皮疹无增多，但无明显消退。

易误诊原因分析及鉴别诊断　1957 年 Ramirez 首次描述了一种表现为无症状的、缓慢进展的灰色、灰褐色斑片或斑疹的皮肤色素沉着性疾病，命名为灰色皮病（dermatitis cenicienta），后来重新命名为持久性色素异常性红斑（EDP）或灰皮病（ashy dermatosis）。本病常见于皮肤类型Ⅲ型和Ⅳ型人群，尤其是皮肤颜色较深的拉丁美洲人种，但在亚洲和加拿大也有报道。多于 20～30 岁发病，无性别差异，幼儿或老年人发病的案例也有报道。诱发因素及发病机制不明。有学者推测本病可能是一种由摄入物、接触物或微生物介导的细胞免疫在特定易感性个体中引起的局限性色素失禁。多数患者表现为类圆形、椭圆形或不规则的直径为 0.5～3 cm 的灰色、灰褐色或灰蓝色斑疹和斑片，缓慢增多或扩大，对称分布。皮损最初常累及躯干，随后可扩展至颈部及上肢近端，面部有时也可受累。甲、掌跖、头皮及黏膜极少累及。本病通常无明显自觉症状，可自行消退，尤其是青春期前发病的患者（约 70% 在 2～3 年内消退），但成年患者通常持续多年。

本病需要与一系列可引起皮肤色素沉着改变的疾病相鉴别。由于本病和色素性扁平苔藓在临床和组织学特征上有重叠，故部分作者认为本病是扁平苔藓的一种变异型，但本病无扁平的紫红色丘疹和斑块。同时，特发性发疹性斑状色素沉着症常见于儿童或少数个体，是否是灰皮病的一种变异型目前存在争议。本病与泛发性固定性药疹的鉴别诊断也较为困难，需要详细排查所有可疑的致敏药物。还需要与本病鉴别的炎症后色素沉着疾病包括皮肤型（或系统型）肥大细胞增多症等。本病在临床上极少见到，皮肤科医生由于缺乏经验、认识不足，容易忽略本病而造成误诊或者漏诊，所以临床医生应加强对此病的认识。

1. 特发性发疹性斑状色素沉着　多见于儿童和青少年，主要表现为躯干和四肢近端的棕色斑疹或斑片，其皮损大小及分布与持久性色素异常性红斑相似，有时可见天鹅绒样微隆起的斑块。组织病理却以表皮色素沉着为主，有时可见乳头瘤样增生。基底层无空泡样变，真皮内噬色素细胞少见，可与持久性色素异常性红斑相鉴别。

2. 泛发性固定性药疹　与系统摄入药物有关。泛发性固定性药疹的皮损逐渐消退后常留有褐色的炎症后色素沉着，再次使用致敏药物时又可在相同部位复发。其组织学也可见到色素失禁，皮损形状通常较圆，颜色更深。两者易被误诊为持久性色素异常性红斑，详细询问患者病史及皮损发作的特点，同时对所有可能的致敏药物进行仔细排查，药物引起的炎症后色素沉着与持久性色素异常性红斑的鉴别不难。

3. 色素性荨麻疹　是最常见的皮肤肥大细胞增多性疾病，多于幼儿或儿童期发病，为躯干、四肢多发的棕红色或淡褐色圆形或卵圆形的斑疹或斑块，触之稍硬，有轻微浸润感，Darier 征阳性，热刺激或摩擦后可出现较明显的瘙痒，累及肝、脾时为系统性肥大细胞增多症。组织学示真皮内大量肥大细胞浸润，根据病史、查体及病理检查，两者鉴别不难。

（张　莉　赵月婷　张鹄媛　舒　虹）

病例 96

临床照片　见图 96-1。

一般情况　患者男，14 岁，学生。

主诉　颈部、躯干褐色斑片 6 个月。

现病史　患者 6 个月前无明显诱因颈部出现散在褐色斑疹，后逐渐扩散至前胸、腹部及背部，部分皮疹融合成片，伴轻度瘙痒。今为求诊治，就诊我院。自发病以来，患者精神、睡眠及饮食如常，大小便正常，近 1 年来体重增加约 5 kg。

既往史及家族史　无特殊。

体格检查　身高 163 cm，体重 65 kg，一般情况可，神情、精神尚可。全身浅表淋巴结未触及肿大，心、肺无异常。腹平软，肝、脾未触及。

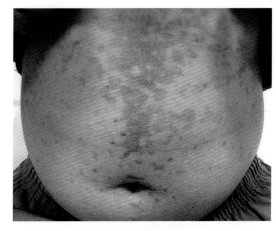

图 96-1　腹部褐色斑片

皮肤科检查　颈部、胸部、腹部、背部可见大片褐色斑疹，大部分融合成网状，上覆少许白色鳞屑。

实验室检查　真菌镜检未见菌丝及孢子。血常规及常规生化检查未见明显异常，未见血糖及血脂升高。

思考

1. 您的诊断是什么？

2. 为明确诊断，您认为还需做什么关键检查？

提示　可能的诊断：

1. 花斑癣（tinea versicolor）？

2. 黑棘皮病（acanthosis nigricans）？

3. 融合性网状乳头瘤病（confluent and reticulate papillomatosis，CARP）？

关键的辅助检查　组织病理（腹部皮疹）示网篮状角化过度，表皮乳头瘤样增生，基底层色素轻度增加，真皮浅层血管周围少量淋巴细胞浸润（图 96-2）。

最终诊断　融合性网状乳头瘤病。

诊断依据

1. 病史及病程　青少年男性，慢性病程，病史 6 个月。

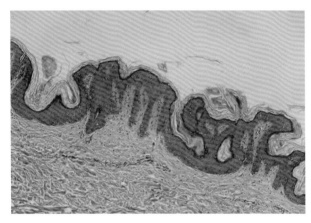

图 96-2 表皮乳头瘤样增生，基底层色素轻度增加，真皮浅层血管周围少量淋巴细胞浸润（HE×100）

2. 皮损部位 位于颈部、胸部、腹部、背部。

3. 皮损特点 表现为褐色网状斑片。

4. 组织病理 符合融合性网状乳头瘤病。

治疗方法 予外用维 A 酸软膏及尿素乳膏治疗，目前仍在随访。

易误诊原因分析及鉴别诊断 融合性网状乳头瘤病（CARP）又称 Gougerot-Carteaud 综合征。本病多见于青年人群，各个国家的性别优势比例不同。通常表现为多个数厘米棕色至色素沉着的斑丘疹，可融合成网状。这些皮疹的特点是出现表皮鳞屑、角化过度，甚至萎缩。常累及躯干上部和腋窝或女性乳房下等皮肤皱褶部位，外观犹如天鹅绒。CARP 大多数无自觉症状，部分可出现轻度瘙痒。病变仅限于皮肤，内脏系统不受累。皮肤镜下可见褐色色素沉着并覆盖白色鳞片和"沟和回"的图案。白色鳞片在组织病理学上对应于基底层色素沉着、角化不全和致密性角化过度，而沟回样图案则可能与乳头瘤样增生相一致。CARP 的病因不明，目前最具说服力的病因学理论是细菌感染。CARP 对多种抗生素治疗均可产生应答。

CARP 的典型组织病理学特征包括：①网篮状角化过度；②乳头瘤样增生；③局限于网脊延长区的局灶性棘层增厚；④基底色素增多。有学者认为，早期 CARP 可能不存在乳头瘤样增生，如果出现网篮状角化过度嵌入表皮，则是一个有用的诊断特征。CARP 的诊断主要依靠临床表现，组织病理学是用于与其他疾病相鉴别。Davis 等于 2006 年提出了一套 CARP 的诊断标准：①临床表现为棕色的鳞屑性斑丘疹，至少部分呈网状和乳头瘤状；②累及颈部和躯干上部；③鳞屑真菌染色为阴性；④抗真菌治疗无效；⑤对米诺环素反应良好。基于以上诊断标准，本病例融合性网状乳头瘤病的诊断明确。本病需与花斑糠疹、黑棘皮病、疣状表皮发育不良及毛囊角化病相鉴别。

1. 花斑糠疹 是由马拉色菌感染表皮角质层引起的一种浅表真菌病。皮损表现为散在或融合的色素减退或色素沉着斑，上覆糠秕状的鳞屑，好发于胸背部、上臂及腋下。其临床表现与本病相似，但其真菌镜检阳性，抗真菌治疗有效，可与本病鉴别。

2. 黑棘皮病 主要表现为灰褐色或黑色增厚、粗糙呈疣状的皮疹，犹如天鹅绒状，呈对称分布，黏膜也可受累。皮损好发于颈部、腋部等皮肤间擦部位。黑棘皮病通常伴有肥胖、糖尿病和多囊卵巢综合征。尽管病理上典型的 CARP 可能与黑棘皮病相似，但 CARP 特有的真皮浅层血管轻度扩张伴血管周围淋巴细胞浸润，以及伴有弹性纤维卷曲可与之鉴别。

3. 疣状表皮发育不良 这是一种常染色体隐性遗传病，其特征为患者高度易发生 HPV 感染，在婴儿早期或儿童期就表现出皮肤多发病变。皮肤表现的范围广泛，可能出现多发乳头瘤样病变、顶部平坦的肤色或红棕色的丘疹或斑块，主要分布于面部、颈部和躯干。组织学上可见空泡细胞，细胞核可发生固缩，周围有清晰的晕轮，受累细胞的胞质染色呈灰蓝色，含有大量圆形嗜碱性透明角质颗粒。两者通过组织病理学表现可相互鉴别。

4. 毛囊角化病　是常染色体显性遗传病，青少年期为发病高峰。皮损表现为肤色、红棕色或黄色的角化性结痂性丘疹，呈油腻的疣状质地。病损通常累及脂溢性区域（即前额、头皮尤其是发际线、鼻唇沟、颈侧以及胸前和肩胛间区域），可能会融合形成较大的结痂性乳头状瘤。病变可累及皮肤、指甲和黏膜。组织学上可见特征性的局灶性基底上棘层松解和角化不良，以及特征性的粉色"圆体"和"谷粒"细胞，可与CARP鉴别。

（钟清梅　许秋云　纪　超）

病例 97

临床图片　见图97-1。

一般情况　患者男，39岁，设备维修工人。

主诉　双下肢瘀点、瘀斑、色素沉着3年余。

现病史　患者3年前于双侧下肢踝部区域出现瘀点、瘀斑及褐色色素沉着斑，以胫前区域及下肢侧面为著，后蔓延至胫后，并逐渐向上蔓延。无明显痒痛等主观症状。患者自发病以来，无腹痛、关节痛、发热或盗汗等不适。

既往史　5年前自行发现"静脉曲张"，未予针对治疗。家族中无相同病史。

体格检查　生命体征正常，心、肺、腹部无异常体征。四肢活动自如。巩膜无黄染。无脱发。口腔黏膜无溃疡。全身浅表淋巴结未见肿大。双下肢浅静脉轻度迂曲扩张。

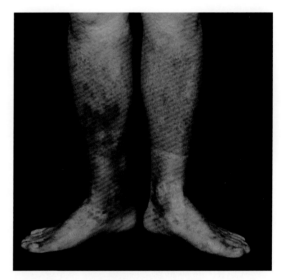

图97-1　双小腿及足瘀点、瘀斑、色素沉着

皮肤科检查　双下肢小腿区域可见密集分布的瘀点、瘀斑，以踝部区域为著，中央区域融合。可见片状褐色色素沉着。局部小面积轻度糜烂，无溃疡。

实验室及辅助检查　血常规、C-ANCA及胸CT等未见异常。生化检查示血甘油三酯水平轻度升高。下肢深静脉超声检查未见血管管腔狭窄或血栓形成。

思考

1. 您的诊断是什么？

2. 为明确诊断，您认为还需做什么关键检查？

提示　可能的诊断：

1. 蕈样肉芽肿（granuloma fungoides）？

2. 变应性肉芽肿病（allergic granulomatosis）？

3. 色素紫癜性皮肤病（pigmented purpuric dermatosis）？

关键的辅助检查　皮损组织病理示真皮浅层可见团块状分布上皮样细胞，以血管周围为著。周边可见淋巴细胞灶状分布。可见褐色色素样物质沉着。普鲁士蓝染色色素样物质阳性。免疫组化示上皮样细胞CD68（＋）（图97-2）。

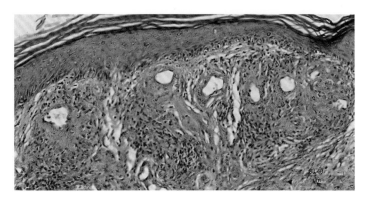

图 97-2　真皮浅层上皮样肉芽肿，可见褐色色素样物质沉着（HE×200）

最终诊断　肉芽肿性色素紫癜性皮肤病（granulomatous pigmented purpuric dermatosis）。

诊断依据

1. 成年发病，发病位置为双下肢，有静脉曲张。

2. 皮疹　为瘀点、瘀斑，有色素沉着。

3. 病理　显示真皮血管周围上皮样细胞及淋巴细胞浸润，可见含铁血黄素沉积。

4. 普鲁士蓝染色阳性。

5. 上皮样细胞免疫组化染色 CD68（＋）。

治疗方法　嘱咐患者减少久站及过度行走，穿着弹力袜。局部外用多磺酸黏多糖乳膏。

易误诊原因分析及鉴别诊断　肉芽肿性色素紫癜性皮病是色素紫癜性皮病的少见组织学类型，以组织学上出现典型的大量肉芽肿改变为特征，既往报道患者可伴有高脂血症等。

色素性紫癜性皮肤病根据临床表现可分为进行性色素性皮肤病（Schamberg 病）、色素紫癜性苔藓性皮肤病（Gougerot-Blum 病）、毛细血管扩张性环状紫癜（Majocchi 病），其他临床类型可包括金黄色苔藓、线状型色素紫癜性皮肤病以及暂时性色素紫癜性皮肤病等。组织学类型均可表现为浅部血管周围淋巴细胞浸润、小血管增生、红细胞外溢以及后期的含铁血黄素沉着。少数情况下，血管周围浸润细胞可见大量组织细胞及上皮样细胞，甚至以上皮样细胞为主。如临床症状不典型，此时病理表现可被病理医生误诊为多种肉芽肿性皮肤病变。故需要结合临床症状及多种辅助检查手段明确诊断。临床上需与以下疾病。

1. 以色素紫癜性皮病为表现的蕈样肉芽肿　蕈样肉芽肿为原发皮肤 T 细胞淋巴瘤。常表现为躯干、四肢屈曲避光部位的斑片丘疹鳞屑。少见情况下，临床可表现为瘀点、瘀斑以及色素沉着。与典型的色素紫癜性皮肤病相比，色素紫癜性皮肤病样蕈样肉芽肿病变常常不局限于下肢小腿，病变范围常见累及大腿、躯干甚至上肢。晚期可出现蕈样肉芽肿特征性的肿瘤改变。组织活检可见蕈样肉芽肿特征性的淋巴细胞亲表皮改变，部分淋巴细胞核大、有异型。

2. 变应性肉芽肿病（Churg-Strauss 综合征）　是表现为伴随敏感性鼻炎、哮喘及肺炎等变应性改变的累及全身多脏器的血管炎，患者 c-ANCA 常为阳性。变应性肉芽肿病常见的皮肤表现为可触及紫癜、丘疹及皮下结节等，也可表现为风团及网状青斑等。变应性肉芽肿病的组织学改变需要与肉芽肿性色素性紫癜性皮肤病相鉴别。不同之处表现为前者具有明确的血管管壁损伤，以及出现明显的嗜酸性粒细胞浸润，结合 c-ANCA 阳性可鉴别诊断。

3. 结节病　结节病也称肉瘤样病，表现为真皮内由组织细胞以及上皮样细胞组成的"裸结节"——淋巴细胞围绕于结节外围，很少侵入结节内部。同时，患者可能出现肺门淋巴结肿大及分泌型腺体受累等改变。依靠"裸结节"的组织学特点以及胸部影像学检查可予以鉴别。

4. 分枝杆菌感染　结核分枝杆菌以及麻风分枝杆菌感染可在真皮层出现上皮样细胞团块。结核分枝杆菌感染可出现结核菌素试验阳性以及结核感染 T 淋巴细胞斑点试验阳性。组织抗酸染色可出现阳性菌体。麻风分枝杆菌感染可出现感染区域神经受累，出现感觉异常、少汗或毛发脱落等症状和体征。组织抗酸染色或组织液涂片可找到分枝杆菌有助于鉴别。

（孔祥君　张　韡）

病例 98

临床照片　见图 98-1、图 98-2。

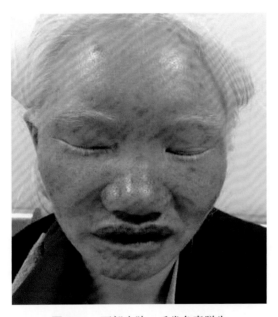

图 98-1　面部皮肤、毛发色素脱失

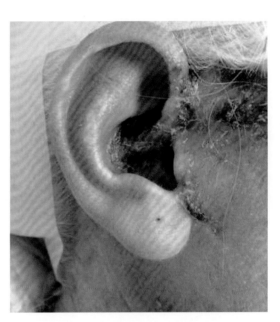

图 98-2　右耳郭内及耳前红斑、糜烂

一般情况　患者女，31 岁。

主诉　皮肤、毛发色素脱失 31 年，右耳、颈部出现红色斑块 5 年。

现病史　患者诉出生时即皮肤、毛发色素脱失，双眼畏光、流泪并有近视。5 年前无明显诱因右耳前出现一直径约 1 cm 大小红斑，偶有瘙痒，未予重视，自行外用药物，无明显好转（具体不详），皮损渐增大。后右耳郭内及右颈部皮肤先后出现黄豆至鹌鹑蛋大小红斑，伴有糜烂、渗出、疼痛。

既往史及家族史　患者父母体健，非近亲结婚，患者为第 2 胎第 2 产，其哥无类似疾病，家族中无类似患者。

体格检查　一般情况好，全身浅表淋巴结未触及，心、肺、腹未见异常。

皮肤科检查　全身皮肤干燥，面颈部皮肤为粉红色，躯干、四肢皮肤呈乳白色，口唇红润，毛发细软，头发、眉毛、眼睫毛呈白色，全身毫毛呈白色，右耳郭、右耳前及右颈部分别可见直径 1.0 ~ 2.5 cm 大小的类圆形萎缩性红色斑块，基底较硬，浸润明显，其上可见黑褐色痂皮，右耳前皮损表面可见明显糜烂、结痂。

实验室检查　无明显异常。

思考

1. 您的诊断是什么？
2. 为明确诊断，您认为还需要做什么检查？

提示 可能的诊断：

1. 白化病合并基底细胞癌（albinism with basal cell carcinoma）？
2. 白化病合并日光性角化病（albinism with solar keratosis）？
3. 白化病合并鲍恩病（albinism with Bowen disease）？
4. 白化病合并神经性皮炎（albinism with neurodermatitis）？

关键的辅助检查

1. 组织病理（右耳前） 肿瘤由基底样细胞构成，呈条索或不规则实体团块，周边细胞呈栅栏状排列，嵌于致密的真皮胶原纤维之间。病理诊断：符合基底细胞癌（图98-3）。

2. 右颈部皮损皮肤镜表现 皮肤镜下未见色素网，可见典型树枝状血管以及蓝白幕结构（图98-4）。

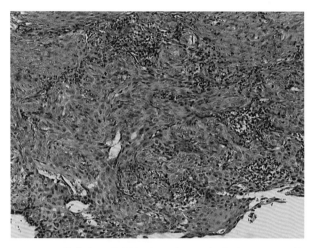

图98-3 肿瘤由基底样细胞组成。呈条索或不规则实体团块，周边细胞呈栅栏状排列，嵌于致密的真皮胶原纤维之间（HE×100）

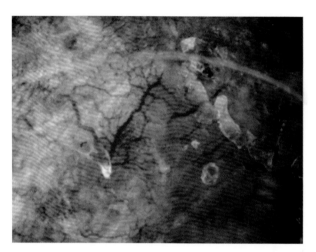

图98-4 皮肤镜示树枝状血管以及蓝白幕结构

最终诊断 眼皮肤白化病合并基底细胞癌（albinism of eye and skin with basad cell carcinoma）。

诊断依据

1. 病史及病程 皮肤、毛发色素脱失31年，右耳、颈部红色斑块5年。
2. 皮损位于曝光部位。
3. 组织病理 符合基底细胞癌。

治疗方法 外科手术切除。

讨论及鉴别诊断 眼皮肤白化病是一种由不同基因突变导致黑色素或黑色素小体生物合成减少或完全缺乏引起的具有相同或相似临床表现的常染色体隐性遗传病。患者除具有皮肤、毛发及眼色素缺乏等症状外，还有视力低下和畏光等症状。迄今国际上已发现7个不同的基因发生突变可导致眼皮肤白化病的发生，分别为OCA1－7，以OCA1型最常见。此型由酪氨酸酶（tyrosinase，TYR）基因突变引起。OCA1依据酪氨酸酶的功能和活性丧失程度分为OCA1A型（酪氨酸酶功能和活性几乎完全缺失，皮肤、毛发、眼完全缺失黑色素）和OCA1B型（酪氨酸酶活性明显下降但没有缺失，患者的皮肤、毛发和眼黑色素可以随年龄的增加逐渐加深），其中OCA1A型临床表型最严重，预后最差。

基底细胞癌好发于中老年人的曝光部位，特别是颜面部，进展缓慢。白化病患者的皮肤由于缺乏黑色素保护，易受紫外线辐射影响，容易诱发皮肤恶性肿瘤，以基底细胞癌及鳞状细胞癌为主。黑人中基底细胞癌发病率低，但在患有白化病的黑人中，基底细胞癌的发病率明显升高，其肿瘤更具有侵略性，且白化病患者基底细胞癌的发病年龄相较正常色素性皮肤癌小，皮肤癌的发生是造成白化病患者早期死亡的主要原因，如果积极预防，可避免该疾病进展，早期诊断并早期予外科干预，可达到治愈目标。

本例患者出生后皮肤、毛发色素缺失，存在双眼畏光、流泪，符合OCA1A亚型的临床表现，伴随多发性基底细胞癌，包含不同侵袭程度的病理亚型（结节型和硬斑病样型），提示该疾病的严重程度。目前该病尚无特效疗法，仅能对症治疗，应以预防为主，加强对患者的健康教育，对白化病患者要提醒尽量避免日晒、保护眼睛，对白化病患者的皮疹要引起重视，防止延误病情。尽管皮肤癌是造成白化病患者早期死亡的最常见原因，但只要提供足够的皮肤管理，就可以大大降低这一风险。本患者临床上应与日光性角化病、鲍恩病及神经性皮炎等相鉴别。

1. 日光性角化病　是长期日光暴露所引起的一种癌前病变，电离辐射、热辐射、紫外线、沥青及煤焦油产物等亦可引发本病。多累及经常日晒的中老年人，男性较女性多见，好发于头、面、颈、躯干上部等日光暴露部位。皮损初发为淡褐色或灰白色的圆形、不规则形角化性丘疹，呈单发或多发，表面覆盖干燥黏着性鳞屑，周围有红晕，偶见角化明显、增厚呈疣状。无自觉症状或轻微瘙痒，也可伴有疼痛，临床表现与本病相似，鉴别主要依靠病理检查。

2. 鲍恩病　是表皮内鳞状细胞癌。发病可能与长期接触砷剂、慢性日光损伤及免疫功能抑制有关。可累及任何年龄，中老年人较多，好发于日光暴露部位。皮损为孤立性、边界清楚的暗红色斑片或斑块，呈圆形、匐形或不规则形，大小为数毫米至10余厘米，缓慢增大，表面常有鳞屑、结痂、渗出，无明显自觉症状，偶有瘙痒或疼痛。组织病理特点是表皮排列不规则，伴角化过度、角化不全、棘层肥厚，表皮突增宽，真皮乳头被压缩成细带状，表皮各层可见少数角化性细胞和非典型细胞，表皮基底膜带完整。

（阿　霄　李改赢　汤　谡　何　黎）

第六章 溃疡性皮肤病

溃疡性皮肤病是一类病因复杂而临床表现常常缺乏特征性的疾病。由于有的皮肤科医生对于其病因、发病机制、临床表现及组织病理认识不足，临床上常常容易出现误诊。许多误诊病例在确诊前反复使用过多种抗生素。这种不恰当的治疗不仅会延误病情，同时可能会造成一些疾病如真菌感染性疾病的扩散。因此，必须对该类疾病有全面、深入的认识。

溃疡（ulcer）为皮肤或黏膜深达真皮甚至皮下组织的局限性缺损，常由于组织的坏死或创伤所致。其发生原因较复杂，总体上分为感染性和非感染性两大类。

感染性皮肤溃疡通常由于细菌、真菌或病毒等病原体感染所致。过去，细菌感染（如链球菌感染）是感染性溃疡最常见的原因，在临床上有一定的特点：起病急，病程短，溃疡周围有明显的红、肿、疼痛，伴有发热及白细胞升高，因此临床医生容易诊断。然而，近年来，随着广谱抗生素的应用，由常见细菌引起的溃疡性疾病数量逐渐减少，而由分枝杆菌尤其是结核分枝杆菌和非典型分枝杆菌、真菌、梅毒螺旋体及HIV等其他病原体引起的感染性皮肤溃疡数量正在不断增多。这类疾病临床上常常缺乏特征性，很难立即做出正确诊断，并且这些疾病具有传染性，容易引起全身系统感染，因此，对该类疾病的正确诊治不容忽视。

非感染性皮肤溃疡的发生主要见于血管炎及皮肤肿瘤。血管炎有坏疽性脓皮病和糖尿病性类脂质渐进性坏死等，皮肤肿瘤可以由皮肤肿瘤的破溃、侵袭性生长引起，如皮肤鳞状细胞癌等。非感染性溃疡的临床表现往往亦无特异性，病程长，仅从溃疡外观很难确定诊断。

然而，不同原因引起的溃疡只要详细询问病史，认真进行体检和相关的实验室检查，仍可发现一些特点或鉴别点。对于由分枝杆菌、真菌、梅毒螺旋体及HIV等病原体引起的感染性皮肤溃疡和非感染性皮肤溃疡，首先必须进行相应的病原学检查，再结合组织病理和其他一些必要的实验室检查，就可做出正确的诊断。本章将以这样的诊断思路，对近年来碰到的一部分易误诊的溃疡性皮肤病进行分析，期望读者能从中受益。

（李红宾　何　黎　王正文）

病例 99

临床照片　见图 99-1、图 99-2。

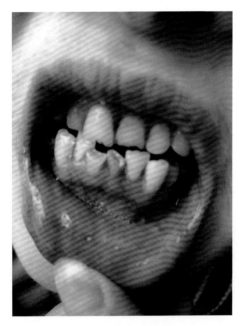

图 99-1　口腔黏膜糜烂

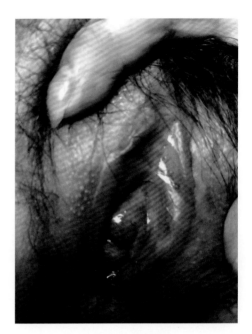

图 99-2　外阴糜烂

一般情况　患者女，37 岁。

主诉　口腔反复糜烂 3 个月，加重伴外阴糜烂 1 个月余。

现病史　3 个月前，患者出现口腔颊黏膜散在糜烂伴疼痛，无发热、皮疹、脱发或关节痛等不适，自行用药（具体不详）后糜烂面部分好转。2 个多月前口腔再发糜烂，累及颊黏膜、上颚、口腔前庭黏膜，伴明显疼痛，遂就诊于当地医院，治疗（具体不详）后好转。1 个多月前，口腔再发上述糜烂，在上述基础上累及舌部、齿龈黏膜，同时伴外阴糜烂面、疼痛，自觉偶有眼干、眼胀，无结膜充血、眼部分泌物等。10 余天前躯干、左手出现散在黄豆大小紫红色斑片、丘疹，未见水疱、糜烂，无疼痛、瘙痒等不适。患病以来精神、睡眠及饮食皆差。小便、大便无明显异常，体重下降约 3 kg。

既往史及家族史　无特殊。

体格检查　一般情况可，神志清楚、精神差。左腋下可扪及一鸡蛋大小包块，质硬，边界较清楚，活动度可，无压痛。全身其余浅表淋巴结未扪及肿大。心、肺无异常。腹软，无压痛、反跳痛。肝、脾未触及。脊柱及四肢未见异常。

皮肤科检查　口腔颊黏膜、上颚黏膜、齿龈及舌部可见直径 2～4 mm 大小的糜烂面，基底呈白色，未见脓性分泌物附着。小阴唇可见散在糜烂面，表面可见少量白色分泌物。躯干、左手见散在黄豆大小紫红色斑片。左手背散在粟粒至绿豆大小丘疹，未见渗液、水疱。

实验室检查　血常规、生化、凝血常规、输血前全套、大小便常规未见异常。肿瘤标志物未见异常。天疱疮抗体 3 项未见异常。ANA 1∶320，IgA 3060 mg/L。ENA、CRP、红细胞沉降率无异常。胸部 CT 示：①右肺上中叶斑片影，前上纵隔见约 1.2 cm 的软组织密度结节。淋巴结？胸腺瘤？其他？②左侧腋窝见约 4.5 cm×3.1 cm 大小的软组织密度肿块影，其内散在点状钙化影，性质？彩超于左腋窝查见 6.2 cm×3 cm×5 cm 弱回声团，实性占位，血供丰富，性质？左腋窝淋巴结长大，结构异常。

思考

1. 您的诊断是什么？

2. 为明确诊断，您认为还需做什么关键检查？

提示　可能的诊断：

1. 白塞综合征（Behcet syndrome）？

2. 扁平苔藓（lichen planus）？

3. 副肿瘤性天疱疮（paraneoplastic pemphigus, PNP）？

关键的辅助检查

1. 组织病理　表皮角化不全，棘层可见个别角化不良细胞，部分表皮基底层液化变性，表皮下裂隙，其内有少量中性粒细胞及淋巴细胞，真皮浅层小血管周围中等淋巴细胞及组织细胞浸润（图99-3、图99-4）。

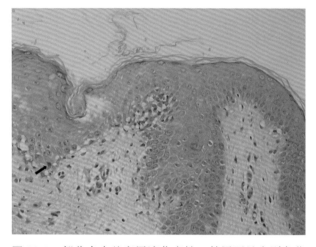

图99-3　部分表皮基底层液化变性，棘层可见个别角化不良细胞（箭头所指）（HE×200）

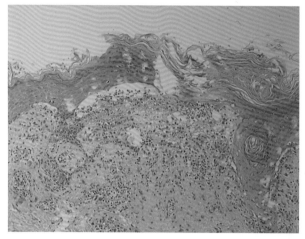

图99-4　部分表皮基底层液化变性，表皮下裂隙（HE×200）

2. 直接免疫荧光（DIF）　角质形成细胞间IgG网状沉积，基底膜带部分区域线状C3沉积，IgM（+/-），IgA（-）。

3. 左腋下包块切除送病理检查　淋巴组织增生性病变，部分淋巴滤泡生发中心萎缩伴套区增宽，可见小血管长入。免疫组化示淋巴滤泡CD20（+），CD10（-），Cyclin D1（-），滤泡间区CD3（+），CD5（+）；浆细胞CD38（+），IgG4（-）；CD23示FDC网存在；Ki-67增殖指数约10%阳性。原位杂交示EBER（-）。基因重排（PCR+GENESCAN）检测未查见IgH及IgK克隆性扩增峰。结合形态学及免疫组化等检测结果，病理诊断考虑为良性淋巴组织增生性病变，符合巨大淋巴结增生症（Castleman病，透明血管型）。

最终诊断

1. 副肿瘤性天疱疮。

2. 巨大淋巴结增生症（angio-follicular lymph-node hyperplasia）。

诊断依据

1. 病史及病程　3个月。

2. 皮损部位　位于口腔、外阴黏膜和躯干皮肤。

3. 皮损特点　黏膜表现为直径224 mm大小糜烂面，皮肤散在黄豆大小紫红色斑片。

4．伴随症状　精神差，体重下降，左腋下包块。

5．皮肤组织病理　表皮棘层可见个别角化不良细胞，部分表皮基底层液化变性，表皮下裂隙，真皮浅层小血管周围炎症细胞浸润。

6．直接免疫荧光　角质形成细胞间 IgG 网状沉积，基底膜带部分区域 C3 线状沉积。

7．左腋下包块组织病理诊断　考虑为良性淋巴组织增生性病变，符合巨大淋巴结增生症（Castleman 病，透明血管型）。

治疗方法　甲泼尼龙片（起始剂量 40 mg/d，逐渐减量至 4 mg/d），碳酸钙 D3 每日 1 片，替普瑞酮胶囊 50 mg 每日 3 次，氯化钾缓释片 500 mg 每日 3 次。转至烧伤整形外科行左腋下包块切除。

易误诊原因分析及鉴别诊断　副肿瘤性天疱疮是一种副肿瘤性皮肤黏膜水疱性疾病，常由淋巴细胞增生性疾病诱发，也称为副肿瘤性自身免疫性多器官综合征。副肿瘤性天疱疮是一种罕见病，目前尚无可靠数据提示发病率或者患病率。副肿瘤性天疱疮最常累及 45～70 岁的成人，但也可以出现在儿童。副肿瘤性天疱疮的发生与多种肿瘤性疾病相关。一项回顾性研究显示与副肿瘤性天疱疮相关的肿瘤包括非霍奇金淋巴瘤（39%）、慢性淋巴细胞白血病（18%）、淋巴结增生症（18%）、实体肿瘤（9%）、胸腺瘤（6%）及肉瘤（6%）等。儿童副肿瘤性天疱疮相关肿瘤可能与成人不同，最常见的相关疾病是淋巴结增生症。关于副肿瘤性天疱疮的发病机制，可能是肿瘤形成过程中诱发了自身免疫性疾病。在副肿瘤性天疱疮患者中可检测出上皮抗原的抗体，常见的靶抗原是桥粒斑蛋白，其诊断最特异的实验室检查结果是发现针对周斑蛋白和包斑蛋白的抗体。此外，患者血清中也可检出桥粒斑蛋白 I、桥粒斑蛋白 II、桥粒芯糖蛋白 3（DSG3）及 epiplakin 等。

临床上副肿瘤性天疱疮患者可以表现为重度糜烂性口炎、多形性皮损、具有闭塞性细支气管炎特征的肺部受累、淋巴网状内皮系统或其他恶性肿瘤。多数患者最初表现是慢性、糜烂性、进行性疼痛性黏膜炎症，口腔受累最常见，鼻咽部、结膜及外阴、肛门亦可受累，偶尔可累及食管、胃肠道黏膜。黏膜受累带来的疼痛常常会阻碍患者进食，进而造成营养不良。结膜受累可能造成瘢痕性结膜炎、角膜损伤、视力受损。皮损常出现在黏膜损伤之后，皮损的形态多样化可以表现为水疱或者大疱、紫红色斑丘疹、靶形红斑等。个别患者可以出现一种以上的皮损类型，较少见的皮损包括脓疱型皮损、银屑病样斑块、脱发、指（趾）甲受累等。副肿瘤性天疱疮患者可发生闭塞性细支气管炎，病程晚期可出现与胸部影像学所见改变不相称的气促、气紧，肺功能测定可显示明显的阻塞性通气障碍。

诊断方面，当患者出现具有提示性的临床表现时，应取皮肤病理活检及病变周围皮肤行直接免疫荧光检查，使用猴食管上皮和大鼠膀胱上皮行间接免疫荧光检测；对患者血清行 ELISA 检测抗周斑蛋白及抗包斑蛋白抗体。组织病理学方面可表现为棘层松解、角质形成细胞坏死及苔藓样界面皮炎等。通过实验室检查及影像学检查评估副肿瘤性天疱疮可能的基础病因。副肿瘤性天疱疮的治疗包括皮肤、黏膜的治疗及基础肿瘤的治疗。基础肿瘤的治疗对于副肿瘤性天疱疮患者的病情缓解有益，在淋巴结增生症或者胸腺瘤的患者中，切除肿瘤可使疾病缓解，但疾病的缓解可能需要 1～2 年，也有部分患者切除后副肿瘤性天疱疮症状仍持续存在。副肿瘤性天疱疮疾病控制方案暂无指南依据，通常会以糖皮质激素作为初始治疗方案。强的松的起始剂量为每天 1 mg/kg，根据病情逐渐减量，在 6 个月内减量至 10～15 mg/d 维持剂量。相对来说皮肤表现对糖皮质激素的治疗反应更好，口腔黏膜常常出现治疗抵抗。系统性糖皮质激素通常可以与免疫抑制剂联合使用，以提高疗效或作为糖皮质激素的助减剂。环磷酰胺、吗替麦考酚酯、硫唑嘌呤和环孢素对部分患者病情控制有效。利妥昔单抗可能在伴有多种肿瘤性疾病的副肿瘤性天疱疮患者有效，但尚需要更多的研究证实其作用。血浆置换、静脉用免疫球蛋白和抗 Tac 单抗与其他治疗联合使用可能有效。

由于本病少见，临床表现多样，临床医生认识不足，加上警惕性不够，容易漏诊、误诊。临床上，本病需与以下疾病鉴别。

1．白塞综合征　是一种多系统炎症性疾病。临床以复发性口腔溃疡、生殖器溃疡、眼部病变和皮肤损害为主要表现。其中口腔溃疡是白塞综合征最常见的表现，通常在 1～3 周内愈合，但反复发生。皮肤表现多种多样，包括结节性红斑、毛囊炎样皮损、多形红斑样皮损、丘疹等。一些患者可出现针刺反应（pathergy）阳性。结合临床和组织病理等，两者不难鉴别。

2. 口腔扁平苔藓 是扁平苔藓的一个亚型，常见于中年女性。临床表现可分为网状型、红斑型和糜烂型，部分口腔扁平苔藓伴随外生殖器受累。口腔扁平苔藓患者的其他黏膜表面也可受累，包括眼部、鼻部、咽部、食管等部位。但口腔扁平苔藓一般不伴有系统疾病。结合组织病理，两者鉴别不难。

3. 多形红斑 是一种常见的免疫相关性疾病，表现为皮肤或者黏膜病变。常见的病因是感染，以单纯疱疹病毒感染最常见，部分患者与药物相关。靶形皮损是多形红斑的特征性表现，但并非所有患者都存在。皮损通常开始于指端的伸侧面，逐渐向心性蔓延至其他部位，患者可以无症状或瘙痒。多形红斑可以累及黏膜，表现为痛性红斑和糜烂。多数患者会在 2 周内消退，部分患者可能出现频繁复发。结合组织病理等与副肿瘤性天疱疮容易鉴别。

（郝 丹 吕小岩 李 薇）

病例 100

临床照片 见图 100-1。

一般情况 患者女，19 岁。

主诉 外阴部溃疡、疼痛 7 天。

现病史 患者诉 7 天前无明显诱因发现外阴部溃疡伴疼痛，自行外搽药膏，具体不详，皮损无好转。溃疡面逐渐扩大，疼痛剧烈，遂来我科门诊就诊。病程中患者无发热、盗汗等情况。精神、睡眠及饮食正常。

既往史及家族史 发病前 1 个月内与男友有多次性行为史，未使用安全套。家族史无特殊。

体格检查 一般情况可，神志清、精神可。躯干、四肢无皮疹，无脱发，双侧腹股沟浅表淋巴结触及肿大，呈花生米至板栗大小，触之有压痛。表面皮肤无红肿、发热，无化脓。皮肤、巩膜无黄染，无肝掌及蜘蛛痣。心、肺无异常。腹平软，无压痛。脾未触及。

皮肤科检查 左侧小阴唇上缘 11 点处有一环状溃疡，表面清洁，边缘呈堤状隆起，触之有软骨样硬度，中央溃疡面清洁。双侧小阴唇下缘内侧见指甲盖浅表糜烂面，表面有少量渗液，伴脓性分泌物，触痛明显，皮损柔软。

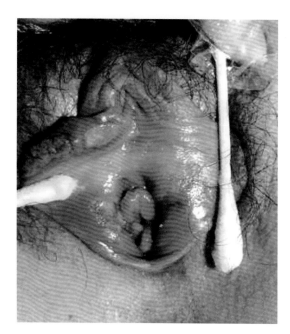

图 100-1 外阴溃疡

实验室检查 血常规示 WBC 10.18×10^9/L，N 75.3%，其余正常。HIV 抗体阴性，丙肝抗体阴性，乙肝表面抗原阴性。

思考

1. 您的诊断是什么？

2. 为明确诊断，您认为还需要做什么关键检查？

提示 可能的诊断：

1. 硬下疳（hard chancres）？

2. 急性女阴溃疡（ulcus vulvae acutum）？

3．软下疳（chancroid）？

4．生殖器疱疹（genital herpes）？

关键的辅助检查

1．梅毒螺旋抗体检测回报　TP-Ab 阳性，TRUST 阳性，滴度 1∶16，TPPA 阳性。

2．组织病理（非疼痛皮损）　小块皮肤组织，鳞状上皮增生，局部黏膜缺损，覆坏死物和炎性渗出物，真皮内小血管增生，血管内皮细胞肿胀，大量浆细胞为主的炎症细胞弥漫性浸润。局部见小脓肿形成。结合临床，病理诊断：符合梅毒组织学改变（图 100-2）。

3．溃疡皮损分泌物免疫荧光染色检查　可见疑似梅毒螺旋体。

最终诊断　硬下疳。

诊断依据

1．病史及病程　发病前 1 个月内与男友有多次性行为史，未使用安全套。

2．皮损部位　位于外阴部小阴唇内侧。

3．皮损特点　左侧小阴唇溃疡，表面清洁，边缘呈堤状隆起，触之有软骨样硬度。双侧小阴唇下缘内侧亦见指甲盖大小浅表糜烂面，表面有少量渗液、渗血，触痛。

4．伴随症状　双侧腹股沟浅表淋巴结触及肿大，触之有压痛，表面皮肤无红肿、发热和化脓。

5．TP-Ab 阳性，TRUST 阳性，滴度 1∶16，TPPA 阳性。

6．组织病理　符合梅毒组织学改变。

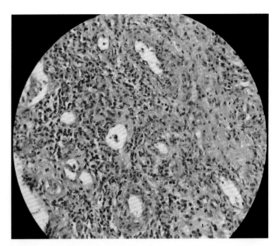

图 100-2　真皮内血管增生，内皮细胞肿胀，大量浆细胞为主的炎症细胞浸润（HE×100）

治疗方法　给予患者行规范驱梅治疗，使用苄星青霉素 240 单位分两侧臀部深部肌内注射，每侧 120 万 U 每周 1 次，注射 3 次（治疗前口服泼尼松片预防吉海姆反应）。外用蓝科肤宁湿敷患部及外涂抹夫西地酸乳膏对症治疗，1 个月后复诊，皮疹全部消退，原硬下疳皮损有浅表瘢痕。

易误诊原因分析及鉴别诊断　梅毒是由梅毒螺旋体所引起的一种慢性性传播疾病，几乎可侵犯全身各器官，并产生多种多样的症状和体征，也可能很多年无症状而呈潜伏状态。梅毒主要通过性交传染，也可以通过胎盘传给下一代而发生胎传梅毒。一期梅毒硬下疳潜伏期 2～4 周，皮损为圆形，直径 1～2 cm，境界清楚，创面稍高出皮面，呈肉红色的糜烂面，上有少量渗出物，内含大量梅毒螺旋体。硬下疳还有以下几个特点：①触诊时有软骨样硬度；②无疼痛与压痛（无继发感染时）；③损害数目通常仅有一个；④损害表面清洁；⑤不经治疗可在 3～8 周内自然消失，不留痕迹或留有轻度萎缩性瘢痕。TPPA、TRUTS 或 RPR 阳性，滴度阳性，故临床容易误诊、漏诊，所以临床医生应加强对此病的认识，做到早发现、早诊断、早治疗。一期梅毒硬下疳应与急性女阴溃疡、生殖器疱疹及软下疳等相鉴别。

1．急性女阴溃疡　本病为好发于青年女性外阴部的一种非性病性非特异性的良性溃疡。有人认为是革兰氏阳性粗大杆菌所致。皮损好发于小阴唇的内侧和前庭的黏膜、尿道口附近，少见于外阴部皮肤。根据皮损特点，临床分三型：①坏疽型：数目少，溃疡深，自觉剧痛，愈后结瘢，常伴发热、乏力等全身症状。②性病型：常见，似软下疳，呈圆形溃疡，边缘锐利不齐，表面附灰白色分泌物，周围炎性浸润，自觉剧痛。③粟粒型：自针头至米粒大小之溃疡，数目多，溃疡中心凹陷较深，基底有黄色物，表面有少许脓液，边缘炎性浸润，自觉症状轻。

2．生殖器疱疹　常表现为多发的绿豆大水疱，也可出现脓疱、基底红斑。疱壁破裂后，呈现糜烂或溃疡。溃疡较浅，表面清洁，可伴有腹股沟淋巴结肿大。溃疡不软化、不破溃、不化脓，易反复发作，实验室检查可培养出 HSV 或查到 HSV 抗原。

3. 软下疳 由杜克雷嗜血杆菌感染所致，潜伏期为 3～14 日，平均 4～7 日。溃疡较深，边缘不整齐，表面分泌物多，周围可有卫星状病变，常伴化脓性腹股沟淋巴结炎，显微镜检查和细菌培养可检出杜克雷嗜血杆菌。

（李庆玲 张建波）

病例 101

临床照片 见图 101-1。

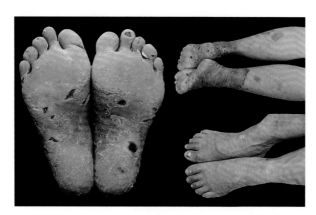

图 101-1 双下肢红斑、皲裂、溃疡

一般情况 患者女，65 岁，退休人员。

主诉 双足红斑、灼热 5 年，溃疡 3 年，加重 10 余天。

现病史 患者诉 5 年前双足出现少许粟粒大小红斑，自觉双足灼热，无明显瘙痒、疼痛，使用"冷水泡脚"后自觉症状缓解。3 年前红斑泛发至双小腿，多处出现鸽蛋大小溃疡。当地医院诊断为"血管炎"，治疗后好转。此后患者双足及双小腿反复出现红斑及粟粒大小溃疡、皲裂伴灼痛，浸泡冷水后症状可缓解。10 余天前患者双足及小腿灼热、疼痛进一步加重，影响行走，门诊以"红斑肢痛症"收入院。自发病以来，患者精神、饮食正常，大小便正常，睡眠差，体重无明显异常变化。

既往史及家族史 无特殊。

体格检查 一般情况可，内科查体未见明显异常。

皮肤科检查 双足、踝肿胀，皮肤呈暗红色，角化增厚，界限清晰。足后跟和足底可见较多皲裂及蚕豆大小溃疡，部分溃疡上覆血痂。触诊皮温较高。

实验室及辅助检查 血常规、大小便常规、肝肾功能、免疫全套、PCT、CRP、IL-6、胸部 CT、腹部 B 超及心电图等无明显异常。

思考

1. 您的诊断是什么？

2. 为明确诊断，您认为还需做什么关键检查？

提示 可能的诊断：

1. 皮肤小血管炎（cutaneous small vessel vasculitis，CSVV）？

2. 着色芽生菌病（chromoblastomycosis）？

3. 复杂型局部疼痛综合征（complex regional pain syndrome，CRPS）？

4. 红斑肢痛症（erythromelalgia）？

关键的辅助检查

1. 组织病理（右小腿） 表皮角化过度伴角化不全，棘层肥厚，真皮小血管周围淋巴细胞和中性粒细胞浸润，可见红细胞渗出和核尘（图101-2）。

2. 下肢动静脉彩超 示右侧股浅动脉动脉粥样硬化斑块。

3. 足底真菌镜检 阳性。

最终诊断 继发性红斑肢痛症伴足癣（secondary erythromelalgia with tinea pedis）。

诊断依据

1. 人群及病程 老年人，反复发作6年。

2. 皮损部位 双下肢。

3. 皮损特点 红斑伴灼热、疼痛，浸冷水、抬高患肢可减轻。

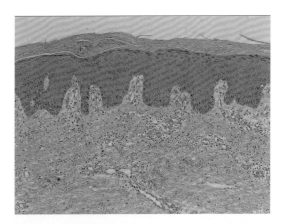

图101-2 角化过度伴角化不全，棘层肥厚，真皮小血管周围淋巴细胞和中性粒细胞浸润（HE×100）

4. 组织病理 表皮角化过度伴角化不全，棘层肥厚，真皮小血管周围淋巴细胞和中性粒细胞浸润，可见红细胞渗出和核尘。

治疗方法 给予阿司匹林100 mg/d、阿米替林及加巴喷丁口服，患者症状无明显改善。盐酸阿莫罗芬软膏外用，每天一次，足底红斑、鳞屑明显缓解。

易误诊原因分析及鉴别诊断 红斑肢痛症以四肢远端皮肤潮红、红斑、皮温升高，伴灼热、疼痛不适感为主要临床表现，还可表现为发绀、面部潮红、皮肤坏死及溃疡等，吹冷风、浸冷水能够在一定程度上缓解症状，但长期浸泡可能导致浸渍糜烂加重，加剧皮肤溃疡。气温升高、长时间站立或运动、肢体下垂、饮酒、进食辛辣刺激食物、穿着鞋袜过紧等症状可加重。红斑肢痛症的诊断标准为：①四肢肢端灼热疼痛感；②灼痛感可因温度升高而加重；③灼痛感可通过冷却缓解；④皮损处可见红斑；⑤受累皮肤的皮温升高。根据发病原因可分为三型：Ⅰ型见于血小板增多症，Ⅱ型为原发性红斑肢痛症，Ⅲ型为伴发于除血小板增多症以外的基础疾病。Ⅰ型和Ⅲ型多见于成年人，Ⅱ型多见于儿童。原发性红斑肢痛症为常染色体显性遗传，由基因 *SCN9A* 突变导致，多在幼年发病，多有家族史。继发性红斑肢痛症多发生于中年人，多继发于血小板数量异常或功能异常，也可继发于高血压、类风湿关节炎、糖尿病、痛风、周围神经炎、脊髓炎或细菌感染等，某些药物如钙通道阻滞剂、麦角衍生物、环孢素等也可引起该病。原发性红斑肢痛症目前尚无很好的治疗方法，对继发性红斑肢痛症应寻找基础疾病，积极治疗基础疾病。

本病虽然有很鲜明的特点，但因较罕见，一些医生对该病认识不足，临床容易误诊、漏诊。临床医生应学习相关知识，做到早发现、早诊断、早治疗。继发性红斑肢痛症多出现在成人，应与皮肤小血管炎、着色芽生菌病、复杂型局部疼痛综合征等疾病相鉴别。

1. 皮肤小血管炎 多累及成年人。皮肤小血管炎通常表现为紫斑或部分变白的荨麻疹样皮损，可有脓疱、溃疡等病变，以压迫区域受累居多，长时间站立或行走时可累及下肢。部分患者可出现关节痛、关节炎、泌尿生殖系统受累、胃肠道受累表现。绝大多数患者的皮损在几周或几个月内可自动消失。通过临床表现和病理改变容易鉴别。

2. 着色芽生菌病 着色芽生菌病常表现为腿部的丘疹结节，严重时可表现为疣状或肉芽肿性斑块，多表现为环形，中央部位逐渐消退成瘢痕，可由多个皮损融合成一个多结节斑块，一般无自觉症状。可通过临床表现和真菌学检查鉴别。

3. 复杂型局部疼痛综合征 也称为反射性交感性神经营养不良，主要表现为持续性的区域疼痛，以上肢受累常见，下肢远端也可受累。该病可以表现为灼痛、痛觉过敏、红斑、发绀及运动功能障碍等，但该病的症状与温度无关，不能通过降温缓解，通过临床表现和病理改变容易与红斑肢痛症相鉴别。

（孙本森 王 曦）

病例 102

临床照片 见图 102-1。

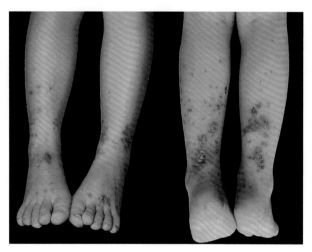

图 102-1 双下肢红斑、溃疡

一般情况 患儿男，6 岁，学生。

主诉 双足、双小腿瘙痒、灼痛 3 个月余，糜烂、溃疡 1 周余。

现病史 患者家属代诉 3 个月前患儿无明显诱因出现双足、双小腿瘙痒、灼热，伴疼痛不适，皮温不高，无明显皮损，冲凉水或者凉水浸泡后不适感可缓解。2 个月前于外院诊断为"湿疹"，予"左西替利嗪、维 A 酸乳膏、氟替卡松乳膏"等治疗后症状无改善。1 周前上述症状较前加重，双下肢逐渐出现红斑、糜烂、溃疡，遂来我院就诊。门诊以"红斑肢痛症"收入院。患儿自发病以来，精神、食欲、睡眠正常，大小便正常，体重无明显异常变化。

既往史及家族史 无特殊。

体格检查 一般情况可，内科查体未见明显异常。

皮肤科检查 双小腿及双足背分布较多红斑、红色丘疹。红斑基础上散在糜烂、溃疡，上覆黄色痂壳，触诊皮温较高。

实验室及辅助检查 血常规、大小便常规、肝肾功能、免疫全套、PCT、CRP、IL-6、胸部 CT、腹部 B 超及心电图等无明显异常。

思考

1. 您的诊断是什么？

2．为明确诊断，您认为还需做什么关键检查？

提示　可能的诊断：

1．多形红斑（erythema multiforme）？

2．急性苔藓痘疮样糠疹（pityriasis lichnoides et varioliformis acuta，PLEVA）？

3．红斑肢痛症（erythromelalgia）？

关键的辅助检查

1．组织病理（右小腿）　表皮角化不全，棘层肥厚，基底层灶性空泡变性，真皮全层小血管周围较多淋巴细胞及少量中性粒细胞浸润，皮下脂肪层少量淋巴细胞浸润（图 102-2）。

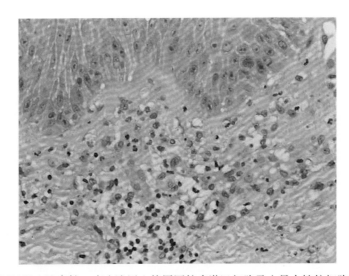

图 102-2　基底层灶性空泡变性，真皮浅层血管周围较多淋巴细胞及少量中性粒细胞浸润（HE×400）

2．全基因组外显子基因测序检查　*SCN9A*（＋）自发突变。

3．真菌镜检　阴性。

最终诊断　原发性红斑肢痛症（primary erythromelalgia）。

诊断依据

1．人群及病程　儿童，病史 3 个月。

2．皮损部位　双下肢。

3．皮损特点　红斑伴灼热、疼痛，浸冷水可减轻。

4．全基因组　外显子基因测序示 *SCN9A*（＋）自发突变。

5．组织病理　示棘层肥厚，基底层灶性空泡变性，真皮全层小血管周围较多淋巴细胞及少量中性粒细胞浸润，皮下脂肪层少量淋巴细胞浸润。

　　治疗方法　给予复方甘草酸苷、氯雷他定片、加巴喷丁及利多卡因乳膏等对症治疗，效果不佳，转儿科治疗。儿科予甲泼尼龙琥珀酸钠（甲强龙）＋丙种球蛋白治疗效果不佳。现随访中。

　　易误诊原因分析及鉴别诊断　根据红斑肢痛症的诊断标准和外显子基因测序结果，本例符合原发性红斑肢痛症。原发性红斑肢痛症为常染色体显性遗传，由基因 *SCN9A* 突变导致，多在幼年发病，多有家族病史。应与多形红斑、急性苔藓痘疮样糠疹等疾病相鉴别。

1. 多形红斑　多形红斑是急性炎症性皮肤病，具有一定的自限性，皮疹多样，可表现为红斑、丘疹、风团、水疱等，特征性的皮损表现为靶形损害，10～30岁为发病高峰。其发病可能与感染或使用药物等相关。发病前患者多出现头痛、发热、倦怠、关节和肌肉酸痛、扁桃体炎或呼吸道感染等症状。

2. 急性苔藓痘疮样糠疹　起病急，有自愈性，好发于儿童和青少年，主要表现为鳞屑性红斑、丘疹、丘疱疹、坏死溃疡和结痂等多形损害，偶见脓疱，可有烧灼感，愈后留有痘疮样瘢痕。皮损多突然出现在躯干、四肢、腋下和臀部，以身体屈侧多见。病理检查示真皮乳头层血管周围淋巴细胞为主的炎症细胞浸润伴基底层液化变性，可见不同程度的红细胞外溢。

（孙本森　王　曦）

病例 103

临床照片　见图 103-1。

一般情况　患者男，25 岁，监狱服刑人员。

主诉　全身红斑、溃疡伴疼痛 40 天。

现病史　患者 40 天前无明显诱因于颈部、四肢、躯干部出现散在红斑、丘疹、小溃疡，曾到看守所医务室及我科门诊就诊，给予对症治疗（具体不详）后颈部、双上肢及躯干部位皮损较前好转。双小腿皮损逐渐增多，溃疡面积扩大，至看守所医务室就诊。给予"头孢类"（具体不详）输液治疗 10 余天后症状未见缓解，遂到我科门诊就诊，诊断为"坏疽性脓皮病"，给予"醋酸泼尼松片口服"（具体剂量不详）治疗后皮损未见明显好转。患者现双腿部红斑、溃疡明显，疼痛剧烈，不能行走，伴发热（最高体温不详）、腹泻，时有便血、黑便，无腹痛。今为求进一步系统诊治再次到我院就诊，门诊以"坏疽性脓皮病、皮肤溃疡"收住入院。病程中患者精神、饮食可，睡眠欠佳，小便如常，体重无明显改变。

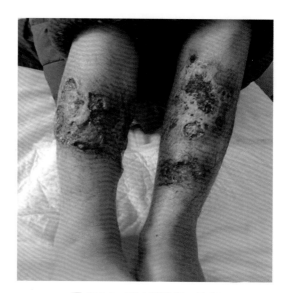

图 103-1　双小腿溃疡、结痂

既往史及家族史　无特殊。

体格检查　体温 36.5℃，脉搏 103 次 / 分，呼吸 21 次 / 分，血压 120/79 mmHg，一般情况欠佳，神志清，精神差，唇无发绀，咽部无充血，扁桃体未见明显肿大。颈软，锁骨上、腋窝及双侧腹股沟浅表淋巴结未触及肿大。甲状腺未触及肿大。气管居中。胸廓对称，双肺叩诊呈清音，双肺呼吸音清晰，未闻及干、湿啰音。心界无扩大，心率 103 次 / 分，律齐，各瓣膜听诊区未闻及病理性杂音。腹平软，无压痛，肝、脾未触及肿大。双小腿轻度水肿，活动受限，全身肌肉无压痛。生理反射存在，病理反射未引出，脑膜刺激征阴性。

皮肤科检查　颈部、躯干部、右侧大腿部可见散在暗红斑、丘疹、结节、结痂。双小腿可见大面积侵蚀性溃疡，境界清楚，边缘皮肤呈紫红色，部分溃疡面融合呈片，溃疡底部可见脓液，覆有坏死组织。部分可见结痂。

实验室及辅助检查　血常规 WBC 12.4×10^9/L，RBC 3.20×10^{12}/L，血红蛋白 85 g/L，红细胞压积 0.273，平均红细胞血红蛋白含量 26.6 pg，平均红细胞血红蛋白浓度 311 g/L，血小板 677×10^9/L，血小板压积

0.530%，血小板体积分布宽度6.9%，大型血小板比率7.00%，有核红细胞绝对值0.04×10⁹/L，未成熟粒细胞比值2.5%，未成熟粒细胞绝对值0.31×10⁹/L，单核细胞百分比10.6%，中性粒细胞绝对值8.36×10⁹/L，单核细胞绝对值1.32×10⁹/L。凝血四项：纤维蛋白原5.45 g/L，大便常规 + 隐血试验：隐血试验阳性。血生化：C反应蛋白64.0 mg/L，补体C4 0.41 g/L，直接胆红素1.2 µmol/L，总蛋白60 g/L，白蛋白27 g/L，球蛋白33 g/L，白球比0.8，前白蛋白178 mg/L，尿素氮2.7 mmol/L，肌酐51 µmol/L，铁3.20 µmol/L。男性肿瘤标准套餐：FPSA/PSA 0.10，糖类抗原CA72 436.97 U/ml。红细胞沉降率94.00 mm/h，抗核抗体阳性，ANA谱Scl-70（＋＋）。真菌培养、结核分枝杆菌涂片、特殊细菌涂片均为阴性。钠尿肽、尿常规、甲状腺功能、必检四项均未见明显异常。胸部CT：①右肺中叶内侧段、左肺上叶下舌段、左肺下叶后基底段多发结节，性质待定，建议1年后复查。②心包腔少量积液。腹部B超：右肾上盏强回声（结石待观察）。

思考

1. 您的诊断是什么？

2. 为明确诊断，您认为还需做什么关键检查？

提示 可能的诊断：

1. 急性发热性嗜中性皮肤病（acute febrile neutrophilic dermatosis）？

2. 皮肤软组织感染（skin soft-tissue infection）？

3. 坏疽性脓皮病（pyoderma gangrenosum）？

关键的辅助检查 组织病理示角化过度，表皮增生肥厚。真皮全层血管壁纤维素样坏死，真皮内大片密集的中性粒细胞及淋巴细胞浸润，并见核尘，见大量红细胞外溢及坏死组织，符合坏疽性脓皮病（图103-2）。

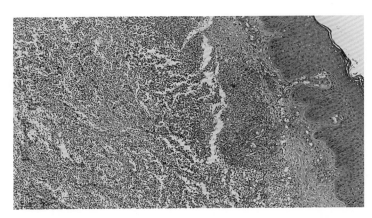

图103-2 真皮全层血管壁纤维素样坏死，并见大量淋巴细胞、中性粒细胞及核尘（HE×100）

最终诊断 坏疽性脓皮病。

诊断依据

1. 全身散在红斑、溃疡伴疼痛40天。

2. 颈部、躯干部、右侧大腿部可见暗红斑、丘疹、结节、结痂。双小腿可见大面积侵蚀性溃疡，境界清楚，边缘皮肤呈紫红色，部分溃疡面融合成片，溃疡底部可见脓液，覆有坏死组织，部分可见结痂。

3. 特殊病原学检查，包括真菌和细菌、结核分枝杆菌检查均为阴性。

4. 组织病理符合坏疽性脓皮病。

治疗方法 入院后给予甲泼尼龙琥珀酸钠（40 mg/d，逐步减量至10 mg/d）、环孢素胶囊（100 mg，口服，每日 2 次）、复方甘草酸苷片等及康复新液湿敷、氦氖激光照射治疗 20 天后溃疡面基本愈合出院。

易误诊原因分析及鉴别诊断 坏疽性脓皮病是一种少见的非感染性嗜中性皮肤状病，皮肤有复发性疼痛性坏死性溃疡，常伴有潜在的系统疾病。病因尚未完全明确。临床症状多样，初起可为炎性丘疹、水疱、脓疱或小结节。很快中心坏死，形成大小不等的疼痛性溃疡。损害不断扩大且向深层发展，境界清楚，边缘皮肤呈紫红色，水肿。溃疡周围可出现卫星状排列的紫色丘疹，发生破溃后又与中心部溃疡融合。溃疡底部可溢脓，覆有坏死组织及肉芽组织，溃疡中心可不断愈合，形成菲薄的萎缩性筛状瘢痕，同时又不断向四周远心性扩大，形成大的向周边伸展的崩蚀性溃疡。皮损可单发或多发，散在或丛集，好发于下肢、臀部或躯干，其他部位也可受累。皮损一般有较剧烈的疼痛和压痛。有时疼痛是疾病发病的先兆，提示疾病即将加重。而疼痛消失又先于其他症状改善，表示治疗开始有效。依据临床表现可分为四种亚型：溃疡型、脓疱型、大疱型或"不典型"型、增殖型或浅表肉芽肿型。组织病理示随着皮疹的类型位置、病程和治疗有不同表现，且无特异性。本病的诊断为排除性诊断，必须排除其他疾病后才能慎重做出诊断。治疗方面，对于病情较重的急性病例应用糖皮质激素泼尼松 40～80 mg/d，症状控制后迅速减量。对于严重或顽固性病例，可联合应用免疫抑制剂如硫唑嘌呤、环磷酰胺、甲氨蝶呤和环孢素等。也有报道糖皮质激素联合应用磺胺吡啶或柳氮磺胺吡啶有效。Hecker 等报道，用沙利度胺治疗坏疽性脓皮病，每天 100 mg，6 个月后皮损痊愈，未有复发。

坏疽性脓皮病应与感染性溃疡、急性发热性嗜中性皮肤病及有血管炎表现的一些综合征（韦格纳肉芽肿病、白塞综合征和 SLE）等相鉴别。

1. 感染性溃疡 针对细菌、分枝杆菌和真菌的特殊染色和培养有助于排除特殊感染。除了细菌感染进展较快外，分枝杆菌和真菌感染一般进展较慢，皮疹很少有疼痛，很少伴有全身症状。梅毒血清学试验和抗心磷脂抗体检查有助于排除梅毒肉芽肿性溃疡和抗磷脂抗体综合征。这两种疾病进展较慢，皮疹也很少有疼痛。

2. 急性发热性嗜中性皮肤病 此病发病突然，不发生溃疡，典型表现呈假水疱样皮疹，抗生素治疗无效，而糖皮质激素治疗有效。愈后无瘢痕。

（刘岳花　张　莹　尹逊国）

病例 104

临床照片　见图 104-1、图 104-2。

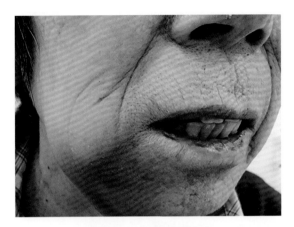

图 104-1　右侧面颊肿块

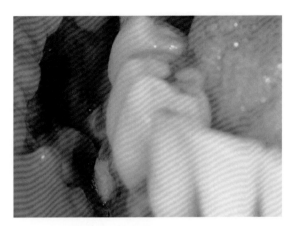

图 104-2　右侧颊黏膜肿块、溃疡

一般情况　患者为老年女性，76 岁，退休职工。

主诉　右侧颊黏膜肿块、溃疡伴疼痛 3 个月余。

现病史　3 个月前患者右侧颊黏膜出现米粒大小糜烂面、肿块，曾多次就诊于颌面外科，予对症治疗（具体用药不详）后溃疡面和肿块面积增大，并出现恶臭，影响进食，曾先后行三次活检均未确诊。患病以来，患者精神、睡眠及饮食可，大小便未见异常，体重无明显变化。

既往史及家族史　无特殊。

体格检查　一般情况可，全身淋巴结未触及明显肿大，心、肺、腹查体未见明显异常。

皮肤科检查　右下颌部红肿，右侧颊黏膜扪及质硬肿块，此处见一大小约 3 cm×1.5 cm 溃疡，呈火山口样，表面隆起，触痛明显。

实验室检查　血常规、生化等检查未见明显异常。

思考

1. 您的诊断是什么？

2. 为明确诊断，您认为还需做什么关键检查？

提示　可能的诊断：

1. 口腔鳞状细胞癌（oral squamous cell carcinoma）？

2. 淋巴瘤（lymphoma）？

3. 其他（others）？

关键的辅助检查

1. 组织病理检查　淋巴组织增生伴灶区坏死，其中见少数成簇体积大的不典型细胞，免疫组化染色示大细胞呈 PAX-5（弱 +），CD20（+，少数），CD79α（+，个别），CD3p（-），CD5（-），CD30（+），LCA（+，少数），CD15（-），Mum-1（+），bcl-6（+，少数），CD10（-），bcl-2（-），C-myc（弱 +，10%～20%），p53（+、30%～40%），Ki-67 增殖指数大于 80%，原位杂交 EBER1/2（+）。基因重排检测查见 IgH 及 IgK 克隆性扩增峰，未查见 TCRγ 克隆性扩增峰，病理诊断为 EB 病毒相关淋巴组织增生性病变，结合临床表现符合 EB 病毒阳性皮肤黏膜溃疡（图 104-3、图 104-4）。

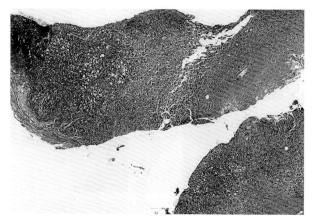

图 104-3 黏膜溃疡，其下方密集小淋巴细胞聚集，伴片状坏死（HE×40）

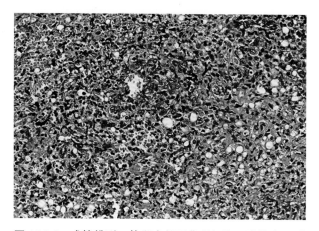

图 104-4 成簇排列、体积大的不典型细胞，胞核大，形态不规则，细胞质丰富，可见分叶核（HE×200）

2. 外周血 EB 病毒 DNA 实时荧光定量　阴性。

3. PET-CT 检查未见明显异常。

最终诊断　EB 病毒阳性皮肤黏膜溃疡（EB virus positive mucocutaneous ulcer）。

诊断依据

1. 皮损部位　面部及口腔黏膜。

2. 皮损特点　表现为肿块、糜烂、溃疡。

3. 伴随症状　疼痛、恶臭。

4. 体格检查　系统检查未见明显异常。右下颌部红肿，右侧颊黏膜扪及质硬肿块，大小约 3 cm×1.5 cm，表面呈火山口样溃疡，触痛明显。

5. 辅助检查　PET-CT 检查未见明显异常。

6. 组织病理及免疫组化　符合 EB 病毒阳性皮肤黏膜溃疡。

7. 其他　患者高龄，体型偏瘦（BMI=18.4），既往体健。

治疗方法　应用重组人干扰素 α1-b 注射治疗：初始剂量为 30 μg，肌内注射，每周 3 次，出现一过性缓解后病情反复。随后将干扰素剂量加至 100 μg，每周 3 次。溃疡面及肿块缩小，再应用此剂量 1 个月后肿块完全消失，溃疡面愈合。现已随访 1 年余，患者病变无复发。

易误诊原因分析及鉴别诊断　EB 病毒阳性皮肤黏膜溃疡于 2010 年首次报道，并在 2016 年 WHO 淋巴瘤的分类中，从 EB 病毒（EBV）阳性的弥漫大 B 细胞淋巴瘤区分出来，新增为一种独立疾病。目前已有 90 余例此病的报道。由于认识该病的时间较晚，所以存在误诊和漏诊的可能。目前认为发病诱因与老龄化和医源性免疫抑制有关。前者与免疫衰老有关系，后者常见于器官或造血干细胞移植、应用免疫抑制剂（如甲氨蝶呤、硫唑嘌呤等）、免疫缺陷病如 HIV 的患者。本病的基本皮损为边界清楚的隆起溃疡，数目可多发。其他皮损可表现为结节、肿块，可伴随张口困难、局部感染等。本病常无系统累及，血清中 EBV-DNA 检测常为阴性。病理表现分为类似霍奇金淋巴瘤样改变的多形细胞浸润和单一大细胞样浸润两种类型。前者表现为在典型的免疫母细胞样细胞和 Reed-Sternberg 样细胞的基础上，伴有不同程度的反应性小淋巴细胞、浆细胞和组织细胞等浸润。后者为单一的大细胞模式。另外，两者都可有血管破坏和坏死。免疫组化提示为 B 细胞表型，即大细胞一致表达 CD30、MUM1、PAX5、OCT-2、EBER，不同程度表达 CD20、CD45、CD15、CD79a 和 BCL。基因重排结果有异质性，可表现为克隆性 Ig 重排及克隆性 T 细胞重排等。

本病临床表现局限，有一定的自限性，预后较好。部分老年患者可自发缓解，部分医源性免疫抑制的患者也可在停用免疫抑制剂后自发缓解，因此观察随访即可。但部分患者病情反复，需要治疗。目前没有统一的治疗方案，已报道的治疗方法包括局部放射治疗、手术切除、CHOP 化疗、利托普单抗及联合上述治疗方案等。由于文献报道干扰素 -α1b 具有抗病毒和免疫调节的作用，其适应证包括治疗病毒性疾病和某些恶性肿瘤如白血病、恶性黑色素瘤及淋巴瘤等。鉴于其免疫调节的作用，且本例患者既往体健、年龄较大、体型偏瘦（BMI=18.4），病程迁延，影响其日常生活，因此对本患者应用干扰素治疗。我们的病例可能提示重组人干扰素 α1-b 也能作为 EBV 阳性皮肤黏膜溃疡的治疗方案。

鉴于本病的临床病理特点和生物学行为，需与口腔鳞状细胞癌、EBV 阳性弥漫大 B 细胞淋巴瘤及淋巴瘤样肉芽肿病等疾病鉴别。

1. 口腔鳞状细胞癌　约占口腔恶性肿瘤的 95%，发病部位包括唇、舌、颊黏膜、牙龈、口底等，可表现为肿块、溃疡等，部分患者有咀嚼槟榔、吸烟等习惯。组织病理表现为鳞状上皮增生形成的癌巢浸润，可见角化珠。免疫组化角蛋白表达阳性。本病常发生侵袭和转移，预后差。

2. EBV 阳性弥漫性大 B 细胞淋巴瘤　多见于免疫力正常的老年人。皮疹形态多样，常表现为多发的红斑、丘疹、斑块、结节、溃疡等，常为多发性。本病常累及肺、扁桃体和胃等，可伴有淋巴结肿大。组织病理表现为在炎性反应的背景下，有数量不等的大细胞或免疫母细胞、霍奇金样细胞浸润，可伴有地图样坏死。肿瘤细胞表达 CD20、CD79α、MUM1 和 EBER，不同程度地表达 CD30，不表达 CD10、CD15 和 bcl-6。本病的预后差，中位生存时间约为 32 个月。

3. 淋巴瘤样肉芽肿病　又称血管中心性淋巴瘤、血管中心性免疫增生性病变，是一种少见的伴有反应性 T 细胞浸润的结外 B 细胞增生性疾病，与 EBV 感染、免疫抑制等相关。本病好发于成年人，也可发生于免疫功能缺陷的儿童。皮肤表现多种多样，数量常为多发，最常见的皮疹为结节和丘疹，也可能表现为斑块、红斑、斑丘疹、水疱和毛囊炎样损害等。本病常有系统累及，超过 90% 的患者有肺部受累，脑、肾、肝、上呼吸道和胃肠道受累少见。病理改变以血管周围多形性淋巴样细胞浸润及血管破坏为特征。本病是一种侵袭性疾病，中位生存时间不到 2 年。

（徐可佳　赵　莎　王　琳）

病例 105

临床照片　见图 105-1。

一般情况　患者女，56 岁，农民。

主诉　右侧胸背红斑、肿胀、疼痛 3 个月。

现病史　患者 3 个月前因"背部疼痛"于外院行"银针"治疗后，右侧背部出现黄豆大小红斑，自觉疼痛，未予治疗。红斑逐渐扩大至右前胸，肿胀明显，疼痛加重，外院予"维生素 C 针、维生素 B1 针、地塞米松针"连续治疗 1 个月后（具体不详），自觉无明显好转。皮损逐渐长大，伴较多脓性分泌物，继而胸背部出现红肿，右前胸部出现数个黄豆大小溃疡，上覆少量乳白色分泌物，病情加重，遂至我院诊治，以"皮肤感染"收入院。病程中患者无咳嗽、咳痰、胸闷、心悸、气短、发热等症状。精神、睡眠及饮食皆差。大小便正常，体重无明显变化。

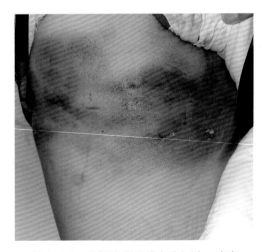

图 105-1　右侧胸背皮肤大片红肿、溃疡

既往史及家族史　无特殊。

体格检查　生命体征稳定，一般情况尚可，神志清，查体合作，对答切题，满月脸、水牛背。皮肤、黏膜无黄染，全身淋巴结未触及肿大。头颅、五官无畸形，咽、扁桃体未见异常。颈软，气管居中，甲状腺未触及肿大。双肺呼吸音清晰，未触及干、湿啰音。心率77次/分，律齐，各瓣膜听诊区未闻及病理性杂音。腹软，无压痛、反跳痛，肝、脾未触及，脊柱、四肢、关节无畸形，活动自如。生理反射未引出，肛门、外生殖器未查。

皮肤科检查　右胸背部弥漫性水肿性红斑，右背约 5 cm×3.5 cm，前胸 3.5 cm×2.5 cm，边界不清楚，皮温高，见米粒至黄豆大小溃疡上覆有乳白色脓性分泌物，局部有少量脱屑、结痂，触之有明显的波动感。

实验室及辅助检查　血 WBC 12.41×10⁹/L，中性粒细胞百分比86.7%，CRP 272 mg/L，PCT 1.46 ng/ml，[K⁺] 2.55 mmol/L，尿酸 685.8 μmol/L，甘油三酯 2.91 mmol/L，高密度脂蛋白胆固醇 0.32 mmol/L，ANA 阳性（＋），核仁型 1∶100。包浆颗粒型 1∶100。HIV、梅毒、丙肝抗体均为阴性。肝肾功能、类风湿六项、心肌酶、T-SPOT 未见异常。X 线胸片示：①左肺少许微小结节灶；②双肺散在条索、条片影；③主动脉壁少许钙化。乳腺 X 线检查未见异常。

思考

1. 您的诊断是什么？

2. 为明确诊断，您认为还需做什么关键检查？

提示　可能的诊断：

1. 皮肤感染（skin infection）？

2. 转移癌（metastatic carcinoma）？

关键的辅助检查

1. 分泌物培养　血平板上可见镶嵌式生长的干燥、乳白色菌落，表面有褶皱。革兰氏染色阳性，有丝状、细长、分枝状菌（图 105-2）。Bruker Microflex LT/SH 质谱仪鉴定示皮疽诺卡菌。

2. 脓液需氧培养　皮疽诺卡菌。

3. 组织病理学（图 105-3）炎性肉芽肿（图 105-4）。

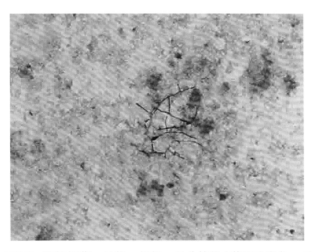

图 105-2　阳性杆菌，丝状，细长，呈分枝状（革兰氏染色 ×400）

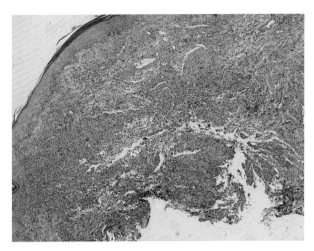

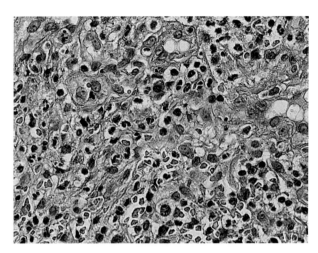

图 105-3　真皮弥漫性中性粒细胞、淋巴细胞浸润（HE×40）

图 105-4　前图高倍（HE×400）

最终诊断　皮疽诺卡菌病（cutaneous Nocardiosis）。

诊断依据

1. 病史及病程　3个月。
2. 皮损部位　位于右侧胸背部。
3. 皮损特点　表现为皮肤红肿、破溃、局部皮温升高、脓肿、溃疡形成。
4. 诱发因素　外院行"银针"治疗史，且患者使用糖皮质激素全身治疗长达1个月。
5. 分泌物培养　涂片革兰氏染色阳性，可见丝状、细长、分枝状菌。
6. 菌株鉴定　Bruker Microflex LT/SH 质谱仪鉴定示皮疽诺卡菌。
7. 皮损组织病理　炎性肉芽肿。

治疗方法　头孢呋辛1.5 g每日2次，7天；复方磺胺甲噁唑2片每日3次，共3个月；夫西地酸乳膏外用，每日2次；1∶8000高锰酸钾溶液湿敷每日1次。红光照射治疗。现仍在治疗随访中。

易误诊原因分析及鉴别诊断　皮疽诺卡菌又称鼻疽诺卡菌（*Nocardia farcinica*），隶属于诺卡菌属。诺卡菌广泛存在于自然界中，是一种革兰氏染色阳性及弱抗酸染色阳性的需氧杆菌，共有100余种菌株，有50%的菌株可引起人或动物发病，以巴西诺卡菌及星形诺卡菌多见，还可见于皮疽诺卡菌，主要经呼吸道进入人体，引起肺部化脓性炎症与坏死，可出现类似肺结核的症状，极易引起误诊、误治。病原菌经血液循环播散至其他组织器官，进而引起脑、肾、皮肤、关节等多发性脓肿。巴西诺卡菌可经由损伤的皮肤侵入皮下组织，产生慢性化脓性肉芽肿，表现为局部脓肿及多发性瘘管，很少呈血源性扩散。皮疽诺卡菌感染者临床报道极少。诺卡菌可以导致机会性感染，主要感染免疫力低下者、患有严重的基础性疾病及长期应用糖皮质激素的人群。本例患者在皮疹出现前于外院行"银针"治疗，操作不规范，导致病原菌侵入，长时间静滴地塞米松针致免疫力低下，是致病的危险因素。病原学检查是确诊诺卡菌病的重要依据。诺卡菌生长缓慢，培养周期长，一般需2～7天。35℃培养48 h才可见细小菌落生长。将诺卡菌鉴定到种，对临床诊断和治疗具有重要意义。目前认为复方磺胺甲噁唑仍是治疗诺卡菌感染的首选药物，可联合使用阿米卡星、四环素类、β内酰胺类抗生素如哌拉西林，对磺胺类药物过敏可考虑使用氨基糖苷类、头孢菌素类、碳青酶烯类、喹诺酮类和利奈唑胺等；免疫功能正常、无中枢神经系统感染者疗程为6～12个月。播散型感染、免疫缺陷患者，主张以磺胺为中心，联合喹诺酮、碳青酶烯类、利奈唑胺治疗，临床症状缓解后可使用单药维持治疗，疗程需在12个月以上，以降低疾病复发率。诺卡菌病的预后与诊断及时率、患者的免疫状态有关。若及时治疗，诺卡菌病的治愈率大约为90%。中神经系统受累者死亡率为50%。皮肤诺卡菌病的治疗可行局部病灶切除、脓肿切开引流、祛除坏死组织以及联合敏感抗生素治疗。诺卡菌病是一种机会性感染，误诊率高，易全身播散，易复发。组织活检及无菌体液培养阳性率较高，需积极与临检科室沟通，以提高检出率。早期诊断与采取合理的治疗方案是改善预后、减少播散与复发的关键。皮疽诺卡菌病应与皮肤感染（金黄色葡萄球菌）、皮肤结核、丹毒样皮肤转移癌相鉴别，通过分泌物培养与鉴定可明确诊断。

　　本病罕见，临床医生由于对本病认识不足或不能明确病原微生物而导致漏诊、误诊。临床上本病需与皮肤结核、丹毒样皮肤转移癌等鉴别。

　　1. 皮肤结核　皮肤结核是结核分枝杆菌引起的皮肤黏膜感染，分为疣状皮肤结核、寻常狼疮、瘰疬性皮肤结核、颜面粟粒性狼疮及播散性粟粒性结核等。皮损为小丘疹、结节、溃疡或过度增生角化形成的丘疹和斑块等。组织病理常表现为结核性肉芽肿，团块边界不清，中央常见干酪样坏死，周围有多核巨细胞和较多淋巴细胞浸润。结合临床表现、组织病理检查及病原学检测，两者不难鉴别。

　　2. 丹毒样皮肤转移癌　国内文献多称丹毒样癌（carcinoma erysipeloides，CE）为炎症性皮肤转移癌（inflammatary metastic carcinoma）。原发肿瘤最常见为乳腺癌，发生在乳腺者又称为炎性乳癌。国内外对此报道较多，而其他恶性肿瘤来源的报道很少，国内文献报道多笼统地称为皮肤转移癌炎症型。皮肤转移癌的临床皮损通常分为结节型、炎症型和盔甲型。其中绝大多数为结节型，表现为无痛性、质地硬韧的皮内或皮下结节，单发、多发甚至成群发生。其他类型，如炎症型、毛细血管扩张型、带状疱疹型、盔甲型等较少见，或仅发生特定肿瘤中，如乳腺癌。结合临床和乳腺X线检查，两者不难鉴别。

（曾跃芬　曹　灿　李红宾）

病例 106

临床照片　见图106-1。

一般情况　患者男，36岁，公司职员。

主诉　阴茎溃疡2年，再发6个月。

现病史　患者2年前无明显诱因出现龟头灼热、瘙痒，后出现龟头及阴茎点状溃疡，轻微疼痛，无渗出、流脓。就诊于外院，考虑"生殖器溃疡待查"，查"TPPA、TRUST、HIV，均为阴性"。外用"高锰酸钾"清洁皮肤后，龟头及阴茎溃疡面逐渐增大，伴明显渗出、红肿、疼痛，后外用"中草药"治疗后溃疡愈合。6个月前无明显诱因再次出现龟头及阴茎溃疡，再次就诊于其他医院，考虑"固定性药疹可能"，予"甲强龙80 mg、头孢类抗生素"静滴5天及外用"中草药"后溃疡面积增大，出现红肿，部分溃疡面出现脓性分泌物、渗血，疼痛显著，遂就诊于我科。自发病以来，患者精神、睡眠较差，食欲尚可，体重无明显增减，大小便正常。

既往史及家族史　无特殊。

体格检查　一般情况尚可，神志清，双肺呼吸音清，未闻及干、湿啰音，心律齐，各瓣膜听诊区未闻及杂音。全腹软，无压痛、反跳痛，肝脾肋下未触及，肝、肾区无叩击痛，双下肢无水肿。

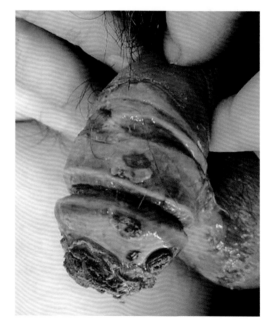

图106-1　龟头、阴茎多发溃疡

皮肤科检查 龟头、阴茎冠状沟、阴茎上 1/3 多发大小不一溃疡，最大约 1.0 cm×2.0 cm。溃疡边缘整齐，上覆黑色厚痂及黄白色脓性分泌物，龟头、阴茎体多发大小不一水疱，基底潮红，疱壁紧张，尼氏征可疑阳性。

实验室及辅助检查 血常规示中性粒细胞 $6.41×10^9$/L，单核细胞数 $0.77×10^9$/L。单纯疱疹（IgM+IgG）示血清抗单纯疱疹病毒 1+2 型抗体 IgM>3.5 COI，血清抗单纯疱疹病毒 1+2 型抗体 IgG>30.0 COI。EB 病毒感染相关抗体示 EB 病毒 CA 抗体 IgG 48.3 U/ml，EBNA 抗体 IgG>600 U/ml。CRP、PCT、尿常规、凝血四项、D- 二聚体、乙肝两对半、TPPA、HIV+ 丙肝、抗核抗体 + 滴度、抗 dsDNA 抗体 + 滴度、抗中性粒细胞胞浆抗体、EBV-EA-IgA、水疱液及全血单纯疱疹病毒 Ⅰ 型及 Ⅱ 型 DNA、分泌物细菌和真菌培养、T-Spot、心电图、腹部彩超及胸部 CT 检查均未见明显异常。

思考

1. 您的诊断是什么？

2. 为明确诊断，您认为还需做什么关键检查？

提示 可能的诊断：

1. 单纯疱疹病毒感染（herpes simplex virus infection）？

2. 艾滋病（acquired immunodeficiency syndrome, AIDS）？

3. 梅毒（syphilis）？

关键的辅助检查

1. 组织病理（阴茎） 表皮棘层增厚伴轻度海绵样水肿，真皮浅层血管周围多量淋巴细胞、少量中性粒细胞浸润。

2. 全血 EB 病毒 DNA EBV-DNA $1.86×10^3$ copies/ml。

3. 皮肤水疱及周围组织 PMseq 病原微生物高通量基因检测 结果提示检测出人类疱疹病毒 4 型。

最终诊断 EB 病毒感染相关生殖器溃疡（genital ulcers associated with EB virus infection）。

诊断依据

1. 病史及病程 2 年半。

2. 皮损部位 位于生殖器。

3. 皮损特点 龟头、阴茎冠状沟、阴茎上 1/3 多发大小不一水疱、溃疡，溃疡边缘整齐，上覆黑色厚痂及黄白色脓性分泌物。

4. EB 病毒感染相关抗体（EBV CA 抗体） IgG 升高。

5. 全血 EBV-DNA 拷贝数升高。皮肤水疱及周围组织 PMseq 病原微生物高通量基因检测结果示人类疱疹病毒 4 型。

6. 组织病理 真皮浅层血管周围多量淋巴细胞、少量中性粒细胞浸润。

治疗方法 予注射用阿昔洛韦 0.5 g 每 8 h 一次、共 7 天静脉输注抗病毒，外用"苯扎氯铵溶液、庆大霉素溶液"湿敷清洗、抗感染，外用重组人表皮生长因子促进表皮生长，外用复方多黏菌素 B 软膏抗感染。阴茎冠状沟部位溃疡较前明显好转，目前随访中。

易误诊原因分析及鉴别诊断 EB 病毒是传染性单核细胞增多症的主要病原体，与伯基特淋巴瘤、霍奇金淋巴瘤和鼻咽癌的发生相关。EB 病毒通常通过接触唾液等分泌物传播，也可通过性接触传播。人类是唯一已知的 EB 病毒宿主。EB 病毒通常引起无症状感染或非特异性症状，多发生于婴儿和儿童中。EB 病毒感染后，无论是急性期还是慢性期，在皮肤和黏膜上都可能有不同的表现。最常见的皮肤相关疾病包括传染性单核细胞增多症、口腔毛状白斑和皮肤淋巴细胞增生性疾病（种痘样水疱病样 T 细胞增生紊乱性疾病）。EB 病毒感染相关的皮损类型包括红斑、丘疹，或猩红热状、水疱状、瘀点状、短暂上眼睑水肿（霍格兰征）及蓝黑色溃疡（罕见的疼痛性生殖器溃疡）。皮肤外可表现为咽部红斑、弥漫性咽炎、扁桃体炎、口腔溃疡、溃疡坏死性龈炎、舌苔带蒂丘疹及口腔毛状白斑。EB 病毒感染性疾病在组织学上可见混合细胞浸润性血管炎和溃疡、棘层松解等非特异性表现。目前国内外尚无 EB 病毒感染性疾病的治疗指南，但大部分报道以对症支持治疗（缓解疼痛、局部外用和短期口服糖皮质激素）为主。抗病毒药物可能通过抑制 EB 病毒复制而产生疗效，但是其临床应用存在争议。

急性生殖器溃疡的诊断是一种临床诊断和排除性诊断，需要排除其他原因，如感染性疾病（生殖器疱疹、梅毒、软下疳、腹股沟肉芽肿及继发真菌感染等）或非感染性疾病（白塞综合征、固定性药疹、韦格纳肉芽肿病等）。通过血液学检查及病毒学检测可明确诊断。

1. 生殖器疱疹　是由单纯疱疹病毒引起的一种常见的性传播疾病，临床可分为原发性感染、非原发性初发感染和复发性感染。原发性感染初始可表现为多发性、浅表性、压痛性生殖器溃疡和全身症状。非原发性初发感染皮损更少，全身症状更少。复发性感染常见，但通常没有前两者严重。诊断可通过 PCR、病毒培养和 HSV 类型特异性血清学检查来确认。

2. 梅毒　是由梅毒螺旋体感染所致的性传播疾病，主要由性接触传播。梅毒患者可表现为多种症状，取决于疾病分期。一期梅毒的典型生殖器表现为无痛性、硬结性、基底清洁的溃疡，即硬下疳。皮损以单发多见，可以伴有周围淋巴结肿大，患者梅毒血清学反应阳性。硬下疳即使不治疗，也常可在数周内自愈。

3. 软下疳　是由杜克雷嗜血杆菌引起的生殖器溃疡，主要通过性接触传播，也可自身接种，一般不发生血行播散，但局部可继发厌氧或需氧菌感染。潜伏期 3 ~ 14 天，以 4 ~ 7 天为常见。典型生殖器表现是较深的潜行性、脓性溃疡，可能伴有疼痛性腹股沟淋巴结炎。男性患者溃疡疼痛剧烈，女性溃疡如发生于阴道或宫颈，则疼痛较轻，但有烧灼感。梅毒血清学反应呈阴性，通过涂片镜检和细菌培养可协助诊断。本病治愈以后留有一定的瘢痕。

（陈素妮　纪　超）

病例 107

临床照片　见图 107-1。

一般情况　患者男，48 岁，农民。

主诉　龟头持续溃疡伴疼痛半年。

现病史　患者 5 年前开始阴茎、龟头、阴阜区反复出现群集性小水疱，在当地医院诊断为"生殖器疱疹"，口服"伐昔洛韦片"或静滴"更昔洛韦注射液"后，水疱 1 周左右结痂愈合，每年发作 1 ~ 3 次。半年前龟头出现黄豆大小红斑，很快发展为花生大小糜烂、溃疡，自觉轻微疼痛。多次到当地医院就诊，按"生殖器疱疹"静滴或口服"更昔洛韦、伐昔洛韦"2 ~ 3 周。用药后溃疡略有缩小，但不能痊愈，停药后溃疡扩大，最大时至蚕豆大小。患者又至多家医院就诊，按"梅毒、白塞综合征、坏疽性脓皮病"等治疗，溃疡仍无好转。病程中无口腔溃疡、关节疼痛及其他皮肤损害。

既往史　10 年前发现"HIV 感染"，8 年前进入艾滋病期开始 ART（替诺福韦、拉米夫定、依非韦伦）治疗。

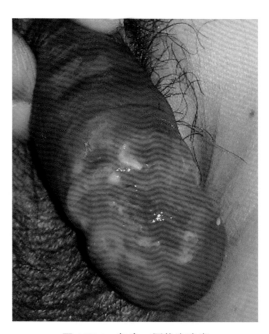

图 107-1　龟头、冠状沟溃疡

患"糖尿病"6 年，目前降糖方案为三餐前皮下注射"门冬胰岛素"，睡前皮下注射"地特胰岛素"。家族中无相同病史。

体格检查 生命体征正常，系统检查无异常。

皮肤科检查 龟头、冠状沟左背侧见一边界清楚、形状不规则的蚕豆大溃疡，边缘覆有少量黄白色分泌物。

实验室检查 血常规、肝肾功能及肿瘤标志物等正常。血糖动态监测示 2.3 ~ 24.2 mmol/L，尿糖（4+），尿酮体（-），血清果糖胺 388.3 μmol/L（参考值 < 286.0 μmol/L）。

思考

1. 您的诊断是什么？
2. 为明确诊断，您认为还需做什么关键检查？

思考

1. 您的诊断是什么？
2. 为明确诊断，您认为还需做什么关键检查？

提示 可能的诊断：

1. 一期梅毒（primary syphilis）？
2. 白塞综合征（Behcet's syndrome）？
3. 坏疽性脓皮病（gangrenous pyoderma）？

关键的辅助检查 HIV 抗体（+），梅毒血清学 TPPA（-），TRUST（-）。皮损分泌物 HSV-1 DNA 1.2×10^6 拷贝 /ml（参考值 < 5.0×10^3 拷贝 /ml），HSV-2 DNA 1.3×10^7 拷贝 /ml（参考值 < 5.0×10^3 拷贝 /ml）。外周血淋巴细胞计数 2522 个 /μl（参考值：1100 ~ 3200 个 /μl），T 淋巴细胞计数 1385 个 /μl（参考值：690 ~ 2540 个 /μl），CD4 + T 淋巴细胞计数 751 个 /μl（参考值 410 ~ 1590 个 /μl），CD8 + T 淋巴细胞计数 493 个 /μl（参考值：190 ~ 1140 个 /μl），CD4/CD8 为 1.52（参考值 0.68 ~ 2.47）。血液 EBV-DNA 为 1.3×10^3 拷贝 /ml（参考值：< 4.0×10^2 拷贝 /ml），皮损分泌物 EBV-DNA < 4.0×10^2 拷贝 /ml（参考值：< 4.0×10^2 拷贝 /ml）。

最终诊断

1. 生殖器疱疹（genital herpes）。
2. 艾滋病（acquired immune deficiency syndrome，AIDS）。
3. 2 型糖尿病（type 2 diabetes）。

治疗方法 膦甲酸钠氯化钠注射液（250 ml：3 g）200 ml 静脉滴注，余 50 ml 湿敷溃疡，每 12 h 1 次。继续三餐前皮下注射"门冬胰岛素"，睡前皮下注射"地特胰岛素"，给予糖尿病饮食及健康教育，血糖控制在 6 ~ 8 mmol/L。

易误诊原因分析及鉴别诊断 生殖器疱疹是由单纯疱疹病毒（HSV-1、HSV-2）感染泌尿生殖器以及肛周皮肤黏膜引起的一种复发性、难根治的性传播疾病。HSV-1 主要通过口—口的接触传播，造成口面部单纯疱疹。HSV-2 几乎完全是通过性行为传播的，造成生殖器或肛门部位的生殖器疱疹。

HSV 与 HIV 感染密切相关。在免疫功能低下的 HIV 感染者或 AIDS 患者中，单纯疱疹发病率高，频繁复发，皮损不典型，易出现溃疡、坏死，疾病病程长，甚至可能转变为慢性。合并 HIV 感染的生殖器疱疹有以下特点：①症状重或不典型，持续时间长，可表现为广泛性、多发性、慢性持续性溃疡，有坏死，疼痛剧烈。②临床复发和亚临床复发均频繁，HSV 排放时间长，可持续 1 个月以上。③并发症多且严重，常合并细菌和念珠菌感染，易发生疱疹性脑膜炎及播散性 HSV 感染，引起多器官或脏器损害。④治疗较困难，时间长，容易对阿昔洛韦产生耐药性。

发生于生殖器的溃疡有固定性药疹、接触性皮炎、创伤、硬下疳、脓皮病及 Reiter 病等多种疾病，有时与生殖器疱疹的皮损相似，可从病史、体格检查和实验室检查等方面加以鉴别。另外，EB病毒也可引起生殖器溃疡，即Lipschütz溃疡，表现为成年人首次感染EB病毒后出现的生殖器多发性溃疡，有明显的疼痛和腹股沟淋巴结肿大，可伴有乏力、发热等全身症状。溃疡可以缓慢自愈，血清抗EB病毒阳性，局部分离出EB病毒或检出EBV-DNA有助于诊断。

（温舒然　董天祥　李红宾）

病例 108

临床照片　见图 108-1、图 108-2。

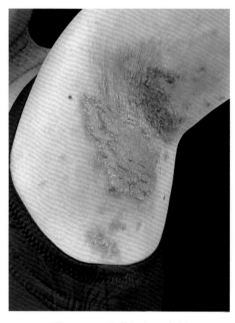

图 108-1　腋窝红斑、糜烂

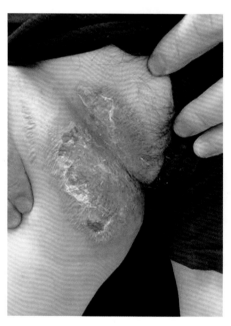

图 108-2　腹股沟红斑、糜烂

一般情况　患者女，35岁。

主诉　间擦部位红斑、糜烂6个月，加重10天。

现病史　患者入院前6个月无明显诱因出现腋窝红斑、糜烂，无自觉症状，无发热、寒战，无胸闷、气促，无关节疼痛、肿胀，未重视、未治疗。10天前腋窝皮疹增大，逐渐累及颈部、腹股沟及腘窝，皮疹性质同前。就诊于我院门诊，门诊拟"慢性家族性良性天疱疮？"收住入院。自发病以来，患者精神、睡眠、饮食尚可，大小便正常，体重无明显变化。

既往史及家族史　无特殊。

体格检查　一般情况尚可，神志清楚，双肺呼吸音清，未闻及干、湿啰音。心律齐，各瓣膜听诊区未闻及杂音。全腹软，无压痛、反跳痛，肝、脾肋下未触及，肝、肾区无叩击痛，双下肢无水肿。

皮肤科检查　颈部、腋窝、腹股沟及腘窝可见大片红斑、糜烂面，大小不等，边界尚清，对称分布，表面少许渗液，触痛明显。

实验室检查　无特殊。

思考

1. 您的诊断是什么？
2. 为明确诊断，您认为还需做什么关键检查？

提示　可能的诊断：

1. 慢性家族性良性天疱疮（chronic familial benign pemphigus）？
2. 毛囊角化病（keratosis follicularis）？
3. 增生型天疱疮（pemphigus vegetans）？

关键的辅助检查　组织病理（腹股沟）示表皮中下部棘层松解，形成倒塌的砖墙样结构，真皮浅层少量淋巴细胞、中性粒细胞及嗜酸性粒细胞浸润。病理诊断：慢性家族性良性天疱疮（图 108-3）。

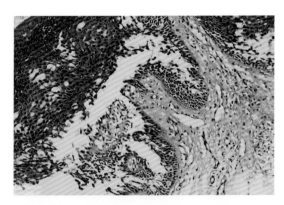

图 108-3　棘层松解，形成倒塌的砖墙样结构

最终诊断　慢性家族性良性天疱疮。

诊断依据

1. 病史及病程　慢性病程，急性发作。
2. 皮损部位　位于身体间擦部位。
3. 皮损特点　表现为红斑、糜烂。
4. 伴随症状　无。
5. 组织病理　符合慢性家族性良性天疱疮。

治疗方法　患者口服环孢素，外用复方克林霉素搽剂及氧化锌搽剂，糜烂面渐收干，红斑转暗。

易误诊原因分析及鉴别诊断　慢性家族性良性天疱疮又称 Hailey-Hailey 病，是一种罕见的常染色体显性遗传病，发病率约为 1/50 000。其特征是反复出现的红斑和糜烂，对称分布，累及间擦部位，如耳后、颈部外侧、腋窝、脐、腹股沟、肛周区域和腘窝。并发症包括继发性感染以及罕见的鳞状细胞癌。组织病理学表现为棘层增厚，棘层中下部松解，形成倒塌的砖墙样结构，直接免疫荧光阴性。传统治疗方法包括口服和外用抗生素，外用钙调磷酸酶抑制剂，口服环孢素、阿维 A、氨苯砜和甲氨蝶呤。严重而难治的病例可尝试使用手术、激光和肉毒素治疗。近两年，文献报道纳曲酮能缓解本病的临床症状。临床上本病需与以下疾病相鉴别：

1. 毛囊角化病　也称 Darier 病，是一种少见的常染色体显性遗传性皮肤病。临床特征为持久性红褐色角化性丘疹，常累及脂溢性部位及指甲。在组织病理学上，慢性家族性良性天疱疮的棘层松解更广泛，而毛囊角化病以角化不良为主，可见圆体及谷粒，细胞核核周蓝色角化不良包绕，直接免疫荧光阴性。累及间擦部位时，需借助临床表现和组织病理鉴别两者。

2. 反向型银屑病　是银屑病累及间擦部位的一种特殊类型。临床上表现为有光泽的红斑、浸渍，无鳞屑，可累及头皮、指甲等特殊部位。银屑病的组织病理学可见角质层中性粒细胞、棘层增厚、颗粒层消失以及真皮内血管增生。反向型银屑病仅累及间擦部位时在临床上容易与慢性家族性良性天疱疮混淆，结合组织病理，两者不难鉴别。

3. 增生型天疱疮　是天疱疮的一种少见类型，临床表现为身体摩擦区域肥厚增殖性斑块或糜烂面，愈合过程中呈乳头瘤样增生。组织病理可见表皮内水疱，真皮炎症细胞浸润。直接免疫荧光示 IgG 和 C3 网状沉积于表皮细胞间。结合组织病理，两者不难鉴别。

（张亮亮　许秋云　纪　超）

病例 109

临床照片 见图 109-1。

一般情况 患者女，19岁，学生。

主诉 双足背、踝关节瘀点、瘀斑、溃疡伴疼痛3周。

现病史 患者3周前无明显诱因于双侧踝关节、足背皮肤出现散在不规则红褐色斑疹、瘀点、瘀斑，随后部分皮损中央出现浅表溃疡、结痂，伴有明显疼痛。曾在当地诊断"变应性血管炎"，予"甲泼尼龙、左西替利嗪片"等治疗后好转不明显，皮损逐渐增多。发病以来，患者无发热、口腔溃疡，精神可，大小便正常。

既往史 无系统性病史，家族中无类似病史。

体格检查 各系统检查无特殊。

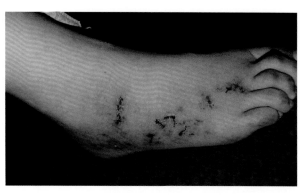

图 109-1 足背、踝关节周围皮肤暗红斑、溃疡、结痂

皮肤科检查 双足背、踝关节周围皮肤可见红褐色斑疹及紫癜样瘀斑、瘀点，其上可见点状或不规则浅表溃疡结痂，局部愈合处可见萎缩、色素沉着及毛细血管扩张，皮疹边缘不清。

实验室及辅助检查 血常规、尿常规、大便常规、血生化、凝血四项、血浆纤溶三项、补体及免疫球蛋白正常，ANCA、ANA、ENA、抗 ds-DNA 抗体、抗心磷脂抗体阴性，HIV、TPPA、TRUST、肝炎病毒学全套均阴性。腹部 B 超示肝胆、脾、胰、双肾、膀胱、子宫及附件未见异常声像。

思考

1. 您的初步诊断是什么？

2. 为明确诊断，您认为还需做什么关键检查？

提示 可能的诊断：

1. 青斑样血管炎（livedoid vasculitis）？

2. 变应性皮肤血管炎（allergic cutaneous vasculitis）？

3. 淤积性皮炎（stasis dermatitis）？

4. 色素性紫癜性皮肤病（pigmentary purpuric dermatosis）？

关键的辅助检查 组织病理示表皮局部坏死，真皮浅层血管壁纤维蛋白样变性，管腔内血栓形成，血管周围有红细胞外逸，管周可见稀疏淋巴细胞浸润（图 109-2）。

最终诊断 青斑样血管炎。

诊断依据

1. 患者女，19岁，病程3周，皮损自觉疼痛。

2. 皮损为不规则红褐色斑疹、紫癜样瘀斑、瘀点，其上可见点状或不规则浅表溃疡、结痂。

3. 组织病理示真皮浅层血管壁纤维蛋白样变性，管腔内血栓形成，血管周围有红细胞外溢及稀疏淋巴细胞浸润。

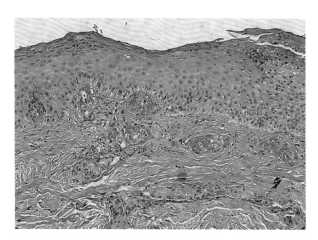

图 109-2 真皮浅层管壁纤维蛋白样变性，管腔内血栓形成（HE×200）

治疗方法　口服甲泼尼龙片 16 mg/d，早餐后半小时顿服；口服利伐沙班片 10 mg，每天 1 次。外用肝素钠软膏和夫西地酸乳膏，4 周后皮损消退，局部遗留不规则色素沉着、浅表瘢痕。

易误诊原因分析及鉴别诊断　青斑样血管炎又称白色萎缩，是一种慢性复发性疼痛性皮肤病，好发于中青年女性，以小腿和踝部紫癜坏死、象牙色萎缩、毛细血管扩张及色素沉着为特征。其发病机制不明，可能与机体高凝状态、纤维蛋白溶解障碍和（或）免疫系统疾病相关。该病可以为全身系统疾病的表现之一，它可发生在系统性红斑狼疮、硬皮病、类风湿关节炎、抗磷脂抗体综合征、结节性多动脉炎和肿瘤等，也可发生于静脉淤滞区和静脉曲张区，所以该病的诊断需完善系统性检查，排查其他可能的相关疾病。特征性组织病理学表现为真皮浅层血管扩张增生，管壁纤维素样变性、血栓形成，管周可见单核细胞及淋巴细胞浸润。治疗以扩张血管、抗凝、促纤溶为主，包括抗凝剂、合成糖皮质激素、抗血小板药物及静脉注射免疫球蛋白等。

该病早期表现与白细胞碎裂性血管炎类似，加上部分年轻医生对本病不熟悉，故临床容易漏诊、误诊。本病应与以下疾病进行鉴别。

1. **变应性皮肤血管炎**　该病好发于中青年女性，皮损表现为双下肢可触及的紫癜、血疱及浅表溃疡等损害，可伴有发热、关节疼痛，可分为皮肤型和系统型。系统型除皮损以外，也可有肝、肾、肺及关节等损害，病理表现主要为白细胞碎裂性血管炎改变。

2. **淤积性皮炎**　该病为静脉曲张性湿疹，好发于小腿下 1/3 及踝关节周围，可累及足背部。皮损主要表现为急性或亚急性湿疹样表现，同时可有明显色素沉着，常伴有溃疡发生，且溃疡不易愈合，体检时可见双下肢明显静脉曲张表现，足背动脉波动减弱，肢端皮温降低。

3. **色素性紫癜性皮肤病**　该病为一组紫癜样皮肤病，主要分为色素性紫癜性苔藓样皮肤病、毛细血管扩张环状紫癜、肉芽肿性色素性紫癜样皮肤病、家族性色素性紫癜性疹、线状或象限性分布的色素性紫癜性皮肤病。皮损表现多样，可伴有瘙痒，较少出现溃疡。病理主要表现为真皮浅层毛细血管内皮细胞肿胀，管周以淋巴细胞为主的炎症细胞浸润。

（刘彤云　柴燕杰　何　黎）

病例 110

临床照片　见图 110-1。

一般情况　患者男，34 岁。

主诉　左下肢溃疡 10 天。

现病史　患者 10 天前无明显诱因左下肢出现散在红色丘疹，后融合成片，出现破溃并迅速进展形成溃疡，局部出现渗血及黄色分泌物，伴剧烈疼痛，无发热、头晕、头痛、腹痛或腹泻。今为求诊治，就诊于我科，门诊拟"皮肤溃疡待查"收住我科。发病以来，精神、食欲、睡眠欠佳，大小便正常，体重无明显变化。

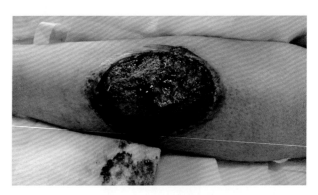

图 110-1　左小腿溃疡

既往史及家族史　无特殊。

体格检查　生命体征平稳，一般情况尚可。发育正常，营养一般，神志清楚，检查合作。双肺呼吸音清，未闻及干、湿啰音，心律齐，各瓣膜听诊区未闻及杂音。全腹软，无压痛、反跳痛，肝、脾肋下未触及，肝、肾区无叩击痛，病理反射未引出。

皮肤科检查 左下肢见卵圆形溃疡，大小约 5 cm×7 cm，边缘规整，为紫红色，触痛明显，表面有大量黄白色分泌物及血痂。

实验室检查 血常规示白细胞计数 17.99×10⁹/L。血生化（肝肾功能、血糖、电解质、血脂）示 γ- 谷氨酰转肽酶 130 U/L，碱性磷酸酶 242 U/L，肌酸激酶 4 U/L。红细胞沉降率 85.00 mm/h。其余检查正常。

思考

1. 您的诊断是什么？

2. 为明确诊断，您认为还需做什么关键检查？

提示 可能的诊断：

1. 坏死性筋膜炎（necrotizing fasciitis）？

2. 血管炎（vasculitis）？

3. 坏疽性脓皮病（pyoderma gangrenosum）？

4. 抗磷脂抗体综合征（anti-phospholipid antibody syndrome）？

5. 人工皮炎（dermatitis artefacta）？

关键的辅助检查

1. 组织病理（左下肢） 显微镜下见溃疡边缘表皮大致正常，真皮内大量淋巴细胞、中性粒细胞、嗜酸性粒细胞及组织细胞等混合炎症细胞浸润。免疫荧光结果示 IgG（－），IgM（－），IgA（－），补体 C3（－）。特殊染色结果示 PAS（－），抗酸（－）。病理诊断：符合坏疽性脓皮病（图 110-2）。

2. 组织细菌培养 阴性。

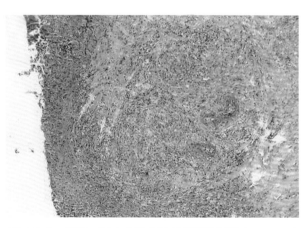

图 110-2 溃疡，真皮内混合性炎症细胞浸润（HE×40）

最终诊断 坏疽性脓皮病。

诊断依据

1. 病史及病程 10 天，急性病程。

2. 皮损部位 左下肢。

3. 皮损特点 迅速扩大的潜行性溃疡。

4. 伴随症状 剧烈疼痛。

5. 既往病史 无特殊。

6. 组织病理 符合坏疽性脓皮病。

治疗方法 甲强龙 1 mg/（kg·d），辅以保胃、补钾、补钙，2 个月内逐渐减量。阿达木单抗第 0 周 80 mg，第 1、3、5、7、9 周 40 mg；清创，营养支持。1 个月后溃疡面干燥，无渗血、渗液，行植皮治疗，植皮后愈合良好。

易误诊原因分析及鉴别诊断 坏疽性脓皮病是一种少见的嗜中性皮肤病，好发于中青年以及女性。临床表现多样，根据皮疹形态，临床上分为溃疡型（经典型）、大疱型、脓疱型和增殖型；根据皮疹部位，分为造口周围型、生殖器型和皮肤外型。50%以上的患者伴发系统性疾病，最相关的疾病是炎症性肠病、血液系统疾病、关节炎和葡萄膜炎。坏疽性脓皮病的大部分诊断标准为排他性诊断，无确定性检查，难免发生误诊。直至2018年出现德尔菲共识，坏疽性脓皮病不再是排他性诊断，具有较高的敏感性和特异性（86%、90%）。其他易误诊的疾病包括：

1. 皮肤感染 在原发性皮肤感染中，深部真菌感染引起的溃疡常与坏疽性脓皮病混淆。组织活检可辅助诊断，而诊断的关键是镜检及培养证实微生物的存在。对于诊断为原发性皮肤感染的患者，最重要的问题是明确感染是否为溃疡的主要原因，因感染可能是坏疽性脓皮病的并发症。经验性抗感染治疗后溃疡无明显好转时应重新考虑诊断。

2. 肉芽肿性多血管炎 是一种抗中性粒细胞胞质自身抗体（ANCA）相关血管炎，可累及全身脏器，约半数会累及皮肤，导致皮肤的紫癜和溃疡。还有一些少见的表现，可能包括风团、网状青斑和结节。疑似患者应及时完善皮肤病理活检、ANCA等相关抗体加以鉴别。其他需要鉴别的血管炎还包括青斑样血管炎、结节性多动脉炎和冷球蛋白血症等。

3. 抗磷脂抗体综合征 抗磷脂抗体综合征是一种自身免疫性多系统疾病，特点是在持续存在抗磷脂抗体的情况下，出现动脉、静脉或小血管血栓栓塞事件和（或）病理妊娠。该病累及多系统，在皮肤上可表现为血管闭塞性溃疡，类似坏疽性脓皮病。结合临床表现和抗磷脂抗体谱可鉴别两者。

（张亮亮　许秋云　纪　超）

病例 111

临床照片 见图111-1。

一般情况 患者女，56岁，农民。

主诉 双小腿伸侧皮疹伴疼痛3个月余。

现病史 患者3个月前小腿伸侧出现散在大小不等的网状青斑伴瘙痒，搔抓后局部皮肤破损，后破损处皮肤逐渐增大、增多，呈片状及条索状，并形成蛎壳状黑色厚痂，周围红肿，自觉疼痛明显。当时未予以重视，未做特殊处理，后皮损处疼痛加重，大腿内侧开始出现红斑，到我院诊治，以"皮疹查因"收入院。病程中患者无盗汗、恶心、呕吐或呕血等情况。精神、睡眠及饮食皆差。小便黄，大便正常，体重无明显变化。

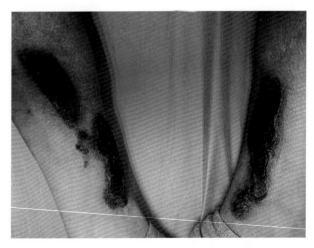

图111-1 双小腿皮肤坏死，沿血管走行，上覆蛎壳状黑色厚痂

既往史及家族史 患者双下肢水肿17年，曾诊断为"慢性肾小球肾炎"，长期口服藏药及中药治疗（具体不详），4年前出现肾性高血压及肾功能不全，当时血清肌酐420 μmol/L，西藏自治区人民医院建议透析治疗，患者拒绝，仍口服"尿毒清颗粒、骨化三醇胶丸、多糖铁复合物胶囊"及降压药治疗。2019年4月，患者因病情加重并出现全身抽搐、意识模糊，在我院急诊查血清肌酐，为3075 μmol/L，给予紧急透析。病情稳定后，长期在我院肾病科行透析治疗。患者在肾病科治疗期间曾全身瘙痒明显，

查血清无机磷为 1.48 mmol/L（正常值 0.85～1.15 mmol/L），给予司维拉姆口服降血磷，但患者服药不规律。

体格检查 一般情况差，神志清、精神差。口唇发绀，咽部无充血，扁桃体无肿大。双肺呼吸音粗，可闻及双肺散在湿啰音，各系统检查无特殊。

皮肤科检查 双小腿初发为网状青斑，皮肤损害迅速进展形成坏死性溃疡，沿血管走行，继而形成蛎壳状黑色厚痂。

实验室及辅助检查 血常规：WBC 4.83×10^9/L，淋巴细胞占比 % 10.8，RBC 3.36×10^{12}/L，PLT 197.00×10^9/L，CRP 19.28 mg/L。肝功能：ALT 40 U/L，AST 41 U/L，白蛋白 44.4 g/L，球蛋白 21.7 g/L。肾功能：尿素氮 34.31 mmol/L，肌酐 756 μmol/L，尿酸 505 μmol/L，内生肌酐清除率 16.15 ml/min；无机磷 3.31 mmol/L，β2 微球蛋白 26.93 mg/L。血脂：总胆固醇 5.05 mmol/L，甘油三酯 2.39 mmol/L。电解质：血钾 5.63 mmol/L，血钙 2.55 mmol/L。血糖 4.37 mmol/L，肌酸激酶 423 U/L。甲状腺激素：T_3 0.716 ng/ml，T_4 8.610 μg/dl，fT_3 2.82 pmol/L，fT_4 19.481 pmol/L，TSH 1.618 μIU/ml，PTH 1009.076 pg/ml。补体、免疫球蛋白。肿瘤指标均正常。头颅 CT 平扫：脑内少许缺血灶。胸部 CT 平扫：慢性支气管炎症，双侧胸膜粘连，双肺下叶坠积性肺炎。心脏彩超：左心室室壁轻度增厚，左心室顺应性减退，二尖瓣轻度反流，心包少量积液。颈动脉超声：双侧颈总动脉后壁粥样斑块形成。甲状腺超声：双侧甲状腺内多发囊腺瘤，甲状旁腺被腺瘤遮挡未见。全身血管超声：双侧上肢各级动脉内壁散在粥样斑块，双侧下肢股骨段及下动脉内壁散在粥样斑块，左侧下肢大腿内侧浅静脉少量血栓形成，四肢各级动、静脉血管多处管壁钙化。

思考

1. 您的诊断是什么？

2. 为明确诊断，您认为还需做什么关键检查？

提示 可能的诊断：

1. 变应性皮肤血管炎（allergic cutaneous vasculitis）？

2. 坏疽性脓皮病（pyoderma gangraenosum）？

3. 钙化防御（calciphylaxis）？

关键的辅助检查

1. 全身血管超声 双侧上肢各级动脉内壁散在粥样斑块，双侧下肢股骨段及下动脉内壁散在粥样斑块，左侧下肢大腿内侧浅静脉少量血栓形成，四肢各级动静脉血管多处管壁钙化（图 111-2）。

2. 血清磷 3.31 mmol/L，甲状旁腺激素 1009.076 pg/ml，较正常值均有明显升高。

3. 组织病理学检查 可见小动脉中膜钙化，真皮和皮下组织血管血栓形成。

最终诊断

1. 钙化防御。

2. 尿毒症（uremia）。

3. 继发性甲状旁腺功能亢进症（secondary hyperparathyroidism）。

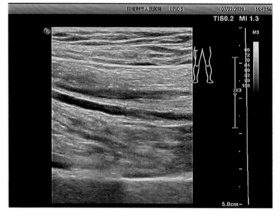

图 111-2 动脉内壁钙化

诊断依据

1. 病史及病程 3 个月。

2. 皮损部位 双小腿伸侧，沿血管走向。

3．皮损特点　表现为蛎壳状黑色厚痂，边界清晰，沿血管走行。

4．实验室检查　血清磷及甲状旁腺激素明显升高。

5．全身血管超声　双侧上肢各级动脉内壁散在粥样斑块，双侧下肢股骨段及下动脉内壁散在粥样斑块，左侧下肢大腿内侧浅静脉少量血栓形成，四肢各级动静脉血管多处管壁钙化。

6．组织病理　可见小动脉中膜钙化，真皮和皮下组织血管血栓形成。

治疗方法　患者维持透析治疗，保证钙、磷代谢平衡，无其他特殊治疗。

易误诊原因分析及鉴别诊断　钙化防御又称钙性尿毒症性小动脉病，是一种致命的缺血性皮肤坏死性疾病，伴有剧烈疼痛。钙化防御常见于终末期肾病长期接受透析治疗的患者，典型的组织病理学特征为小动脉中膜钙化，真皮和皮下组织血管血栓形成。皮肤活检是钙化防御诊断的金标准。该病罕见，预后极差，缺乏指南或共识指导治疗。主要死亡原因为皮损部位感染所致脓毒血症。钙化防御的主要临床表现为伴剧烈疼痛的缺血性皮肤损害，早期可表现为皮肤硬化、结节和网状青斑。皮损迅速进展，皮肤色泽逐渐变暗，晚期形成坏死性溃疡。病理特征为系统性小动脉中膜钙化及纤维化，继发血栓栓塞性闭塞。除皮肤表现外，钙化防御同样可累及脏器，如肺、胰腺、肠道、眼球等，并引起相应症状（如呼吸衰竭、坏死性胰腺炎、消化道出血和视力下降等）。在慢性肾病患者中，其血、磷代谢常会发生紊乱，引起血磷升高，继而刺激甲状旁腺激素升高。血磷升高可导致血管内皮细胞间基质降解，同时刺激血管平滑肌细胞收缩，导致细胞间隙增加，促进含钙脂质小泡在血管下沉积，最终导致血管钙化。肾病透析患者血管钙化的处理原则是：①高磷血症的防治：控制磷的摄入，选择性用磷结合剂以及增加血液透析治疗的频率和时间。②对于合并血管钙化的高磷血症患者，建议使用非含钙磷结合剂。③对于高钙血症持续存在的患者，不建议使用钙磷结合剂。④活性维生素 D 及其类似物可用于治疗继发性甲旁亢患者，但应监测血钙和血磷水平。

尿毒症继发性甲旁亢并发钙化防御的发病极为罕见，且预后极差。由于皮肤科或相关科室医生对本病认识不足，缺乏经验，加上警惕性不够，皮肤科医生只注重皮损，而相关科室人员又容易忽视皮肤表现，且对该病缺乏足够的认识，故临床容易误诊。再加上意识不到该病的预后极差，可能会误导患者。尿毒症继发性甲旁亢并发钙化防御应与变应性皮肤血管炎、坏疽性脓皮病等相鉴别，结合患者的病史及皮肤活检可明确诊断。

1．变应性皮肤血管炎　又称白细胞碎裂性血管炎，是一种变态反应性真皮浅层微小血管的炎症性疾病。本病好发于青中年，女性多于男性，好发于下肢，可伴有关节和肾的损害。病情可复发，病程呈慢性。皮损呈多形性，有紫癜、结节、坏死和溃疡，但隆起性紫癜斑块是本病的特点。可伴有轻度瘙痒、发热、全身不适、关节痛和肌痛。病情常在 3 ~ 4 周缓解，遗留炎症后色素沉着。组织病理示白细胞碎裂性血管炎。结合患者的病史、临床表现及组织病理，两者可以鉴别。

2．坏疽性脓皮病　本病患者常伴有炎性肠病、关节炎和慢性活动性肝炎等自身免疫病，好发于 30 ~ 50 岁。常见于双下肢和躯干，但全身均可发生。发病初期为炎症性丘疹或脓疱，周围有红晕，数天内迅速扩大，溃破形成溃疡。溃疡界清，呈紫红色，呈潜行性破坏。边界的特征是稍稍隆起，外周有卫星状紫红色丘疹，溃破后与溃疡融合，致使溃疡扩大。伴有剧烈疼痛。组织病理早期可见坏死性血管炎，晚期周围组织有肉芽肿性反应。结合患者的病史及病理学检查，两者不难鉴别。

（闫建文　范瑞东　马凯旋　李　丹　袁　平　张　韡）

第七章 萎缩性皮肤病

萎缩（atrophy）是指发育正常的组织部分或全部减少或缩小。皮肤萎缩包括表皮、真皮或皮下组织萎缩。①表皮萎缩：临床上表现为局部皮肤变薄，呈半透明，微凹陷，正常皮肤的纹理可保持（如老年人的皮肤和盘状红斑狼疮）。病理上表现为表皮细胞层数减少，表皮变薄，表皮突变平甚至消失，皮肤萎缩或消失。②真皮萎缩：临床上常表现为皮肤凹陷，如妊娠和Gushing综合征的萎缩纹，是由于乳头层或网状层真皮结缔组织减少所致。病理表现为真皮变薄，胶原纤维呈均一化变性，弹性纤维碎裂、稀少。真皮萎缩而表皮不萎缩时，仅由真皮组织减少所致，故皮肤的颜色及纹理均正常。真皮与表皮同时发生萎缩时，皮肤纹理消失，皮肤变薄、透明，可见到皮下血管。③皮下组织萎缩：临床表现为皮肤明显凹陷，如局部全层萎缩。病理改变为皮下脂肪减少或消失，表皮、真皮及皮下组织均发生萎缩者称为全萎缩，凹陷非常明显。皮肤萎缩常伴皮肤附属器（如毛囊、皮脂腺、汗腺等）萎缩，可表现为毛发变细或消失、皮肤干燥等。少数情况下可累及肌肉和骨骼。

多数皮肤萎缩性皮肤病的发病机制目前尚不清楚，致病原因复杂，常见有以下几类：①基础原发病：如盘状红斑狼疮、皮肌炎晚期、硬皮病后期、萎缩性扁平苔藓、硬化萎缩性苔藓、假籬指病（假阿洪病）、结节性梅毒疹、寻常狼疮、麻风、黄瘤病、卟啉病及慢性萎缩性肢端皮炎等。②物理因素：如X线照射及放射性同位素照射之后引起的放射性皮炎。③化学因素：如临床上广泛使用的糖皮质激素及胰岛素局部注射引起的继发性局限性脂肪萎缩等。④先天性及遗传性因素：早衰、沃纳综合征（成人早老症）、毛囊性皮肤萎缩、Marian综合征及皮肤弹性过度等。⑤病因不明：原发性斑状萎缩、面部偏侧萎缩、进行性特发性皮肤萎缩、籬指病（阿洪病）及局部全层萎缩等。

因此，临床上见到"萎缩"的改变时，临床医生可从以下思路进行诊断。首先通过萎缩的程度及皮肤纹理是否存在来大致判断萎缩所涉及的深度，再通过询问病史及体格检查来了解是否存在基础原发病、局部理化因素、接触史及相关家族遗传史，最后再结合各个疾病的临床特征、组织病理及必要的实验检查，即可做出正确的诊断。

（李玉叶　何　黎）

病例 112

临床照片　见图112-1。

一般情况　患者女，18岁，学生。

主诉　躯干出现结节并渐增多2年。

现病史　患者诉2年前无明显诱因出现躯干部丘疹、结节。否认发病前外伤、痤疮及其他皮疹史。皮疹不伴明显痛痒感。1年前于当地医院诊断为"疱疹"，予药物口服及外用（具体不详），无明显效果。皮疹逐渐增多、增大，到我院就诊，门诊诊断"神经纤维瘤病"。病程中患者一般情况可，无发热等，饮食、睡眠及大小便正常，体重无明显变化。

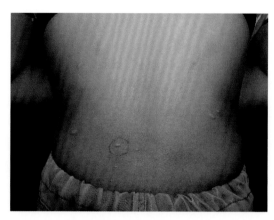

图112-1　背部丘疹、小结节

既往史及家族史　无特殊。

体格检查　一般情况好，各系统检查未见异常，全身浅表淋巴结未扪及肿大。

皮肤科检查　躯干见散在米粒至鸽蛋大小皮色结节，边界清楚，局部皮温正常，质软，按压有疝囊感。

实验室及辅助检查　三大常规、肝肾功能、血糖、血脂、抗核抗体谱、心电图、X线胸片及腹部B超等均正常，抗磷脂抗体阴性。

思考

1. 您的诊断是什么？

2. 为明确诊断，您认为还需做什么关键检查？

提示　可能的诊断：

1. 神经纤维瘤（neurofibroma）？

2. 脂肪瘤（lipoma）？

3. 斑状萎缩（macular atrophy）？

关键的辅助检查　组织病理（背部结节）示表皮大致正常，真皮浅中层血管及附属器周围稀疏淋巴细胞浸润。弹性纤维染色示病变中央弹性纤维缺失，病变边缘弹性纤维断裂、减少。病理诊断：符合斑状萎缩（图112-2、图112-3）。

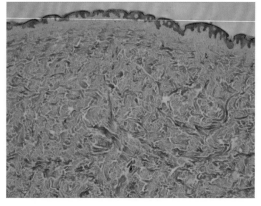

图112-2　真皮浅中层血管及附属器周围稀疏淋巴细胞浸润（HE×100）

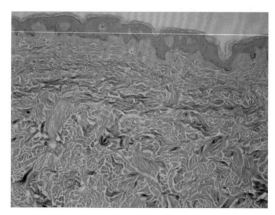

图112-3　中央弹性纤维缺失，边缘弹性纤维断裂、减少（弹性纤维染色 ×200）

最终诊断 Schweninger-Buzzi 型斑状萎缩（Schweninger-Buzzi macular atrophy）。

诊断依据

1. 病史及病程　2 年，发病前无外伤、痤疮及其他皮疹史。

2. 皮损部位　位于躯干，散在分布，非痤疮好发部位。

3. 皮损特点　表现为丘疹、结节，无炎症，有疝囊感。

4. 伴随症状　无自觉症状。

5. 组织病理　真皮浅中层血管及附属器周围稀疏炎症细胞浸润。

6. 弹性纤维染色　病变中央弹性纤维缺失，病变边缘弹性纤维断裂、减少。

治疗　未予治疗，随访 2 年，皮疹无明显变化。

易误诊原因分析及鉴别诊断　斑状萎缩又称皮肤松弛症（cutis laxa），是一种弹性组织溶解性疾病。临床上根据有无原发疾病可将本病分为原发性斑状萎缩及继发性斑状萎缩，另外，也有报道不同种类的皮肤疾病或系统性疾病与原发性斑状萎缩伴发，如寻常型痤疮、斑块期蕈样肉芽肿及抗心磷脂抗体综合征等。原发性斑状萎缩根据有无先前的炎性皮损，又可分为 Jadassohn-Pellizzari 型和 Schweninger-Buzzi 型，其中前者有炎性病史而后者没有。这种分类主要是基于病史的考虑，组织学表现通常无异，两者均可见到炎症细胞浸润，且预后无明显差异。本例患者否认发病前外伤及红斑等病史，皮疹分布亦非痤疮、毛囊炎等常见炎性疾病分布部位，分型为 Schweninger-Buzzi 型。本型国内外报道少见。本病男女均可患病，平均发病年龄约为 18.5 岁，发病原因尚不明确。有研究报道原发性斑状萎缩与抗磷脂抗体综合征有关，认为本病是抗磷脂抗体综合征的皮肤表现，但本例患者抗磷脂抗体阴性，后期是否会发展为抗磷脂抗体综合征尚需临床随访。本病临床上表现为局限性的皮肤松弛、软垂，皮损可呈凹陷性、表面羊皮纸样皱褶或囊状突起。手指按压皮损时似陷入一个边缘清晰的疝囊，手指放松时皮损膨起复原。皮损有特征性，溃疡性皮损从未有报道，皮损可由 10 个到 100 个不等。组织病理学 HE 异常改变轻微，弹性纤维染色可见特征性弹性纤维断裂、缺失。

本病应与神经纤维瘤、脂肪瘤及丘疹性弹性纤维离解等相鉴别。

1. 神经纤维瘤　是神经鞘起源的肿瘤。临床表现为皮色丘疹、结节，边界清楚，质地软，可单发或多发，多发者可能是 I 型神经纤维瘤病的主要特征，与 Schweninger-Buzzi 型斑块萎缩临床上有时很难区分。鉴别主要依靠组织病理。神经纤维瘤组织病理表现为真皮内界限清楚但无包膜的真皮或皮下肿瘤，由疏松排列的梭形细胞组成，胞质少、淡染，核细长，呈波浪状。可见到散在的炎症细胞，特别是肥大细胞。结合组织病理，两者不难鉴别。

2. 脂肪瘤　是最常见的结缔组织肿瘤，好发于躯干、腹部或颈部，生长缓慢，表现为皮下结节和包块，常有明显的边界，质地偏软，无疝囊感。组织病理上，肿瘤一般位于皮下，偶可见位于真皮，常有包膜，呈分叶状，由单一的空泡状成熟脂肪细胞组成。结合组织病理改变，两者不难鉴别。

3. 丘疹性弹性纤维离解　本病罕见，常发生于儿童或青少年，表现为躯干或四肢无症状、非毛囊性 1～5 mm 坚实白色丘疹。组织病理特征性表现为胶原断裂均一化，弹性纤维减少或缺失。临床与病理均与本病有相似，但丘疹性弹性纤维离解的皮疹较小，直径 1～5 mm，质地坚实，可与本病鉴别。

（冯　林）

病例 113

临床照片   见图 113-1、图 113-2。

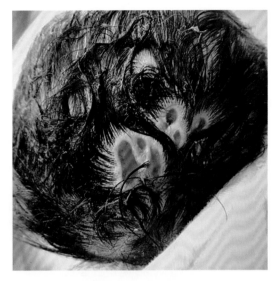

图 113-1   头皮溃疡

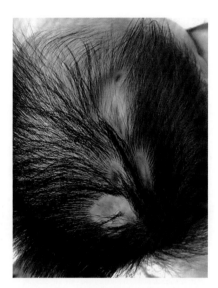

图 113-2   头皮卵圆形萎缩性秃发斑

一般情况   患儿男，1个月。

主诉   发现头皮溃疡1个月。

现病史   1个月前患儿出生后即发现头皮多个圆形溃疡，溃疡面可见鲜红皮下组织，无红斑、水疱。于当地医院新生儿科住院治疗后溃疡逐渐愈合，遗留卵圆形瘢痕，瘢痕上无毛发生长。

既往史及家族史   无特殊。

体格检查   一般情况可，内科检查无阳性发现。

皮肤科检查   头顶区可见数个指甲盖大小卵圆形白色瘢痕，瘢痕中央萎缩，可见扩张毛细血管。瘢痕上无毛发生长。

思考

1. 您的诊断是什么？

2. 为明确诊断，您认为还需做什么关键检查？

提示   可能的诊断：

1. 斑秃（alopecia areata）？

2. 先天性皮肤发育不全（aplasia cutis congenita，ACC）？

3. 颞部三角形脱发（temporal triangular alopecia）？

最终诊断   先天性皮肤发育不全。

诊断依据

1. 病史及病程   出生后即有皮损，1个月余。

2. 皮损部位   位于头皮。

3. 皮损特点   表现为小的孤立的无毛皮肤缺损，覆盖萎缩组织、焦痂、肉芽组织或溃疡。

治疗方法   目前ACC的治疗尚无共识，较小的皮损通常建议保守治疗，较大的皮肤缺损通常建议外科手术治疗。

易误诊原因分析及鉴别诊断 ACC 的发病率约为 3/10 000，病因尚不清楚，可能与宫内感染、血管畸形、胎盘梗死和血栓、染色体异常和遗传综合征、致畸药物、创伤、外胚层发育不良和神经管闭合不全导致宫内皮肤发育中断或变性有关。ACC 通常表现为出生时出现的局限或广泛的、完全或部分的皮肤缺失。病变累及皮肤的不同深度，包括表皮、真皮的缺失，偶尔也有皮下组织甚至骨组织的缺失。该病的皮肤镜特点为半透明的表皮，可见的血管网，皮肤附属器消失，毛球沿着脱发斑的边缘呈放射状排列。通过组织病理活检可协助诊断：病理表现为一层薄的真皮胶原，没有表皮或附件结构。ACC 临床上分为膜型和非膜型，并根据部位及相关先天性异常分为 9 型（表 113-1）。依据典型的临床表现，ACC 不难诊断。

ACC 需要与其他类型的先天性脱发相鉴别，如颞部三角形脱发，仅在颞部出现毳毛。通过皮肤镜可以将 ACC 与其他片状脱发相鉴别：①斑秃在皮肤镜下表现为黑点、黄点和惊叹号；②头癣显示卷曲或逗号形状的毛发；③拔毛癣显示断毛、火焰发及头皮点状出血；④缺乏皮肤附件和半透明外观，可将膜性 ACC 与皮脂腺痣相鉴别。

表113-1　各型ACC的临床表现

分型	临床表现
1	头皮 ACC，无其他异常
2	头皮 ACC，伴有肢体异常，如肢体畸形（Adams-Oliver 综合征）、远端指骨发育不全、血管畸形、纤维瘤、乳头和毛发异常
3	头皮 ACC 伴表皮痣、神经和眼科异常（如癫痫、精神障碍、角膜和眼睑病变）
4	ACC 伴胚胎畸形：如脐膨出、软脑膜血管瘤病、颅狭窄、多孔性脑膨出、脊膜脊髓膨出、脊柱裂或胃裂
5	ACC 伴薄纸样胎、胎盘梗死、躯干，四肢的广泛 ACC
6	累及下肢的 ACC 伴大疱性表皮松解
7	累及四肢的 ACC 不伴大疱性表皮松解
8	致畸原相关的 ACC：单纯疱疹病毒和水痘 - 带状疱疹病毒宫内感染，以及妊娠期间使用甲巯咪唑或卡比咪唑等药物
9	ACC 伴先天畸形：Patau 综合征、Wolf-Hirschhorn 综合征、Setleis 综合征、Johanson-Blizzard 综合征、Goltz 综合征、ADAM 复合畸形、Kabuki 综合征、Delleman 综合征、Finlaymark 综合征、XY 性腺发育不良

（张　舒）

病例 114

临床照片　见图 114-1。

一般情况　患者女，37 岁，职员。

主诉　右侧肩背部水肿性红斑、硬化萎缩 1 年余。

现病史　1 年前，患者不明诱因于右侧肩背部出现巴掌大小的水肿性红斑，触之稍硬。无明显自觉症状。在当地医院就诊，考虑"过敏性皮炎"，予"氯雷他定片每次 10 mg、每天 1 次口服及丁酸氢化可的松乳膏每天 2 次外搽"，用药 2 周后感觉无明显效果，遂自行停药。皮损逐渐扩大，中央明显变硬、变白，并出现萎缩。在当地多家医院就诊，考虑硬皮病，经治疗效果不佳（具体治疗不详）。皮损面积逐渐扩大，皮损中央硬化萎缩加剧。遂来我院就诊。发病以来，患者无发热、口腔溃疡，无雷诺现象，无肌痛及肌无力。无外伤及糖皮质激素等药物局部注射史。饮食可，大小便正常。

既往史　既往体健。家族中无类似病史。

体格检查　一般情况好。全身浅表淋巴结不大，各系统检查无异常。

皮肤科检查　右侧肩背部大片水肿性红斑、硬化，中央萎缩，伴不规则色素减退和色素沉着，皮损界限相对较清楚。

实验室及辅助检查　血和尿常规、肝和肾功能、血糖及血脂正常。ANA、ENA、抗双链 -DNA 抗体均阴性。免疫球蛋白及补体正常。胸部 CT、腹部 B 超正常。

思考　您的初步诊断是什么?

提示　可能的诊断:

1. 继发性局限性脂肪萎缩（secondary localized lipoatrophy）?

2. 局限性硬皮病（localized scleroderma）?

3. 斑状萎缩（macular atrophy）?

4. 硬化萎缩性苔藓（lichen sclerosus et atrophicus）?

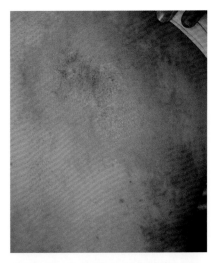

图 114-1　右侧肩背部水肿性红斑、硬化、萎缩

关键的辅助检查　组织病理（背部皮损）示表皮角化过度，棘层不规则轻度萎缩，基底层色素稍增加，真皮层内见大量胶原纤维增生、增粗，部分均一化变性。胶原纤维间可见淋巴细胞浸润。汗腺上移并被增生的胶原纤维所包绕。病理诊断:符合局限性硬皮病（图 114-2）。

最终诊断　局限性硬皮病。

诊断依据

1. 患者女，37 岁，病程 1 年余。

2. 位于右侧肩背部。

3. 皮损特点　大片水肿性红斑、硬化，中央萎缩，伴不规则色素减退和色素沉着，皮损界线相对较清楚。

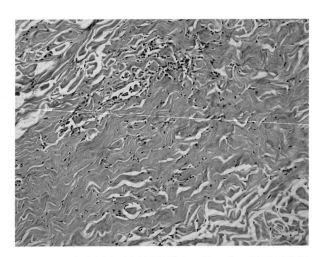

图 114-2　真皮层内胶原纤维增生、均一化，胶原纤维间淋巴细胞浸润（HE×200）

4. 组织病理　真皮内胶原纤维增生、增粗，均一化变性，符合局限性硬皮病。

治疗方法　口服复方昆明山海棠、丹参。外用肝素钠软膏。治疗 3 个月后皮损好转。

易误诊原因分析及鉴别诊断　硬皮病是一种累及皮肤和黏膜组织的纤维化和硬化性结缔组织病，局限于皮肤者为局限性硬皮病，又称为硬斑病（morphea），累及系统者称为系统性硬皮病。Peterson 等将本病分为 5 种经典亚型：①斑块状硬斑病：包括斑状硬斑病、滴状硬斑病、特发性皮肤萎缩、瘢痕疙瘩状硬斑病（结节性硬斑病）和硬化萎缩性苔藓；②泛发性硬斑病；③大疱性硬斑病；④线状硬斑病：包括线状硬斑病（线状硬皮病）、刀劈状硬斑病和进行性偏侧颜面萎缩；⑤深部硬斑病：包括皮下型硬斑病、深部硬斑病、嗜酸性筋膜炎、儿童致残性全硬化性硬斑病。

新的分型将青少年硬斑病分为 5 种亚型：①局限性硬斑病：为圆形或卵圆形局限性质硬斑块，局限于表皮和真皮，常伴有色素改变和紫红色或红色晕环（紫环征），皮损可单发或多发，深部为卵圆形或圆形质硬斑块，累及皮下组织乃至其下筋膜甚至肌肉。皮损可单发或多发，部分可原发于皮下组织，而皮肤不受累。②线状硬斑病：为发生于躯干或四肢的线状质硬斑块，累及皮肤、皮下组织，有时甚至累及其下肌肉和骨骼。刀劈状硬斑病即发生于面部、头皮的线状质硬斑块，有时可累及其下肌肉、骨骼。Parry-Romberg 综合征，也称进行性偏侧颜面萎缩，为一侧面部的组织萎缩，可累及真皮、皮下组织、肌肉和骨骼，皮肤活动度尚可。③泛发性硬斑病：为 ≥3 个部位的质硬斑块，可相互融合，至少累及头颈、右上肢、左上肢、右下肢、左下肢、躯干前侧或躯干后侧 7 个解剖部位中的 2 处。④全硬化性硬斑病：皮损环绕肢体、累及皮肤、皮下组织、肌肉和骨骼，也可累及躯体其他部位，但无内脏累及。⑤混合型硬斑病：两种或两种以上亚型共存，如混合性硬斑病（线状—局限性，"线状"指主要亚型，"局限性"指伴发亚型）。硬斑病临床较常见，皮损可发生于任何部位，单个或多个，可对称分布。皮损初呈圆形、椭圆形或不规则形淡红色水肿性斑片，后逐渐扩大、硬化、萎缩，可伴毛细血管扩张，局部不出汗，无毛发，多无自觉症状。组织病理表现为真皮中下部胶原纤维增生、增粗及均一化变性。本病治疗较为困难。

本病早期容易漏诊，此时病理上，亦不典型，间质内淋巴细胞浸润有时易与环状肉芽肿、间质性蕈样肉芽肿相混淆。一旦出现硬化、萎缩，则诊断不难。临床上需与以下疾病进行鉴别。

1. 继发性局限性脂肪萎缩　本病是由于局部注射胰岛素或糖皮质激素引起的皮下脂肪萎缩。与局限性硬皮病的主要区别点为：①有局部药物注射史。②皮损部位：仅发生于注射部位。③皮损特征：局限性皮肤向下凹陷。④特征性组织病理表现为皮下脂肪组织明显减少或消失。结合病史和组织病理，两者不难鉴别。

2. 斑状萎缩　本病是由于真皮结缔组织减少所致的一种界限性皮肤萎缩，病因尚不清楚，可能与真皮弹性纤维先天性缺陷、炎症、感染及外伤有关。与局限性硬皮病的主要区别点为：①皮损特征：早期损害为大小不一的圆形或不规则淡红色斑片，以后渐萎缩，呈青白色或肤色，微凹或隆起，表面起皱，触之不硬。②特征性组织病理表现为真皮弹性纤维碎裂、减少，甚至消失。结合临床和组织病理，两者鉴别不难。

3. 硬化萎缩性苔藓　本病是一种病因不明的炎症性皮肤病，病因不明，可能与感染及内分泌有关。典型表现为淡白色或象牙白色萎缩性硬化性斑片，界限清楚。自觉剧烈瘙痒，有时为烧灼样痛。与局限性硬皮病的主要鉴别要点为：①皮损部位：好发于男女生殖器部位。②皮损特征：虽本病亦可出现萎缩及凹陷，但特征性损害为瓷白色萎缩性丘疹或斑片。③组织病理相对具有特征性：基底细胞液化变性，真皮乳头胶原纤维水肿及均质化，真皮中部血管周围片状或带状以淋巴细胞为主的炎症细胞浸润。结合临床和组织病理，两者鉴别不难。

（刘　艺　刘彤云　何　黎）

第八章 皮肤肿瘤

皮肤肿瘤在皮肤病中占有相当比例。特别是近些年来，随着人口老龄化，恶性皮肤肿瘤的患者不断增多，应当引起皮肤科医生的高度重视。

皮肤肿瘤临床主要表现为新生物，即以结节、斑块和肿瘤为基本皮损特征。一般皮损境界清楚，长期不消退，缓慢或较快生长。在考虑皮肤肿瘤时应当注意以下特点：

1. 病史　病史在皮肤肿瘤的诊断中十分重要。例如，表皮痣、皮脂腺痣及结缔组织痣等绝大多数是在幼年发病，而基底细胞癌多数为老年发病。黑色素细胞痣与脂溢性角化病在临床上相互混淆的概率很大，主要原因是医生并没有真正理解这两种疾病的流行病学差异。黑色素细胞痣多数在少年或青年前发生，而脂溢性角化病多数在中老年后发病。另外，在臀部等非曝光部位诊断日光角化病也是病史逻辑上的错误。

2. 基本损害　皮肤肿瘤的基本损害因来源或分化不同而各异。如上皮肿瘤，主要为外生性隆起的结节性、斑块样或肉芽肿样增生物。表面经常有角化过度和鳞屑等，质地较硬。皮损境界清楚，周围没有明显的炎症表现。如果皮损发展很缓慢，则一般为良性肿瘤。如果皮损持续不断发展，有明显浸润，或自然发生破溃，则多为恶性肿瘤。间叶性肿瘤多发生于真皮或皮下组织内，主要表现为深在性的结节、斑块或肿瘤。早期表皮可正常。如果皮损表面光滑，境界清楚，活动性好，且生长缓慢，一般考虑良性肿瘤，如脂肪瘤等。如果肿瘤境界不清楚，与周围组织有粘连，持续发展，或发生破溃，则高度怀疑恶性肿瘤。

3. 组织病理检查　组织病理检查是确诊皮肤肿瘤的基本和必要指标。恶性皮肤肿瘤的诊断必须有组织病理检查结果的支持。组织病理检查的主要目的是区分良性和恶性肿瘤。如果是良胜肿瘤，一般采用相应的治疗方式即可，不要过分注重最终的分型，例如，向毛发分化的肿瘤很复杂，但治疗原则上并没有很大区别；对于恶性肿瘤，则应尽快采取积极的治疗措施。值得强调的是，部分恶性肿瘤在初次活检病理检查时没有发现肿瘤，这可能与活检部位或时机有关。此时应当密切结合病史及基本皮损特征等综合考虑，切忌唯组织病理论，应当在不同的部位多次活检，才能获得客观的结果。

总之，皮肤肿瘤的诊断和鉴别诊断是一项综合性很强的技术，需要皮肤科医生有较高的专业素质。一个好的皮肤科医生是用眼睛和头脑进行判断，让所有的检查结果为自己服务，而不是被某些检查结果牵着鼻子走，这样才能不断提高我们的临床水平，更好地为患者服务。

（涂　平）

病例 115

临床照片 见图 115-1。

一般情况 患者男，81 岁。

主诉 阴囊红斑 3 年，糜烂 1 个月。

现病史 患者 3 年前无明显诱因阴囊出现红斑，约 1 cm×1 cm 大小，伴轻度瘙痒。就诊于当地医院，真菌镜检见菌丝及孢子，考虑"股癣"，予外用抗真菌乳膏治疗（具体不详）。后瘙痒症状缓解，皮疹未见明显消退，未重视，未进一步诊治。此后皮疹面积逐渐增大，曾多次就诊于当地医院，考虑"阴囊湿疹"，予外用激素乳膏（具体不详）治疗，均未见明显改善。1 个月前无明显诱因在阴囊红斑的基础上出现破溃、糜烂，遂就诊于我院门诊，行皮肤活组织病理检查进一步明确诊断。自发病以来，患者精神、睡眠及饮食如常，大小便正常，体重未见明显改变。

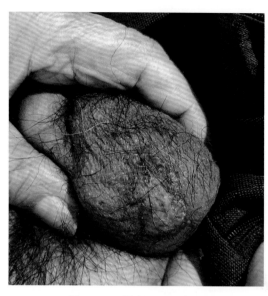

图 115-1 阴囊红斑、糜烂

既往史及家族史 "糖尿病"史 30 余年，余无特殊。

体格检查 一般情况可，神志清，精神尚可。全身浅表淋巴结未触及肿大，心、肺无异常。腹平软，肝、脾未触及。

皮肤科检查 阴囊可见一红色斑片，大小约 3 cm×3 cm，边界清楚，红斑基础上可见小片糜烂，表面少许渗液。

实验室检查 无。

思考

1. 您的诊断是什么？

2. 为明确诊断，您认为还需做什么关键检查？

提示 可能的诊断：

1. 乳房外佩吉特病（extramammary Paget's disease）？

2. 鲍恩病（Bowen's disease）？

3. 侵袭性鳞状细胞癌（invasive squamous cell carcinoma）？

关键的辅助检查

1. 组织病理（阴囊红斑） 表皮银屑病样增生，各层角质形成细胞排列紊乱，可见异型的角质形成细胞呈霰弹样分布，另可见核分裂象。病变局限于表皮，未突破基底层。

2. 免疫组化结果 S-100（-），CEA（-），CK7（-）（图 115-2、图 115-3）。

最终诊断 鲍恩病。

诊断依据

1. 病史及病程 老年男性，慢性病程，病史 3 年。

2. 皮损部位 位于阴囊。

3. 皮损特点 表现为红斑、糜烂。

4. 组织病理 表皮全层异型，未突破基底层，符合鲍恩病。

治疗方法 予手术切除，术后恢复尚可。

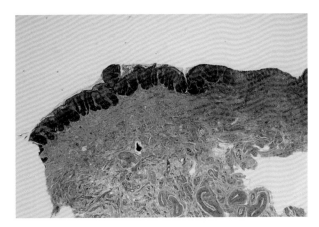

图 115-2　表皮银屑病样增生（HE×25）

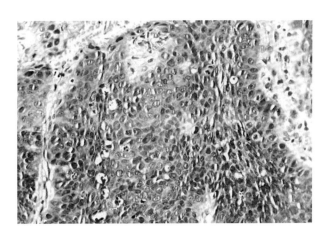

图 115-3　角质形成细胞排列紊乱，细胞异型（HE×400）

易误诊原因分析及鉴别诊断　鲍恩病是一种生长缓慢的原位鳞状细胞癌，典型表现是在曝光部位（通常是头部、颈部或四肢）出现无症状、边界清楚、孤立的红斑或斑块，表面可覆有鳞屑或角化过度。男女发病率大致相等，通常发生于男性的头颈部，但女性的下肢和面部更易受累。鲍恩病进展为侵袭性鳞状细胞癌的风险为3%～5%，而当发生于生殖器时风险增加至10%。鲍恩病后期出现溃疡、出血、疼痛或结节，是发展为侵袭性鳞状细胞癌的征兆，应引起高度警惕。

鲍恩病的组织病理学表现为表皮全层排列紊乱，可见不典型的角质形成细胞，但这些角质形成细胞尚未突破基底膜进展为侵袭性鳞状细胞癌。根据这一特点，鲍恩病也通常被称为原位鳞状细胞癌和表皮内癌或上皮内癌。

治疗方案包括外用 5- 氟尿嘧啶（适用于无毛区域）、咪喹莫特，或物理治疗如放射、刮除、冷冻、激光消融和光动力疗法，尤其适用于甲床受累皮损。尽管鲍恩病属于早期病变，但考虑到潜在的恶变风险，手术切除仍是首选治疗方案。若在组织学切片中发现凹空细胞增多，表明有潜在的 HPV 感染，需进行手术切除，而非局部治疗方案。由于存在不典型的临床表现，可能出现误诊及不恰当的治疗，因此在诊断不清的病变中进行活检是至关重要的，可降低误诊和延误治疗导致鲍恩病侵入真皮并恶变为侵袭性鳞状细胞癌的风险，从而改善患者的预后和生存率。

生殖器部位的鲍恩病在临床上需要与乳房外佩吉特病和侵袭性鳞状细胞癌相鉴别。

1. 乳房外佩吉特病　本病好发于老年男性，病程缓慢。其皮损好发于顶泌汗腺分布部位，如阴囊、阴茎、大小阴唇和阴道，少数见于肛周、会阴或腋窝等处。7%～40% 的乳房外佩吉特病继发于潜在的内脏恶性肿瘤，如直肠、前列腺及膀胱的腺癌。皮损表现为界限清楚的红斑、斑块，中央可有糜烂或渗出，或覆鳞屑或结痂，存在不同程度的瘙痒或疼痛。这两种疾病在临床上有时很难区分，因此需要借助组织病理学及免疫组化进行鉴别。乳房外佩吉特病肿瘤细胞通常突破完整的基底膜，免疫标记 CEA 为阳性，而鲍恩病异型细胞局限于表皮，CEA 通常呈阴性。

2. 侵袭性鳞状细胞癌　早期侵袭性鳞状细胞癌可以表现为丘疹、结节或斑片，以后逐渐变大、隆起，形成斑块，甚至可形成巨大的疣状损害。侵袭性鳞状细胞癌常发生溃疡，进而易造成继发感染，故而很多侵袭性鳞状细胞癌伴有脓液渗出及异味产生。与原位鳞状细胞癌相比，侵袭性鳞状细胞癌的肿瘤细胞突破了基底层，深入真皮或更深的组织，故而侵袭性较强。因此，根据组织病理学表现可与鲍恩病进行鉴别。

（钟清梅　许秋云　纪　超）

病例 116

临床照片 见图 116-1。

一般情况 患者男，71 岁，退休职工。

主诉 腹部褐色丘疹 20 年。

现病史 患者 20 年前无明显诱因腹部出现一孤立、绿豆大小的褐色丘疹，无瘙痒、疼痛等自觉症状。无发热、寒战、头晕、头痛、胸闷、气喘、腹痛或腹泻等其余不适。近日皮疹处偶感瘙痒，故就诊于我院，初步诊断考虑为"痣"。发病以来，患者精神、睡眠、食欲尚可，大小便无明显异常，体重无明显变化。

既往史及家族史 无特殊。

体格检查 生命体征平稳，一般状况尚好。全身多数浅表淋巴结未触及肿大。皮肤、黏膜情况见专科查体。

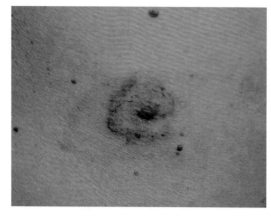

图 116-1　腹部绿豆大小褐色丘疹，周围红斑

心、肺无异常。腹平软。肝、脾未触及，肠鸣音存在。脊柱无畸形，无压痛及叩击痛。四肢关节无红肿。生理反射存在，病理反射未引出。

皮肤科检查 腹部可见一绿豆大小孤立褐色丘疹，周围可见红斑。

实验室检查 无特殊。

思考

1. 您的诊断是什么？

2. 为明确诊断，您认为还需做什么关键检查？

提示 可能的诊断

1. 黑色素细胞痣（melanocytic nevus）？

2. 皮肤纤维瘤（dermatofibroma）？

3. 透明细胞棘皮瘤（clear cell acanthoderma）？

关键的辅助检查 组织病理（腹部皮疹）示显微镜下见角化过度伴角化不全，棘层增厚，伴中度海绵样水肿，见大量透明细胞，与周围正常表皮界限清楚。真皮见中等量淋巴细胞、少量嗜酸性粒细胞浸润。PAS 染色见胞内糖原堆积。病理诊断：符合透明细胞棘皮瘤病理改变（图 116-2）。

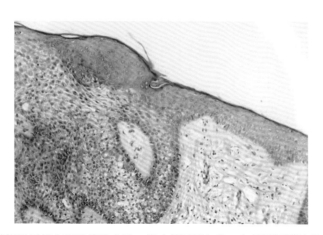

图 116-2　棘层增厚伴中度海绵样水肿，见大量透明细胞，与周围界限清楚（HE×200）

最终诊断　透明细胞棘皮瘤。

诊断依据

1. 病史及病程　20年。

2. 皮损部位　腹部孤立性皮疹。

3. 皮损特点　腹部一绿豆大小孤立褐色丘疹，周围可见红斑。

4. 伴随症状　偶感瘙痒。

5. 组织病理　符合透明细胞棘皮瘤。

治疗方法　已完整切除，随访至今，未见复发。

易误诊原因分析及鉴别诊断　透明细胞棘皮瘤又称Degos棘皮瘤，是一种罕见的良性皮肤肿瘤。临床通常为单发性皮损，好发于下肢，偶可见于面部、躯干等其他部位。典型皮损表现为粉色或褐黑色卵圆形丘疹或结节，境界清楚，皮损直径多在3～20 mm。皮损周围可见衣领状鳞屑，擦去鳞屑易出血。本病进展缓慢，多数病程在2～10年。透明细胞棘皮瘤的特征性病理表现为棘层增厚，病变处与周围正常表皮境界清楚，由胞质透明的细胞构成，细胞内大量糖原堆积，上方覆有角化不全细胞。皮损内常见中性粒细胞浸润。透明细胞棘皮瘤的鉴别诊断包括其他可能表现为孤立性褐黑色丘疹结节性的疾病。皮肤科或相关科室医生对本病认识不足，缺乏经验，临床易误诊、漏诊。通过组织病理学检查及相关辅助检查通常有助于鉴别透明细胞棘皮瘤与其他疾病。

1. 黑色素细胞痣　该病是一类黑色素细胞的良性增生，临床表现多样，多表现为直径≤6 mm、表面均匀对称、色素沉着均匀的圆形或卵圆形丘疹，边界清楚。良性黑色素细胞痣的主要病理表现为左右对称且边界清楚的痣细胞巢，具有成熟现象。临床上与本病有时难以区分，鉴别主要依靠组织病理学特征。

2. 脂溢性角化病　脂溢性角化病是一种良性棘皮瘤，临床主要表现为边界清楚的圆形或卵圆形病变，伴有黯淡性疣状表面。通常无自觉症状，长期摩擦刺激可导致瘙痒、疼痛或出血。组织病理具有特征性。结合临床和组织病理不难鉴别。

3. 皮肤纤维瘤　皮肤纤维瘤也称良性纤维组织细胞瘤，是一种真皮成纤维细胞增殖。临床典型表现为坚硬的孤立性结节，直径0.3～1.0 cm，可有色素沉着过度。一般无自觉症状，偶可伴瘙痒。组织病理学表现为间质梭形细胞增生，可见"胶原捕获"现象。与本病的鉴别主要依靠组织病理学检查。

4. 化脓性肉芽肿　化脓性肉芽肿是一种皮肤或黏膜上的良性血管瘤，可继发于创伤后。临床多表现为单发红色丘疹，在数日至数周内发展后趋于稳定，易出血。组织病理主要表现为领圈状表皮下分叶状毛细血管瘤。与本病的鉴别主要依据组织病理学检查及临床表现。

（陈佳妮　许秋云　纪　超）

病例 117

临床照片　见图117-1。

一般情况　患者男，67岁，退休。

主诉　左侧鼻翼结节5年。

现病史　患者自诉5年前无明显诱因发现左侧鼻翼一米粒大小丘疹，表面光滑，无明显自觉症状，未予特殊处理。皮损缓慢增大，形成淡红色结节，结节表面颜色稍变黑，无痒痛、破溃及渗液，未行任何治疗。患者为求进一步诊治，于2020年11月来我科就诊。病程中患者精神、睡眠及饮食

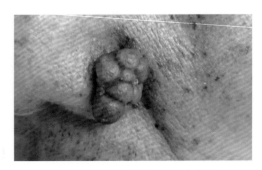

图117-1　左侧鼻翼淡红褐色结节

可。大小便无异常，体重无明显变化。

既往史及家族史 否认局部外伤史，余无特殊。

体格检查 一般情况良好，发育正常，智力正常。全身系统检查无异常，甲状腺无肿大，全身未触及肿大的淋巴结。

皮肤科检查 左侧鼻翼可见一约 2.5 cm × 1.7 cm 大小淡红褐色结节，表面光滑，呈乳头瘤状，无痒痛、破溃及渗液，无触痛及压痛。

实验室检查 暂无。

思考

1. 您的诊断是什么？

2. 为明确诊断，您认为还需做什么关键检查？

提示 可能的诊断：

1. 基底细胞癌（basal cell carcinoma）？

2. 毛发上皮瘤（trichoepithelioma）？

3. 毛囊瘤（trichofolliculoma）？

4. 基底细胞样毛囊错构瘤（basaloid follicular hamartoma）？

关键的辅助检查 组织病理示角化过度伴角化不全，肿瘤团块位于真皮内，部分与表皮相连，由基底样细胞组成，可见多个角囊肿结构存在，未见收缩间隙。病理诊断：符合基底细胞样毛囊错构瘤（图117-2、图 117-3）。

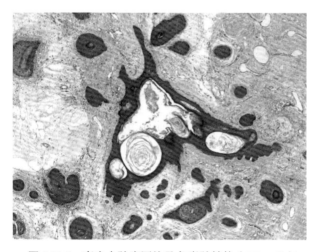

图 117-2　真皮内肿瘤团块及角囊肿结构（HE×40）

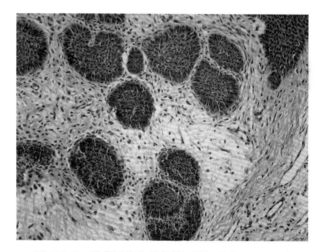

图 117-3　肿瘤团块由基底样细胞组成（HE×100）

最终诊断 基底细胞样毛囊错构瘤。

诊断依据

1. 病史及病程　67 岁老年男性，病程 5 年。

2. 皮损部位　位于左侧鼻翼。

3. 皮损特点　表现为淡红褐色结节，表面光滑呈乳头瘤状。

4. 伴随症状　无特殊。

5. 组织病理　符合基底细胞样毛囊错构瘤。

治疗方法 予手术切除，随访 3 个月无复发。

易误诊原因分析及鉴别诊断　基底细胞样毛囊错构瘤为临床罕见的良性皮肤附属器肿瘤，可为遗传性，也可为获得性。常见的临床类型有 5 型：单发型、局限型、线状痣样型、泛发型和遗传型。单发型多见于老年女性，好发于面部、头皮，为直径 1~2 mm 的肤色丘疹；局限型好发于成人头部，皮损为红色或淡褐色斑块，部分伴有粟丘疹及脱发，部分皮疹为先天发生；线状痣样型皮损分布广泛，呈淡棕色，表面有毛囊性丘疹；泛发型为面部浸润性斑块，伴有进行性全身性脱发及重症肌无力；遗传型为常染色体显性遗传，皮损好发于头颈部、躯干和会阴部，为较小的肤色或褐色丘疹，可伴有脱发、囊性纤维瘤以及大量粟丘疹、黑头粉刺等皮损。基底细胞样毛囊错构瘤的临床形式多种多样，易与基底细胞癌、毛发上皮瘤、纤维毛囊瘤及毛囊痣等混淆。尽管临床表现各异，但所有基底细胞样毛囊错构瘤均有相同的组织病理学特征，主要表现为真皮内基底样细胞呈条索状或树枝状交互吻合，位于疏松的纤维性基质中，可累及毛囊皮脂腺。上皮细胞岛通常与皮面垂直，周边细胞呈明显栅栏状排列。本病应与以下疣病相鉴别。

1. **基底细胞癌**　是一种向表皮或附属器特别是毛囊分化的、临床常见的低度恶性皮肤肿瘤，好发于 50 岁以上中老年人的头面部，长期紫外线照射、放射治疗、大量摄入含砷物质、免疫抑制等都是可能的诱发因素。组织学上肿瘤团块位于真皮内，与表皮相连，肿瘤细胞的细胞核大而细长，细胞质不明显，周边细胞呈栅栏状排列，可见收缩间隙，肿瘤细胞团周围结缔组织增生，可见黏蛋白变性。本病在临床上不易与基底细胞癌鉴别，通过组织病理有助于鉴别。

2. **传染性软疣**　毛发上皮瘤是一种少见的起源于多潜能基底细胞的良性皮肤肿瘤，可分为单发性和多发性。单发性毛发上皮瘤常表现为质硬、正常肤色的肿瘤，直径约为 0.5 cm，偶见较大者，无自觉症状；而多发性毛发上皮瘤通常表现为面部或躯干上部多发性的肤色丘疹或小结节。基底细胞样毛囊错构瘤应注意与单发性毛发上皮瘤相鉴别，后者在病理上含有许多角质囊肿和不成熟的毛乳头。结合组织病理可鉴别。

3. **毛囊瘤**　是一种错构瘤，多见于男性，多发生于 18~49 岁，皮损通常发生于面部，特别是鼻两侧，无自觉症状。皮损为单发圆顶状丘疹，直径 0.5~1.0 cm。组织病理可见充满角质物的扩张毛囊结构、次级毛囊及基底样细胞条索。依据临床及病理，两者不难鉴别。

（邹宏超　曹　兰）

病例 118

临床照片　见图 118-1。

一般情况　患者男，34 岁，职员。

主诉　右侧额头结节 2 年。

现病史　患者 2 年前无明显诱因于右侧额头及眉部上方出现肤色结节，无明显疼痛等不适症状，未引起重视，逐渐增大。

既往史及家族史　既往体健，否认局部有外伤史及蚊虫叮咬史，家族中无类似疾病患者。

体格检查　系统检查无异常。

皮肤科检查　额头右侧可见大小约 1 cm×1 cm 的肤色结节，质中，界限清晰，表面光滑，与下方组织无粘连，无明显压痛，未见破溃。

实验室检查　血常规、血生化（肝和肾功能、血糖、

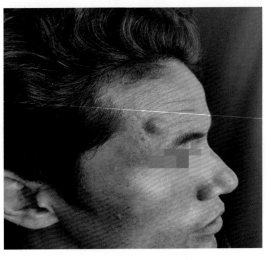

图 118-1　右额头结节

电解质、血脂）正常。

思考

1. 您的诊断是什么？

2. 为明确诊断，您认为还需做什么关键检查？

提示 可能的诊断：

1. 表皮样囊肿（epidermoid cyst）？

2. 外毛根鞘囊肿（tricholemmal cyst）？

3. 角化棘皮瘤（keratoacanthomas）？

关键的辅助检查 组织病理示真皮内可见一个囊肿结构，囊壁由鳞状上皮组成，最外层基底细胞呈栅栏状排列，可见嗜酸性淡染胞质的外毛根鞘细胞，囊壁细胞可见突然角化现象（图 118-2）。

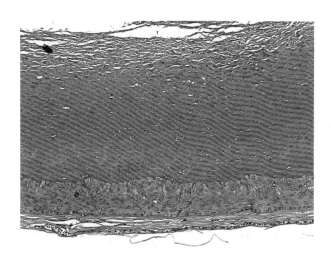

图 118-2 囊壁细胞嗜酸性，胞质淡染，最外层基底细胞呈栅栏状排列，可见突然角化（×200）

最终诊断 外毛根鞘囊肿。

诊断依据

1. 病史及病程 青年男性。

2. 皮损部位 发生于右侧额头。

3. 皮损特点 额头右侧可见大小约 1 cm×1 cm 的肤色结节，质中，界限清晰，表面光滑。

4. 组织病理 真皮内可见一个囊肿结构，囊壁由鳞状上皮组成，最外层基底细胞呈栅栏状排列，可见嗜酸性淡染胞质的外毛根鞘细胞，囊壁细胞可见突然角化现象。

治疗方法 手术切除，术后 5 个月电话随访，示无复发情况，仍在随访中。

易误诊原因分析及鉴别诊断 外毛根鞘囊肿又名藏毛囊肿、毛发囊肿，原称皮脂腺囊肿，后发现其囊壁与皮脂腺无关，已证实其角化属于毛鞘角化型，故又称为外毛根鞘囊肿。本病皮损为多发性，也有少数单发的，损害主要发生于头皮，为球形坚硬结节，表面光滑，可推动，为有角蛋白及其破坏产物的多发性囊肿，其上皮结构与外毛根鞘类似。Pinkus 等证实该囊肿来源于毛囊外根鞘，由于某种基因改变导致毛囊外根鞘细胞向外发芽增殖形成，但是该基因改变尚不明确。所以该囊肿常见于毛囊密集的部位，90% 以上的皮损见于头皮部位，皆因该部位毛囊密集分布。由于本病在临床上与表皮样囊肿难以区别，因此需做活检明确诊断。在组织学上，囊肿位于真皮内，囊壁由上皮组织构成，无明显细胞间桥，周围基底细胞呈栅栏状排列，在基底层上方的棘细胞胞质淡染，肿胀，呈嗜酸性，边界不清，也无透明角质颗粒。通常为骤然角化，最内层细胞似已脱落到腔内。进入囊腔者，其核一般已消失，然而部分细胞仍残存有核。囊内容为均质性嗜酸性物质，并可见胆固醇裂隙。约有25%的囊肿可见钙化。囊肿内脂质更接近于表皮的脂质。当此囊肿破裂时，也可见异物反应，因而囊肿可部分或全部崩解。有时与增生性外毛根鞘瘤并发或继发增生性外毛根鞘瘤，应引起注意。外毛根鞘囊肿在生物学行为上为良性，但可有局部侵袭。极少恶变，若发生恶变，则可导致远处转移。通常以手术切除为好。

　　由于该病临床表现缺乏特征性，故容易误诊为其他疾病，确诊主要靠组织病理检查。应与表皮样囊肿、角化棘皮瘤、增生性外毛根鞘瘤等相鉴别，通过病理学检查可明确诊断。

　　1. 表皮样囊肿　是最常见的皮肤囊肿之一。此囊肿生长缓慢，呈圆形隆起结节。有弹性，正常皮色，直径在0.5~5cm，可以移动，无自觉症状。可发生于任何部位，通常见于头皮、面部、颈部、躯干及臀部等。常单个或数个，很少有多发者。囊肿缓慢增大，体积到一定程度即不再长大。组织学上具有特征性。由于本病在临床上与外毛根鞘囊肿难以区别，因此需通过组织病理明确诊断。

　　2. 增生性外毛根鞘瘤　本病常见于60岁以上的妇女，主要发生于头皮，也见于背部。损害初为皮下结节，渐增大，直径为0.4~1cm，可形成斑块，高出皮面或呈分叶状。有时破溃而酷似鳞状细胞癌，通常单发，偶有2个皮损。如有迅速增大，表明恶变，可引起区域性转移。组织学表现为实性肿瘤样增生为主，呈分叶状、实质性、囊状或蜂窝状。肿瘤由外毛根鞘细胞组成，周边基底样细胞呈栅栏状排列，外周为PAS阳性的增厚玻璃膜。肿瘤团块中央可形成囊腔。肿瘤细胞可有轻度异型，并见鳞状漩涡及个别角化不良。结合临床和组织病理，两者鉴别不难。

（慈仁央吉　德吉央宗　扎西旺杰　张　犇）

病例 119

临床照片　见图119-1。

一般情况　患者男，33岁，藏族，职员。

主诉　左小腿暗褐色结节伴疼痛1年。

现病史　1年前左小腿屈侧无明显诱因发现暗褐色结节，约黄豆大，触痛明显，呈针刺样疼痛，但自觉与活动、温度改变及进食刺激性食物无明显关系，未曾重视，未予以治疗。皮损缓慢增大。否认起病前局部外伤史。既往体健，家族中无类似疾病患者。为明确诊断，来我院皮肤科门诊就诊。

既往史及家族史　既往体健，否认局部有外伤史及蚊虫叮咬史，家族中无类似疾病患者。

体格检查　一般情况好。各系统检查无异常，区域浅表淋巴结未触及增大。

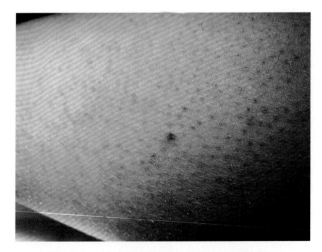

图119-1　左小腿屈侧孤立性单发暗褐色结节

皮肤科检查　左小腿屈侧见界限清晰的孤立性单发暗褐色结节，无破溃，大小约0.5cm×0.5cm（图119-1），质地偏韧，有明显压痛。

实验室检查　血常规、血生化（肝肾功能、血糖、电解质、血脂）示正常。

思考

1. 您的诊断是什么？
2. 为明确诊断，您认为还需做什么关键检查？

提示　可能的诊断：

1. 寻常疣（verruca vulgaris）？
2. 脂溢性角化病（seborrheic keratosis）？
3. 汗孔瘤（poroma）？
4. 血管球瘤（glomus tumor）？

关键的辅助检查　组织病理示表皮大致正常。真皮中下层可见界限清晰的条索状细胞团块，无包膜，但与周围真皮组织界限清楚（图 119-2A）。团块主要由多数形态不规则的成熟血管腔隙组成，管壁内衬多层形态均一、排列规则的核圆形、胞质轻度嗜伊红染色的上皮样血管球细胞。免疫组化染色示肿瘤细胞表达平滑肌肌动蛋白 SMA（＋）（图 119-2B），结蛋白 Desmin（－），S-100（－），CD31（－），CD34（－）。病理诊断符合血管球瘤。

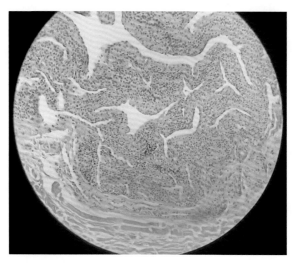

图 119-2　真皮界限清楚的实性 - 囊肿不规则增生性团块。由多数形态不规则的成熟血管腔隙组成，管壁内衬多层形态一致、胞质轻度嗜伊红染色的上皮样血管球细胞（HE×100）

最终诊断　孤立性单发血管球瘤（solitary glomus tumor）。

诊断依据

1. 病史及病程　青年男性。
2. 皮损部位　发生于左侧小腿屈侧。
3. 皮损特点　界限清晰的孤立性单发暗褐色结节，大小约 0.5 cm×0.5 cm，质地偏韧，有明显压痛。
4. 伴随症状　触痛明显，呈针刺样疼痛。
5. 组织病理　符合血管球瘤。

治疗方法　以手术切除，随访 2 个月，未见复发。

易误诊原因分析及鉴别诊断　血管球瘤起源于血管球体，是一种相对常见的肿瘤，好发年龄为 30～50 岁，无性别差异。几乎可发生于皮肤的任何部位，但多见于手，特别是手指的甲下区。除了皮肤，少数损害还可发生于黏膜和内脏。肿瘤通常小，直径小于 1 cm，呈蓝红色结节，伴阵发性剧烈疼痛，寒冷和压力等时常可诱发加重疼痛。少数血管球瘤可为多发，也可发生先天性损害。肿瘤的特点是疼痛，在外伤及温度变化时，尤其是暴露于冷环境中更为明显。可自然发生疼痛，可限于局部，严重者也可向近端放射。疼痛多为阵发性，通常每次发作可仅几分钟。此病例在临床上表现为左小腿的孤立性结节，发病部位较为少见，易误诊。但在临床症状上表现出触痛明显，且呈针刺样疼痛，因此临床诊疗中应该考虑到本病，通过组织病理来明确诊断。组织病理学上，绝大部分血管球瘤位于真皮或皮下组织内，边界清楚，周围有界限清楚的纤维组织包绕，瘤内含有数量不等的狭窄血管腔。腔内见一层扁平细长的内皮细胞，周围绕以多层血管球细胞。血管球细胞的胞质呈弱嗜伊红性，核淡染，呈圆形或卵圆形，形态一致，类似上皮样细胞。可见血管球细胞从血管壁向肿瘤的纤维组织间质扩展，由网状纤维包绕。间质中有许多散在的成纤维细胞、肥大细胞和丰富的无髓神经纤维。还可发生黏液变性或透明变性。血管球瘤细胞平滑肌肌动蛋白（SMA）、肌肉特异性蛋白（actin）、肌球蛋白（myosin）均呈阳性，少数情况结蛋白 Desmin 及 CD34 也可在局部区域阳性表达。S-100 蛋白阴性表达。此病例的组织病理改变典型，符合血管球瘤诊断，为藏族人群中此病的首例个案报道。治疗方法为完全切除，切除不完全易复发。本病对放射治疗不敏感，电凝固常可能复发。

由于该病临床表现缺乏特征性，故容易误诊为其他疾病，确诊主要靠组织病理检查。本病应与寻常疣、脂溢性角化病及汗孔瘤等相鉴别，病理学检查可明确诊断。

1. 寻常疣　本病多见于青少年，常好发于手指、手背、足缘等处。皮损初起为针尖大的丘疹，渐渐扩大到豌豆大或更大，呈圆形或多角形，表面粗糙，角化明显，触之硬固，高出皮面，呈灰黄、污黄或污褐色，继续发育呈乳头样增殖，摩擦或撞击时易于出血。多为单个，但亦有逐渐增多至数个到数十个。有时数个损害可融合成片，少数可发生同形反应。一般无自觉症状。病理上常有角化不全，颗粒层和棘层上部见空泡状细胞。结合临床表现和组织病理，两者不难鉴别。

2. 脂溢性角化病　本病多见于老人，但一般发生于 30～40 岁以后。皮损初发最常见于面、头皮、躯干和上肢。早期损害为小而扁平、境界清楚的斑片，表面光滑或略呈乳头瘤状，淡黄褐或茶褐色。以后损害渐渐增大，底部呈圆形、椭圆形或不规则形，偶有蒂，直径 1 mm 至 1 cm 或数厘米，边缘清楚，表面呈乳头瘤样，渐干燥、粗糙，失去光泽，可形成一层油脂性厚痂。色素沉着可非常显著，呈黄褐色至黑色，陈旧性损害的颜色变异很大，可呈正常皮色或淡茶褐色乃至暗褐色，甚至黑色。组织病理具有特征性。结合临床和组织病理，两者鉴别不难。

3. 汗孔瘤　本病是一种可能起源于表皮内汗腺导管的良性皮肤肿瘤。大多数发病于 40 岁以后。一般为单发。好发于掌跖。开始为小结节，逐渐扩大，直径达数毫米至 2 cm。可有自发痛，多呈圆顶状隆起结节，但有的可有蒂，在受压迫的部位可发生破溃，但通常表面光滑，或稍分叶状，可结痂或糜烂，去痂后易出血。皮损呈正常皮色、红色或紫红色。组织病理具有特征性。在临床上，如果发病部位不典型，往往不容易鉴别血管球瘤与汗孔瘤，需要通过组织病理进行鉴别。

（索朗曲宗　扎珍白央　张　韡）

病例 120

临床照片 见图 120-1、图 120-2。

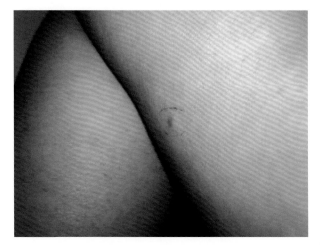

图 120-1 右大腿单个蓝色结节

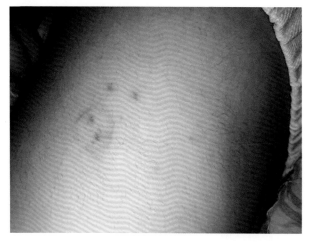

图 120-2 右腰部数个粟粒至黄豆大小蓝色结节

一般情况 患者女，20 岁，自由职业。

主诉 右侧腰部蓝色结节 7 年，增多 1 年。

现病史 7 年前患者右腰部出现数个绿豆大的蓝紫色丘疹，粟粒至绿豆大，散在孤立，无疼痛和瘙痒等自觉症状，未就诊。此后皮损逐渐增多、增大，累及右大腿及右侧耳后。

既往史及家族史 患者既往体健，无皮肤及内脏肿瘤，家族中无类似疾病患者。

体格检查 一般情况好，各系统检查无异常，全身浅表淋巴结未触及增大。

皮肤科检查 右腰部、右大腿、右耳后可见单个或数个粟粒至黄豆大小蓝色结节，孤立、散在排列，质软。

实验室检查 无。

思考

1. 您的诊断是什么？

2. 为明确诊断，您认为还需做什么关键检查？

提示 可能的诊断：

1. 蓝痣（blue nevus）？

2. 血管球性血管瘤（glomus hemangioma）？

3. 蓝色橡皮疱样痣综合征（blue rubber-bleb nevus syndrome）？

关键的辅助检查

1. 皮肤镜检查 偏振光下可见蓝紫色块，形态不规则。

2. 皮损组织病理（右侧腰部） 表皮大致正常，真皮中深层可见扩大的血管腔，腔内有大量红细胞。血管腔内衬以单层扁平内皮细胞，外绕以多层血管球细胞，细胞呈圆形，大小、形态一致。免疫组化示肿瘤细胞平滑肌肌动蛋白（SMA）（＋），Desmin 局灶性阳性，CD31（－）（图 120-3、图 120-4）。

最终诊断 血管球性血管瘤。

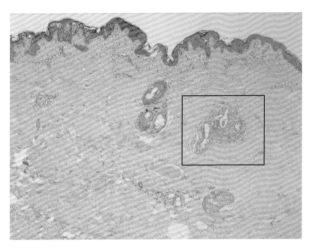

图 120-3　真皮中深层扩大的血管腔（HE×40）

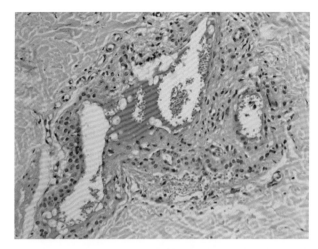

图 120-4　扩张的血管腔内大量红细胞，血管腔内衬以单层扁平内皮细胞，外绕以多层呈圆形的大小、形态一致的血管球细胞（HE×200）

诊断依据

1. 病史及病程　病程 7 年，起病缓。

2. 皮损部位　位于右侧腰部、右大腿及右侧耳后。

3. 皮损特点　表现为单个或数个粟粒大小的蓝色结节，孤立散在，不融合，质软。

4. 皮肤镜检查　偏振光下可见蓝紫色块，形态不规则。

5. 组织病理　扩张的血管腔，血管球细胞大小均匀一致，呈圆形。免疫组化示瘤细胞 SMA 阳性，Desmin 部分阳性。

治疗方法　血管球性血管瘤若无明显症状，可随访观察，MRI 有助于确定肿瘤的范围以及与周围组织的关系。如有疼痛或影响外观，可手术切除、电烧灼、脉冲染料激光以及注射硬化剂等处理。

易误诊原因分析及鉴别诊断　良性血管球细胞肿瘤可分为多种类型。现有证据支持将这些肿瘤主要分为两个类别，即血管球瘤和血管球静脉畸形。血管球瘤为单发，好发于甲下，常伴有疼痛。血管球静脉畸形传统上称为"血管球性血管瘤"，最常见于婴儿和儿童。多为散发病例，少部分有家族性表现，为常染色体显性遗传。皮疹常为多发，表现为广泛分布或融合的多发性柔软红色至蓝色结节，也可为多灶性粉红色到深蓝色斑块。病理示真皮及皮下大的血管腔周围绕有一层到多层血管球细胞。本例患者于少年时期起病，家族中无类似患者，属于散发病例。皮疹表现和病理结果符合此诊断。临床上本病需与以下疾病鉴别。

1. 蓝痣　好发于儿童和青春期，分为普通蓝痣和细胞性蓝痣。普通蓝痣为半球形丘疹、蓝色或蓝黑色，境界清楚，常为单发皮损，偶见多发。细胞性蓝痣好发于臀部和骶尾部，临床表现通常为一个大而坚实的结节或者斑块，直径在 1~3 cm，甚至更大，表面可为高低不平或多叶状。组织病理可见黑色素细胞聚集。

2. 蓝色橡皮疱样痣综合征　本病罕见，为常染色体显性遗传病，是皮肤、胃肠道及其他部位的多发性静脉畸形。表现为广泛分布的深蓝色丘疹与小结节，软的、正常肤色可压缩的隆起物（橡皮疱征），以及大静脉畸形。

（罗　丹　吕小岩）

病例 121

临床照片 见图 121-1、图 121-2。

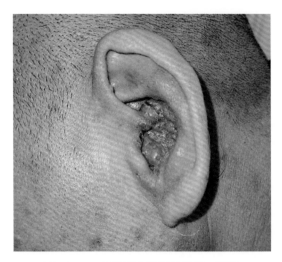

图 121-1 左耳道内暗红色结节、斑块

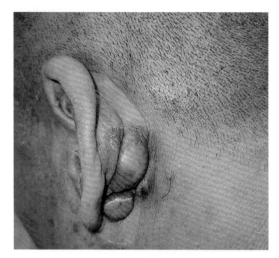

图 121-2 左耳郭背侧暗红色结节、斑块

一般情况 患者男，50 岁，自由职业者。

主诉 左耳结节、斑块 10 余年。

现病史 患者 10 年前无明显诱因左耳道内出现黄豆大小丘疹，不伴瘙痒及疼痛，无听力受损，未行特殊治疗。后丘疹逐渐增大，出现结节、斑块，并逐渐累及左耳背侧，期间无破溃、糜烂、渗液，无特殊外伤史。曾于当地诊所诊断为"瘢痕"，给予"局部封闭"治疗（具体不详），效果不佳。

既往史及家族史 无特殊。

体格检查 一般情况可。内科查体无特殊。

皮肤科检查 左侧耳道内及耳郭背侧见多发暗红色结节、斑块，表面干燥、尚光滑，质韧，无压痛。

实验室检查 无特殊。

思考

1. 您的诊断是什么？

2. 为明确诊断，您认为还需要做什么关键检查？

提示 可能的诊断：

1. 瘢痕疙瘩（keloid）？

2. 上皮样血管瘤（epithelioid hemangioma）？

3. 木村病（Kimura disease）？

关键的辅助检查 皮损组织病理示真皮内血管增生伴血管内皮细胞肿胀，凸向管腔呈"钉突"样改变，周围可见大量嗜酸性粒细胞及广泛淋巴细胞、组织细胞浸润。病理诊断：符合上皮样血管瘤（图121-3）。

最终诊断 上皮样血管瘤。

诊断依据

1. 皮损位于左侧耳郭。

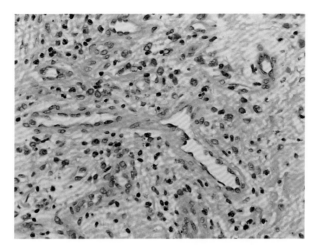

图 121-3　真皮内血管增生伴内皮细胞肿胀，呈"钉突"样凸向管腔，周围嗜酸性粒细胞、淋巴细胞及组织细胞浸润（HE×200）

2．表现为无症状性红色质韧结节、斑块。

3．组织病理符合上皮样血管瘤。

治疗方法　手术切除。

易误诊原因及鉴别诊断　上皮样血管瘤是一种良性的血管源性肿瘤，好发于青年及中年人群。通常成群分布于头面部区域，尤其好发于耳部周围，偶可见于口腔及躯干、四肢等部位。Adler 等总结了 908 例上皮样血管瘤患者，其中耳部受累的约占 36.3%，且以累及耳郭及耳后为主，外耳道受累者较少（约 3.1%）。皮损表现为多发的境界清楚的淡红色至红棕色丘疹、结节，质地坚实，可推动，多为无症状性，也可有疼痛、瘙痒或搏动感。典型的病理改变包括血管病变和细胞浸润性病变，表现为真皮及皮下组织的血管增生，内皮细胞肿胀呈立方状，凸向血管腔，呈"钉突"或"鹅卵石"样改变。血管周围可见广泛淋巴细胞、组织细胞及多量嗜酸性粒细胞浸润。治疗首选手术切除。部分患者可能因切除不完全而局部复发。激光（如 CO_2 激光、脉冲染料激光等）也被报道有一定的治疗效果。

由于皮损好发于耳周且以红色结节斑块为主，故容易被误诊为其他疾病如瘢痕等。常见的鉴别诊断包括如下疾病。

1．瘢痕疙瘩　该病可发生于耳郭周围，通常可有创伤或刺激史，表现为质地坚实的单发或多发肤色及红色肿块，可伴有疼痛或瘙痒等。组织病理以胶原纤维增生及错综排列为主要表现，无明显血管增生及嗜酸性粒细胞浸润。

2．木村病　该病好发于青年男性，典型临床表现为好发于头颈部的无痛性皮下结节或肿块，直径可达 1～7 cm，同时伴有局部淋巴结肿大，实验室检查常可见嗜酸性粒细胞增多及 IgE 水平升高。病理可见密集炎症细胞浸润，包括淋巴细胞、浆细胞、组织细胞、嗜酸性粒细胞及其微脓肿和淋巴样滤泡。相较于上皮样血管瘤，该病镜下的血管成分并不突出，血管内皮形态较扁平，无明显"鹅卵石"样外观。

3．圆柱瘤　该病为一种起源于皮肤附属器的良性肿瘤，也好发于头颈部，女性多见。皮损表现为孤立的粉红色或红色皮下结节，质硬，表面光滑，可逐渐增多形成多发隆起结节。组织病理学可见大小及形状不一的瘤细胞团块。瘤体内可见导管结构，无血管增生及嗜酸性粒细胞浸润。

（李　桐　王　琳）

病例 122

临床照片 见图 122-1。

一般情况 患者女，54 岁，公职人员。

主诉 右下颌角多发暗红色斑疹伴刺痛 1 年。

现病史 患者 1 年前发现右下颌角多个暗红色斑疹，最大者约 2 cm×2 cm，伴刺痛，光照、温度升高时痛感明显，先后予以患处外搽糖皮质激素乳膏及米诺环素乳膏等治疗，皮损无好转，且范围逐渐扩大，累及颊部。患者平素身体健康，否认高血压、糖尿病或冠心病等基础疾病。

既往史及家族史 无特殊。

体格检查 系统检查未见异常。

皮肤科检查 右面部下颌区域散在多个浸润性暗红色斑疹，表面光滑、边界不清，触之质韧，无触痛。

实验室检查 血常规、生化及凝血检查未见明显异常。

思考

1. 您的诊断是什么？

2. 为明确诊断，您认为还需做什么关键检查？

提示 可能的诊断：

1. 鲜红斑痣（nevus flammeus）？

2. 小汗腺血管瘤样错构瘤（eccrine angiomatous hamartoma）？

3. 丛状血管瘤（tufted hemangioma）？

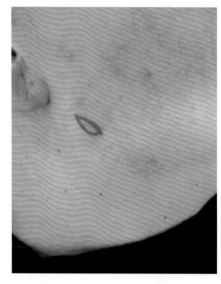

图 122-1 右下颌面部暗红色浸润性斑疹、斑片

关键的辅助检查 组织病理（右下颚角）示表皮大致正常，真皮内散在成簇状分布的毛细血管小叶，小叶内可见梭形内皮细胞紧密排列，形成不规则管腔。内皮细胞大小一致，无异型。部分小叶周围可见扩张的淋巴管。免疫组化染色示血管内皮细胞 CD31、CD34 均（ + ），D2-40 和 SMA 灶状阳性（图 122-2）。

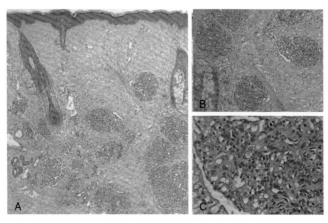

图 122-2 A. 真皮内散在成簇毛细血管小叶（HE×40）；B. 小叶周围见扩张淋巴管（HE×100）；C. 小叶内梭形细胞紧密排列（HE×400）

最终诊断　丛状血管瘤。

诊断依据

1. 皮损特点　表现为形状、大小各异的紫色或暗红色斑片、浸润性丘疹或斑块。

2. 伴随症状　偶感疼痛。

3. 血常规及凝血常规无异常。

4. 组织病理及免疫组化染色符合丛状血管瘤。

治疗方法　患者拒绝治疗，目前随访观察中。

易误诊原因分析及鉴别诊断　丛状血管瘤是一种少见的血管良性肿瘤，通常在 5 岁以前发病，偶见于成人，无明显性别差异，好发于颈部、躯干上部，也有报道发生在口腔黏膜、大腿和肢端。临床表现通常为形状、大小各异的紫色或暗红色斑片、丘疹或斑块，可触及皮下结节。部分皮损处可有多毛、多汗的表现。少部分患者有疼痛，可在日晒后加重，推测可能与血管内皮细胞、肌上皮细胞收缩有关。本病生长缓慢，最终稳定在一定大小，尚无恶变报道。部分儿童可在 6 个月到 2 年内自行消退。在极少数情况下，丛状血管瘤可伴发卡梅综合征（Kasabach-Merritt syndrome，KMS）。KMS 是一种表现为血小板减少、凝血功能异常及低纤维蛋白原血症的少见凝血病，严重者可危及患者生命。故诊断为丛状血管瘤的患者需要常规检查血常规和凝血功能。本病的病因和发病机制尚不清楚，部分学者猜测与高水平雌激素刺激血管增生有关。

本病确诊主要靠组织病理学检查，典型表现是由上皮样或梭形细胞组成的毛细血管小叶呈"炮弹状"散在浸润真皮各层，边界清楚，周围常绕以纤维结缔组织。血管小叶内可见含有红细胞的狭长裂隙，外周常散布一些扩张的淋巴管。内皮细胞无异型。

小病灶可采取手术切除，冷冻疗法、电子束照射和脉冲染料激光等也有一定疗效。系统予以糖皮质激素曾作为一线治疗手段，但副作用多，易复发，已不推荐作为首选方式，其他有效治疗包括予以长春新碱、非选择性 β 受体阻滞剂等。有多例报道称口服西罗莫司疗效确切，且能有效遏制 KMS 的发生、发展。近几年有学者发现皮损处外搽他克莫司软膏能抑制肿瘤生长。总之，此病尚无统一的标准治疗方案。由于本病呈良性进展，且有自发消退倾向，故也可选择随访观察，定期监测血常规和凝血功能。

由于丛状血管瘤临床少见，不少皮肤科医生对该病认识不足，缺乏经验，尤其是对于发生于不典型部位的成年患者，易误诊，需行组织活检确诊，并及时完善患者的凝血常规、血常规等指标以排除是否合并 KMS，以便及时治疗。本病需要与卡波西型血管内皮瘤、婴儿血管瘤、化脓性肉芽肿等相鉴别。

1. 卡波西型血管内皮瘤　是一种发生于婴幼儿的侵袭性肿瘤，可累及皮肤、皮下组织等。本病与丛状血管瘤在病理上容易混淆，病理表现主要由增生的梭形细胞组成，并且不呈丛状排列。有研究发现 D2-40 在丛状血管瘤和卡波西型血管内皮瘤的不同表达对于鉴别两者有重要意义。在丛状血管瘤中，D2-40 仅在血管小叶周围扩张的淋巴管中表达，在簇状增生的毛细血管内不表达，而卡波西型血管内皮瘤恰恰相反。

2. 婴儿血管瘤　是婴儿最常见的良性软组织肿瘤，可随着患儿生长发育逐渐消退，系统性使用 β 受体阻滞剂已是该病的一线治疗方案。通过临床表现、彩超和组织病理检查可明确诊断，婴儿血管瘤的组织病理学特点与发展阶段有关，皮损可延伸至皮下组织，肿瘤细胞分布不成丛状。

3. 化脓性肉芽肿　又称小叶状毛细血管瘤，多发生于儿童及青年的皮肤或黏膜，为红色丘疹，易破溃，经常发生溃疡，约 1/3 的患者有外伤史，组织学特点为真皮内团块状增生的毛细血管，表面的鳞状上皮增厚或缺失。通过组织病理表现有助于鉴别诊断。

（冯曦微　李　凡　王　琳）

病例 123

临床照片 见图 123-1。

一般情况 患者女，75 岁。

主诉 左颞部瘀点、瘀斑、结节 2 个月。

现病史 患者诉 2 个月前无明显诱因出现左颞侧头皮散在瘀点，无自觉疼痛，未重视，未诊治。此后皮疹范围逐渐扩大，部分融合成片，并出现散在紫蓝色结节，为求进一步诊治，就诊我院门诊，考虑"血管源性肿瘤"，予皮肤活组织病理检查进一步明确诊断。自发病以来，患者精神、睡眠及饮食如常，大小便正常，体重未见明显改变。

既往史及家族史 既往体健，否认外伤史及放射性物质接触史，否认恶性肿瘤病史及家族史，余无特殊。

体格检查 一般情况尚可，神志清楚，双肺呼吸音清，未闻及、干湿啰音，心律齐，各瓣膜听诊区未闻及杂音。全腹软，无压痛、反跳痛，肝、脾肋下未触及，肝、肾区无叩击痛，双下肢无水肿。

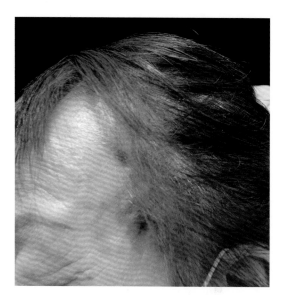

图 123-1　头皮瘀点、瘀斑、结节

皮肤科检查 左颞部头皮可见暗红色瘀点、瘀斑，散在紫蓝色结节，皮疹境界不清，压之不退色。

辅助检查 乳腺和腹部彩超、胸部 CT 平扫 + 增强均未见明显异常。

思考

1. 您的诊断是什么？

2. 为明确诊断，您认为还需做什么关键检查？

提示 可能的诊断：

1. 血管瘤（hemangioma）？

2. 血管肉瘤（angiosarcoma）？

3. 卡波西肉瘤（Kaposi sarcoma）？

关键的辅助检查

1. 组织病理（头皮结节） 真皮内大量血管增生，形状不规则的新生薄壁血管套在原有血管外，血管周围有少量淋巴细胞及浆细胞浸润，胶原纤维束间可见异型血管内皮细胞（图 123-2）。

2. 免疫组化 CD31（＋），CD34（＋），D2-40（＋），ERG（＋），HHV-8（－），SMA（－），Ki-67 增殖指数约为 3%。

最终诊断 血管肉瘤。

诊断依据

1. 病史及病程 老年女性，病史 2 个月。

2. 皮损部位 位于左颞侧头皮。

3. 皮损特点 表现为瘀点、瘀斑和结节。

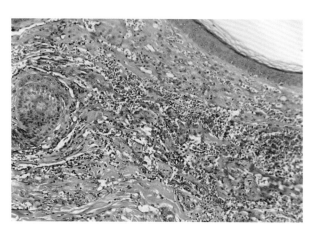

图 123-2　真皮内形状不规则的新生薄壁，可见异型血管内皮细胞，血管周围少量淋巴细胞、浆细胞浸润（HE×100）

4．组织病理及免疫组化　符合血管肉瘤。

治疗方法　转诊肿瘤医院行放射治疗及化学治疗，目前皮损已完全消退，一般情况可。

易误诊原因分析及鉴别诊断　血管肉瘤是一种起源于淋巴管或血管的侵袭性恶性内皮细胞肿瘤。由于血管肉瘤起源于内皮细胞，在老年人中更为常见，中位年龄在 60～71 岁，因而也称为 Wilson-Jones 血管肉瘤、老年性血管肉瘤或恶性血管内皮瘤。皮肤型血管肉瘤是最常见的类型，约占所有肿瘤的一半，老年男性的头颈部是最常见的部位，约占所有血管肉瘤的 50%。发生在深层软组织中的血管肉瘤仅占 10%，其余发生在乳腺、骨、脾和肝等实质器官。血管肉瘤主要通过血行播散，肺部是最常见的转移部位，也可累及肝、骨骼、软组织和淋巴结。

皮肤血管肉瘤最初可表现为淤青或紫红色丘疹的多灶性病变。随着肿瘤的增大，可发生组织浸润、水肿、溃疡和出血。深部软组织和内脏病变则表现为不断增大的肿块伴疼痛或不适感。

血管肉瘤的组织病理学表现为浸润性生长，无包膜，与正常组织界限不清。异常的多形性、恶性内皮细胞是血管肉瘤的标志，可表现为圆形、多角形或梭形，也可以是上皮样细胞。在分化良好的区域，位于胶原束之间。随着肿瘤侵袭性的增加，结构变得更加紊乱，血管腔隙的界限不清，细胞核常见有丝分裂象。在低分化区，恶性内皮细胞形成连续的片状，通常具有上皮样形态及出血和坏死的区域。

血管肉瘤的局部复发和转移率高，患者的平均 5 年生存率为 33.5%。年龄超过 70 岁、肿瘤直径大于 5 cm 以及头部血管肉瘤是预后不良的预测因素。血管肉瘤患者的标准治疗仍然是根治性手术切除联合术后辅助放化疗。

在早期阶段，血管肉瘤可能被误诊为蜂窝织炎、感染或皮肤损伤引起的良性病变，导致诊断及治疗延迟。因此，临床医生应该提高对此类疾病的重视，及早进行组织病理学诊断。血管肉瘤的鉴定具有挑战性，也可能被误认为是其他血管肿瘤。鉴别诊断包括血管瘤、卡波西肉瘤和上皮样血管内皮瘤。

1．血管瘤　婴儿血管瘤是最常见的血管肿瘤，主要发生于头颈部，女性更常见。通常发生在婴儿期早期，表现为孤立的、边界清楚的肿块。在 1 岁时迅速增大。在生长期，血管瘤表现出明显的血管性，而退化期的特点是血管性减少，肿块缩小，并伴有纤维脂肪组织含量的增加。病理表现为致密的内皮细胞及大量扩张的血管。结合组织病理和患者既往无类似临床表现，两者不难鉴别。

2．卡波西肉瘤　是一种起源于内皮细胞、具有局部侵袭性的恶性血管肿瘤，病因不明。根据临床和流行病学特点，可分为四种类型：经典型、非洲地方型、移植相关型和艾滋病相关型。经典型的特征是出现蓝紫色或深棕色斑丘疹、斑块和结节，常见于肢体远端，可伴有淋巴水肿。此病一般为惰性，淋巴结和内脏通常不受累。患者无 HIV 感染，HHV-8 为阴性。结合患者病史及病理表现，两者不难鉴别。

3．上皮样血管内皮瘤　呈单发性或多发性缓慢生长的丘疹或结节。好发于上肢或下肢，多见于青年男性。早期可无自觉症状，随着疾病进展，晚期可出现严重的灼热痛。可通过淋巴系统转移到肝、肺或骨。组织病理学上可见扩张的血管腔伴上皮样细胞及梭形细胞，可见细胞内管腔。与传统的高级别血管肉瘤相比，这些肿瘤的侵袭性较弱。结合病史、临床特点及病理表现，两者可予以鉴别。

（钟清梅　许秋云　纪　超）

病例 124

临床照片 见图 124-1。

一般情况 患者男，39 岁，农民。

主诉 双小腿起皮疹 2～3 个月。

现病史 2～3 个月前无明显诱因双小腿出现大小不等的丘疹、结节，无明显自觉症状，无畏冷、发热。

既往史 因肾坏死行第二次肾移植术后 1 年，服用"环孢素、他克莫司"等药物。

体格检查 系统查体无异常。

皮肤科查体 双小腿皮肤散在大小不一的紫红色丘疹、结节。

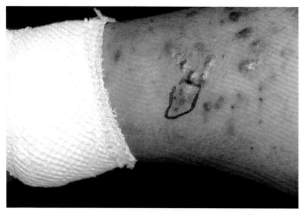

图 124-1 双小腿紫红色丘疹、结节

实验室检查 血常规、传染病三项未见异常。

思考

1. 您的初步诊断是什么？

2. 为了明确诊断，您认为还需要做什么关键检查？

提示 可能的诊断：

1. 小叶性血管瘤（lobular angioma）？

2. 杆菌性血管瘤病（bacillary angiomatosis）？

3. 卡波西肉瘤（Kaposi sarcoma）？

关键的辅助检查 组织病理（右小腿）示真皮内见广泛的血管增生，梭形细胞团块中见血管裂隙形成。免疫组化示 CD31（＋），CD34（＋），D2-40（＋），HHV 8（＋），Fator-Ⅷ（＋），Ki-67 增殖指数为 20%（图 124-2、图 124-3）。

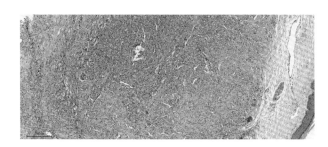

图 124-2 真皮见肿瘤团块，中间大量血管裂隙（HE×40）

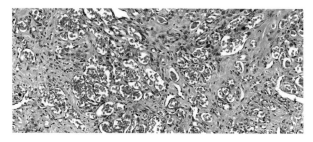

图 124-3 梭形细胞团块中间血管裂隙形成，含铁血黄素沉积（HE×400）

最终诊断 卡波西肉瘤。

诊断依据

1. 病史和病程 2～3 个月。

2. 皮损部位 小腿。

3. 皮损特点 散在大小不一的紫红色丘疹、结节。

4．组织病理　梭形细胞团块中间血管裂隙形成，免疫组化示CD31及HHV 8（＋）。

治疗方法　患者诊断后失去联系。

　　易误诊原因分析及鉴别诊断　卡波西肉瘤在本质上究竟是增生还是肿瘤目前仍不是很清楚。病因不明，与多种因素有关。很多证据显示HHV 8引起或极大影响了卡波西肉瘤的发生，偶有病例发生在器官移植的患者。根据临床表现可分为四型：经典型、非洲地方型、移植相关型和艾滋病相关型。皮损表现为双下肢末端蓝红色到紫红色的斑片，逐渐增大融合成大的斑块或结节，大小不一，质如橡皮。患者自感烧灼、瘙痒或疼痛。早期皮损可自行消退，其他的则可能进展，导致同时出现不同阶段的皮损。除皮肤外，常累及内脏，包括胃肠道、淋巴结和肺，累及肺部时预后不良。治疗可选择手术切除、冷冻和放疗等方法，累及内脏、淋巴水肿、快速进展的卡波西肉瘤是系统性化疗的指征。本病需要与小叶性血管瘤和杆菌性血管瘤病相鉴别。

　　1．小叶性血管瘤　是一种皮肤或黏膜的良性血管肿瘤，可发生于任何年龄，好发于儿童及青年人。皮损表现为红色丘疹，短时间内迅速增大，表面易破溃，皮损多为单发，多发较为罕见。根据临床表现和病理特征可以鉴别。

　　2．杆菌性血管瘤病　是一种引起皮肤和内脏小血管增生的感染性疾病。皮损表现为丘疹、斑块、溃疡或皮下肿块，深度不一，质硬。组织学上显示内皮细胞增生和正常小血管形成。中性粒细胞为主的炎症浸润存在于整个皮损，有时中性粒细胞聚集在淡紫色颗粒物周围，Warthin-Starry染色证实紫色颗粒由成群的杆菌聚集而成，可资鉴别。

（王淑梅　许天星）

病例 125

临床照片　见图125-1、图125-2。

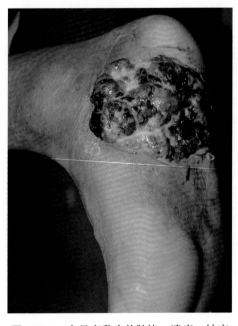 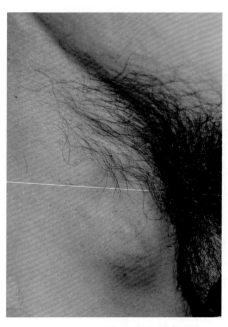

图 125-1　右足底乳头状肿块、溃疡、结痂　　　　　图 125-2　右腹股沟淋巴结肿大

一般情况　患者男，52岁，农民。

主诉　右足底出现溃疡1年半，加重并出现乳头状肿物、疼痛8个月余，腹股沟淋巴结肿大3个月。

现病史　患者1年半前外伤后右足底近足跟处出现一黄豆大小的不规则溃疡，伴疼痛。自行外用"中草药"湿敷，效果不佳，皮损处出现红肿及乳头状增生，并有黏液脓性分泌物。在当地诊所就诊，具体诊断不详，予输液治疗（具体不详），半个月后红肿消退，溃疡结痂，但一直不愈合。8个月前溃疡处出现乳头状增生。间有疼痛，可忍受。在当地医院多次就诊，具体诊治不详，效果不佳。皮损逐渐增大。2个月前发现右侧腹股沟肿大。发病以来，无发热。精神可，饮食和大小便正常。

既往史　既往体健，家族中无相同疾病病史。

体格检查　T 36.5℃，P 76次/分，BP 115/75 mmHg。一般情况尚可。右侧腹股沟可触及一鸡蛋大小淋巴结，质地中等，移动度尚可。系统检查未发现异常。

皮肤科及辅助检查　右足底近足跟处见一鹅蛋大小乳头状肿物，表面不平，浅表糜烂、溃疡，上有不规则点片状黑痂、血痂及脓痂。

实验室检查　血、尿常规正常。肝和肾功能均正常。胸部CT示心、肺未见异常。腹部B超示肝、胆、胰、脾、双肾、膀胱及前列腺未见异常声像。

思考　您的初步诊断是什么？

提示　可能的诊断：

1. 恶性黑色素瘤（malignant melanoma）？

2. 鳞状细胞癌（squamous cell carcinoma）？

关键的辅助检查

1. 组织病理（皮损边缘取材）　切片一侧可见溃疡，基底层及上方棘层可见增生的黑色素细胞，呈佩吉特样扩散。真皮内散在或团块、条索状上皮样或梭形细胞增生，细胞异型，可见少数核分裂象。免疫组化示pan-CK、P40及P16均阴性，S-100、Melan A、SOX-10均阳性，Ki-67增殖指数为40%（+）。病理诊断：结合临床、HE及免疫组化，符合肢端无色素性黑色素瘤，肿瘤厚度4.6 mm，有溃疡（图125-3、图125-4）。

2. 外院淋巴结活检　黑色素瘤淋巴结转移。

3. PET-CT检查　右侧腹股沟软组织肿块FDG代谢增高，余扫描范围内未见明显异常代谢增高病灶，考虑为恶性黑色素瘤右侧腹股沟淋巴结转移。

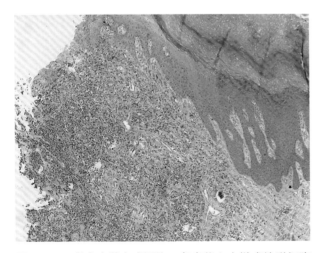

图125-3　真皮内散在或团块、条索状上皮样或梭形细胞增生，细胞异型（HE×40）

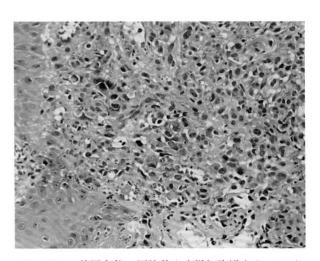

图125-4　前图高倍，团块状上皮样细胞增生（×200）

最终诊断　肢端无色素性黑色素瘤（acral amelanotic melanoma，AMN），$T_{4b}N_{2b}M_0$。

诊断依据

1. 病程　1年半，加重8个月。

2. 有外伤史。

3. 皮损　位于右足底近足跟处，为鹅蛋大小乳头状肿物，表面不平，浅表糜烂、溃疡，上有不规则点片状黑痂、血痂及脓痂。

4. 右侧腹股沟淋巴结肿大。

5. 自觉疼痛。

6. 组织病理　符合肢端无色素性黑色素瘤。

7. 外院淋巴结活检　黑色素瘤淋巴结转移。

8. PET-CT检查　右侧腹股沟软组织肿块FDG代谢增高。结合临床，考虑为恶性黑色素瘤右侧腹股沟淋巴结转移。

治疗方法　建议患者转肿瘤医院治疗。

易误诊原因分析及鉴别诊断　皮肤恶性黑色素瘤（cutaneous malignant melanoma，CMM）是一种黑色素细胞起源的恶性肿瘤，易早期发生淋巴和血道转移，是临床恶性程度和死亡率最高的恶性肿瘤之一，预后差。无色素性恶性黑色素瘤是恶性黑色素瘤的一种亚型，包括少黑色素或无黑色素的无色素性恶性黑色素瘤，占恶性黑色素瘤的2%～8%。AMM的病因尚不清楚，该肿瘤好发于足底。国内学者报道的无色素性黑色素瘤皮损大部分位于足部，有学者认为这可能与足底皮肤颜色较身体其他部位浅、组织结构特殊如表皮层厚、小汗腺丰富及毛发缺乏有关。AMM的临床表现多种多样，无特异性。研究表明，单纯通过临床表现做出正确诊断的准确率只有70%，因此，AMM的诊断主要依靠皮损组织病理检查及免疫组化。本病的恶性程度极高，易发生转移，其预后与肿瘤细胞浸润深度密切相关，因此早期诊断及早治疗极其重要。对于晚期患者，手术、放疗、化疗和免疫治疗相结合的综合或序贯治疗是治疗恶性黑色素瘤包括AMM的主要方法。目前靶向治疗和免疫治疗已逐渐成为改善恶性黑色素瘤患者预后的新方案，尤其是BRAF和MEK抑制剂以及检查点抑制剂为主的免疫治疗。

本患者有外伤史，继而发生经久不愈的溃疡，并出现乳头状增生性肿物，组织病理符合黑色素瘤，故无色素性黑色素瘤诊断可以明确。由于本病临床比较罕见，患者皮损无明显的黑色素，皮损呈粉红色、红色或肉色，故临床易漏诊、误诊。本病应与鳞状细胞癌、化脓性肉芽肿等相鉴别。

1. 鳞状细胞癌　常发生于瘢痕、溃疡等慢性皮肤病的基础上，或由于各种癌前期疾病演变而来，少数亦可为原发性，主要发生于老年人，好发于头皮、面、颈和手背等暴露部位。最早是浸润性斑块，以后可发展为结节或疣状损害，表面可呈菜花状，可形成溃疡。组织病理为鳞状细胞瘤块由表皮不规则向真皮内增生，细胞排列紊乱，细胞异型，核分裂象活跃。结合病史、临床和组织病理，两者鉴别不难。

2. 化脓性肉芽肿　是一种获得性、良性结节状增生性肿瘤，多发生于皮肤穿通性外伤后，新生的血管形成血管瘤样或乳头样损害，可迅速增大，容易破溃出血。结合病史、临床表现和组织病理，两者不难鉴别。

（刘彤云　代子佳　王　莹　何　黎）

病例 126

临床照片 见图 126-1。

一般情况 患者女，63 岁。

主诉 头皮丘疹伴瘙痒 4 年余。

现病史 4 年前患者无明显诱因头皮出现散在大小不一的角化性丘疹，伴剧烈瘙痒，未予特殊诊治。后来丘疹逐渐增多、增大，自行外用药物（具体不详）后瘙痒有所减轻，但皮损进一步增多、增大。自患病以来，患者精神、睡眠及饮食正常。大小便正常，体重无明显变化。

既往史及家族史 无特殊。

体格检查 系统检查未见明显异常。

皮肤科检查 头皮较多米粒至黄豆大小的棕褐色角化性丘疹，中央有毛发穿过，表面无破溃、渗液。

实验室检查 小便常规示隐血（＋），余未见明显异常。

思考

1. 您的诊断是什么？

2. 为明确诊断，您认为还需做什么关键检查？

提示 可能的诊断：

1. 毛囊炎（folliculitis）？

2. 寻常疣（verruca vulgaris）？

3. 毛囊角化病（keratosis follicularis）？

4. 疣状角化不良瘤（warty dyskeratomas）？

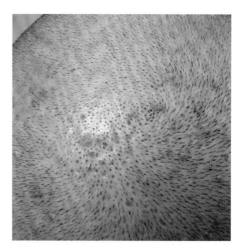

图 126-1 头皮丘疹

关键的辅助检查 组织病理（头皮丘疹）示表皮呈杯状凹陷性乳头瘤样增生，内充有角栓，可见角化不良细胞，即圆体和谷粒，真皮浅层小血管周围可见少量淋巴细胞浸润（图 126-2）。

最终诊断 多发性疣状角化不良瘤（multiple warty dyskeratomas）。

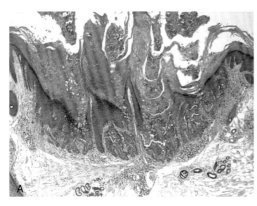
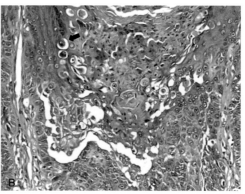

图 126-2 A.表皮呈杯状凹陷性乳头瘤样增生，内充有角栓，真皮浅层小血管周围可见少量淋巴细胞浸润（HE×40）；B.可见角化不良细胞，即圆体和谷粒（黑色箭头）（HE×200）

诊断依据

1. 病史及病程　4年余。

2. 发病时年龄　59岁（中老年）。

3. 皮损部位　位于头皮。

4. 皮损特点　表现为米粒至黄豆大小棕褐色角化性丘疹。

5. 组织病理　符合疣状角化不良瘤。

治疗方法　激光治疗，外用3% 5-氟尿嘧啶软膏、0.1%维A酸乳膏及炉甘石涂剂后皮损控制，瘙痒明显减轻。

易误诊原因分析及鉴别诊断　1954年，Helwig首次描述疣状角化不良瘤为"孤立的Darier病"。3年后，Szymanski将其命名为疣状角化不良瘤。临床罕见，常表现为中心呈脐凹状、持续存在的角化过度结节，多见于中年人，男女比例为2.5∶1。好发于日光暴露部位，如头颈部，躯干和四肢偶可见。多数皮损是孤立的，偶有多发皮损。本病的发病机制尚不清楚，紫外线照射、自身免疫、病毒感染、化学致癌物及吸烟都有可能与该病的发生相关。疣状角化不良瘤很可能是毛囊来源的，其组织学特征是由一个极度扩张的囊组成，里面充满了角蛋白碎片，常与毛囊相关。角蛋白碎片里有圆体和谷粒，相邻和深层表皮伴有棘层松解和基底细胞层上绒毛。真皮内常有淋巴细胞和组织细胞浸润，有时也可见浆细胞。

由于本病常单发且自觉症状轻微，易被患者所忽视，加之本病罕见，皮肤科医生对本病认识不足，缺乏经验，故临床容易误诊、漏诊。需与下面的疾病鉴别。

1. 毛囊炎　为毛囊受累的炎症性皮肤病，好发于头面部。常表现为以毛囊为中心的红色丘疹或丘脓疱疹，可伴疼痛或轻微瘙痒，可分为感染性和非感染性毛囊炎。感染性毛囊炎可由细菌、真菌等引起，而非感染性毛囊炎并不常见，如嗜酸性毛囊炎。通过细菌学或真菌学检查可明确感染细菌或真菌的种类。轻微的毛囊炎通常会自行消退，严重的毛囊炎需要外用或系统应用抗菌药物。根据可自发消退的临床表现及组织病理学改变可与本病相鉴别。

2. 寻常疣　由人乳头瘤病毒感染所引起。好发于青少年的手指、手背、足缘等处，在老年人也可发生于头皮。典型皮损起初为灰黄色针尖大小的丘疹，逐渐增大、增多，表面粗糙角化，质硬，通常无明显自觉症状，偶有压痛，病程慢性，部分可自愈。其组织病理学特点为表皮角化过度、棘层肥厚，呈乳头瘤样增生，表皮脚延长，呈环抱状外观。乳头瘤样增生的顶部可见角化不全柱，凹陷处颗粒层增厚，可见透明角质团块，部分表皮上部可见特征性的空泡细胞。通过病理改变易于与本病相鉴别。

3. 毛囊角化病　又称为Darier病，是一种常染色体显性遗传性毛囊角化异常皮肤病。常好发于青少年，多发生在皮脂溢出较多的部位，如面部、头皮和胸背等，主要表现为坚硬的丘疹上附着油脂样痂壳。皮损常多发，通常无明显自觉症状或自觉轻微瘙痒。两者组织学表现类似，均可见角化不良细胞、圆体和谷粒，但本病特征性的改变是向深部穿通的火山口样皮损和绒毛形成。临床上常表现为孤立、脐样结节。因此，结合临床表现及组织病理检查可鉴别两者。

（解　瑶　王　琳）

病例 127

临床照片 见图 127-1。

一般情况 患者女，50 岁，居民。

主诉 左手背出现丘疹 3 个月。

现病史 患者诉 3 个月前无明显诱因左手背出现一米粒大小丘疹，无明显自觉症状，搔抓后偶有渗血。未诊治，皮疹逐渐增大明显，遂到我院就诊。门诊初步诊断为"肉芽肿性炎症"，安排手术切除皮损组织送病理活检。

既往史及家族史 发疹前局部无外伤史，无糖尿病、高血压等系统疾病史，无家族遗传疾病史。

体格检查 一般情况可，内科查体无特殊。

皮肤科检查 左手背拇指边缘见一直径约 0.3 cm 大小的红色丘疹，质韧，表面粗糙，中央可见点状糜烂。

思考

1. 您的诊断是什么？

2. 为明确诊断，您认为还需做什么关键检查？

提示 可能的诊断：

1. 化脓性肉芽肿（granuloma pyogenicum）？

2. 寻常疣（verruca vulgaris）？

3. 附属器良性肿瘤（benign tumor of adnexal）？

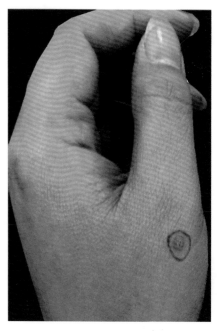

图 127-1 左手背丘疹

关键的辅助检查

1. 皮损组织病理 细长的上皮细胞条索由表皮多个位点延伸至真皮中层，相互吻合，周围被纤维血管包绕。部分细胞形成小导管样结构，导管边缘由嗜酸性包膜包绕（图 127-2、图 127-3）。

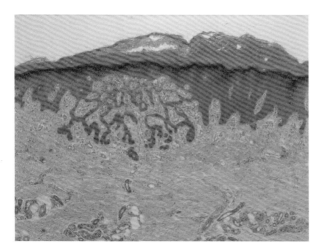

图 127-2 相互吻合的上皮细胞条索由表皮延伸到真皮，周围被纤维血管包绕，部分细胞形成小导管样结构，导管边缘由嗜酸性包膜包绕（HE×40）

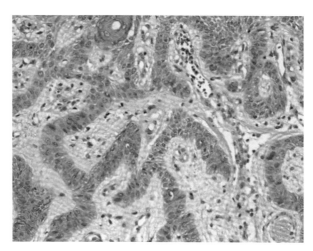

图 127-3 前图高倍（HE×200）

2. 免疫组化　上皮细胞 PAS 染色阳性，免疫组化染色 EMA 阳性。

最终诊断　外泌汗腺汗管纤维腺瘤（eccrine syringofibroadenomas，ESFA）。

诊断依据

1. 病史及病程　3个月。

2. 皮损部位　位于手背。

3. 皮损特点　表现为孤立丘疹，无自觉症状。

4. 组织病理　符合外泌汗腺汗管纤维腺瘤。

治疗方法　手术切除。

　　易误诊原因分析及鉴别诊断　外泌汗腺汗管纤维腺瘤（ESFA）是起源于小汗腺并向汗腺导管分化的少见良性病变。发病年龄为 16～80 岁，大多在 70～80 岁。其临床表现多样，共有 5 种临床亚型：①孤立型 ESFA；②伴外胚层发育不良的多发性 ESFA：典型临床表现是多发的红斑性丘疹，常发生于四肢，可伴有眼睑汗腺囊瘤、少毛、牙发育不全和指（趾）甲发育不良等外胚层发育不良表现；③不伴皮肤表现的多发性 ESFA：典型皮损位于掌跖部，发病年龄偏大，不伴皮肤的其他异常；④非家族性单侧线状 ESFA：无家族史，为单侧性，常表现为多发的丘疹、斑块，呈线状排列，好发于四肢；⑤反应性 ESFA：伴随其他炎症或肿瘤性皮肤的反应性上皮改变，伴有静脉曲张、甲床损伤、足慢性溃疡、烧伤瘢痕溃疡、大疱性类天疱疮、表皮松解症和鳞状细胞癌等。其中以孤立性最常见，大多表现为孤立性疣状丘疹或皮损，可发生于体表任何部位，主要见于中老年人肢端。

　　ESFA 临床非常少见，与其他文献中报道的病例比较，本例患者皮损更小，病程更短，容易误诊。需要与以下疾病进行鉴别：

　　1. 化脓性肉芽肿　通常具有外伤史，基本损害为高出皮面的鲜红色或棕红色小肿物，表面光滑，质软、有弹性，触之易出血，通常也无自觉症状，偶有溃破、糜烂。组织病理表现为真皮和皮下组织内血管增生，内皮细胞肿胀，周围广泛的淋巴细胞、组织细胞和大量嗜酸性粒细胞浸润。根据组织病理表现与本病容易鉴别。

　　2. 寻常疣　由人乳头瘤病毒感染所致，典型损害为灰褐色或肤色绿豆至黄豆大小半球形隆起于皮肤表面的丘疹或结节，表面粗糙或呈疣状，触之硬，常无自觉症状。组织病理表现为表皮角化亢进、棘层肥厚及乳头瘤样增生，在棘细胞上层及颗粒层可见空泡化细胞。根据组织病理表现与本病容易鉴别。孙建方教授曾报道了一例临床上模拟寻常疣表现的病例，经组织病理和免疫组化检查诊断为外泌汗腺汗管纤维腺瘤。

（周培媚　王　琳）

病例 128

临床照片 见图 128-1。

一般情况 患者女，58 岁。

主诉 左眼角结节 10 余年。

现病史 患者自诉 10 余年前发现左眼角一淡褐色黄豆大小半透明的光滑结节，无瘙痒、疼痛等不适。未予重视及治疗。10 余年间，左眼角结节未见消退，无增大、缩小，无瘙痒、疼痛等不适，遂至我院就诊。病程中患者精神、睡眠及饮食可。大小便正常，体重无明显变化。

既往史及家族史 无特殊。

体格检查 各系统检查未见明显异常。

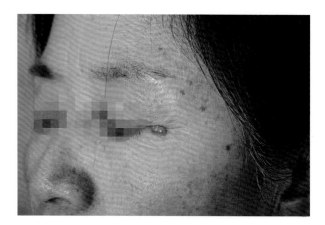

图 128-1 左眼角浅褐色结节

皮肤科检查 左侧外眼角处可见一黄豆大小的淡褐色梭形结节，表面光滑，半透明，边界清楚，触之有囊性感，可推动，无明显压痛。

实验室检查 血常规、肝肾功能未见明显异常。

思考

1. 您的诊断是什么？

2. 为明确诊断，您认为还需做什么关键检查？

提示 可能的诊断：

1. 黏液样囊肿（myxoid cyst）？

2. 基底细胞癌（basal cell carcinoma）？

3. 蓝痣（blue nevus）？

关键的辅助检查 组织病理示表皮大致正常，真皮内可见一扩大囊腔样结构。囊壁由两层细胞构成，外层为梭形肌上皮细胞，内层为高柱状上皮细胞，可见顶浆分泌。病理诊断：考虑大汗腺汗囊瘤（图 128-2、图 128-3）。

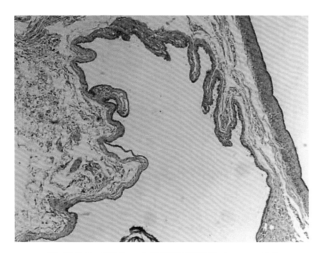

图 128-2 真皮一大的囊腔样结构（HE×40）

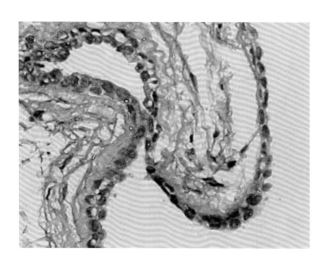

图 128-3 囊壁由两层细胞构成，外层为梭形肌上皮细胞，内层为高柱状上皮细胞（HE×400）

最终诊断　大汗腺汗囊瘤（apocrine hidrocystoma）。

诊断依据

1. 病程　10余年。

2. 皮损部位　位于左眼角。

3. 皮损特点　黄豆大小的淡褐色梭形结节，表面光滑，半透明，边界清楚，触之有囊性感，可推动，无明显压痛。

4. 无自觉症状，10余年间皮损无增大或缩小。

5. 组织病理检查　符合大汗腺汗囊瘤。

治疗方法　手术切除，术后随访至今未复发。

讨论　大汗腺汗囊瘤又名顶泌汗腺汗囊瘤，临床少见，是一种来源于顶泌汗腺的良性肿瘤。多见于中老年人，多为单发，偶见多发病例。好发于面部，以眼周最多见，亦可发生于头皮、胸部、背部、足等部位，极少发生于大汗腺聚集部位，曾有个别报道发生于外阴。具体病因不明，可能与汗管阻塞，导致汗液潴留而形成扩张性的囊性结构有关。皮损可为肤色、蓝色、淡蓝色、紫色半透明囊性结节。一般无自觉症状，生长缓慢。典型组织病理学示囊壁常由两层细胞组成，内层由高柱状细胞组成，可见顶浆分泌；外层由扁平或立方形肌上皮细胞构成。囊肿周围由PAS染色阳性的基底膜包绕。治疗上一般采用手术切除，复发率低。大汗腺汗囊瘤临床上需与黑色素瘤、基底细胞癌、蓝痣等相鉴别，病理上需与小汗腺汗囊瘤鉴别，通过组织病理检查可明确诊断。

1. 基底细胞癌　是基底细胞的恶性肿瘤，好发于头、面、颈及手背等处。皮损表现多样，可分为5种临床亚型，结节溃疡型皮损表现为淡褐色或灰白色半透明结节，色素型皮损可为灰褐色或深黑色。这两型基底细胞癌与本病在临床上有时很难区分，鉴别主要依靠组织病理检查。

2. 蓝痣　是真皮黑色素细胞局限性增生所形成的良性肿瘤，多见于手背、足部。皮损表现为蓝色、蓝灰色或铁青色丘疹或结节，表面光滑，通常为单个，边界清。结合临床和组织病理检查可与本病鉴别。

3. 小汗腺汗囊瘤　较常见，系小汗腺真皮内导管扩张所致。好发于面部，以眼周多见。皮损常单发，也可多发，表现为针尖至豌豆大小的囊性透明丘疹，呈淡褐色或淡蓝色，穿刺后有液体流出。组织病理与本病较为相似，但小汗腺汗囊瘤无顶浆分泌，可依此鉴别。

（邵　映　尹逊国）

病例 129

临床照片　见图129-1。

一般情况　患者女，53岁，保洁员。

主诉　左侧眉头下结节4年余，增大1年，瘙痒3个月。

现病史　患者诉4年前无明显诱因发现左侧眉头下有一黑色点状毛刺结节，自行挑破毛刺后局部形成细小空洞，可挤出豆腐渣样物。局部形成结节，无明显瘙痒、疼痛等特殊不适。1年前无明显诱因结节逐渐增大。3个月前出现瘙痒感，结节表面无破溃或分泌物流出。今患者为求进一步诊治特来我科门诊就诊。患者病程中精神、饮食、睡眠可，大小便正常，体重无变化。

既往史及家族史　无特殊。

体格检查　系统查体无特殊。

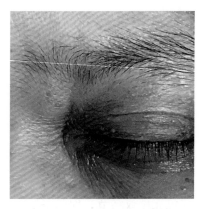

图129-1　左眉头下皮下结节

皮肤科检查 左侧眉头下可见约 1.0 cm×1.0 cm 大小的结节，边界清楚，质地硬，活动度差，表面皮肤呈淡红色斑，光滑，无破溃或分泌物等。

辅助检查 体表肿物 B 超示包块处皮下脂肪层内混合回声结节（皮脂腺囊肿可能）。

思考

1. 您的诊断是什么？

2. 为明确诊断，您认为还需做什么关键检查？

提示 可能的诊断：

1. 毛发上皮瘤（trichoepithelioma）？

2. 表皮囊肿（epidermal cyst）？

3. 毛囊皮脂腺囊性错构瘤（folliculosebaceous cystic hamartoma）？

4. 皮脂腺增生（sebaceous gland hyperplasia）？

关键的辅助检查 组织病理示真皮内可见一个囊腔样结构开口于表皮，囊壁由鳞状上皮构成，囊腔内可见角质物，基底细胞样上皮细胞索自囊壁向外周呈放射状生长并相互交织，可见不成熟的毛囊、毳毛及小的皮脂腺结构。上皮细胞索及继发毛囊周围有纤维间质包绕，与周围结缔组织间可见收缩间隙。病理诊断：符合毛囊瘤（图 129-2、图 129-3）。

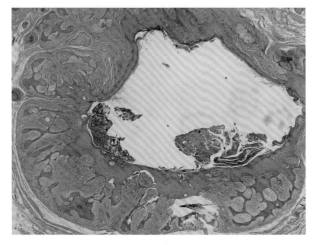

图 129-2 真皮内见一个囊腔样结构，基底细胞样上皮细胞索自囊壁向外周呈放射状生长，可见不成熟的毛囊、毳毛及小的皮脂腺结构（HE×40）

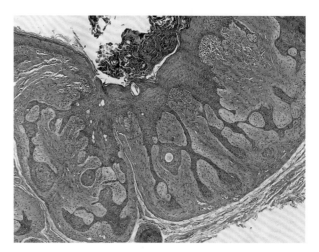

图 129-3 前图高倍（HE×100）

最终诊断 毛囊瘤（trichofolliculoma）。

诊断依据

1. 病史及病程 4年。

2. 皮损部位 位于左眉头下，单发皮损。

3. 皮损特点 皮下结节，边界清楚，质地硬，活动度差，表面淡红色斑，光滑，无破溃或分泌物。

4. 组织病理 符合毛囊瘤病理表现。

治疗方法 手术切除治疗。

易误诊原因分析及鉴别诊断 毛囊瘤是一种具有毛囊分化的错构瘤，表现为直径 0.2～0.5 cm 的单个肤色丘疹或结节，偶尔多发，无自觉症状。皮损好发于成人面部，尤其是鼻部，其次是头皮、颈部、外耳道、生殖器，唇部、上肢及外阴也有报道。皮损中央开口处穿出 1 根或多根柔软的白色毳毛具有特征性，部分病例可不具有此表现。组织学表现为一个或多个毛囊漏斗部囊肿样结构开口于表皮，自囊壁伸出许多次级毛囊，每个次级毛囊被界限清楚的结缔组织鞘包绕，可见成熟或发育不良的毳毛毛囊，周围结缔组织鞘和邻近真皮间可见收缩间隙。临床上应注意与毛发上皮瘤、表皮囊肿、毛囊皮脂腺囊性错构瘤和皮脂腺增生相鉴别。

1. 毛发上皮瘤　较常见的为单发性无症状丘疹、结节，好发于成年人，多发皮损见于儿童或青少年。病理学上表现为真皮内界限清楚的基底样细胞呈结节状或分页状排列，其特点是基底样细胞团块中有大量角囊肿，可见乳头间质体及钙化。周围细胞核呈栅栏状排列。囊肿周围间质和周围真皮间可见收缩间隙，真皮内一般无明显炎症细胞浸润。结合临床和组织病理，两者不难鉴别。

2. 表皮囊肿　常见于成年人，为圆顶形隆起的结节肿物，生长缓慢，正常皮色，有弹性，可活动，通常无自觉症状，部分囊肿挤压后可从顶部毛囊皮脂腺开口流出干酪样角质物。组织病理显示真皮内囊肿形成，囊壁由数层鳞状上皮组成，囊内充满角质，呈环层状排列，偶可见少量角化不全细胞。结合临床表现和组织病理可鉴别。

3. 毛囊皮脂腺囊性错构瘤　是一种少见的错构瘤，由毛、皮脂腺和间质成分组成。有学者认为毛囊皮脂腺囊性错构瘤是更晚期的毛囊瘤，其间质内成熟的脂肪细胞不是错构瘤的特征，而是一种退化的标志。本病于 45～60 岁多发，也可出生时即有。典型临床表现为外生性的孤立丘疹或结节，也可呈肤色的皮下结节，直径常＜2.5 cm，巨大型直径可达 15 cm，好发于面中部，尤其是鼻部。组织病理可见皮脂腺通过导管与扩张的漏斗样囊腔连接，囊腔可不明显。上皮结构周围纤维呈板层状增生。硬化的胶原周围基质内可见纤维束、脂肪细胞和增生的小血管，硬化的胶原、基质及周围真皮之间出现裂隙。皮损局限于真皮，个别病例可深达皮下。其显著的基质变化特点以及皮脂腺的分化程度有助于与皮脂腺毛囊瘤相鉴别。

（陈金银　喻光莲　起　珏）

病例 130

临床照片　见图 130-1。

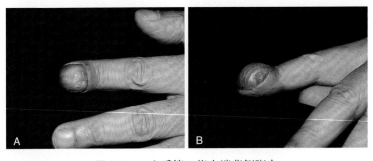

图 130-1　左手第二指末端背侧膨大

一般情况　患者男，58 岁，工人。

主诉　发现左手第二指末端背侧膨大 10 余年。

现病史　患者 10 年前偶然发现左手第二指末端背侧膨大，不伴疼痛、压迫感等不适，未予重视及诊治。后上述手指末端背侧膨大逐渐进展，并出现该指甲改变。指甲表面粗糙、凹凸不平，出现甲纵嵴，指甲远端及两侧色素加深，遂至我院门诊。精神、睡眠及饮食可，大小便正常，体重无明显变化。

既往史及家族史　否认左手外伤及感染史，家族中无类似患者。

体格检查　一般情况可，神志清、精神可。系统查体未见明显异常。

皮肤科检查　左手第二指末端向背侧膨大，指端变形呈杵状，病变未越过远端指间关节。指甲明显隆起，曲度增加，表面不平，可见点状凹陷、甲纵嵴，指甲远端色素沉着，触诊指端背侧质硬，不伴压痛及波动感。

实验室检查　血常规、肝和肾功能、术前凝血常规、输血前全套等检查未见明显异常。

思考

1. 您的诊断是什么？

2. 为明确诊断，您认为还需做什么关键检查？

提示　可能的诊断：

1. 甲下浅表肢端纤维黏液瘤（subungual superficial acral fibromyxoma）？

2. 内生软骨瘤（enchondroma）？

3. 甲下软组织软骨瘤（subungual soft tissue chondroma）？

关键的辅助检查

1. 左手示指彩超　左手第二指甲下查见大小约 20 mm×14 mm×18 mm 的弱回声团，边界较清，形态较规则。该团块包绕末节指骨。末节指骨骨皮质表面不光滑，部分连续性中断，血流信号丰富。

2. 左手指 X 线片　左手示指远端指骨内侧见膨胀性骨质破坏，周围见软组织肿块形成，边界欠清，考虑肿瘤性病变，左手余诸骨骨质未见异常（图 130-2）。

3. 组织病理　镜下见肿瘤由排列成分叶状的成熟透明软骨构成。

治疗方法　手术切除。术中观察：掀开甲板，可见覆盖在肿块之上的甲板明显变薄。切开甲床，可见白色瘤体，直径约 2 cm。瘤体未与指骨连接，易于分离，用有齿镊钳夹瘤体较易捏碎（图 130-3、图 130-4）。

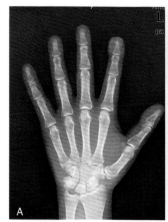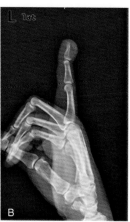

图 130-2　左手示指远端指骨内侧见膨胀性骨质破坏，周围见软组织肿块形成，边界欠清

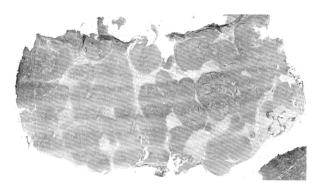

图 130-3　肿瘤由排列成分叶状的成熟透明软骨构成（HE×40）

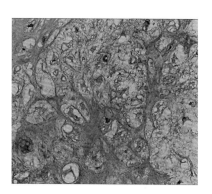

图 130-4　前图高倍（×400）

最终诊断 甲下软组织软骨瘤。

诊断依据

1. 病史及病程 发现左手第二指末端背侧膨大10余年，无自觉症状。

2. 皮损部位 左手第二指末端。

3. 皮损特点 左手第二指末端背侧膨大、变形，指甲隆起，表面不平，可见点状凹陷和甲纵嵴，指甲远端色素沉着，触诊质硬，无压痛。

4. 伴随症状 无。

5. 左手示指彩超示左手第二指甲下查见大小约20 mm×14 mm×18 mm的弱回声团，边界较清，形态较规则。该团块包绕末节指骨。末节指骨骨皮质表面不光滑，部分连续性中断，血流信号丰富。

6. 左手指X线片示左手示指远端指骨内侧见膨胀性骨质破坏，周围见软组织肿块形成，边界欠清，考虑肿瘤性病变。

7. 组织病理学检查可见肿瘤由排列成分叶状的成熟透明软骨构成。

易误诊原因分析及鉴别诊断 软组织软骨瘤是一种罕见的良性软组织肿瘤，常单发且缓慢发展，多数呈圆形或卵圆形，直径多小于3 cm，好发于手足部位，身体其他部位少见。除其生长到一定程度可产生压迫症状外，患者常无明显自觉症状，极少数可伴压痛或功能受限。影像学可见肿瘤界限清楚，与骨组织无相关性。组织病理可见肿瘤主要由排列成分叶状的透明软骨组成，部分病变可伴黏液变、纤维化及骨化。由于软骨基质深浅不一，染色后镜下可见淡染的毛玻璃样改变到深染的黏液变区域。手术切除是目前首选的治疗方法，但切除后仍有复发的可能。

既往只有1例报道软组织软骨瘤发生在甲下，但其临床表现与本例相差较远，且未引起手指末端背侧膨大。由于软组织软骨瘤可压迫相邻骨质引起骨质变形，因此早期正确诊断与及时手术治疗对该病患者的预后极其重要。对病情呈缓慢发展的手指末节背侧隆起的病变，皮肤外科及骨与关节外科医生应积极进行相关的影像学检查，并考虑到甲下软组织软骨瘤的可能性，避免漏诊、误诊，影响预后。甲下软组织软骨瘤应与甲下肢端纤维黏液瘤及内生软骨瘤等相鉴别，术中观察瘤体形态及术后病理检查有助于明确诊断。

1. 甲下肢端纤维黏液瘤 浅表肢端纤维黏液瘤是一种少见的良性软组织间叶性肿瘤，指（趾）部为好发部位，部分可发生于甲下。大体形态多为单发白色或粉红色结节，无自觉症状，其内可包含胶状黏液。组织病理可见肿瘤，主要由星形和梭形成纤维细胞组成，间质可呈黏液样、纤维黏液样或胶原纤维样。结合病理检查有助于鉴别。

2. 内生软骨瘤 是一种常见的起源于软骨的良性骨肿瘤，生长缓慢，多见于青少年，好发于手足部短管状骨，可单发或多发。影像学可见病变位于骨髓腔内，可见不同程度的钙化或骨化病灶。组织病理学上可见肿瘤由成熟的透明软骨形成，可呈分叶状，边界清楚。主要结合影像学检查及术中观察肿瘤生长的位置与软组织软骨瘤加以鉴别。

（陈玉沙 刘宏杰 薛斯亮）

病例 131

临床照片 见图 131-1。

一般情况 患者女，10 岁。

主诉 左肩结节伴痒半年。

现病史 患者半年前无明显诱因左肩部出现一粒淡紫红色结节，自觉轻度瘙痒，未予重视。后结节逐渐增大至鸽蛋大小。

既往史及家族史 无特殊。

体格检查 一般情况良好，发育正常。全身系统检查无异常，全身未触及肿大的淋巴结。

皮肤科检查 左肩部可见鸽蛋大小淡紫红色类圆形结节，表面光滑，可见毛细血管扩张，质稍硬，无压痛，无波动，皮温正常。结节边界不清，不可推动。

实验室检查 暂无。

思考

1. 您的诊断是什么？

2. 为明确诊断，您认为还需做什么关键检查？

提示 可能的诊断：

表皮囊肿（epidermal cyst）？

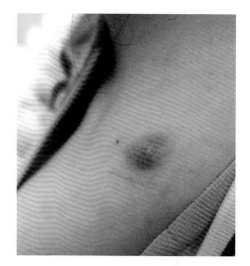

图 131-1 左肩紫红色结节

关键的辅助检查

1. 组织病理 镜下可见肿瘤细胞小，呈圆形或卵圆形，胞质少，核呈圆形或椭圆形，核分裂象多少不等，细胞呈片状或巢状排列（图 131-2）。

2. 免疫组化 CD99（＋），CD31（血管＋），CD34（血管＋），PAN-CK（上皮＋），VIM（＋），NKX2.2（＋），S-100（灶＋），Ki-67 增殖指数为 5%＋，SMA（＋）。

最终诊断 尤因肉瘤（Ewing's sarcoma）。

诊断依据

1. 病史及病程 半年。

2. 皮损部位 位于单侧肩部。

3. 皮损特点 表现为鸽蛋大小淡紫红色类圆形结节，表面光滑，可见毛细血管扩张，质稍硬，边界不清。

4. 伴随症状 瘙痒。

5. 组织病理 尤因肉瘤。

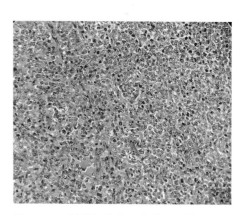

图 131-2 肿瘤细胞小，胞质少，核呈圆形或椭圆形（HE×200）

治疗方法 骨外尤因肉瘤与骨尤因肉瘤具有相同的生物学行为，对放、化疗均较敏感，治疗方式均主张以手术、放疗、化疗为主的综合治疗。手术主张局部广泛切除术。

易误诊原因分析及鉴别诊断 尤因肉瘤是一种高度恶性的小圆细胞肿瘤，好发于儿童和青少年。骨外尤因肉瘤（extraskeletal Ewing's sarcoma，EES）是指原发于骨组织外的尤因肉瘤，由成片或小叶状分布的原始小圆细胞组成。骨外尤因肉瘤罕见，发病率低，约占软组织恶性肿瘤的 1.1%，好发于青年人，年龄范围为 15～30 岁，很少超过 40 岁，男性多见。骨外尤因肉瘤主要发生在脊柱旁、下肢和胸壁，少数发生在盆腔、腹膜后、上肢和头颈。本病的主要临床症状为生长在软组织深处的肿块，一般局部表面无红、肿、发热等炎症表现，部分患者可出现局部疼痛。骨外尤因肉瘤的临床表现缺乏特异性，因此容易误诊、漏诊。尤因肉瘤应与其他表现为肿物的疾病进行鉴别。

1. 表皮囊肿　是最常见的皮肤囊肿，可发生于皮肤的任何部位，以面部和躯干上部常见。皮损为境界清楚的真皮结节，表面可见一中央孔。组织病理表现为充满层化角质的囊腔，以含颗粒层的复层鳞状上皮为囊壁。通过组织病理学检查可鉴别诊断。

2. 神经母细胞瘤　是儿童时期常见的肿瘤，皮肤转移常见。儿童的神经母细胞瘤的临床表现为多发的蓝色或紫色皮肤丘疹或结节。组织病理可见小圆形蓝色细胞，呈巢状或浸润性生长。免疫组化 S-100（＋），CD99（＋），神经元特异性烯醇化酶（＋），神经纤维细丝（＋）。通过行组织病理学检查及免疫组化可鉴别诊断。

（罗　雯　曹　兰）

病例 132

临床照片　见图 132-1、图 132-2。

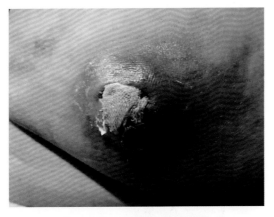

图 132-1　右下腹部红色肿块

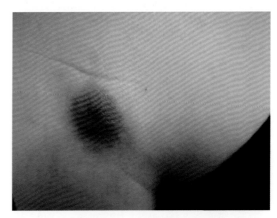

图 132-2　左上臂红色结节

一般情况　患者女，40 岁。

主诉　右下腹部肿块伴疼痛 1 个月余。

现病史　患者 1 个多月前无明显诱因出现右下腹部鹌鹑蛋大小肿块，后肿块逐渐扩大，伴局部红肿、疼痛，左上臂出现类似肿块。在当地医院诊治，考虑为"痈"，进行抗菌治疗并给予右下腹部肿块切开引流。术中发现仅有少量脓性分泌物流出。行囊液涂片，提示见非典型细胞，病情无好转而到我院诊治。发病前无咳嗽、咳痰、胸痛或呼吸困难等不适。近 1 个月体重下降 1 kg。小便黄，大便正常。

既往史及家族史　否认慢性疾病史、抽烟史，父亲因肺癌去世。

体格检查　一般情况尚可，神志清。全身浅表淋巴结未触及肿大。皮肤、巩膜无黄染，无肝掌及蜘蛛痣。心、肺检查无异常。腹平软，肝于右肋下 2 cm、剑下 3 cm 可以触及，质韧，表面光滑，无压痛。脾未触及。

皮肤科检查 右下腹部可见约拳头大小、界限不清的质硬浸润性肿块，有压痛，其顶端可见手术切开创口及引流条，左上臂见一杏仁大小、界限不清的浸润性暗红色结节。

实验室及辅助检查 血常规正常。血生化（肝和肾功能、血糖、电解质、血脂）正常。超声示右下腹腹壁及左上臂混合性包块（炎性可能），左肩部包块不均质回声结节（感染性病灶可能）。

思考

1. 您的诊断是什么？

2. 为明确诊断，您认为还需做什么关键检查？

提示 可能的诊断：

1. 痈和疖（carbuncle and furuncle）？

2. 皮肤淋巴瘤（cutaneous lymphoma）？

3. 皮肤转移性肿瘤（cutaneous metastatic tumor）？

4. 结节病（sarcoidosis）？

关键的辅助检查

1. 组织病理 中等程度或分化不良，呈上皮样细胞岛，角质形成细胞呈非典型性，表现为大而奇形怪状的细胞，以及梭形细胞、透明细胞和大量核分裂象。腹壁组织病理免疫组化提示 CK5/6（＋），p63（＋），P40（＋），VIM（－），PD-1（－），PD-L1（弱+），HMB45（－），S-100（－），SOX-10（－），Melan-A（－）。病理诊断：多考虑鳞状细胞癌皮肤转移（图132-3）。

2. 胸、腹部CT ①右肺中叶占位、肿瘤性病变待排查，建议穿刺活检，纵隔内肿大淋巴结；②双肺多发性结节，右侧少量胸腔积液；③右腹壁斑块，建议穿刺活检；④右侧膈肌后脊柱占位，考虑转移可能，L2骨质破坏；⑤肝S5低密度影，考虑囊肿；左肾低密度影，考虑囊肿；⑥子宫附件建议结合超声（图132-4）。

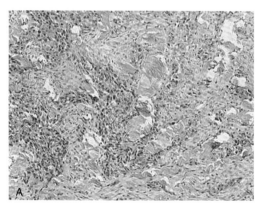
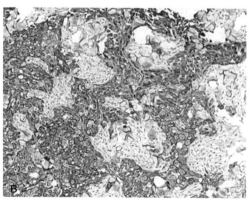

图132-3 真皮内散在梭形细胞或上皮细胞，部分细胞异型，可见分裂象（HE×100）

3. 右下腹部行囊液涂片 囊液查见非典型细胞，不排除恶性。

4. 全身骨扫描 右下腹腹壁及右侧膈肌后脊柱旁占位，提示多处骨异常代谢活跃，考虑骨转移。

5. 右肺肿块穿刺活检 鳞状细胞癌。

最终诊断 右肺鳞状细胞癌皮肤转移（右肺鳞状细胞癌 TxN2M1c ⅣB 期）（skin metastasis of right lung

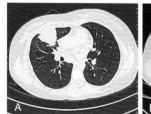
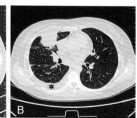

图132-4 右肺中叶内侧段约 4.9 cm×4.5 cm 呈分叶状占位

squamous carcinoma）。

诊断依据

1. 病程 30天。

2. 位于右下腹、左上臂。

3. 皮损表现 为界限不清的质硬浸润性肿块、暗红色结节，有压痛。

4. 自觉疼痛。

5. 右下腹部行囊液涂片 囊液查见非典型细胞。

6. 腹部肿块病理诊断 多考虑鳞状细胞癌皮肤转移。

7. 胸、腹部CT报告 右肺中叶占位，肿瘤性病变待排查。

8. 右肺肿块穿刺活检 提示鳞状细胞癌。

治疗方法 患者转至肿瘤医院，采用GP化疗方案（吉西他滨、顺铂），治疗后病灶未见明显好转，并出现局部扩散。

易误诊原因分析及鉴别诊断 据报道恶性肿瘤发生皮肤转移的概率为0.7%～9%，约7.8%的内脏恶性肿瘤是以皮损作为首发征象。皮肤转移癌临床表现多样，大多表现为结节或肿块，容易与其他皮肤结节肿块性疾病相互混淆（如痈和疖、皮肤淋巴瘤、结节病等）而延误治疗。本例患者为中年女性，右下腹突发肿块伴红肿、疼痛，超声也提示为炎性包块，故开始被误诊为炎症性肿块，并切开引流，予抗菌治疗，但无明显疗效。后经全面检查，发现为肺鳞状细胞癌皮肤转移。据报道男性最常见的皮肤转移癌依次是肺癌、大肠癌及黑色素瘤，而在女性中最常见的则依次是乳腺癌、大肠癌、黑色素瘤、卵巢癌和肺癌。肺癌发生皮肤转移的概率为2.8%～24%，平均年龄约为56岁。皮肤转移部位大多在胸部，其次是胸腹部、背部、前额、腹部及头顶，肩部及四肢偶有出现。晚期肺癌治疗效果不佳。Triller Vadnal K等使用放化疗联合治疗肺癌，皮损好转不明显，可能是因为皮肤血供差所致。本例患者采用GP方案（吉西他滨、顺铂）治疗后病灶未见明显好转，并出现局部扩散。此外，如果皮肤是肿瘤的唯一转移部位，则生存期达10个月；若还存在其他皮肤外转移，则生存期不超过3个月。该患者目前考虑诊断右肺鳞状细胞鳞癌TxN2M1c ⅣB期，属于肺癌晚期，并出现骨、腹膜后及皮下多处转移，虽遵医嘱进行规律化疗，但追踪复查CT，提示肺部肿块及皮损稍增大，治疗效果不佳，预后极差。

本病例提示皮肤科医生在诊治疾病中，在遇到无诱因突发性的无症状、界限不清的结节或肿块时应重视，需高度怀疑是否存在皮肤转移性肿瘤，应进行详细全面的体格检查及实验室检查，与其他皮肤结节肿块性疾病（如疖和痈、皮肤淋巴瘤、结节病等）进行鉴别。

1. 痈 是金黄色葡萄球菌感染引起的化脓性感染，是多个相邻的毛囊被感染，底部相互融合，皮损表现为大面积的红、肿、热、痛，面积为3～9 cm²。皮肤表面从多个毛孔溢出脓液，伴有剧烈疼痛和触痛，多发于肩、背等皮肤较厚的部位，常伴有发热、乏力等全身症状，愈后多留有瘢痕，血常规检查有白细胞及中性粒细胞增高的感染血象。通过临床表现结合血常规、组织病理等，两者不难鉴别。

2. 结节病 是一种全身性肉芽肿病，累及皮肤和许多内部器官。受累的部位除皮肤外，可累及肺、纵隔及周围淋巴结、指（趾）骨、心肌、中枢神经系统、肝、脾、肾、眼及腮腺等。病情经过缓慢，缓解和复发相交替。其临床表现多种多样。结节病的皮肤表现为多种形态，常为丘疹、结节、斑块、红皮病、银屑病样、瘢痕性肉样瘤、色素减退及秃发损害。皮损不对称地分布于面部及四肢等处。皮疹坚硬，触之有弹性，逐渐扩展至皮下，累及整个真皮的厚度。常无自觉症状，可伴肺门及纵隔淋巴结肿大。组织病理表现为上皮样肉芽肿。结合临床组织病理和系统检查，两者不难鉴别。

（农 祥 赵婷婷 俞奕彤 李 晔）

病例 133

临床照片　见图 133-1。

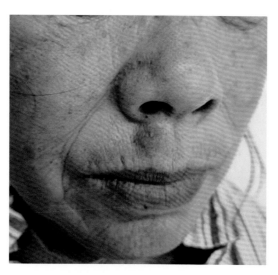

图 133-1　右侧鼻孔下方结节

一般情况　患者女，55 岁，职员。

主诉　右侧鼻孔下方结节 7 年。

现病史　患者于 7 年前无明显诱因右侧鼻孔下方出现一小结节，无自觉症状，未予重视，未行诊治。后结节逐渐增至花生米大小，无破溃、出血。为进一步诊治，于 2020 年 12 月到我院就诊。患者否认发病前患处有外伤史，自发病以来肿物未曾有出血、疼痛及瘙痒。患病 7 年来从未治疗过，体重无明显变化。病程中患者无头痛、头晕、恶心、呕吐等情况，精神、睡眠及饮食皆可，大小便正常，体重无明显变化。

既往史及家族史　无特殊。

体格检查　一般情况可，神志清，精神佳，对答流利。一般情况可，心、肺、腹无异常。全身浅表淋巴结未扪及增大。皮肤、巩膜无黄染，无肝掌及蜘蛛痣。心、肺无异常。腹平软，肝未触及，无压痛。脾未触及。

皮肤科检查　右侧鼻孔下方可见一肤色圆形结节，约花生米大小，隆起于皮面，境界清楚，触之坚硬，无压痛，结节表面光滑，无破溃，基底较宽，可见毛细血管扩张。

实验室检查　血常规、血生化（肝和肾功能、血糖、电解质、血脂）正常。HIV-Ab 阴性。

思考

1. 您的诊断是什么？

2. 为明确诊断，您认为还需做什么关键检查？

提示　可能的诊断：

1. 毛母质瘤（pilomatrixoma）？

2. 皮肤混合瘤（mixed tumor of the skin）？

3. 微囊肿附属器癌（microcystic adnexal carcinoma）？

关键的辅助检查　组织病理示表皮大致正常，真皮内有一境界清楚的肿瘤团块，肿瘤由嗜碱性上皮样细胞和间质组成，可见大小不一的管状、树枝状、囊状腔结构埋在丰富的间质内（图 133-2、图 133-3）。管腔内衬以两层上皮细胞，并可见顶浆分泌，腔内含有嗜伊红物质，肿瘤细胞无异型，间质表现为黏液样改变及软骨样基质。免疫组织化学染色：Ki-67 增殖指数 30%，波形蛋白（＋），Desmin（－），SMA（－），CK（＋）。病理诊断：皮肤混合瘤。

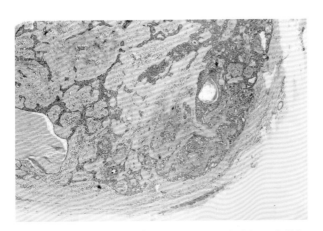

图 133-2 真皮内界限清楚的肿瘤团块，嗜碱性上皮样细胞相互吻合的管腔样或囊腔样间质黏液样变（HE×40）

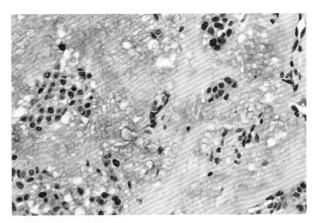

图 133-3 前图高倍，嗜碱性上皮样细胞团块，间质明显黏液样变（×200）

最终诊断 皮肤混合瘤。

诊断依据

1. 病史及病程 7 年。
2. 皮损部位 位于右上唇鼻孔下方。
3. 皮损特点 表现为孤立的皮下结节肿物，质硬，表面毛细血管扩张。
4. 组织病理 符合皮肤混合瘤。

治疗方法 在局麻下行头部皮下肿物切除及游离皮瓣修复，术后 7 天拆线，伤口恢复较好，目前随访 2 个月未见复发。

易误诊原因分析及鉴别诊断 皮肤混合瘤又名汗腺混合瘤及软骨样汗管瘤，1892 年由 Nasse 首次报告，是一种少见的汗腺良性肿瘤，有报道其在上皮性肿瘤中占 0.010%～0.098%。皮肤混合瘤可发生于任何年龄，最常见于 20～40 岁，男性多见，无家族发病倾向。肿瘤 80% 位于头颈部，尤其是鼻部、颊部、上唇多见，偶见于身体其他部位，生长缓慢，无症状。临床上通常为单发，为真皮或皮下脂肪内坚实、境界清楚的结节，表面为正常肤色，偶呈紫红色，皮肤光滑，很少破溃。组织病理表现可分为大、小汗腺两种类型，大多数归类于大汗腺型。肿瘤通常呈多叶状，位于真皮深部和（或）皮下脂肪层，肿瘤由上皮和间质组成，上皮成分由立方形或多边形细胞巢或条索组成，胞质丰富，嗜伊红性，胞核嗜碱性，并可见管状和囊状或部分分枝的腔，管腔埋在丰富的间质内，衬以两层上皮细胞，腔内有嗜伊红无定形物质，耐淀粉酶 PAS 染色阳性，也有呈单排的上皮细胞或单个上皮细胞广泛散布于间质内。一些肿瘤基质中可见单个的浆细胞样细胞，其胞质丰富，嗜伊红毛玻璃状，核偏侧分布。有时可见角质囊肿和鳞状分化，也可见向毛囊和皮脂腺分化。软骨样基质中可见梭形肌上皮细胞，可有钙化灶。在许多区域内有丰富的间质，或表现为黏液样，弱嗜碱性，或类似软骨样，尚可见大量成熟的脂肪细胞。另一种为小汗腺类型，具有小的管状腔，可见许多小导管，主要为小的上皮细胞团块或孤立的上皮细胞散在于黏液样的间质内。上述管腔仅衬一层扁平上皮细胞，并从该处增生呈逗号样，伸入间质内。免疫组织化学显示内层上皮具有明显的上皮特征，可表达角蛋白（CK）、上皮细胞膜抗原（EMA），外层上皮可表达 S-100、波形蛋白（Vimentin）等，而结蛋白（Desmin）及 SMA 均呈阴性表达，间质细胞的阳性标记类似于外层上皮。本例患者的免疫组织化学染色符合上述表现。皮肤混合瘤应与毛母质瘤、多形性腺瘤及微囊肿附属器癌等相鉴别，通过组织病理可明确诊断。

1. 毛母质瘤　毛母质瘤又名 Malherbe 钙化上皮瘤、毛囊漏斗毛母质瘤（infundibulo-matrix tumor）、毛囊漏斗毛母质囊肿（infundibulopilomatrix cyst），系起源于向毛母质细胞分化的原始上皮胚芽细胞。本病好发于青年人，女性发病率较高。肿瘤通常单发，常染色体显性遗传病患者可表现为多发性皮损。肿瘤生长缓慢，皮损为直径 0.5~3 cm 的结节，常发生于头面部，其次为上肢、颈、躯干及下肢。组织病理可见特征性嗜碱性细胞和影细胞。结合临床和组织病理，两者鉴别不难。

2. 多形性腺瘤　多形性腺瘤是最常见的涎腺肿瘤。临床常表现为无痛性、缓慢渐进性增大的肿块，边界清晰，活动度良好。两者有许多相似之处，但多形性腺瘤组织学起源于涎腺，皮肤混合瘤被认为起源于汗腺。结合临床和组织病理，两者可以区分。

3. 微囊肿附属器癌　又称硬化性汗腺导管（汗管）癌、恶性汗管瘤、伴汗管瘤特征的汗腺癌、局部侵袭性附属器癌、混合性附属器肿瘤，是一种具有局部侵袭性的恶性附属器肿瘤，既向汗管、又向毛囊分化。罕见，肿瘤好发于头部，尤其是鼻唇部及眶周，也可见于腋窝和乳房。为肉色、黄色或红色的坚实斑块，有时中央可见明显的小凹，肿瘤边界不清，偶尔形成溃疡。组织学上具有毛囊和汗腺双向分化的特点。可见基底样细胞组成的上皮细胞索、化生性角质囊肿及结缔组织增生的基质，但一般浸润较深，可侵袭神经及肌肉，有核异型。结合临床和组织病理，两者不难鉴别。

（刘治全　李发增　张　丽　黎　奇）

病例 134

临床照片　见图 134-1。

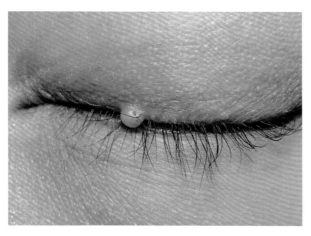

图 134-1　左上睑缘淡黄红色圆形结节

一般情况　患者男，29 岁。

主诉　左上睑体表肿物 8 个月余。

现病史　患者 8 个月前无明显诱因左上睑睑缘出现淡黄红色皮疹，后逐渐增大。局部无红肿及破溃，无明显痛痒。

既往史　既往体健，否认家族遗传病病史。

体格检查　一般情况良好，营养中等，系统检查无特殊。角膜和眼底检查无异常。

皮肤科检查　左上睑缘可见一淡黄红色丘疹，呈半球形，质地较韧，无波动感。

实验室及辅助检查　血常规、凝血及血脂均正常。皮肤镜下可见黄色背景下树枝状血管分布。

思考

1. 您的初步诊断是什么？

2. 为了明确诊断，您认为还需要做什么检查？

提示　可能诊断：

1. 皮赘（skin tag）？

2. 幼年性黄色肉芽肿（juvenile xanthogranuloma）？

3. 发疹性黄瘤（eruptive xanthoma）？

4. 丝状疣（filiform wart）？

关键的辅助检查　皮损组织病理示表皮变薄，真皮可见以组织细胞浸润为主的结节样细胞浸润，较多泡沫样组织细胞和Touton巨细胞。病理诊断：符合黄色肉芽肿（图134-2）。

最终诊断　幼年性黄色肉芽肿。

诊断依据

1. 发生在头面部的孤立性皮疹。

2. 皮损特点　孤立黄色丘疹，呈半球形，质地韧。

3. 组织病理　符合黄色肉芽肿。

治疗方法　局部手术切除后行病埋检查，6个月后随访，皮疹无复发。

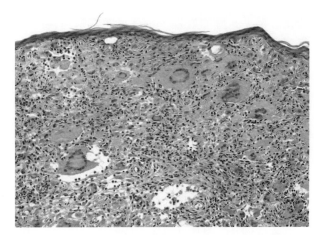

图134-2　真皮内结节状组织细胞浸润，胞质呈泡沫样，散在淋巴细胞和Touton巨细胞（HE×100）

易误诊原因分析及鉴别诊断　幼年性黄色肉芽肿是最常见的非朗格汉斯细胞组织细胞增生症。通常发生在婴幼儿，也可见于成年人，表现为淡红色、淡黄色或棕色的丘疹、结节或斑块。皮损可发生于身体任何部位，多见于头颈和躯干部，可单发或多发。婴幼儿型常在出生后6个月内发生，1~2岁内完全消退，而成人型较少自然消退。皮损中组织细胞和Touton巨细胞CD68阳性，CD1和S-100为阴性，这可与朗格汉斯细胞组织细胞增生症进行鉴别。该病患者往往血脂正常。临床上需要与以下疾病进行鉴别。

1. 皮赘　又称软纤维瘤，是一种常见的皮肤良性肿瘤，常见于中老年，尤以围绝经期后妇女多见，也可见于妊娠期，一般表现为单个有蒂的息肉样突起，质软，表面光滑，伴皮肤褶皱，呈肤色、褐色或淡红色。

2. 发疹性黄瘤　临床表现为黄色小丘疹，周边有红晕，好发于臀部、肩部及手臂伸侧。可成批出现，常伴瘙痒或压痛。患者多伴有高脂血症，皮疹可随血浆脂蛋白水平变化而增多或减少，组织病理表现为真皮浅层大量组织细胞及泡沫细胞。

（王晓莉　潘　搏）

病例 135

临床照片 见图 135-1。

一般情况 患者女，31 岁。

主诉 臀部包块 2 年。

现病史 患者于 2 年前发现臀部包块，无自觉不适，未特殊诊治，包块逐渐增大，遂入我科就诊。自发病以来，患者精神、饮食、睡眠可，大小便正常，体重无明显减轻。

既往史及家族史 否认其他内科疾病病史，否认手术外伤史，否认家族史。患者于 2017 年初及 2017 年底两次流产。2018 年底血糖监测提示糖耐量异常。口服二甲双胍治疗，3 个月后监测恢复正常且持续至今，并于 2019 年 6 月顺产一小儿。

体格检查 无异常。

皮肤科检查 臀部可扪及约 7 cm×4 cm 大小肿块，呈息肉状，表面光滑，边界不清，基底与周围组织粘连，无压痛。

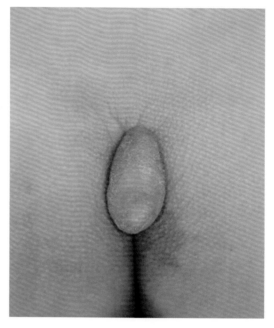

图 135-1 臀部息肉状肿块

实验室检查 血常规、凝血未见异常。彩超示实性等回声包块，倾向良性。

思考

1. 您的诊断是什么？

2. 为明确诊断，您认为还需做什么关键检查？

提示 可能的诊断

1. 臀部结节性黄色瘤（buttock nodular xanthoma）？

2. 胃肠道恶性肿瘤皮肤转移（skin metastasis of gastrointestinal malignant tumors）？

3. 脊椎肿瘤皮肤转移（skin metastasis of spinal tumors）？

关键的辅助检查 组织病理（臀部）示真皮内组织细胞弥漫性浸润，部分呈泡沫状。免疫组化示 CD68（＋），CD163（＋），S-100（－），CD1a（－），VIM（＋），Ki-67 增殖指数 >10%，LCA（＋），CD38（－），CD138（－），SMA（－），Des（－）。病理诊断：符合臀部结节性黄色瘤（图 135-2、图 135-3）。

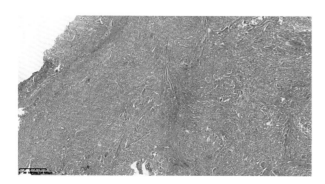

图 135-2 真皮内组织细胞弥漫性浸润（HE×80）

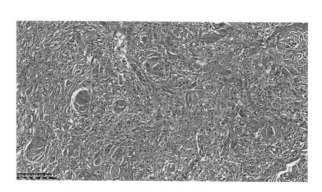

图 135-3 泡沫状组织细胞（HE×200）

最终诊断　臀部结节性黄色瘤。

诊断依据

1. 病史及病程　2年。

2. 皮损部位　位于臀部。

3. 皮损特点　表现为臀部包块，无自觉不适，包块逐渐增大。

4. 组织病理（臀部）　符合臀部结节性黄色瘤。

治疗方法　外科手术切除治疗，术后定期临床随访。

易误诊原因分析及鉴别诊断　黄瘤病是指真皮、皮下组织及肌腱中含脂质的组织细胞（泡沫细胞，又称黄瘤细胞）聚集形成的一种棕黄色或橘黄色皮肤肿瘤样病变，多伴有高脂蛋白血症，也是高脂蛋白血症一种常见的具有诊断价值的线索和皮肤表现。其发病机制不十分清楚，可分为睑黄瘤、腱黄瘤、结节性黄瘤、发疹性黄瘤、结节性发疹性黄瘤、小结节性黄瘤和扁平黄瘤。结节性黄瘤是位于真皮和皮下组织的扁平或凸起的淡黄色结节，大小从 3 mm 到几厘米不等，主要位于关节（肘、膝、手和脚的关节）或臀部，可见于高胆固醇血症状态如异常 β 脂蛋白血症和家族性高胆固醇血症，但也有案例报道结节性黄色瘤发生在血脂正常的患者。本病可能与某些全身性疾病相关，包括家族性高胆固醇血症、糖尿病和心血管疾病等，应仔细查找患者有无上述相关病因。本例患者为 31 岁女性，皮损位于臀部，无明显自觉症状，结合术前超声表现及皮肤组织病理及免疫组化结果，可诊断为结节性黄瘤病。患者于 2007 年糖耐量异常，且有流产史。有研究表明，妊娠流产与母亲患高血压、2 型糖尿病和高胆固醇血症有关，妊娠前患有糖尿病的母亲发生宫内胎儿死亡、先天畸形和小胎龄新生儿的概率比对照组高。本例患者的特别之处在于曾发生 2 次流产，但血糖控制后即顺产，且患者有高脂血症，考虑患者黄瘤病的发生可能与血糖、血脂异常有关，后期需注意血脂及糖尿病、心血管相关疾病，及早发现并治疗。此外，家族性高胆固醇血症常伴有不同类型的黄瘤，需注意检查患者父母及子女的血脂、血糖等情况。患者的病变位于骶尾部，边界不清，与周围组织粘连，需与来源于脊柱、关节及骨组织的转移性肿瘤及胃肠道恶性肿瘤转移性病变相鉴别。

1. 胃肠道恶性肿瘤皮肤转移　胃肠道恶性肿瘤皮肤转移一般由淋巴管或血管播散至皮肤，临床表现为无痛性浸润性斑块或结节，与周围皮肤粘连，活动度差。组织病理具有特征性，可予鉴别。

2. 脊椎转移瘤　脊椎含有骨髓及大量血管，因此较易发生肿瘤转移，其原发病灶主要来源于乳腺癌、肺癌、前列腺癌和肾癌等。脊椎转移瘤可有病理性骨折、活动受限、畸形、神经压迫等表现，疼痛是最常见的症状，X 线平片、CT 及 MRI 有相关影像学表现，结合组织病理检查，两者鉴别不难。

（罗　芸　阿　霄　汤　谒）

病例 136

临床照片 见图 136-1。

一般情况 患者男，34 岁。

主诉 右上唇皮肤结节 3 年余。

现病史 患者诉 3 年前无明显诱因右上唇皮肤出现一绿豆大小肤色结节，稍隆起于皮面，无疼痛及其他不适，自行挤压无分泌物挤出，未予重视。皮损逐渐增大，为求诊治，遂至我院就诊。

既往史及家族史 无特殊。

体格检查 全身浅表淋巴结未触及增大，系统检查无异常。

皮肤科检查 右上唇皮肤可触及一约 1.2 cm×1.0 cm 大小结节，隆起于皮面，表面可见毛细血管扩张。结节边界尚清楚，活动度差，质韧，无压痛，皮温正常。

实验室及辅助检查 血常规及凝血功能未见异常。

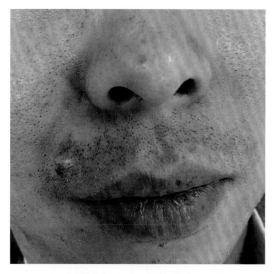

图 136-1 右上唇皮肤结节

体表包块 B 超示在右上唇皮下探及一囊实混合性结节，大小约 1.2 cm×1.0 cm，形态规则，边界清，CDFI 及 CDE 未见确切血流信号。考虑皮脂腺囊肿可能。

思考

1. 您的诊断是什么？

2. 为明确诊断，您认为还需做什么关键检查？

提示 可能的诊断：

1. 皮脂腺囊肿（sebaceous cyst）？

2. 神经纤维瘤（neurofibroma）？

3. 神经鞘瘤（neurilemmoma）？

4. 皮肤混合瘤（mixed tumor of the skin）？

5. 皮脂腺腺瘤（sebaceous adenoma）？

6. 创伤性神经瘤（traumatic neuroma）？

关键的辅助检查 组织病理示真皮内见纺锤形施万细胞，排列成束带状或漩涡状，部分细胞核排列成双层栅栏状。免疫组化示 Vimentin（+），SOX-10（+），NSE（−），NF（−），CD34 瘤细胞（−），CD163（−），SYN（−）。病理诊断：符合神经鞘瘤（图 136-2）。

最终诊断 神经鞘瘤。

诊断依据

1. 病史及病程 3 年余。

2. 皮损部位 位于右上唇皮肤。

3. 皮损特点 表现为孤立性结节，无压痛。

4. 组织病理及免疫组化 符合神经鞘瘤。

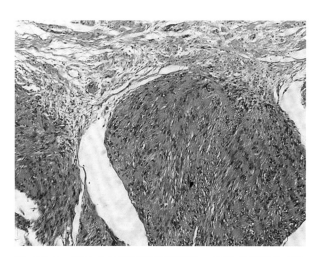

图 136-2 真皮内见纺锤形施万细胞，排列成束带状或漩涡状（HE×200）

治疗方法 完整手术切除。

易误诊原因分析及鉴别诊断 神经鞘瘤又称施万细胞瘤，是起源于施万细胞的神经组织来源的良性肿瘤。本病的发生与染色体22q缺失或22单体有关，与常染色体显性遗传性神经纤维瘤病2型有关。可以自然发生，也可能由外伤或其他刺激引起。皮损主要表现为散在的丘疹、结节、斑块，沿外周神经或脑神经走行分布，常见为单发皮下结节，可隆起于皮面，质地中等，界限清楚，部分触之有条索状改变，生长缓慢，属于良性病变，恶变少见。一旦恶变，常包含皮样的血管肉瘤改变。皮损好发于四肢、额部、头皮及腹部，常无自觉症状，但累及周围神经组织时可伴有疼痛及压痛；累及中枢神经系统，对周围组织造成压迫时，可导致感觉和运动障碍症状。组织病理表现为梭形细胞排列紧密，互相交织呈漩涡状或栅栏状，胞核呈杆状，可形成Verocay小体。手术切除是神经鞘瘤的首选治疗。在手术完整切除肿瘤包膜的前提下，复发少见。

神经鞘瘤是一种少见疾病，有多种亚型，临床表现多样，故临床容易误诊、漏诊，所以临床医生应加强对此病的认识。神经鞘瘤应与神经纤维瘤、创伤性神经瘤等相鉴别，通过组织病理及免疫组化检查可明确诊断。

1. 神经纤维瘤 局限性神经纤维瘤常发生于皮肤和神经，偶尔累及深部神经。病变可单发或多发，表现为圆顶状软结节，表面光滑，位于皮内者可隆起呈囊样，按压后下陷，放手后恢复，无疼痛。肿瘤是良性的，生长缓慢，相对局限，无包膜。肿瘤由施万细胞、神经外细胞以及不同数量的成熟胶原蛋白组成，无Verocay小体。结合组织病理和免疫组化检查，两者不难鉴别。

2. 皮肤混合瘤 病变多来源于大汗腺，临床表现为孤立、坚实、无痛、界限清楚的皮肤结节，生长缓慢。大多位于头颈部，以鼻部、上唇、颊部多见。肿瘤主要由上皮性和间叶性两种成分构成。小汗腺、大汗腺、皮脂腺及毛发等多种细胞构成上皮结构，软骨样基质、纤维性基质或黏液性基质组成间质成分。结合组织病理和免疫组化检查，两者不难鉴别。

3. 皮脂腺腺瘤 是一种少见的皮脂腺来源的良性肿瘤。临床表现为单发的丘疹、结节，颜色呈橘黄色或黄红色。本病可以是Torremuir综合征的皮肤表现。该综合征常伴消化系统及泌尿生殖系统肿瘤。组织病理示上皮脂腺腺瘤由基底样细胞或皮脂腺生发细胞和少量分化良好的皮脂腺细胞构成。结合组织病理和免疫组化检查，两者不难鉴别。

4. 创伤性神经瘤 是由于周围神经受到创伤后，神经纤维无规律地异常生长，与增生的纤维结缔组织盘绕形成局部异常增生，最常见于截肢术后的创面，其次是头部和颈部。瘤体位于真皮或皮下组织，界限清楚，无包膜，可见较多施万细胞和大量不规则排列的轴突，无Verocay小体，NF染色阳性。结合组织病理和免疫组化检查，两者不难鉴别。

（李改赢 阿霄 熊国云 刘彤云 汤谞）

病例 137

临床照片　见图 137-1、图 137-2。

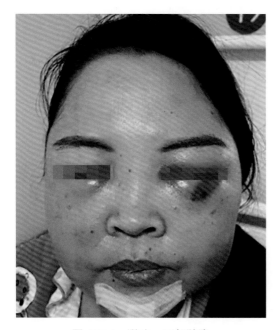

图 137-1　眼睑、面部肿胀

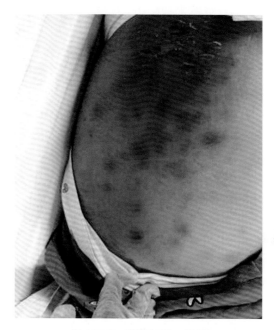

图 137-2　背部红斑、结节

一般情况　患者女，41 岁。

主诉　发热 3 个月，全身红斑、结节 2 个月。

现病史　患者自诉 3 个月前食用生蚝后出现发热，最高体温 39.8℃，后右大腿后侧出现红斑、肿胀，至宜良县第一人民医院就诊。考虑"右下肢皮肤感染"，具体诊治不详，未见好转。后右下肢肿胀明显，于 11 月 2 日至昆明市第三人民医院就诊，完善相关检查，考虑"蜂窝织炎"。11 月 7 日予右大腿病灶清除术 +VSD 术。住院期间患者出现颜面肿胀，双侧下眼睑淤青，颜面部、躯干、四肢可见散在黄豆至鸡蛋大小的水肿性圆形、椭圆形红斑，部分融合成片，部分皮疹表面脱屑。入院后完善相关检查，给予抗感染、改善低蛋白血症、保肝、升白细胞治疗。未见明显好转，遂予出院。病程中无畏寒、咳嗽、咳痰、腹痛、呕吐，无光敏感、关节疼痛、脱发、口腔溃疡等症。今日为求进一步诊治来我科就诊，门诊以"脂膜炎"收入院。自起病来，精神、饮食可，睡眠欠佳，大小便明显异常，体重无明显变化。

既往史及家族史　无特殊。

体格检查　一般情况稍差，满月面容，神志清楚。全身浅表淋巴结无肿大。双肺呼吸音清晰，未闻及干、湿啰音，心律齐，未闻及杂音。腹部柔软，无压痛、反跳痛，未触及异常肿块。肝、脾未触及，未闻及血管杂音。脊柱、四肢无畸形，关节活动度正常。颜面、双下肢非凹陷性水肿，无静脉曲张。

皮肤科检查　颜面肿胀，颜面部、躯干、四肢可见散在黄豆至鸡蛋大小水肿性圆形、椭圆形结节性红斑，部分融合成片。部分皮疹表面脱屑。

实验室及辅助检查　血常规：WBC 2.68×10^9/L，中性粒细胞 1.58×10^9/L，淋巴细胞 0.85×10^9/L，HGB 107 g/L。血生化 TP 54.4 g/L，ALB 28.6 g/L，A/G 1.11，ALT 43 U/L，AST 110 U/L，GGT 463 U/L，LDH 735 U/L，CREA 43 μmol/L，UA 402 μmol/L，TG 2.83 mmol/L，K 3.31 mmol/L，IP 2.01 mmol/L，

Fe 5.9 μmol/L。凝血：FIB 1.74 g/L，DD 1.49 μg/ml。急性感染三项：IL-6 24.83 pg/ml，PCT 0.073 ng/ml，hs-CRP 20.88 mg/L。外斐氏反应：变形杆菌OX19抗体1∶160。淋巴细胞亚群（绝对计数）：CD3 88.0%，CD4 67.8%，CD8 18.4%，CD16+CD56 4.1%，T4/T8 3.68。肿瘤标记物：铁蛋白＞1000.00 ng/ml。TORCH：RUB-IGM阳性。胸部CT螺旋平扫：①右肺下少许肺不张。②双肺下叶少许条索影。③纵隔平扫未见明显异常。肝、胆、脾、胰、双肾彩超检查示：脂肪肝声像。全身浅表淋巴结彩超：双侧颈部Ⅰ、Ⅱ、Ⅲ、Ⅳ区双侧腋窝、双侧腺股沟区可见多个淋巴结，结构未见明显异常。

思考

1. 您的诊断是什么？

2. 为明确诊断，您认为还需做什么关键检查？

提示　可能的诊断：

1. 狼疮性脂膜炎（lupus erythematosus panniculitis，LEP）？

2. 结节性脂膜炎（nodular panniculitis）？

3. 皮下脂膜炎样T细胞淋巴瘤（subcutaneous panniculitis-like T-cell lymphoma，SPTCL）？

关键的辅助检查

1. 皮肤组织病理　角化过度伴角化不全，真皮全层及皮下脂肪组织可见较多淋巴细胞浸润，可见间质间穿插淋巴细胞，部分淋巴细胞核大、深染、异型，可见较多组织细胞及吞噬核碎片的"豆袋细胞"。肿瘤细胞围绕脂肪细胞间隙，形成特征性的花环状结构（HE×200）。免疫组化CD2（+），CD3（+），CD4（+），CD8（+），CD20（-），CD56（-），CD79a（-），TIA-1（+）。病理诊断：T细胞淋巴瘤，符合皮下脂膜炎样T细胞淋巴瘤（图137-3）。

2. 骨髓细胞学检查　本次髓像粒、红、巨系增生活跃，偶见噬血细胞。

最终诊断　皮下脂膜炎样T细胞淋巴瘤。

诊断依据

1. 病史及病程　3个月。

2. 皮损部位　颜面、躯干、四肢。

3. 皮损特点　表现为水肿性圆形、椭圆形结节性红斑，部分融合成片，表面脱屑。

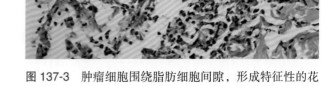

图137-3　肿瘤细胞围绕脂肪细胞间隙，形成特征性的花环状结构（HE×200）

4. 伴随症状　高热、贫血，凝血功能异常，白细胞减少。

5. 骨髓细胞学检查　粒、红、巨系增生活跃，偶见噬血细胞。

6. 组织病理　符合皮下脂膜炎样T细胞淋巴瘤。

治疗方法　患者使用阿维A、硫酸羟氯喹及甲泼尼龙治疗12天后，转入血液科，以CHOP方案（环磷酰胺、表柔比星、长春新碱、醋酸泼尼松）化疗2个疗程后疗效不佳，现改用GDP+依托泊苷方案（吉西他滨、地塞米松、顺铂、依托泊苷）化疗。

易误诊原因分析及鉴别诊断　皮下脂膜炎样T细胞淋巴瘤（SPTCL）是一种罕见的细胞毒性T细胞淋巴瘤，约占非霍奇金淋巴瘤的1%，主要累及皮下脂肪组织，病理特征类似于脂膜炎。SPTCL发病无显著性别差异，各个年龄均可发病，多见于中青年，少见于儿童。其发病或与EB病毒感染有相关性，就诊患者中高达 20% 的人患有自身免疫性疾病，或为其易感因素。SPTCL 可发生于任何部位的皮肤，局部症状为单发性或多发性皮下结节或斑块，通常无痛，好发于躯干和四肢，部分可累及头颈部或更广泛的部位。全身症状可表现为发热、乏力、消瘦、肝和脾大等。因其缺乏特异性，故临床上常被误诊为脂膜炎或皮肤结节性红斑。鉴别诊断主要依靠病理特征，镜下可见肿瘤细胞围绕于单个脂肪细胞间隙形成特征性的花环状结构。SPTCL 分 α/β 型和 γ/δ 型。前者病情进展缓慢，不伴系统症状，预后较好，免疫组化通常为 CD4$^-$、CD8$^+$、CD56$^-$；后者病情进展迅速，常伴噬血细胞综合征（hemophagocytic syndrome，HPS），预后差，死亡率高，免疫组化通常为 CD4$^-$、CD8$^-$、CD56$^+$。

目前对于 SPTCL 尚无特异性的治疗方案，已报道的治疗方法包括应用糖皮质激素、免疫抑制药物及化疗。如仅为皮下结节，缺乏其他症状，可采用局部切除术、放疗及免疫抑制剂。常用的化疗方案有 CHOP、GDP 及 CHOPE 等。化疗疗效不佳的患者，可行异基因自体造血干细胞移植。伴有 HPS 的患者，一般考虑采用大剂量化疗联合自体造血干细胞移植。

该患者的皮损表现为颜面、躯干及四肢的皮下结节性红斑，伴发热、贫血、凝血功能异常及白细胞减少，病理检查可见特征的"花边结构"及"豆袋细胞"，骨髓组织见噬血细胞，提示患者为 SPTCL，但诊断噬血细胞综合征证据不足。如病情进一步发展，不排外噬血细胞综合征的可能。

SPTCL 为一类罕见的 T 细胞淋巴瘤，其皮损表现无特异性，主要依靠病理诊断鉴别，人群中发病率低，缺乏标准化的治疗方案。如皮肤科或相关科室医生对本病缺乏经验，临床上容易误诊、漏诊。SPTCL 临床和病理上应与狼疮性脂膜炎、良性脂膜炎、结节性脂膜炎及蕈样真菌病等相鉴别。

1. 狼疮性脂膜炎 又称深在性红斑狼疮，是一种系统性红斑狼疮罕见的临床表现，可于系统性红斑狼疮其他系统症状出现前数年发生，可能与外伤及肌内注射有关，好发于中年女性。典型临床表现为单发或多发性硬化结节或斑块，皮损表面可凹陷、坏死、溃疡，愈合后留下萎缩性瘢痕。皮损好发于头面部、上肢及臀部，通常不伴系统症状。组织病理主要表现为小叶脂膜炎样改变，可见淋巴细胞聚集成团或形成淋巴滤泡，可见少量组织细胞和浆细胞，亦可见脂肪小叶透明坏死。结合组织病理可鉴别。

2. 结节性脂膜炎 是原发于脂肪小叶的非化脓性炎症，好发于 40~70 岁的女性，可分为皮肤型和系统型。皮肤型表现为疼痛的皮下结节，系统型可累及多个内脏器官，提示预后不良。病理组织学主要表现为脂肪细胞的变性、坏死，脂肪小叶的急、慢性炎症细胞浸润，有时可见血管炎。结合临床表现及组织病理可鉴别。

3. 蕈样真菌病 又称蕈样肉芽肿，是起源于记忆性辅助 T 细胞的低度恶性的皮肤 T 细胞淋巴瘤。皮损分三期——红斑期、斑块期和肿瘤期。红斑期表现为萎缩性或非萎缩性斑片，伴瘙痒，多发于躯干；斑块期，表现为浸润斑块，可反复全身发生，也可局限于原发皮损部位；肿瘤期，在浸润斑块的基础上发生，多见于面部、背部及四肢近端，破溃伴剧痛，遗留萎缩性瘢痕。病理组织可见 Pautrier 微脓肿。结合皮损表现和组织病理可鉴别。

4. 原发性皮肤 γ/δ T 细胞淋巴瘤 是一种原发于皮肤的 T 细胞淋巴瘤，为由克隆性增生的成熟、活化的 γ/δ T 细胞淋巴瘤，具有细胞毒性。多见于中老年人。皮损主要发生于四肢，可累及躯干，常表现为皮肤斑块或结节，结节易见溃疡形成，常伴噬血细胞综合征，呈高度恶性，侵袭性强。形态学上常累及真皮及表皮，免疫组化表现为 CD3 阳性，常同时缺少 CD4 及 CD8 的表达。结合临床及组织病理可鉴别。

（蔡 梅）

病例 138

临床照片　见图 138-1。

一般情况　患者女，46 岁，农民。

主诉　右侧腹股沟皮疹伴疼痛 1 年，累及左侧 8 个月。

现病史　患者 1 年前右侧腹股沟区无明显诱因出现 3 cm×5 cm 大小红斑伴皮肤松弛，上覆较多细小鳞屑，疼痛明显。于当地医院诊断为"股癣"，给予"斯皮仁诺 200 mg 每日 2 次口服"，治疗 2 周后病情无好转，停用。后红斑逐渐增大，其下出现鸡蛋大小质硬结节。于当地医院行彩超检查，提示"右侧腹股沟区皮下组织增厚，回声增强，查见肿大淋巴结"，诊断为"血管炎"，给予治疗（具体不详）后，无好转。8 个月前，皮疹累及左侧，遂至我院就诊。

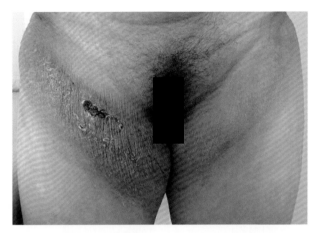

图 138-1　右侧腹股沟区大片浸润性松垂肿块

既往史及家族史　无特殊。

体格检查　于双侧腹股沟区可扪及数个直径 1~1.5 cm 大小的淋巴结，质韧，无压痛，活动度可。余内科查体无明显异常。

皮肤科检查　右侧腹股沟区可见大片浸润性红斑，边界不清，其下可触及 4 cm×10 cm 条索状质硬肿块，边界清楚，上覆少许黄褐色鳞屑，触痛明显，皮温升高，皮疹处皮肤松弛，左侧腹股沟区可见大片浸润性红斑，未扪及皮下肿物，无明显触痛，皮温不高。

实验室检查　血、尿常规及生化检查未见明显异常。皮损处涂片查真菌阴性。腹股沟彩超示双侧腹股沟区淋巴结长大，部分结构异常：淋巴瘤？下腹部及盆腔增强 CT 示双侧腹股沟区淋巴结肿大，以右侧为著，周围脂肪间隙模糊。双下肢动、静脉彩超示左侧股总静脉反流，双下肢动脉微小粥样硬斑块。骨髓细胞学检查示目前骨髓未见特殊异常。骨髓病理诊断示目前骨髓造血细胞增生活跃，三系均有，未见确切淋巴组织肿瘤浸润。

思考

1. 您的诊断是什么？

2. 为明确诊断，您认为还需做什么关键检查？

提示　可能的诊断：

1. 股癣（tinea cruris）？

2. 肉芽肿性蕈样肉芽肿病（granulomatous mycosis fungoides）？

3. 肉芽肿性皮肤松弛症（granulomatous slack skin）？

4. 获得性皮肤松弛症（acquired cutis laxa）？

关键的辅助检查

1. 组织病理（右侧腹股沟区）　表皮角化过度伴角化不全，棘层轻度肥厚，真皮内大量小到中等大的淋巴样细胞浸润，肿瘤细胞核较大、深染，可见亲表皮现象，真皮浅中层部分区域毛细血管扩张，散在多核巨细胞（图 138-2）。

2. 抗酸染色　阴性。

3. 弹性纤维染色　部分区域弹性纤维减少。

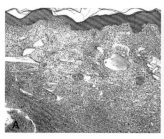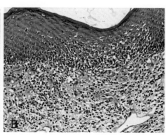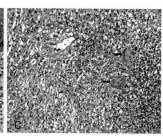

图 138-2 A.表皮角化过度，棘层轻度肥厚，真皮全层大量淋巴样细胞浸润（HE×40）；B.肿瘤细胞核较大、深染，可见亲表皮现象（HE×400）；C.真皮内散在多核巨细胞（HE×200）

4. 免疫组化染色 淋巴样细胞 CD2、CD5、CD4 阳性，CD7、CD8、CD20 均阴性，多核巨细胞 CD68/PGM-1 阳性。

5. TCR-γ 基因重排 查见克隆性扩增峰。

最终诊断 肉芽肿性皮肤松弛症。

诊断依据

1. 病史及病程 1 年，慢性病程。

2. 皮损部位 腹股沟区。

3. 皮损特点 表现为大片浸润性松弛性红斑和肿块。

4. 组织病理 真皮内大量小到中等大的淋巴样细胞浸润，可见淋巴细胞亲表皮现象，散在多核巨细胞。

5. 弹性纤维染色 部分区域弹性纤维减少。

6. 免疫组化 染色淋巴样细胞 CD2、CD5、CD4 阳性，CD7、CD8、CD20 均阴性，多核巨细胞 CD68/PGM-1 阳性。

7. TCR-γ 基因重排 查见克隆性扩增峰。

治疗方法 患者于烧伤整形外科评估，无手术切除指征。于肿瘤科行 COP 方案（硫酸长春新碱 4 mg 第 1 天，环磷酰胺 600 mg 第 1 天，醋酸泼尼松片 100 mg 第 1 天至第 5 天）化疗 2 个疗程。患者右侧腹股沟区肿块明显缩小，疼痛减轻。出院后病情复发，右侧腹股沟区肿块变大，疼痛明显，于当地医院再次行 COP 方案化疗 6 个疗程。电话随访，患者诉病情无明显好转，活动后皮温明显升高，疼痛加剧，左侧腹股沟区皮疹无明显变化。继续随访中。

易误诊原因分析及鉴别诊断 2018 年 WHO-EORTC 将本病划归为蕈样肉芽肿的变异型，属于皮肤 T 细胞淋巴瘤，具有惰性生物学行为。本病通常与霍奇金淋巴瘤和其他淋巴组织增生性疾病相关。

本病发病原因不明，有文献报道外伤可能是本病的诱发因素。本病可发生于儿童至成年期的任何阶段，好发于 30～40 岁的中年男性，男女比例为 2.9∶1。临床表现以皮肤缓慢松弛、下垂为特征，腋窝和腹股沟等皮肤皱褶部位好发，也可泛发全身。早期肉芽肿性皮肤松弛症的临床表现无明显特异性，可为红斑鳞屑样表现，也可为血管萎缩性皮肤异色病样改变。此后病情缓慢进展，皮损逐渐增大，出现浸润性、边界清楚的松弛性斑片或斑块，形如"悬垂样"或"吊钟状"。皮肤松弛悬垂是由于弹性纤维被组织细胞吞噬造成数量减少所致。通常无明显自觉症状，也可伴有瘙痒或疼痛。皮肤外扩散罕见，偶有肺、脾及淋巴结受累的病例报道。

本病在组织病理学上具有特征性，表现为小到中等大的淋巴样细胞在真皮乳头层呈带状排列，可有或无亲表皮现象，真皮内可见多核巨细胞及非干酪样坏死性肉芽肿。每个多核巨细胞在细胞质内可见 20～30 个细胞核，甚至可多达 40 余个。电镜下的典型特征为多核巨细胞吞噬弹性纤维。Verhoeff-van Gieson 染色可见弹性纤维减少或消失。以上组织学特征可累及真皮全层甚至皮下组织。免疫表型研究显示浸润的细胞主要是 CD4（＋）、CD45RO（＋）的 T 淋巴细胞，也有 CD30（＋）和全 T 细胞标记

（CD3、CD5、CD7）缺失的报道。多核巨细胞起源于单核-巨噬细胞系，表达CD68。TCR-γ基因重排有助于本病的确诊。研究表明，在此类肉芽肿性T细胞淋巴瘤中，TCR-γ基因重排的敏感性可达94%，特异性高达96%，高于反应性肉芽肿性疾病。

　　本病尚无统一的治疗方案。既往文献报道单独或联合应用PUVA、放化疗、甾体类药物、硫唑嘌呤、免疫调节剂（干扰素-α和干扰素-γ）及局部手术切除等可取得一定疗效，但是结果并不尽如人意。近年来，有应用细胞因子、融合分子、单克隆抗体及局部使用维A酸等治疗本病的报道，但临床疗效并不肯定。部分学者认为本病是恶性肿瘤，具有潜在的致命性，倾向于使用联合化疗方案治疗，但过于积极的治疗可能会破坏患者的免疫系统，导致病情进展，因此治疗方案的选择应综合考虑多方面因素，如疾病分期、治疗方案的毒性和耐受程度以及患者的依从性等。

　　本病罕见，迄今国内外报道仅有70余例，其中国内报道10余例。皮肤科医生对本病认识不足，缺乏经验，容易造成误诊，所以临床与病理的正确结合是明确诊断的关键。本病需与以下疾病相鉴别：

　　1. 股癣　也可发生于腹股沟区，皮损初起为红色丘疹、丘疱疹或小水疱，继之形成有鳞屑的红色斑片，境界清楚。皮损边缘不断向外扩展，中央趋于消退，形成境界清楚的环状或多环状，边缘常分布丘疹、丘疱疹和小水疱，中央色素沉着，自觉瘙痒，可因长期搔抓刺激引起局部湿疹样或苔藓样改变。无皮肤松弛及皮肤肿块等表现。真菌镜检可查到菌丝或孢子。

　　2. 肉芽肿性蕈样肉芽肿病　临床可表现为斑片、斑块、红皮病、肿块、皮肤异色病样斑片或环状肉芽肿样皮损，与经典的蕈样肉芽肿病临床表现一致；但与肉芽肿性皮肤松弛症不同的是，肉芽肿性蕈样肉芽肿病往往无皮肤松弛下垂，且皮肤外器官受累常见。两者的组织病理学改变有所重叠，均有非典型淋巴细胞浸润、肉芽肿和多核巨细胞，但肉芽肿性蕈样肉芽肿病中多核巨细胞的细胞核较少，且弹性纤维减少不明显。

　　3. 获得性皮肤松弛症　是一种较为罕见的发生于弹性组织的疾病，发病机制尚不明确。主要表现为皱褶部位的皮肤松弛、弹性丧失，在临床表现上易与肉芽肿性皮肤松弛症相混淆。组织病理特征同样为弹性纤维数量减少，尤其以乳头层弹性纤维减少为重，而胶原纤维正常。但获得性皮肤松弛症无克隆性T淋巴细胞呈肉芽肿性浸润，T细胞受体基因重排阴性。

（张筱雁　王　琳）

病例 139

临床照片　见图139-1、图139-2。

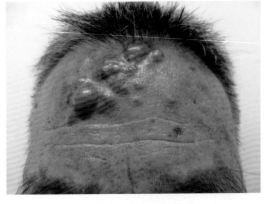

图139-1　额部红色结节

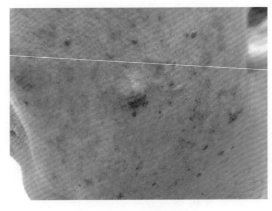

图139-2　左面颊小结节

一般情况 患者男，78 岁，退休职工。

主诉 出现额部多个结节 1 年余，缓慢长大，左面颊单个小结节半年。

现病史 患者诉 1 年多前发现额部多个结节，缓慢长大，无疼痛及瘙痒，未予重视。半年前，左侧面颊出现类似结节，无明显症状。曾在当地医院诊治，具体治疗不详，病情无明显缓解，后于我院门诊就诊。病程中患者无发热、盗汗、恶心、呕吐等情况，精神、睡眠及饮食可，大小便正常，体重无明显变化。

既往史及家族史 无特殊。

体格检查 一般情况好，全身未扪及浅表淋巴结肿大，心、肺无异常。

皮肤科检查 额部簇集分布大小不一的红色结节，质地中等，表面光滑，左面颊可见一个小结节，直径约 0.5 cm。

实验室及辅助检查 血常规、肝和肾功能未见明显异常。X 线胸片示双肺少许纤维灶。彩超示肝囊肿、双肾囊肿及胆囊结石。

思考

1. 您的诊断是什么？

2. 为明确诊断，您认为还需做什么关键检查？

提示 可能的诊断：

1. 原发皮肤滤泡中心淋巴瘤（primary cutaneous follicle center lymphoma）？

2. 原发性皮肤边缘区 B 细胞淋巴瘤（primary cutaneous marginal zone B cell lymphoma）？

3. 皮肤假性淋巴瘤（cutaneous pseudolymphoma）？

4. 圆柱瘤（cyclindroma）？

关键的辅助检查

1. 组织病理（额部皮肤） 表皮大致正常，滤泡间区大片中等大小的淋巴样细胞浸润，胞质丰富，淋巴滤泡有扩大，部分区域有破坏（图 139-3 至图 139-5）。

2. 免疫组织化学染色 肿瘤细胞 CD20、CD79a 阳性，BCL-2 部分阳性，CD3、CD5、BCL-6、CyclinD-1 及 Mum-1 阴性。CD21 示滤泡树突网扩大。Ki-67 增殖指数约为 10%。

3. 基因重排检测 Igλ 基因重排检测在目标条带范围内查见克隆性扩增峰。IgH 基因重排检测在目标条带范围内查见较低扩增峰。

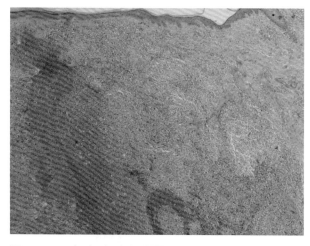

图 139-3 真皮内弥漫浸润的淋巴样细胞及滤泡（HE×25）

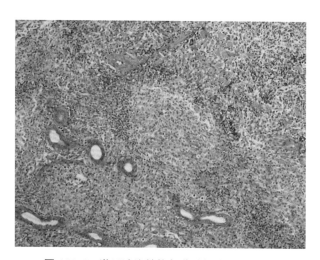

图 139-4 淋巴滤泡结构部分破坏（HE×100）

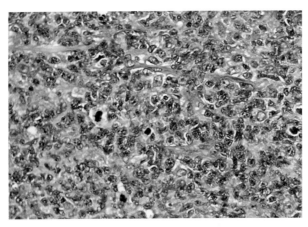

图 139-5　中等大小的淋巴样细胞，胞质丰富（HE×400）

最终诊断　原发性皮肤边缘区 B 细胞淋巴瘤。

诊断依据

1. 病史及病程　1 年余，皮损缓慢增大。

2. 皮损特点　表现为大小不一的红色结节，质地中等，表面光滑，左面颊可见一个小结节，直径约 0.5 cm。

3. 组织病理　滤泡间区大片中等大小的淋巴样细胞浸润，胞质丰富，淋巴滤泡有扩大，部分区域有破坏。

4. 免疫组织化学检查　肿瘤细胞主要表达 B 细胞标记如 CD20、CD79a、BCL-2，不表达 BCL-6。CD21 示滤泡树突状细胞网扩大。Ki-67 增殖指数约为 10%。

5. 基因重排检测　查见 B 细胞的克隆性扩增峰。

治疗及预后　患者拒绝接受任何治疗，2 个月后原有皮损部分消退，8 个月后原有皮损几乎完全消退。

易误诊原因分析及鉴别诊断　皮肤淋巴瘤临床少见，而皮肤 B 细胞淋巴瘤临床更为罕见，发病率低，临床表现缺乏特异性，临床医生及对本病认识不足，使得该病十分容易误诊。原发性皮肤边缘区 B 细胞淋巴瘤属于惰性皮肤淋巴瘤，好发于 40 岁以上成人，男性为主。皮损主要好发于躯干、上肢，表现为单发或多发的红色或紫红色结节、斑块。本病例皮损位于额部。既往文献中未见皮损位于额部的报道，故增加了诊断难度。病理上，原发性皮肤边缘区 B 细胞淋巴瘤通常显示真皮融合结节状或弥漫性淋巴样细胞浸润，由小淋巴细胞、淋巴浆细胞样细胞和成熟浆细胞等组成，可见淋巴滤泡样结构。通过免疫组织化学检查可与原发皮肤滤泡中心淋巴瘤及其他皮肤淋巴增生性疾病进行鉴别。该病的诊断对于病理科医生来说也具有较大的挑战性，故极易误诊。本病需与原发皮肤滤泡中心淋巴瘤、皮肤假性淋巴瘤、圆柱瘤等进行鉴别。

1. 原发皮肤滤泡中心淋巴瘤　好发于男性，平均发病年龄大于 50 岁，临床上表现为红色至紫色坚实的丘疹和结节，多为单发。皮损好发于头颈部，特别是头皮，其次是躯干，四肢罕见。病理上滤泡性淋巴瘤是一种起源于滤泡中心细胞的淋巴瘤，可表现为肿瘤细胞围绕血管和附属器分布，也可表现为弥漫性分布。肿瘤细胞主要是中到大的中心细胞或中心母细胞。这两种疾病有时很难区分，鉴别主要依靠组织病理学改变及免疫组织化学检查。

2. 皮肤假性淋巴瘤　是一种反应性淋巴增生性疾病，可由感染、药物、疫苗及文身等病因引起，其临床及组织病理学表现类似皮肤淋巴瘤，但生物学行为表现为良性，儿童与成人均可受累。皮损好发于面部，特别是鼻部及面颊，多单发，也可见于躯干、四肢，多表现为结节、斑块。皮肤假性淋巴瘤的临床过程不一，部分病例可自行消退或活检后消退。与本病的鉴别主要依靠组织病理学表现、免疫组织化学检测及基因重排结果等进行综合分析。

3. 圆柱瘤 圆柱瘤是一种起源于皮肤附属器的良性肿瘤，皮损单发或多发，多发型常为常染色体显性遗传。多见于女性，绝大部分发生于头颈部，肿瘤呈粉红色或红色的皮下结节，质硬，直径数毫米至数厘米，表面光滑，生长缓慢并逐渐增多。本病例皮损发生于额部，临床可能误诊为圆柱瘤，根据组织病理及免疫组化检查，两者不难鉴别。

（唐新月 唐教清 王 琳）

病例 140

临床照片 见图 140-1、图 140-2。

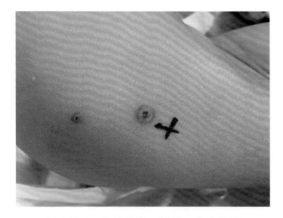

图 140-1 上肢丘疹、结节，中央凹陷

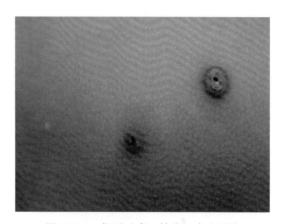

图 140-2 躯干丘疹、结节，中央凹陷

一般情况 患儿男，9 个月。

主诉 躯干及四肢丘疹、结节、萎缩性色素减退斑 2 个月余。

现病史 患儿无明显诱因于 2 个月前发现双下肢肤色丘疹、结节，未诊治。后皮损逐渐增多，泛发至躯干部，部分皮损中央可形成厚层白色鳞屑，自行排出后遗留色素减退斑，中央见轻度萎缩。患儿至多处就诊，未明确诊断，于 2017 年 6 月到我科门诊就诊，门诊诊断为"反应性穿通性胶原病"。患儿发病过程中无抽搐、呕吐、嗜睡，无反复低热、消瘦、乏力、盗汗等症状，患儿精神可，饮食、睡眠好，大小便正常，体重无下降。

既往史 既往健康。

家族史 家族中否认类似病史及遗传病史，父母非近亲结婚。

体格检查 一般情况可，系统检查无异常。

皮肤科检查 躯干、四肢见多发肤色及淡红色丘疹、结节，绿豆至黄豆大小，部分皮损中央见穿通凹陷，局部可见白色萎缩性斑疹。

实验室检查 三大常规、血生化、凝血功能、HIV+梅毒初筛均无明显异常。

影像学检查 心脏彩超未见异常。

思考

1. 您的诊断是什么？

2. 为明确诊断，您认为还需做什么关键检查？

提示　可能的诊断：

1. 传染性软疣（molluscum contagiosum）？
2. 反应性穿通性胶原病（reactive perforating collagenosis）？

关键的辅助检查

1. 皮肤镜检查　丘疹区在皮肤镜偏振光下可见淡红色及肤色类圆形结构区，部分中央见云雾状黄白色或褐色鳞屑，浸润法检查示边缘红色背景退色呈白色环。白色萎缩区在皮肤镜偏振光下可见边界清楚的白色背景中央紫红色或褐色结构区。浸润法检查示中央紫红色或褐色结构区不能退色。

2. 组织病理检查　真皮全层及皮下组织见大量组织样细胞呈团状浸润，并可见大量嗜酸性粒细胞浸润及少许多核巨细胞分布。部分组织样细胞核呈肾型，可见核沟。免疫组化示 CD1a（＋），CD163（散在＋），Ki-67 增殖指数为 40％，Langerin（＋），S-100（＋），MPO（散在＋）。病理诊断：朗格汉斯组织细胞增生症（图 140-3、图 140-4）。

3. 入院后补充检查　骨髓涂片结果示骨髓有核细胞增生活跃，粒细胞及巨细胞二系增生，未见异常细胞。颅脑、胸部 CT、肝、肾、胆囊、脾、胰腺、双肾及膀胱 CT 平扫＋增强无异常。

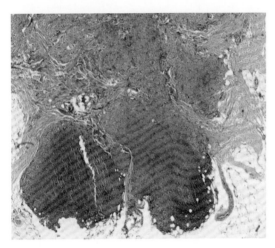

图 140-3　真皮全层及皮下组织肿瘤细胞呈团状浸润（HE×40）

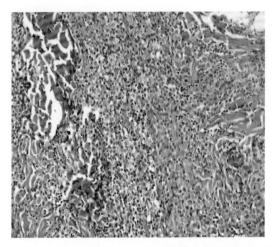

图 140-4　大量组织样细胞、嗜酸性粒细胞浸润，部分组织样细胞核呈肾型，可见核沟（HE×400）

最终诊断　先天性自愈性朗格汉斯组织细胞增生症（congenital self-healing Langerhans cell histiocytosis，CSHLCH）。

诊断依据

1. 病史及病程　2 个月余。
2. 皮损部位　躯干、四肢。
3. 皮损特点　多发肤色及淡红色丘疹、结节，部分皮损中央见穿通凹陷，皮疹自行消退后呈白色萎缩性斑疹。
4. 皮疹可自行消退。
5. 无系统症状，无内脏器官受累。
6. 组织病理学检查及免疫组化符合朗格汉斯组织细胞增生症。

治疗与随访　患者于肿瘤科住院，系统筛查示无系统受累。患儿家属要求出院，未行任何治疗，3 个月后随访无异常，家属诉无新发皮疹，无发热等全身反应。

易误诊原因分析及鉴别诊断　先天性自愈性朗格汉斯组织细胞增生症也称 Hashimoto-Pritzker 病，是

1973 年 Hashimoto-Pritzker 首次作为朗格汉斯组织细胞增生症一个特殊变型进行报道的，大多数为先天发病或新生儿期发病，为单发或多发红色、蓝色或棕色丘疹、结节、斑块，部分可出现溃疡。有病例报道呈软疣样或扁平疣样丘疹。皮疹往往可在 4 个月内自行缓解消退。在 WHO 分型中，朗格汉斯组织细胞增生症归类于组织细胞核树突细胞肿瘤，其亚型都是恶性的，而先天性自愈性朗格汉斯组织细胞增生症则属于良性经过。有学者将先天性自愈性朗格汉斯组织细胞增生症作为朗格汉斯组织细胞增生症病谱中良性的一端，认为此病变中免疫系统能完全控制错乱的组织细胞，使它们退变、自愈。在现有的病例报道中，大部分患者仅有皮肤损害而不伴有系统损害，少数病例伴有肺部和眼部损害。

先天性自愈性朗格汉斯组织细胞增生症在临床上比较少见，皮疹形态多样，往往无系统症状，但此病被认为是朗格汉斯组织细胞增生症病谱中良性的一端，需要尽早确诊以排查系统损害。由于临床医生对本病的认识不足，缺乏经验，很容易误诊、漏诊，所以我们应该加强对本病的认识，做到早发现、早诊断、早治疗，以便对患者尽早排查系统问题，及时诊治。本病需与传染性软疣、反应性穿通性胶原病等相鉴别。

1. 传染性软疣 由传染性软疣病毒感染，与他人接触、共用洗澡巾、洗澡后被传染，儿童好发，全身都可发病。皮疹呈粟粒至黄豆大小，半球形，有蜡样光泽，中央凹陷，凹陷内有软疣小体，呈白色乳酪样。结合临床、皮肤镜检测及病理检查不难鉴别。

2. 反应性穿通性胶原病 本病少见，病因不明，患者有对轻度外伤即产生非正常皮肤反应的倾向，大多为 12 岁以下儿童，好发于四肢和面部，寒冷季节加重。轻度外伤后出现孤立皮色小丘疹，逐渐增大后中央脐凹，内充满棕褐色、不易揭去的角质栓，皮疹数量可逐渐增多，Koebner 征阳性，本病可自行消退。结合临床及病理检查不难鉴别。

（张 莉 舒 虹）

病例 141

临床照片 见图 141-1。

一般情况 患者男，27 岁。

主诉 头面部、双上眼睑橘黄色斑块、丘疹 5 年，右膝疼痛 1 年。

现病史 患者 5 年前无明显诱因头面部出现橘黄色斑块，表面粗糙，双上眼睑出现橘黄色丘疹，呈串珠状排列，无自觉症状，未予重视，未行治疗。上述皮损逐渐增多。1 年前患者无明显诱因出现右膝疼痛，活动后加重，无畏寒、发热、恶心、呕吐等不适。于当地医院就诊，查 X 线片，示"右股骨多发侵蚀性骨破坏性改变，右股骨上段及周围软组织见多发形态不规则结节与肿块"，MRI 示

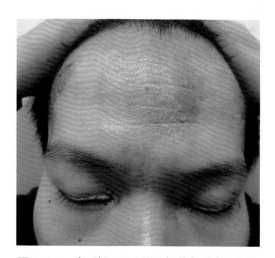

图 141-1 头面部、双上眼睑橘黄色丘疹、斑块

"右股骨上段及周围软组织见多发形态不规则结节及肿块，在 T1W1 及 T2W1 上均表现为低信号，相应股骨见多发侵蚀性骨质破坏改变，部分见囊性病灶，增强扫描呈不均匀明显强化"，同位素骨扫描提示"右股骨摄取轻微增加"，于全麻下行"右股骨肿瘤切开活检术"，术后病理诊断为"朗格汉斯细胞组织细胞增生症 / 嗜酸性肉芽肿"，免疫组化标记瘤细胞示"CD1a（＋），S-100（＋），CD68（＋），CD163（＋），SMA（－），Desmin（－），CD117（－），Ki-67 增殖指数约为 15%，p53（部分 +），CD45（－），Vimentin（＋），CK（－），CAM5.2（－），CD34（－），CD31

（－），Bcl-2（＋）"。今为求进一步诊治，至我科门诊就诊。自患病以来，患者精神、睡眠、饮食尚可，大小便正常，体重无明显变化。

既往史及家族史　无特殊。

体格检查　一般情况可，心、肺、腹无异常。

皮肤科检查　头皮、额部、颞部见橘黄色斑块，边界不清，表面粗糙，质地较硬，双上眼睑见串珠状排列的橘黄色丘疹，部分融合成线状。

思考

1. 您的诊断是什么？

2. 为明确诊断，您认为还需做什么关键检查？

提示　可能的诊断：

1. 渐进坏死性黄色肉芽肿（necrobiotic xanthogranuloma）？

2. 朗格汉斯细胞组织细胞增生症（Langerhans cell histiocytosis）？

3. 睑黄瘤（xanthelasma）？

4. 扁平黄瘤（plane xanthoma）？

关键的辅助检查

1. 组织病理（颞部皮损）　表皮大致正常，真皮浅层较多组织细胞样细胞及嗜酸性粒细胞浸润，可见上皮样细胞、多核巨细胞及 Touton 巨细胞。免疫组化示浸润的组织细胞样细胞及泡沫细胞 CD68/PGM-1、CD163 均阳性，浸润的淋巴细胞 CD2、CD3ε 均阳性，Langerin、CD1a、CD20、CD138、BRAF 均阴性，Ki-67 增殖指数 <1% 阳性。PAS、氯胺银、抗酸染色均阴性（图 141-2、图 130-3）。

2. 组织病理（右股骨肿块）　可见多核巨细胞及组织细胞样细胞，多量嗜酸性粒细胞浸润。免疫组化示浸润的组织细胞样细胞 CD68、CD1a、Langerin、S100、CD163、Vimentin、Bcl-2 均阳性，BRAF、SMA、Desmin、CD117、CD45、CK、CAM5.2、CD34、CD31 均阴性，Ki-67 增殖指数约 15% 阳性（图141-4）。

最终诊断　混合性组织细胞增生症（皮肤扁平黄瘤合并骨嗜酸性肉芽肿）（mixed hystiocytosis，cutaneous plane xanthomatosis with eosinophilic granuloma of bone）。

诊断依据

1. 病史及病程　右股骨"朗格汉斯细胞组织细胞增生症 / 嗜酸性肉芽肿"1 年，出现皮损 5 年。

2. 皮损部位　位于头皮、额部、颞部及双上眼睑。

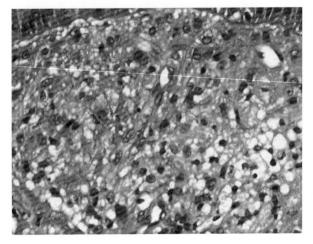

图 141-2　真皮浅层较多组织细胞样细胞浸润（HE×400）

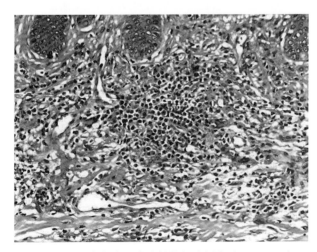

图 141-3　真皮内见嗜酸性粒细胞浸润（HE×200）

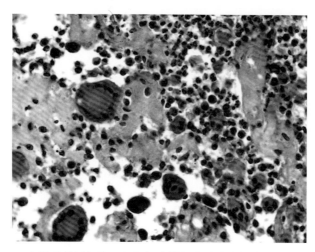

图 141-4　大量多核巨细胞、组织细胞样细胞及嗜酸性粒细胞（HE×400）

3. 皮损特点　表现为橘黄色扁平斑块及丘疹，边界不清，表面粗糙，质地较硬。

4. 皮损组织病理　符合皮肤扁平黄瘤。

5. 骨组织病理　符合嗜酸性肉芽肿。

治疗方法　对右股骨肿瘤予手术切除，头面部及双上眼睑皮损尚无有效的治疗方法。

易误诊原因分析及鉴别诊断　组织细胞增生症分为朗格汉斯细胞组织细胞增生症（Langerhans cell histiocytosis，LCH）及非朗格汉斯细胞组织细胞增生症（non-Langerhans cell histiocytosis，n-LCH）。LCH包括 4 种临床表现可相互重叠的疾病，即 Letterer-Siwe 病、Hand-Schüller-Christian 病、嗜酸性肉芽肿及 Hashimoto-Pritzker 病。其中，嗜酸性肉芽肿是 LCH 最常见的类型，主要为发生于儿童的骨骼病变。皮肤扁平黄瘤属于 n-LCH，特征性表现为累及眼睑内眦、颈部、躯干及四肢的橘黄色斑块。混合性组织细胞增生症是 LCH 合并 n-LCH 的情况，其中，LCH 合并 Erdheim-Chester 病是混合性组织细胞增生症最常见的类型。皮肤扁平黄瘤可合并血脂异常、副蛋白血症、心血管疾病及淋巴增生性疾病，但少有 LCH 合并皮肤扁平黄瘤及 n-LCH 合并嗜酸性肉芽肿的报道。嗜酸性肉芽肿可予放疗、化疗、局部注射糖皮质激素及手术切除治疗。皮肤扁平黄瘤可予化学剥脱、激光及手术治疗。该患者为首例皮肤扁平黄瘤合并嗜酸性肉芽肿的混合性组织细胞增生症中国患者。

Erdheim-Chester 病是合并嗜酸性肉芽肿的 n-LCH 中最常见的疾病类型，临床也可表现为骨质破坏，因此需要与嗜酸性肉芽肿相鉴别。头面部、双上眼睑的橘黄色皮损需要与可有类似临床表现的渐进性坏死性黄色肉芽肿、睑黄瘤相鉴别。

1. Erdheim-Chester 病　除累及骨骼系统以外还可累及多个器官，可伴尿崩症、心血管疾病及腹膜后纤维化。组织病理可见 CD68（＋）、S-100（－）/CD1a（－）的泡沫样组织细胞样细胞浸润。

2. 渐进性坏死性黄色肉芽肿　临床特征为界限清楚的结节或质硬的斑块，呈紫红色或黄红色，皮损中央可见萎缩、溃疡及毛细血管扩张，好发于眶周。组织病理特征为坏死区域周围有形态异常的巨细胞、大量的 Touton 巨细胞和泡沫细胞浸润。

3. 睑黄瘤　临床特点为橘黄色柔软的长方形或多角形丘疹和斑块，可相互融合，多见于中年女性的双上眼睑及内眦周围。组织病理特点为真皮内大量泡沫细胞成群或结节状排列在胶原束间，常见 Touton 多核巨细胞，偶见淋巴细胞、中性粒细胞及嗜酸性粒细胞浸润。

（李仲桃　王　琳）

病例 142

临床照片　见图 142-1。

一般情况　患者男，17 岁，学生。

主诉　右手臂皮下肿物 10 年余。

现病史　10 年前无明显诱因患者发现右手臂皮下肿物，约蚕豆大小，无痛痒。近 10 年皮损未见明显变化。患者无遗传病家族史，家族成员无类似疾病患者，无特殊物质接触史。病程中患者精神、睡眠及饮食皆可，小大便正常，体重无明显变化。

既往史及家族史　无特殊。

皮肤科检查　右手臂可见一 1 cm×1 cm 结节，稍隆起于皮面，边界清，无破溃，触之硬。

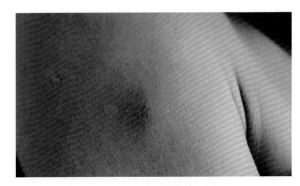

图 142-1　右手臂皮下肿物

实验室及辅助检查　血常规、尿常规、大便常规、肝和肾功能未见明显异常，肿瘤标志物均为（－）。浅表肿物 B 超示右手臂皮下实性结节。

思考

1. 您的诊断是什么？

2. 为明确诊断，您认为还需做什么关键检查？

提示　可能的诊断：

1. 皮肤纤维瘤（dermatofibroma）？

2. 平滑肌瘤（leiomyoma）？

3. 颗粒型横纹肌瘤（granular pattern rhabdomyoma）？

关键的辅助检查　皮损组织病理示真皮内可见大量肿瘤细胞团块，肿瘤细胞细胞核较小；胞质丰富，呈嗜伊红颗粒状，细胞间质中有胶原纤维增生。免疫组化示 PCK（－），S-100（＋），CD68（＋），Actin（－），Vimentin（－），HMB45（－），Desmin（－）。病理诊断：符合颗粒细胞瘤（图 142-2、图 142-3）。

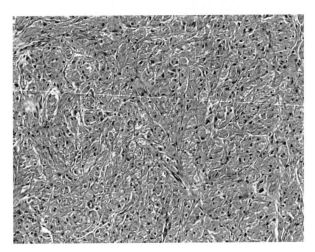

图 142-2　真皮内可见大量肿瘤细胞团块，肿瘤细胞细胞核较小，胞质丰富，呈嗜伊红颗粒状，间质内胶原纤维增生（HE×100）

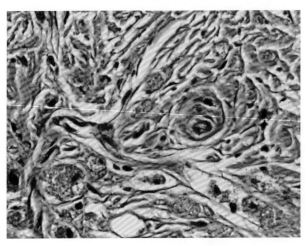

图 142-3　前图高倍。肿瘤细胞细胞核较小，胞质丰富，呈嗜伊红颗粒状（HE×400）

最终诊断 颗粒细胞瘤（granulosa cell tumor，GCT）。

诊断依据

1. 病史及病程 10年。

2. 皮损部位 位于右手臂。

3. 皮损特点 表现为结节，稍隆起于皮面，边界清，无破溃，触之硬。

4. 组织病理 符合颗粒细胞瘤。

治疗方法 通过外科手术完整切除，随访半年，未见复发。

易误诊原因分析及鉴别诊断 颗粒细胞瘤是一种罕见的良性肿瘤，其肿瘤组织来源于神经源性。Pareja等研究发现72%的颗粒细胞瘤患者中存在 *ATP6AP1* 或 *ATP6AP2* 基因突变导致其功能缺失。对于颗粒细胞瘤组织学的来源，迄今为止仍存有争议。但近几年免疫组织化及电镜发现颗粒细胞瘤起源于施万细胞。颗粒细胞瘤好发于30~50岁，女性比男性好发，男女比率一般为1:2。回顾文献，多数报道病例中以累及头颈部、消化道、中枢神经系统及卵巢部位的居多。颗粒细胞瘤可以出现在身体任何部位，绝大多数具有孤立性、无痛性及生长缓慢等特点。临床上多表现为小而单发的淡红黄色坚硬结节，直径5~30 mm，境界清楚，其表面可光滑、粗糙或呈疣状，偶尔也可形成溃疡。一般无自觉症状，少数可伴疼痛。

颗粒细胞瘤在临床上无特征性，但组织学表现具有特征性，故诊断主要依靠组织病理。镜下可见肿瘤细胞常呈索状或巢状排列，无包膜，周围绕以细的胶原纤维束，胞体大，核小，呈圆形或卵圆形，深染居中，胞质内充满嗜酸性颗粒。免疫组化示颗粒细胞 S-100、Leu-7 及髓磷脂碱性蛋白阳性。本病治疗首选手术切除，完整切除肿瘤后多不复发。恶性颗粒细胞瘤较少见，在所有颗粒细胞瘤中不到2%。如皮损近期出现生长迅速、直径>4 cm以及组织病理示坏死、细胞异型明显、核分裂象增多等变化，应注意排除恶变的可能。

本病组织病理上需与皮肤纤维瘤、颗粒型横纹肌瘤、平滑肌瘤、冬眠瘤及基底细胞瘤等具有颗粒细胞表现的肿瘤相鉴别，但通过免疫组化可予区分。

（牛蕊仙　郑江涛　丁冬梅　匡卫安　尹逊国　卢凤艳）

病例 143

临床照片 见图143-1。

一般情况 患者男，17岁，学生。

主诉 右侧大腿肤色斑块12年。

现病史 患者诉5岁时无明显诱因右侧大腿出现皮疹，无瘙痒。就诊可当地医院，考虑皮脂腺痣、表皮痣等，未做处理。皮疹随年龄逐渐增大，因影响美观，遂就诊于我院。病程中患者无盗汗、恶心、呕吐、呕血等情况。精神可，睡眠及饮食正常。大小便正常，体重无明显变化。

既往史及家族史 无特殊。

体格检查 一般情况可，神志清、精神佳。全身浅表淋巴结未触及肿大。黏膜未见异常，无肝掌及蜘蛛痣。心、肺无异常。腹平软，肝、脾未触及。

皮肤科检查 右大腿见簇集性肤色斑块，相互融合，质地柔软，呈带状分布。

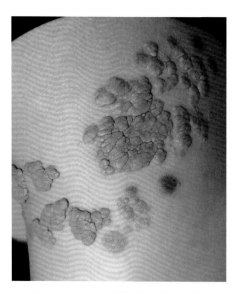

图 143-1　右大腿簇集性肤色斑块

实验室检查　血、尿常规未见异常。HIV抗体检测（－）。TPPA（－）

思考

1. 您的诊断是什么？
2. 为明确诊断，您认为还需做什么关键检查？

提示　可能的诊断：

1. 浅表性皮肤脂肪瘤痣（nevus lipomatosus cutaneus superficialis）？
2. 神经纤维瘤（neurofibroma）？
3. 皮脂腺痣（sebaceous nevus）？

关键的辅助检查　组织病理（右侧大腿）示真皮内见大量异位性的脂肪组织（图143-2）。

最终诊断　巨大型浅表性皮肤脂肪瘤痣。

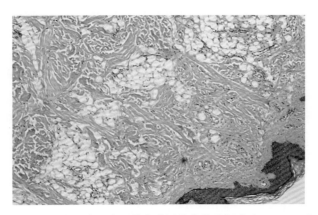

图143-2　真皮浅、中层散在或团块状脂肪细胞（HE×100）

诊断依据

1. 病史及病程　12年。
2. 皮损部位　位于右大腿。
3. 皮损特点　右大腿见集簇性的肤色斑块，相互融合，质地柔软，呈带状分布。
4. 实验室检查　未发现异常。
5. 组织病理　真皮内见大量异位性的脂肪组织。

治疗方法　因患者皮损面积较大，采用分期切除的方法进行手术切除。

易误诊原因分析及鉴别诊断　浅表性皮肤脂肪瘤痣是一种罕见的错构性肿瘤，临床易误诊，于1921年由Hoffmann和Zurhelle首次报道，特征为真皮内异位生长的成熟脂肪组织。目前未发现有家族性遗传性、性别差异及其他系统的累及。有学者提出此病的发病可能与2p24基因位点的缺失有关。临床上依据其临床表现分为单发型和多发型。单发型表现为一个圆顶状带蒂的丘疹或结节。多发型表现为群集的丘疹和结节，颜色为皮肤色、淡红色或淡黄色，呈指突状或脑回状，可融合成斑块。结节可有蒂或无蒂，常常合并有皮内痣，有时伴有血管瘤，部分多发型患者可同时伴有皮下损害。浅表性皮肤脂肪瘤痣属于良性皮肤肿瘤，预后良好，迄今为止未见有恶变的报道，但治疗不彻底会导致复发。

浅表性皮肤脂肪瘤痣的临床表现需要与皮脂腺痣、神经纤维瘤病相鉴别，其病理以真皮内异位典型成熟的脂肪组织为特征。

1. 皮脂腺痣　又称器官样痣，为好发于头皮的由皮脂腺构成的错构瘤，由无毛的皮脂腺增生构成，缺少成熟的毛囊。在婴儿期，皮脂腺痣通常很光滑，也可能隆起或呈疣状，而表现为乳头状增生伴毛囊发育不成熟。在青春期，由于体内各类激素对皮脂腺和顶泌汗腺的影响，皮脂腺痣可以快速生长并更趋疣状改变。结合病史和组织病理检查，两者不难鉴别。

2. 神经纤维瘤病 神经纤维瘤病是一种起源于施万细胞的良性周围神经鞘瘤，为不完全外显的常染色体显性遗传病。皮损和神经系统表现为本病的主要临床特征。幼年发病，多数合并咖啡斑，数量较多，往往大于3处。皮肤表现为皮肤软纤维瘤，多见于躯干部位，呈绿豆至鸡蛋大的数个至数百个，质地软，触之有疝囊感，较大的瘤体因衣物摩擦而引起不适。结合病史和组织病理检查，两者不难鉴别。

（李坤杰 林松发 许天星 郭燕妮）

病例 144

临床图片 见图 144-1。

一般情况 患者女，33岁，职员。

主诉 左颧部斑块2年。

现病史 2年前无明显诱因左颧部出现一肤色斑块，无瘙痒或疼痛等不适，未诊治，皮疹缓慢增大，中央凹陷，无破溃、流脓。

既往史 均无特殊。

体格检查 系统查体无异常。

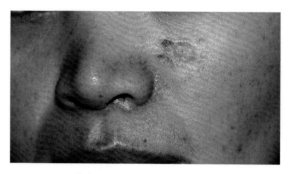

图 144-1 左颧部斑块，中央略凹陷，周边呈堤状隆起

皮肤科查体 左颧部见一直径约1.5 cm大小的斑块，中央略凹陷，周边呈堤状隆起，质硬，触之有浸润感。

实验室检查 血常规、传染病三项未见异常。

思考

1.您的初步诊断是什么？

2. 为了明确诊断，您认为还需要做什么关键检查？

提示 可能的诊断：

1. 凹陷瘢痕（depressed scar）？

2. 硬斑样基底细胞癌（morphoeic basal cell carcinoma）？

3. 局限性硬皮病（localized scleroderma）？

4. 微囊肿附属器癌（microcystic adnexal carcinoma）？

5. 结缔组织增生性毛发上皮瘤（desmoplastic tricoepithelioma）？

关键的辅助检查 组织病理（左颧部）示真皮全层可见由基底样细胞组成的条索状团块，瘤体与周边组织间可见收缩裂隙，结缔组织增生显著。病理诊断：符合硬斑样基底细胞癌（图 144-2）。

最终诊断 硬斑样基底细胞癌。

诊断依据

1. 病程 2年。

2. 皮损表现 为左颧部硬化性斑块，周边隆起，触之有浸润感。

3. 组织病理 符合硬斑样基底细胞癌。

治疗方法 局部麻醉下 Mohs 手术切除。

易误诊原因分析及鉴别诊断 基底细胞癌是发生于表皮基底细胞或毛囊外根鞘最常见的皮肤癌，与

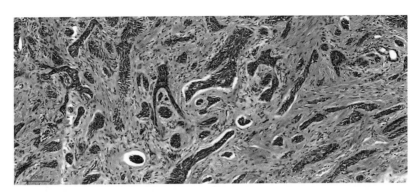

图 144-2　基底样细胞组成的肿瘤团块，周围结缔组织增生（HE×100）

长期日光暴晒有关。该病主要发生于老年人，很少发生在 30 岁以下的人。临床形态多样，常分为结节溃疡型、色素型、硬斑病样或纤维化型、浅表型等。硬斑样基底细胞癌罕见，多发生于青年人，好发于头面部，临床表现为单发的、呈扁平或稍隆起的局限性硬化斑块，呈不规则形或匍行性浸润，生长缓慢，外观似局限性硬皮病，少有溃疡。基底细胞癌的治疗根据瘤体大小、发病部位及全身情况等进行选择，可采用外科手术、放射治疗及光动力等治疗方法，硬斑病样基底细胞瘤需广泛外科切除或 Mohs 外科手术切除。

　　临床上本病需与以下疾病相鉴别。

　　1. 局限性硬皮病　是一种病因不明的由非感染性炎症引起的皮肤局限性增厚或硬化性疾病。皮损一般经历水肿期、硬化期和萎缩期。皮损初期表现为淡红色水肿斑状损害，逐渐硬化、萎缩，形成淡褐色萎缩性斑片，局部无汗，表面无毛发。组织学上表现为附属器萎缩，弥漫的真皮胶原硬化，可资鉴别。

　　2. 结缔组织增生性毛发上皮瘤　为良性毛源性肿瘤，常见于幼儿期，女性多见，好发于颊、额部。皮损呈白色或黄色，中央凹陷或萎缩，边缘隆起，呈环状，生长缓慢，无自觉症状，一般不破溃。组织学上肿瘤位于真皮内，与表皮相连，可见狭长的肿瘤细胞束、角囊肿及结缔组织基质，可资鉴别。

　　3. 微囊肿附属器癌　是一种具有局部侵袭性的恶性附属器肿瘤，既向汗管分化，又毛囊分化。皮损好发于面部，尤其是鼻唇沟及眶周。皮损为肤色、黄色或红色的坚实斑块，有时中央可见明显的凹陷，肿瘤界限不清，偶尔形成溃疡。组织病理上具有毛囊和汗腺双向分化的特点。肿瘤浅部有小至中等大小的角囊肿，可见由基底细胞组成的细胞巢或条索。肿瘤深部可见管状或腺体样结构，由一层或两层细胞构成，腔内含有嗜酸性物质，可资鉴别。

（詹黄英　许天星）

病例 145

临床照片　见图 145-1。

一般情况　患者女，57 岁。

主诉　眶周肿胀性红斑 1 个月余，破溃半个月。

现病史　患者 1 个月前无明显诱因出现右侧眼睑肿胀，当地医院诊断为"急性泪囊炎""血管神经性水肿"，予抗生素、糖皮质激素外用，效果不明显。皮疹呈进行性加重，逐渐累及左侧眼睑，半个月前自行予大蒜涂抹右侧眼下皮肤后，出现破溃。病程中患者时有午后低热。

既往史　既往体健，否认家族遗传病病史。

体格检查　各项系统检查未见异常。

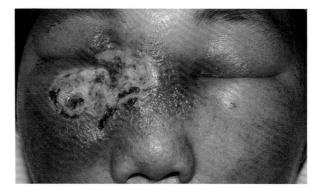

图 145-1　右侧眶周及鼻背可见水肿性红斑，中央溃疡结脓痂伴出血，眶周肿胀

皮肤科检查　右侧眼角及下眼睑下方可见 3 cm×5 cm 大小的皮肤破溃，表面渗出、结痂，周边皮肤可见红斑，触之较硬，双侧眼睑及面颈部水肿。

实验室检查　血常规、大小便常规及肝、肾功能均正常。脓性分泌物细菌、真菌镜检培养及抗酸染色均为（-）。

思考

1. 您的初步诊断是什么？

2. 为明确诊断，您认为还需要做什么检查？

提示　可能的诊断：

1. 肿胀性红斑狼疮（lupus erythematosus tumidus）？

2. 鳞状细胞癌（squamous cell carcinoma）？

3. 皮肤淋巴瘤（cutaneous lymphoma）？

关键的辅助检查

1. 血 EBV-DNA 2.81E+0.5 copies/ml，红细胞沉降率 33 mm/h，三大常规、自身抗体检查均为阴性。

2. 皮损组织病理　真皮全层致密异型淋巴细胞浸润，累及皮下脂肪，可见异型淋巴细胞亲表皮现象，皮下脂肪受累，可见带状分布的坏死。免疫组化 CD43（+），Ki-67 增殖指数 80%，CD56（+），CD2（+），CD30（+），TIA-1（+），粒酶 B（+），穿孔素（+），CD20（-），CD5（-），CD3（-），CD21（-），CD4（-），CD8（-），CD10（-），CD7（-）。原位杂交 EBER（+）。病理诊断：符合结外 NK/T 细胞淋巴瘤（鼻型）（图 145-2）。

1. 骨髓穿刺流式细胞检查未见明显异常。

2. 全身淋巴结彩超　双侧颈部及锁骨上淋巴结肿大。

3. PET-CT　颅面部病变及左侧颈部淋巴结肿

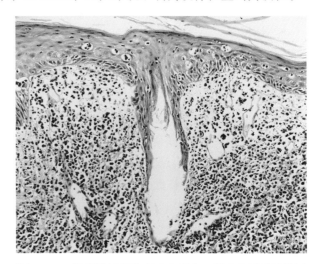

图 145-2　异型淋巴细胞亲表皮现象，真皮全层异型淋巴细胞弥漫性浸润（HE×100）

伴代谢增高，考虑恶性，符合淋巴瘤表现。

最终诊断　结外 NK/T 细胞淋巴瘤（extranodal NK/T cell lymphoma，ENKTCL）（鼻型）。

诊断依据

1. 年龄及病程　老年女性，起病急，病程短，进展迅速。

2. 皮损特点　左眼部肿胀性红斑，而后继发溃疡，局部触诊质硬。

3. 全身淋巴结彩超　双侧颈部及锁骨上淋巴结肿大。

4. 组织病理、免疫组化和 EB 病毒原位杂交符合结外 NK/T 细胞淋巴瘤，鼻型。

治疗方法　转至血液科行 MASE（甲氨蝶呤 1.5g d1+VP-16 100 mg d2—4+ 地塞米松 20 mg d2—4+ 培门冬酶 3750 IU d5）方案化疗，皮疹明显好转，2 次化疗结束后失访。

易误诊原因分析及鉴别诊断　结外 NK/T 细胞淋巴瘤（鼻型）是一种高度恶性肿瘤。皮肤损害可以为首发症状，表现为红色或紫红色斑块、结节，常伴有溃疡。鼻部受累常表现为鼻塞或鼻出血，可扩展至邻近组织，可伴发热、消瘦等症状。本病最重要的诊断依据还是依靠组织病理和免疫组化检查。组织学上，肿瘤细胞以真皮深层弥漫性浸润为主，可累及皮下脂肪层，引起脂膜炎样改变，也可侵犯表皮。最具特征性的病理改变是肿瘤细胞以血管为中心浸润，肿瘤细胞浸润血管壁或血管周围组织，导致带状分布的坏死。肿瘤细胞既可表达部分 T 细胞分化抗原如 CD2、CD45RO 以及细胞毒性颗粒相关蛋白如 TIA-1、穿孔素和粒酶 B，又可表达 NK 细胞相关抗原 CD56。大部分 NK/T 细胞淋巴瘤可检测出 EB 病毒，原位杂交 EBER 检查至关重要。本例患者病情急，皮损进展迅速，病程初期局部无明显痛痒，皮损部位触之坚硬。这些均提示肿瘤相关性疾病的可能。该病以血管为中心的肿瘤细胞浸润为特点，早期的肿胀性红斑往往是组织水肿所致，所以在行病理检查时，需要做到深切或多部位取材。根据患者的临床表现，本病需要与以下疾病进行鉴别。

1. 肿胀性红斑狼疮　是慢性皮肤红斑狼疮的一种亚型，好发于青年男性，表现为红色丘疹、斑块，甚至荨麻疹外观的结节，好发于面、颈、躯干等曝光部位，日晒可诱发或加重。实验室检查示免疫学指标多正常。组织病理表现为真皮血管及附属器周围轻中度淋巴细胞浸润，网状层胶原纤维间隔间黏蛋白沉积。

2. 鳞状细胞癌　好发于老年人，皮损多见于暴露部位，呈慢性病程，皮疹可继发于日光性角化病。疾病临床表现为浸润性斑块，中央常形成火山口样溃疡。组织病理示真皮及皮下鳞状细胞癌巢浸润，部分可与表皮相连。

（王晓莉　潘　搏）

病例 146

临床照片　见图 146-1。

一般情况　患者男，69 岁，农民。

主诉　头皮瘢痕 60 余年，肿块、溃疡伴痒半个月。

现病史　患者自诉幼年时头顶无明显诱因出现糜烂、渗出（具体不详），皮损愈合后形成瘢痕。半个月前于瘢痕基础上出现快速增生的结节，未予重视。后快速进展为肿块，中央出现溃疡、渗液，伴痒。为求进一步诊治，遂来我院门诊就诊。

既往史及家族史　既往体健，家族中无肿瘤病史。

体格检查　一般情况可，各系统检查未见异常。

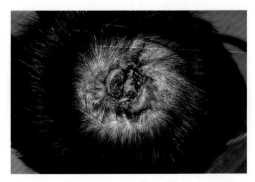

图 146-1　头顶瘢痕基础上肿块，中央溃疡，边缘隆起呈堤状

皮肤科检查 头顶瘢痕中央可见一乒乓球大小的不规则肿块，边缘隆起呈堤状，中央溃疡，上覆少许白色脓性分泌物及血痂。

实验室及辅助检查 血常规、肝和肾功能未见明显异常。头颅 CT 平扫示左侧顶骨近中线区局部骨质缺损，邻近头皮不规则增厚稍凹陷，不排除恶性。

思考

1. 您的诊断是什么？
2. 为明确诊断，您认为还需做什么关键检查？

提示 可能的诊断：

1. 基底细胞癌（basal cell carcinoma）？
2. 恶性黑色素瘤（malignant melanoma）？

关键的辅助检查 组织病理示浅表糜烂、溃疡、结痂，可见鳞状上皮增生，并向真皮侵袭性生长。鳞状上皮细胞异型，胞质丰富，淡嗜伊红染，可见鳞状涡及角珠形成。病理诊断：鳞状细胞癌（图146-2、图146-3）。

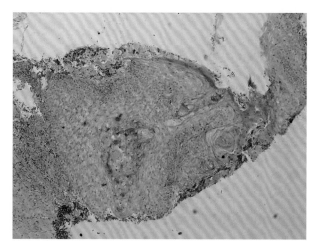

图 146-2 鳞状上皮增生，并向真皮呈侵袭性生长（HE×40）

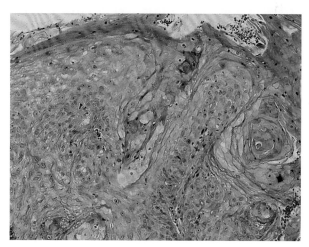

图 146-3 鳞状上皮细胞异型，胞质丰富，淡嗜伊红染，可见鳞状涡（HE×200）

最终诊断 头皮瘢痕癌（scar carcinoma of scalp）。

诊断依据

1. 病史及病程 60余年，突然加重半个月。
2. 皮损部位 头顶原有瘢痕部位。
3. 皮损特点 表现为瘢痕中央可见一乒乓球大小的不规则肿块，边缘隆起呈围堤状，中央溃疡，可见少许脓性分泌物及血痂。
4. 伴随症状 偶有瘙痒。
5. 组织病理 符合鳞状细胞癌。

治疗方法 患者明确诊断后建议至肿瘤医院进一步治疗。

易误诊原因分析及鉴别诊断 皮肤瘢痕癌又称 Marjolin 溃疡，是指发生于瘢痕组织基础上的侵袭性皮肤恶性肿瘤。组织病理学以鳞状细胞癌最为常见，其他类型肿瘤报道的有基底细胞癌、恶性黑色素瘤、纤维肉瘤和脂肪肉瘤等，常继发于创伤性伤口、压疮、慢性静脉溃疡、骨髓炎及瘘管等。病变可发生在任何部位，最常见的是下肢，其次是头皮、上肢、躯干和面部。临床上常表现为长期愈合困难的溃疡、迅速增生的肉芽组织、出血伴有恶臭。与原发皮肤鳞状细胞癌不同，瘢痕鳞状细胞癌的恶性程度较高，容易发生淋巴结和远处转移。具体发病机制尚不清楚。目前提出的假设有长期炎症刺激、组织纤维化、缺氧、遗传易感性、朗格汉斯细胞活性降低等，最终导致正常的细胞凋亡并向癌变转化。皮肤瘢痕癌的最终确诊依赖于病理检查。由于多表现为高分化鳞状细胞癌，癌细胞分化较好，放疗、化疗的疗效不佳，因此手术切除是治疗的主要手段。切除深度及范围由肿瘤分期决定，对病灶较小、分化程度较高的鳞状细胞癌，可根治切除；对于侵犯颅骨、硬脑膜及局部淋巴结转移患者，需扩大切除范围以及皮瓣修复，并行淋巴结清扫术。经过早期、正确的治疗方式，5年治愈率可达90%。

由于皮肤瘢痕癌临床上相对少见，加之对其认识不足，故误诊率较高。针对瘢痕组织基础上出现的长期不愈合或溃疡性病变，应高度警惕鳞状细胞癌的可能，及时完善病理活检确诊，必要时进行前哨淋巴结活检及其他影像学检查以评估是否存在转移，指导肿瘤分期及手术方案，以便早期治疗、改善预后。临床上本病应与基底细胞癌及恶性黑色素瘤等相鉴别，通过病理检查可明确诊断。

1. 基底细胞癌　是最常见的皮肤恶性肿瘤，发病率较高，但通常生长缓慢，很少发生转移，临床上多发于头颈部曝光部位，也可累及躯干和四肢。皮损通常表现为粉红色丘疹、结节或斑块，溃疡形成伴毛细血管扩张。当皮损面积较大、肿瘤块浸润较深时，临床表现可与瘢痕鳞状细胞癌相似，但基底细胞癌主要由基底样瘤细胞组成，排列成团块状或条索状，可见收缩间隙。因此，结合组织病理和临床病史，两者不难鉴别。

2. 恶性黑色素瘤　是由黑色素细胞或黑色素细胞发展而来的高度恶性肿瘤。在白种人群中发病概率最高，预后较差。皮损可以发生在身体的任何部位，临床特征因其解剖定位和组织病理学类型而异，包括表面不规则隆起、形状不对称、色素不均匀、边界不规则、溃疡、出血、炎症、瘙痒和疼痛等。临床上若发现组织溃疡和迅速增生，应警惕恶性黑色素瘤的发生，但结合组织病理及免疫组化，两者不难鉴别。

（代子佳　刘彤云　何　黎）

病例 147

临床照片　见图 147-1、图 147-2。

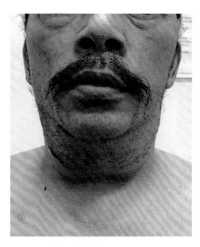

图 147-1　颈部增粗

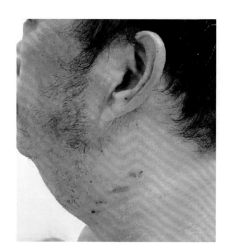

图 147-2　侧面图

一般情况　患者男，45 岁，农民。

主诉　颈部增粗 7 个月。

现病史　患者诉 7 个月前出现颈部增粗，缓慢加重，不伴颈部活动受限，无发热、疼痛、呼吸困难、吞咽困难等。病程中患者精神、睡眠及饮食尚可，大小便正常，体重无明显变化。

既往史、家族史及个人史饮酒史　20 余年，每天饮酒 300～350 g。吸烟史 30 余年，每天 20～30 支。

体格检查　一般情况良好，无病容。耳后、下颌、颈部可扪及肿大淋巴结，活动可，无压痛。甲状腺居中，无压痛。心、肺查体无异常。腹平软，肝、脾未触及，双肾区无叩痛。

皮肤科检查　颈部增粗区域质地柔软，触之无压痛，未扪及明显肿块。

实验室及辅助检查　血常规结果未见明显异常。血生化示 AST 63.5 U/L（正常 5～40 U/L）、LDH 363 U/L（正常 120～250 U/L），其余未见异常。甲状腺功能测定无异常。腹部 CT 示脂肪肝。

思考

1. 您的诊断是什么？

2. 为明确诊断，您认为需做什么关键检查？

提示　可能的诊断：

1. 甲状腺疾病（thyroid disease）？

2. 软组织恶性肿瘤（soft tissue carcinoma）？

3. 马德隆病（Madelung's disease）？

关键的辅助检查

1. 颈部增粗处皮损组织病理示表皮局灶性角化过度，棘层轻度增生，真皮浅层小血管周围稀疏淋巴细胞浸润（图 147-3）。

2. 甲状腺超声　甲状腺大小、形态正常，实质回声均匀，峡部与左侧叶移行区域查见大小约 3 mm×2 mm×3 mm 的低弱回声结节，边界欠清，形态欠规则，内未见明显血流信号。

3. 颈部超声　超声提示颈部及项部皮下脂肪层增厚，最厚达 27 mm，未探及异常血流信号。

4. 颈部 MRI　双侧颌下间隙、颈前区及双侧颈后三角区周围脂肪信号明显增多。鼻咽壁未见增厚，黏膜未见增厚，未见确切肿块影。口咽、喉咽、腮腺、甲状腺、大涎腺及颈部食管未见异常。颈部淋巴结显示未见明显增大（图 147-4）。

最终诊断　马德隆病。

诊断依据

1. 病史及病程　7 个月。

2. 病变部位　颈部。

3. 病变特点　颈部增粗，为脂肪组织堆积。

4. 伴随症状　早期可无症状，随着病情进展，脂肪组织增多，可出现颈部活动受限、呼吸困难及吞咽困难等。

5. 影像学检查　符合马德隆病。

治疗方法　嘱患者严格戒酒治疗，如出现呼吸困难、吞咽困难，可考虑手术切除以缓解临床症状。

易误诊原因分析及鉴别诊断　马德隆病于 1846 年由 Benjamin Brodie 首次报道，也称为良性对称性脂肪瘤病（benign symmetrical lipomatosis，BSL），是一种罕见的脂肪代谢疾病，主要表现为在颈部、上躯干和肩膀处多个对称的无包膜的脂肪团块。在大多数患者中，颈部受累会导致特定的体征外形如"马项圈"。尽管病因尚不清楚，但高达 90% 的马德隆病患者有大量饮酒的习惯。酒精滥用可能会导致线粒体损伤，从而导致脂肪生成过多和脂肪分解减少。疾病初期马德隆病患者一般无症状，当脂肪组织缓慢增厚时，一些患者可能会出现颈部屈伸受限，晚期会出现吞咽困难及呼吸困难。在疾病早期，戒酒治疗可能会阻止脂肪块的生长并逆转这种疾病的进程，但疾病晚期主流的治疗方法是吸脂或肿块切除术。

马德隆病在地中海国家中患病率最高，主要影响 30～60 岁的中年男性，尤其是曾经有酗酒史的人群。根据脂肪组织沉积的位置，马德隆病可分为两种类型。在类型 1 中，脂肪块通常累及颈部、肩膀和上躯干。在类型 2 中，脂肪组织沉积会影响臀部和大腿。类型 1 比类型 2 更为常见。

此外，已发现马德隆病与肝病、高尿酸血症、糖耐量受损、甲状腺功能减退和周围神经病变之间存在关联。马德隆病的恶性转化率低，但 Borriello 等曾报道了一例 59 岁的意大利马德隆病妇女转化为脂肪肉瘤病例。因此，尤其当肿块不对称或有病变侵犯到消化道的迹象时，进行组织学检查非常重要。

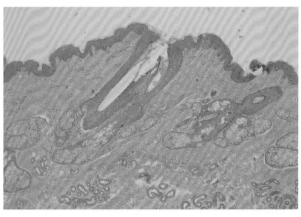

图 147-3　表皮轻度增生，真皮浅层小血管周围稀疏淋巴细胞浸润（HE×100）

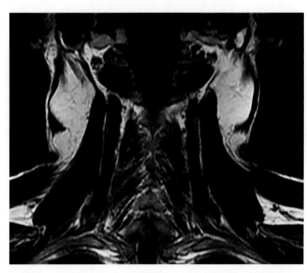

图 147-4　颈部 MRI 示双侧颌下间隙、颈前区及双侧颈后三角区周围脂肪信号明显增多

目前，脂肪切除术和抽脂术是马德隆病患者的主要治疗选择。由于病因未知，术后复发率很高，因此常被视为姑息手术。此外，由于脂肪团块没有被包裹，因此脂肪切除术很复杂。吸脂术在马德隆病患者中使用较少，因为纤维组织干扰，使其难以抽吸脂肪组织。手术的风险包括感染、出血和瘢痕等。

由于马德隆病表现为进行性增大的颈部皮下肿块，位置与甲状腺毗邻，晚期均可压迫呼吸道、消化道，故需要与甲状腺疾病、软组织肿瘤等进行鉴别，通过超声检查等影像学检查可明确诊断。

1. 单纯性甲状腺肿　是指甲状腺弥漫性肿大，不伴结节及甲状腺功能异常。女性发病率是男性的3～5倍。该病病因包括碘缺乏、遗传和环境因素等。大多数患者无明显症状，重度肿大的甲状腺可压迫气管或食管而引起呼吸不畅或吞咽困难，胸骨后甲状腺肿可导致胸廓入口部分梗阻，引起头部和上肢静脉回流受阻。血清 T_4、T_3 及 TSH 基本正常，血清甲状腺球蛋白（Tg）水平升高，增高的程度与甲状腺肿的体积呈正相关。与本病的鉴别主要依靠影像学检查。

2. 软组织恶性肿瘤　软组织肿瘤是起源于间叶组织的肿瘤，病种多，病因包括先天畸形、遗传及化学刺激等。超声检查可显示肿瘤的体积范围、包膜边界和内部肿瘤组织的回声，从而区别是良性还是恶性。恶性肿瘤边界不清，回声模糊。超声检查还能引导做深部肿瘤的针刺吸取细胞学检查。结合超声和MRI 两者不难鉴别，确诊应行病理组织活检。

（罗珠羽　闫　薇）

病例 148

临床照片　见图 148-1。

一般情况　患者男，55 岁。

主诉　腹部皮下包块 10 年。

现病史　10 年前患者无明显诱因腹部出现皮下包块，吸气时增大，平静呼吸时候缩小，不能完全消退，无疼痛、瘙痒等不适，否认系统症状，未做特殊处理。2 个月前该皮下包块出现隐痛，遂于我院就诊。自患病以来，患者精神、饮食、睡眠可，大小便如常，体重无明显变化。

既往史及家族史　无特殊。

体格检查　一般情况良好。心、肺无异常，腹肌稍紧张，全腹无明显压痛或反跳痛。

皮肤科查体：肚脐上方约 5 cm 处触及一约 4 cm × 3 cm 的包块，质中、压痛。负压加大时体积增大，平静呼吸时缩小。

思考

1. 您的诊断是什么？

2. 为明确诊断，您认为还需做什么关键检查？

提示　可能的诊断：

1. 脂肪瘤（lipoma）？

2. 表皮囊肿（epidermal cyst）？

3. 腹壁疝（abdominal hernia）？

4. 腹直肌分离（diastasis recti abdominis）？

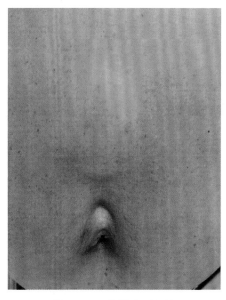

图 148-1　腹部皮下包块

关键的辅助检查　腹部皮下包块浅表组织彩超示腹壁正中查见大小约 43 mm × 13 mm × 31 mm 的弱回声团块，深面与腹膜外脂相通，相通处宽约 3.43 mm，负压加大时可见团块体积增大，平静呼吸时团块部分回纳入腹腔。考虑腹壁疝，疝内容物为腹膜外脂。

最终诊断　腹壁疝（白线疝）（abdominal hernia，hernia of linea alba）。

诊断依据

1. 病史及病程　10 年。
2. 皮损特点　腹壁正中白线处皮下包块，质中、压痛，负压加大时体积增大，平静呼吸时缩小。
3. 浅表组织彩超　提示腹壁疝。

治疗方法　患者采取腹壁白线疝修补术 + 腹壁缺损修补术，手术顺利，术后恢复良好，随访 8 个月无复发。

易误诊原因分析及鉴别诊断　腹壁疝是指发生于人体腹腔内器官以及腹腔壁上的疝，包括原发性腹壁疝（腹股沟斜疝、直疝、白线疝、股疝、脐疝）和腹壁切口疝（为腹部手术常见并发症之一）。主要的临床症状为腹壁包块和腹部疼痛。如果嵌顿，则多有肠梗阻的症状和体征，表现为腹痛、腹胀、恶心、呕吐以及肛门停止排便、排气。腹壁疝可见于各个年龄阶段，患者大多数为男性。白线疝发生在腹壁正中白线上，绝大多数在脐上，也叫腹上疝。白线在发育不良的情况下出现较大间隙，形成一薄弱点，内容为腹膜外脂肪组织，临床较少见。临床上易漏诊或误诊。较小且无症状的白线疝不需要手术，有临床症状且无手术禁忌证者应采取手术治疗。手术方式可采取无张力疝修补术及腹腔镜疝修补术。腹壁疝应与脂肪瘤、表皮囊肿及腹直肌分离等相鉴别，通过彩超可以明确诊断。

1. 脂肪瘤　脂肪瘤是一种常见的由成熟脂肪细胞构成的良性肿瘤，它可以发生在身体的任何部位。脂肪瘤好发于肩、背、颈、乳房和腹部，其次是四肢近端如上臂、大腿、臀部等部位。触摸时可感觉包块质地较软，边界清楚，可推动，一般无自觉症状。一般来说，脂肪瘤可以单个或多个同时存在。临床上有时很难区分，结合组织病理以及彩超、CT 等易于鉴别。

2. 表皮囊肿　是最常见的皮肤囊肿，起源于毛囊漏斗部，系毛囊 - 皮脂腺单位受损所致。好发于头皮、面颈和躯干。典型的临床表现为无症状的单发性结节，呈圆形隆起性结节，可移动，可有中央孔。病理特点为囊壁是鳞状上皮，可见颗粒层。囊内容物为角质物。

3. 腹直肌分离　是指两侧腹直肌之间的距离异常增宽，即腹直肌从腹白线的位置向两侧分离。此病可以合并腹壁疝，可能是原发性疝，也可能是既往中线剖腹手术后出现的切口疝。查体时患者在仰卧位抬头并逐渐坐起时两侧腹直肌收缩，腹内压升高，导致弥漫性纺锤形膨出。获得性腹直肌分离常具有下列任一特征：向心性肥胖的中老年男性，或者曾怀过巨大胎儿或双胞胎至足月且体型娇小的女性。

（杜　琳　王婷婷）

病例 149

临床照片 见图 149-1。

一般情况 患者女，43 岁，职业不详。

主诉 反复头皮丘疹、脓疱、脱发 10 余年。

现病史 患者诉 10 余年前开始出现头皮红色丘疹、脓疱，逐渐增多，伴局部皮肤烧灼感，偶感瘙痒、疼痛，部分皮损破溃流脓，流脓后结痂愈合，但局部遗留脱发斑。上述皮损反复发作，无明显季节性。面部、胸背部、腋窝及臀部无类似皮损。病程中患者无发热、盗汗、咳嗽、淋巴结肿大等症状。精神、睡眠及饮食皆可，大小便正常，体重无明显变化。

既往史及家族史 无特殊。

体格检查 一般情况良好，神志清、精神可，皮肤、巩膜无黄染，全身浅表淋巴结未扪及肿大，心、肺、腹无明显异常体征，双下肢无水肿。

皮肤科检查 头顶部见手掌大小的脱发斑，中央皮肤萎缩、稍硬化，未见毛发生长，周围散在红斑、丘疹、脓丘疱疹、鳞屑及痂壳，还可见散在短发、断发。

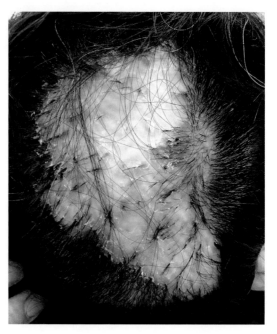

图 149-1 头皮红斑、脓丘疱疹、瘢痕、脱发

实验室检查 血常规、生化、凝血常规、免疫全套、TP、HIV 检查均未见异常。

思考

1. 您的诊断是什么？

2. 为明确诊断，您认为还需做什么关键检查？

提示 可能的诊断：

1. 头皮分割性蜂窝织炎（dissecting cellulitis of the scalp，DCS）？

2. 秃发性毛囊炎（folliculitis decalvans，FD）？

3. 头癣（脓癣）（tinea capitis）？

4. 毛发扁平苔藓（lichen planopilaris，LPP）

关键的辅助检查

1. 皮肤镜检查 脱发区域中央呈黄白色，未见明显毛囊开口（图 149-2），周边可见明显的红斑、鳞屑、毛囊口脓点、线状及分支状血管，部分毛囊中央有多根毛发生长（簇状发）（图 149-3）。

2. 组织病理学检查 表皮棘层轻度增生，真皮浅中层以毛囊为中心的大量中性粒细胞、浆细胞和淋巴细胞浸润，真皮中深层胶原纤维增生（图 149-4、图 149-5）。

3. 特殊染色 PAS、六胺银及抗酸染色均为阴性。

4. 分泌物培养 未培养出细菌、真菌或其他特殊病原菌。

5. 真菌镜检查 阴性。

最终诊断 秃发性毛囊炎。

诊断依据

1. 病史及病程 超过 10 年，反复发作。

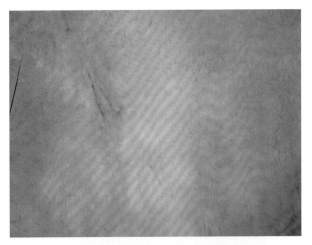

图 149-2   脱发斑中央未见毛囊开口

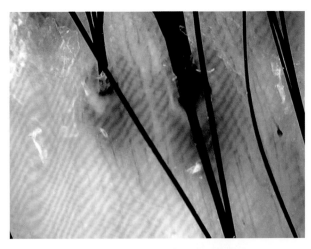

图 149-3   脱发斑边缘红斑、簇状发

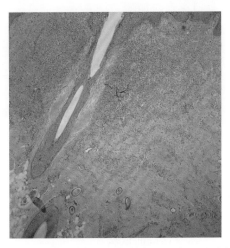

图 149-4   真皮浅中层以毛囊为中心的大量炎症细胞浸润，真皮中深层胶原增生（HE×40）

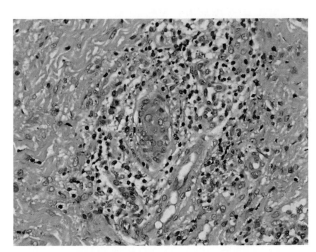

图 149-5   毛囊周围大量中性粒细胞、浆细胞及淋巴细胞浸润（HE×200）

2. 皮损部位   位于头皮。

3. 皮损特点   表现为红斑、炎性丘疹、脓丘疱疹、鳞屑、痂壳及脱发。

4. 伴随症状   局部皮肤烧灼感，偶感瘙痒、疼痛，无明显系统症状。

5. 真菌镜检   阴性。

6. 病原学检查（分泌物培养）   阴性。

7. 实验室检查   血常规、生化、凝血常规、免疫全套、TP 及 HIV 检查均未见异常。

8. 皮肤镜检查   脱发斑中央毛囊开口消失，周围可见红斑、鳞屑、毛囊口脓点、线状及分支状血管及簇状发。

9. 组织病理   以毛囊为中心的中性粒细胞为主浸润。

治疗方法   使用米诺环素 100 mg 每日 2 次，治疗 2 周，新发炎性丘疹及脓疱有所减少，目前随访中。

易误诊原因分析及鉴别诊断   秃发性毛囊炎（FD）是一种罕见的慢性瘢痕性脱发，发病机制尚不清楚。金黄色葡萄球菌超抗原引起的免疫应答和宿主细胞介导的免疫功能缺陷可能是促发因素。FD 通常发生于成人，常初发于头顶部，常见症状为脱发斑片、炎性丘疹、脓疱和毛囊角化过度。簇状毛囊炎（单个发炎的毛囊内长出多根毛发）是本病的特征，但也可见于其他疾病。疼痛、瘙痒和烧灼感常见。活动性 FD 的关键临床特征包括：①头皮上一处或多处融合的瘢痕性脱发区；②头皮上多个脓疱，尤其是在脱发周边区域。静止性或经部分治疗的 FD 患者可能没有脓疱，仅有瘢痕性脱发和毛囊周围红斑或鳞屑，这种表现可能难以同其他瘢痕性脱发区分。FD 的活检表现多种多样，并且随疾病活动度而改变：早期活动性疾病的主要组织学特征是以毛囊为基础的中性粒细胞密集浸润成小脓肿，周围经常有急性和慢性炎症，可能存在异物巨细胞，慢性炎症中常见浆细胞。炎症浸润可从毛囊周围区域扩展到毛囊间真皮组织，炎症通常在真皮浅层和中层最突出，往往不会蔓延到皮下组织。晚期病变可能显示弥漫性皮肤瘢痕化。因此，FD 的诊断需要通过结合临床表现与组织学特征进行确定。皮肤镜检查有助于观察瘢痕性脱发区的毛囊开口缺失，其他报道的 FD 皮肤镜特征包括簇状毛发、毛囊周围红斑、毛囊周围管状鳞屑、星爆型毛囊周围表皮增生（簇状毛发基底的表皮锥状突起）、白色瘢痕斑、毛干直径不一以及大的毛囊脓疱伴生发毛干。目前尚无随机试验评估 FD 相关治疗的效果，但所有活动性 FD 患者均应接受治疗，因为该病会破坏毛囊，引起永久性脱发。目前推荐的一线治疗为口服四环素类抗生素，而对常规抗生素治疗反应欠佳的患者可选用二线治疗，主要为利福平和克林霉素。辅助治疗包括系统性糖皮质激素或皮损内注射曲安奈德，偶尔用于疾病发作期，但不推荐长期使用。其他治疗手段有口服夫西地酸、氨苯砜、异维 A 酸，局部外用他克莫司，以及阿达木单抗、英夫利西单抗、静脉注射用丙种球蛋白（IVIG）、光动力疗法（红光 630 nm）等，还需要更多的证据。

　　FD 的发病机制不清，临床较为少见，且多数患者在就诊时已反复多次接受过治疗，或疾病发展到晚期临床特征已不典型，非毛发亚专业的皮肤科医生对本病认识不足，缺乏经验，故临床容易误诊、漏诊，因此，临床医生应加强对此病的认识，做到早发现、早诊断、早治疗，以防患者出现更严重的脱发，影响其外观、心理与社交。FD 应与头皮分割性蜂窝织炎、脓癣和毛发扁平苔藓等疾病相鉴别，结合临床、病原学证据及组织病理学等检查可帮助明确诊断。

　　1. 头皮分割性蜂窝织炎　又称 Hoffman 穿掘脓肿性头部毛囊周围炎，是一种罕见的原发性中性粒细胞性瘢痕性脱发，可能单独出现，也可能与聚合性痤疮和化脓性汗腺炎同时出现，即"毛囊闭塞三联征"。常表现为头皮毛囊性丘疹、脓疱、波动性结节和脓肿，可导致瘢痕形成。波动性结节和脓肿并非 FD 的特征。随着时间的推移，可能形成肥厚性瘢痕或瘢痕疙瘩。其病理特征依病程和疾病的严重程度而不同。特征性组织学表现为毛囊周围密集的以中性粒细胞为主的混合细胞浸润，但其炎症位置深，在真皮或皮下组织可能形成脓肿。

　　2. 脓癣　是一种由皮肤癣菌引起的感染，表现可类似于 FD。其关键的临床特征包括红色斑块、结痂和分泌物，有时出现脓疱。患者通常有颈部淋巴结肿大。可通过真菌镜检、真菌培养或活检与 FD 相鉴别。

　　3. 毛发扁平苔藓　临床特征主要为毛囊周围出现红斑、鳞屑和多个光滑的瘢痕性脱发斑片。组织学表现包括毛囊周围淋巴细胞浸润和纤维化，毛囊上皮变薄、苔藓样界面性皮炎，以及最终毛囊破坏。虽然毛发扁平苔藓中偶尔可见浆细胞，但存在中性粒细胞和（或）大量浆细胞时通常为 FD。

（李　凡　熊　琳）

病例 150

临床照片　见图 150-1。

一般情况　患者男，62 岁。

主诉　眼睑水肿，面部红斑、斑块 2 个月。

现病史　患者 2 个月前无明显诱因出现眼睑水肿，面部红斑、丘疹，于当地医院就诊，完善肝、肾功能及甲状腺功能检查未见异常。考虑"老年痤疮"，予外搽药物（具体不详）治疗后，症状未见好转，遂再次于外院就诊，考虑为"过敏性皮炎"，予以地塞米松肌内注射，患者自觉红斑、丘疹较前稍好转，病程中患者无明显自觉症状。患者为明确诊断，遂至我院门诊就诊，门诊以"结缔组织病待诊"收治我科，起病以来，患者精神、饮食、睡眠可，大小便正常，体重无明显减轻。

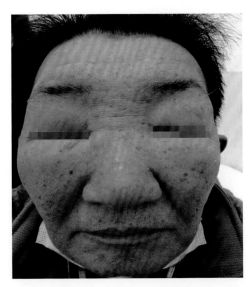

图 150-1　眼睑、面部肿胀

既往史及家族史　既往有高血压病史。

体格检查　一般情况可，神志清，浅表淋巴结无肿大，皮肤、巩膜无黄染，无肝掌及蜘蛛痣。心、肺无异常。腹平软，肝、脾未触及。

皮肤科检查　面颊及双眼睑片状肿胀性红斑，眼睑水肿明显，睁眼困难，前额少量片状红斑、斑块。

实验室检查　血、尿常规，肝功能、心肌酶谱及抗核抗体谱等未见异常。

思考

1. 您的诊断是什么？

2. 为明确诊断还需做什么关键检查？

提示　可能的诊断：

1. Morbihan 病（Morbihan disease）？

2. 肿胀性红斑狼疮（lupus erythematosus tumidus）？

3. 皮肌炎（dermatomyositis）？

4. 淋巴水肿（lymphedema）？

关键的辅助检查　组织病理示真皮浅中层水肿，血管及毛囊周围可见淋巴细胞、组织细胞及浆细胞浸润，局部可见肉芽肿形成。免疫组化及特殊染色检查示 CD123 簇状（+）。阿辛兰、胶体铁、PAS、抗酸染色均阴性。病理诊断：结合临床，符合 Morbihan 病（图 150-2、图 150-3）。

最终诊断　Morbihan 病。

诊断依据

1. 老年男性。

2. 皮损位于以眼睑为中心的上 2/3 面部。

3. 皮损表现　为持续性、非凹陷性肿胀伴红斑。

4. 组织病理　示真皮浅中层水肿，血管及毛囊周围可见淋巴细胞、组织细胞及浆细胞浸润，局部可见肉芽肿形成。病理诊断：符合 Morbihan 病。

5. 系统性检查　排除了荨麻疹等过敏性疾病、皮肌炎和红斑狼疮等风湿免疫病以及甲状腺功能减退等其他系统性疾病。

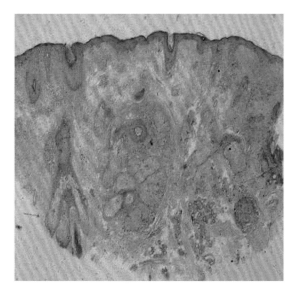

图 150-2 真皮浅中层水肿，血管及毛囊周围可见淋巴细胞、组织细胞及浆细胞浸润（HE×40）

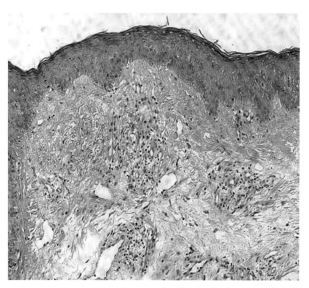

图 150-3 前图高倍（HE×100）

易误诊原因分析及鉴别诊断 Morbinhan 病是一种罕见的疾病，文献报道的病例很少，国外仅有散在的病例报道，而国内在 2019 年有第一篇病例报道。本病多发于中老年人，表现为面部上 2/3 区域（包括额部、眉间、眼睑、鼻子和脸颊）出现坚实而持久的非凹陷性水肿，伴有散在红斑，边界不清，持续不退，自觉症状不明显，可伴轻度瘙痒，偶有丘疹及脓疱，部分患者日晒后症状加重。有人认为该病是酒渣鼻的罕见并发症或轻中度的痤疮并发症。但由于部分患者无酒渣鼻或痤疮的病史及临床表现，因此目前更多倾向于本病应被划分为一个独立性疾病。

Morbinhan 病的发病机制尚不清楚，部分学者认为其发生与血管周围真皮结缔组织被破坏有关，特别是弹性蛋白破坏后导致血管壁的完整性丧失，液体渗出，引起肿胀。也有人认为该病的发生是由于血管周围浸润的肥大细胞引起真皮淋巴管阻塞和淋巴损伤导致的，或者与这些细胞引起的真皮纤维化导致下层组织的淋巴水肿有关。另一项研究表明，在部分患者中存在异常的免疫反应。还有研究表明，该病的发生与浅表毛细血管和小静脉的扩张相关，而不是淋巴管的扩张。

Morbinhan 病的组织病理表现也无特异性，主要表现为表皮角化不全、弹性纤维组织变性、真皮浅层毛细血管扩张、管周和（或）附属器周围组织细胞和淋巴细胞浸润，可有少量中性粒细胞或肥大细胞。少见的表现也可有少量非干酪性上皮细胞样肉芽肿。

本病的治疗可考虑口服异维 A 酸，系统使用抗生素（四环素、甲硝唑）、抗组胺药、糖皮质激素、氯法齐明、沙利度胺和生物制剂（奥马珠单抗）等。虽然约有 20% 的患者口服异维 A 酸没有明显效果，但仍被认为是一线治疗。对于系统使用抗生素，一般持续时间为 4.43 个月，而完全缓解的患者需要 6.5 个月。例如，口服四环素类抗生素 200 mg/d，或每天 2 次每次 100 mg，连续用药 4~6 个月。系统使用糖皮质激素可暂时控制炎症，但停药后通常会复发。对于长期慢性眼睑水肿明显并对其他治疗抵抗者，可考虑行外科手术进行淋巴引流或 CO_2 激光眼睑成形术。

本病临床罕见，临床医生由于对本病认识不足而容易漏诊、误诊。本病需与以下疾病相鉴别：

1. 皮肌炎 典型患者表现为以双上眼睑为中心的紫红色斑片，可累及面颊和头皮，有时与本病的表现类似，但患者通常并发指指关节和掌指关节伸侧 Gottron 丘疹、胸部及躯干皮肤异色病样表现、四肢近端肌肉疼痛及无力等其他皮肌炎特异性表现，血清肌酶水平升高，肌电图提示肌源性损害，皮损组织病理检查示肌炎表现。

2. 红斑狼疮　患者可表现为面部水肿性红斑。组织病理有类似的真皮血管及附属器周围淋巴细胞浸润的表现，有时可混淆，但红斑狼疮往往女性多见，皮损集中在面颊和鼻梁部，类似蝶形，眼睑及额部受累为主的不多见。除皮损外，患者往往还有毛发、黏膜、关节肌肉以及其他系统性损害表现。组织病理有明显的基底细胞液化变性，实验室检查示抗核抗体（ANA）、自身抗体及补体等异常。

3. 淋巴水肿　多发生于下肢，发生于面部者一般有反复发作丹毒的病史或痤疮及酒渣鼻等炎症性疾病史，造成进行性淋巴管损伤。临床表现为间歇性或持续性水肿，除基础病本身表现外不伴有红斑。组织病理可见真皮网状层和皮下组织有较多淋巴液集聚。本病的治疗主要针对原发病，单纯使用糖皮质激素或沙利度胺等治疗无效。

（涂　颖　何　黎）

病例 151

临床照片　见图 151-1。

一般情况　患儿女，9 个月。

主诉　出现面部斑疹 9 个月，手指、足趾挛缩、结节 5 个月。

现病史　患儿自出生起面部出现色素沉着斑，5 个月前手指、足趾出现结节并逐渐增大，伴指（趾）挛缩、畸形。未行诊治。大小便正常，体重正常。

既往史　无特殊。

家族史　家族中无类似临床表现者，患儿父母非近亲结婚。

体格检查　患儿一般情况较差，神情淡漠，面容呆滞，前额较宽，双上眼睑下垂，眼间距较宽，鼻梁较平，牙齿发育不良。

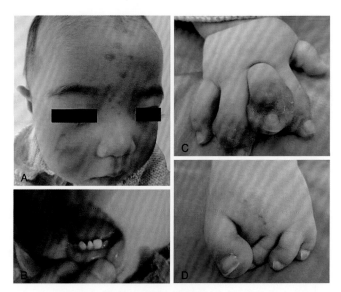

图 151-1　面部色素沉着斑，牙齿发育不良，手指、足趾挛缩、结节

皮肤科检查　前额及面颊部见芝麻大小的棕黄色凹陷性斑疹，呈线状分布。手足挛缩，右手第二、三、四指指端见鸽蛋大小结节及并指，结节质地坚韧，呈淡红色，第五指弯曲。左手第三、四、五指弯曲，左足第二、三趾弯曲。

辅助检查

1. 双手 X 线片　左侧拇指掌骨、近节趾骨短小，第二、三掌骨骨膜轻微增生，示指和中指软组织稍增厚。右侧第三掌骨明显短小，骨皮质不规则，密度欠均匀，相应指骨后移，第三、四指软组织明显增厚并呈结节样突出，示指和小指软组织增厚。第一掌骨见骨膜增生，第二掌骨边缘不规则、皮质模糊（图 151-2）。

2. 双足 X 线片　左侧第二、三趾骨骨质破坏，体积缩小，正常结构消失，第二趾骨形态不规则，与第一趾骨重叠，近节趾骨密度不均匀，第三趾骨内侧见骨膜反应。右侧第二趾骨远端虫蚀样骨质破坏。双足软组织肿胀（图 151-3）。

3. 面部皮肤组织病理　表皮基底层色素增加，真皮上部轻度萎缩，乳头层有较密集淋巴细胞浸润（图 151-4）。

4. 右手中指皮肤组织病理检查　真皮内梭形细胞呈束状排列，胞质内不含嗜酸性包涵体。免疫组化示肿瘤细胞 Desmin、S-100、NSE 及 CD31 染色均阴性（图 151-5）。

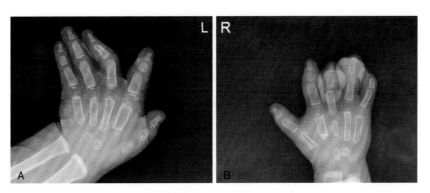

图 151-2　掌骨、指骨短小，骨膜增生，手指软组织增厚

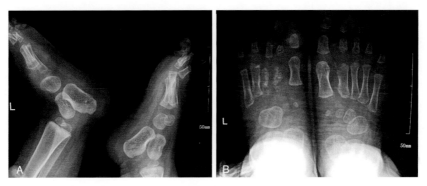

图 153-3　双足软组织肿胀，跖骨体积缩小，可见骨质破坏及骨膜反应

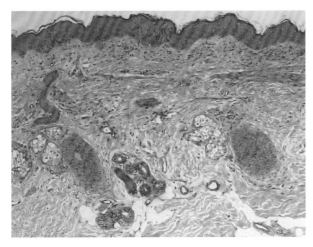

图 151-4　表皮基底层色素增加，真皮上部轻度萎缩，乳头层有较密集淋巴细胞浸润（HE×100）

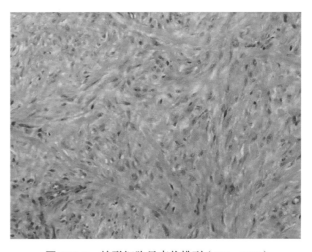

图 151-5　梭形细胞呈束状排列（HE×200）

思考

1. 您的诊断是什么？

2. 为明确诊断，您认为还需做什么关键检查？

提示　可能的诊断：

1. 婴儿指（趾）纤维瘤病（infantile digital fibromatosis）？

2. 皮肤纤维瘤（dermatofibroma）？

3. 伴有色素异常的末端骨发育不良（terminal osseous dysplasia with pigmentary defect，TODPD）？

关键的辅助检查　PCR 测序：患儿石蜡组织基因组 DNA Sanger 测序提示患儿存在 *FLNA* 基因杂合突变（c.5217G＞A，p.Val1724_Thr1739del）。

最终诊断　伴有色素异常的末端骨发育不良。

诊断依据

1. 病史及病程　自出生出现。

2. 一般情况　神情淡漠，面容呆滞，前额较宽，双上眼睑下垂，眼间距较宽，鼻梁较平，牙齿发育不良。

3. 皮损部位　位于额头、面颊部、手足。

4. 皮损特点　表现为面部芝麻大小的棕黄色凹陷性斑疹，呈线状分布。手足挛缩，手指并指，指端结节，结节质地坚韧。

5. 影像学检查　掌骨、指骨、跖骨体积缩小，骨膜增生、骨质破坏，软组织增生、肿胀。

6. 组织病理　手指真皮内梭形细胞呈束状排列。面部表皮基底层色素增加，真皮上部轻度萎缩，乳头层较密集淋巴细胞浸润。

7. PCR 测序　*FLNA* 基因杂合突变（c.5217G＞A，p.Val1724_Thr1739del）。

治疗方法　目前尚无有效的治疗方法。

易误诊原因分析及鉴别诊断　TODPD 是一种罕见的由 *FLNA* 基因突变引起的 X 连锁显性遗传性男性致死性疾病，临床特征性表现为皮肤色素异常、指（趾）纤维瘤及骨骼异常。自 2000 年至今有 20 余例病例报道，所有病例均具有 *FLNA* 基因 c.5217G＞A 突变。该患儿为首例中国 TODPD 患者。

该病临床罕见，临床医生常因对本病认识不足而漏诊、误诊。本病临床需与发生在婴幼儿指端的纤维瘤相鉴别，如婴儿指（趾）纤维瘤病、皮肤纤维瘤。

1. 婴儿指（趾）纤维瘤病　临床表现为出生后 1 年内发生在指（趾）关节伸侧及外侧的表面光滑的半球形结节，可伴功能障碍及关节畸形。病理特点为真皮内梭形细胞增生，胞质内含有核周嗜酸性包涵体。

2. 皮肤纤维瘤　临床表现为好发于四肢伸侧的质地较坚实结节，男女均可发生，常单发，呈扁球形或纽扣状，表面光滑。病理特点为真皮内结节，由成纤维细胞和胶原组成。

（李仲桃　王　琳）

病例 152

临床照片 见图 152-1 至图 150-4。

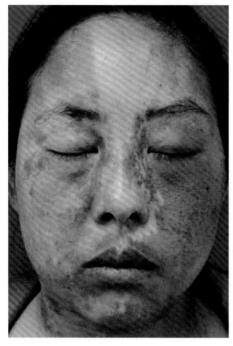

图 152-1 面部形态不规则鲜红斑，双下睑部、颞部形态不规则的蓝黑色斑

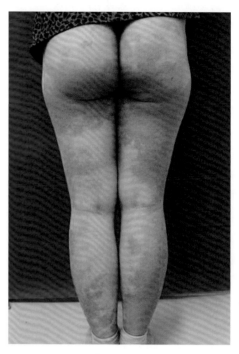

图 152-2 臀部、下肢不规则鲜红斑

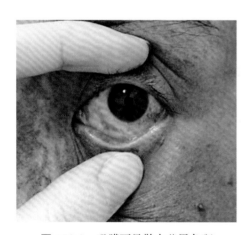

图 152-3 巩膜可见散在蓝黑色斑

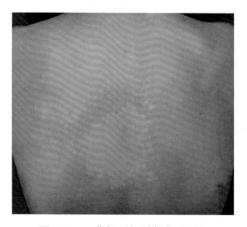

图 152-4 背部不规则色素减退斑

一般情况 患者女，29 岁，自由职业者。

主诉 全身色素异常性斑 29 年。

现病史 患者自出生时面部、双下肢出现鲜红斑，双下睑皮肤出现蓝黑色斑，颈部、前胸部及背部出现色素减退斑，无任何自觉症状，之后上述色素斑逐渐扩展，19 岁右侧乳房出现鲜红斑。现为求治疗面部红斑来我科就诊。病程中患者无抽搐、癫痫发作及其他精神、神经系统疾病，视力未诉明显异常。患者精神、睡眠及饮食可，大小便正常，体重无明显变化。

体格检查　一般情况可，对答确切，发育正常，智力正常。全身系统检查未见明显异常。

既往史及家族史　患者既往体健。家族史无特殊，家族中未发现类似色素异常病史。

皮肤科检查　面部、颈部、右侧乳房及双下肢可见散在形态不规则的鲜红斑，按压部分可退色。双下睑部、颞部皮肤可见散在形态不规则的蓝黑色斑，略成对分布，部分与红斑重叠，双侧巩膜可见散在蓝黑色斑。颈部、前胸部及背部可见形态不规则的片状色素减退斑，摩擦后不发红。

实验室检查　该患者门诊未行相关实验室检查。

思考

1. 您的诊断是什么？

2. 为明确诊断，您认为还需做什么关键检查？

提示　可能的诊断：

鲜红斑痣合并太田痣（port wine stain with nevus of Ota）？

关键的辅助检查　该患者未行辅助检查，本病可依据临床表现及体格检查确诊。面颈部、右侧乳房、双下肢见散在形态不规则鲜红斑，符合鲜红斑痣表现；双下睑、颞部见形态不规则蓝黑色斑，略对称分布，双侧巩膜见蓝黑色斑，符合太田痣表现；颈部、前胸部、背部见色素减退斑，摩擦后不发红，符合贫血痣表现。

最终诊断　色素血管性斑痣性错构瘤病（phakomatosis pigmentovascularis），传统分型均为Ⅱa型，Happle分型为Ⅰ型。

诊断依据

1. 先天性疾病，缓慢进展。

2. 皮损部位　位于全身。

3. 皮损特点　多种色素异常，红斑、蓝黑色斑、色素减退斑均存在。

4. 伴随症状　该患者暂无眼部、神经系统及其他系统异常表现。

5. 该患者为鲜红斑痣、太田痣合并贫血痣。

治疗方法　患者面部鲜红斑痣采用海姆泊芬光动力治疗，治疗1次后额部皮损有所消退，太田痣因经济条件未进行治疗。

易误诊原因分析及鉴别诊断　色素血管性斑痣性错构瘤病是一种先天性色素异常性皮肤病，1947年由日本学者Ota等首次报道。本病目前病因不明，有学者提出"双生斑"的机制可能导致此类成对的皮肤疾病，近年有研究表明PPV也可能与 *GNA11* 和 *GNAQ* 基因活化突变有关。

若对该综合征不了解，临床上容易将其误认为是鲜红斑痣合并太田痣，了解该综合征的临床分型有助于减少误诊。临床上该病的传统分型分为四型，四型均合并鲜红斑痣：Ⅰ型为鲜红斑痣合并表皮痣，Ⅱ型为鲜红斑痣合并异位性蒙古斑，可伴有或不伴有贫血痣；Ⅲ型为鲜红斑痣合并斑痣，可伴有或不伴有贫血痣；Ⅳ型为鲜红斑痣合并异位性蒙古斑和斑痣，可伴有或不伴有贫血痣。Torrelo等将先天性毛细血管扩张样大理石样皮肤（cutis marmorata telangiectatica congenita，CMTC）合并异位性蒙古斑列为第Ⅴ型。此各型同时又分为a、b两组：a组无系统损害，b组有系统损害。2005年Happle提出新的分类方法，把PPV分为三类：青斑合并鲜红斑痣（phacomatosis cesioflammea），等同于传统分型的Ⅱa和Ⅱb型；斑痣合并淡粉红色毛细血管扩张痣（phacomatosis spilorosea），符合Ⅲa和Ⅲb型；青斑合并先天性毛细血管扩张性大理石样皮肤（phacomatosis cesiomarmorat），符合Ⅴ型；其他的均属于不可分类组（unclassifiable forms）。国内外报道按传统分型以Ⅱ型居多，Happle分型以Ⅰ型为多。

常见的伴发疾病包括青光眼、眼球黑变病、Sturge-Weber综合征及Kippel-Trenaunay综合征。国内外见报道的并发症有先天性三角形脱发、癫痫、肢体长度不一、偏身肥大、脊柱侧凸、下腔静脉发育不全、脉络膜黑色素瘤、Moyamoya病、肾发育不全、脑积水、肾血管瘤、先天性耳前瘘管及泛发型白癜风等。

本病例患者伴发贫血痣，考虑与血管发育异常相关。

此病若无其他系统合并症通常无须治疗，若有美观需求，可予脉冲染料激光、光动力疗法治疗鲜红斑痣。色素性疾病如太田痣、蒙古斑等可予 755 nm 翠绿宝石激光、调 Q 激光治疗，可取得较好疗效。临床上遇到此类患者时，建议根据常见并发症进一步进行系统检查，主要排除神经系统及眼部的损害。年龄较小的患者可随年龄增大逐渐出现系统症状，也应定期体检随访。

1. 鲜红斑痣　又称葡萄酒样痣，是一种先天性毛细血管畸形，在新生儿中发病率约为 0.3%。基本在生后即可发现，身体任何部位均可受累，面部较常见。皮损颜色为粉红色至紫红色不等。随年龄增长，鲜红斑痣皮损颜色可加深，甚至出现增生及结节等改变。临床上遇到鲜红斑痣患者时注意体格检查，排除其他色素异常皮损，鉴别两者不难。

2. 太田痣　又称眼上腭青褐色痣或眼皮肤黑色素细胞增生症，是一种累及单侧三叉神经分布区域的蓝黑色或灰褐色蒙古斑样色素沉着性疾病。约 60% 的患者出生后即可发现，部分患者发生较晚。皮损可为蓝黑色、灰褐色、褐色、蓝色、黑色或紫色斑，以蓝色斑最为常见，可伴有同侧巩膜受累。遇到此类患者时注意体格检查，以排除色素血管性斑痣性错构瘤病。

3. 贫血痣　是一种局限性皮肤血管组织发育缺陷或血液供应不足所致的色素减退斑。多为生后不久出现，好发于胸背部和面部，也可发生任何部位。皮损为大小不等、边缘不规则的苍白色斑，用手摩擦皮损边缘，周围皮肤变红而浅色斑不变红。临床遇到此类患者应详细体格检查，贫血痣偶可为色素血管性斑痣性错构瘤病的伴发损害。

（李丹晨　农　祥　何　黎）

病例 153

临床照片　见图 153-1、图 153-2。

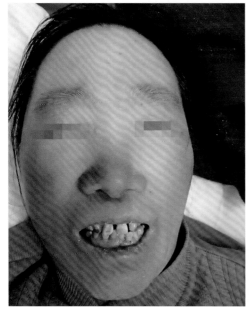

图 153-1　面部红斑、硬化

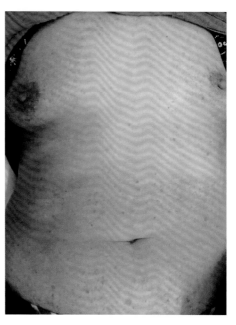

图 153-2　腹部红斑、色素沉着

一般情况　患者女，43岁，农民。

主诉　全身皮肤变黑20年，面颈部、手足皮肤硬化2年。

现病史　患者自诉20年前无明显诱因口周、腋下、肘窝、腹部出现片状红斑、色素沉着，面颈部、躯干及四肢逐渐出现多发黑色斑疹、斑片，未予重视。后皮疹渐加重，2年前面颈部、双手、双足皮肤出现硬化，指（趾）甲变黄、变黑、萎缩、凹陷，远端增厚，眼干、口干，无发热、脱发、口腔溃疡、关节疼痛、胸闷、呼吸困难等症状。至省中医院就诊，诊断为"黑棘皮病、干燥综合征"，予口服中药治疗。皮肤色素沉着斑较前好转，颜色变淡，局部变红，后恢复至接近正常肤色，但皮肤硬化、口干、眼干无好转。1年前眼干较前加重，眼结膜充血，至外院就诊，诊断为"结膜炎"，治疗后无好转（具体不详）。10天前至我院风湿免疫科就诊。现为求进一步诊治至我科就诊。门诊以"硬皮病"收入院。病程中无发热、口腔溃疡、关节疼痛、胸闷或呼吸困难，自起病以来患者精神、饮食、睡眠可，大小便未见异常，体重无明显变化。

既往史　平素体健，否认心脑血管、肺、肾、内分泌系统等重要脏器疾病史及传染病史。

皮肤科检查　全身多发色素沉着斑，基底部可见皮肤弥漫性淡红斑，无明显丘疹。面颈部、双手、双足皮肤硬化，皮肤紧张，弹性降低，不能捏起。牙列不齐、龋齿、牙龈萎缩。双侧臀部、大腿外侧皮肤干燥，弥漫性红斑，指（趾）甲变黄、变黑、萎缩、凹陷，远端增厚，部分色素沉着，掌跖角化过度。右手拇指伸侧可见黄豆大小水疱。

实验室及辅助检查　2020年3月18日我院门诊示血常规、生化、类风湿相关抗体6项、免疫球蛋白＋补体、CRP、ANA、ANCA检测无异常，抗磷脂谱8项示抗β_2糖蛋白1总抗体49.167 RU/ml，抗β_2糖蛋白1总抗体—IgM 39.688 RU/ml。

思考

1. 您的诊断是什么？

2. 为明确诊断还需做什么关键检查？

提示　可能的诊断：

1. Kindler综合征（Kindler syndrome）？

2. 营养不良型大疱性表皮松解症（dystrophic epidermolysis bullosa，DEB）？

3. 皮肤异色病（poikiloderma）？

关键的辅助检查　组织病理示表皮角化过度伴灶性角化不全，颗粒层灶性增厚，棘层不规则肥厚与萎缩，基底细胞液化变性，并见表皮下裂隙，真皮浅层淋巴细胞、组织细胞呈苔藓样浸润，并见噬色素细胞分布（图153-3）。

最终诊断　Kindler综合征。

诊断依据

1. 中年女性，病程　20年。

2. 进行性皮肤异色症，皮肤萎缩，牙龈萎缩，肢端水疱。

3. 黏膜受累　反复发作的结膜炎。

4. 牙列不齐、龋齿、牙周萎缩。

5. 眼干、口干。

6. 掌跖角化过度。

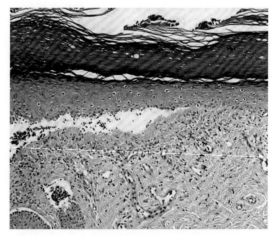

图153-3　基底细胞液化变性，表皮下裂隙，真皮浅层淋巴细胞、组织细胞呈苔藓样浸润，并见噬黑色素细胞（HE×100）

易误诊原因分析及鉴别诊断　Kindler综合征首次在1954年报道，是一种常染色体隐性遗传性皮肤病。学者认为它是一种罕见的遗传性大疱性表皮松解症（EB）亚型。其发病机制多认为与编码 kindlin-1 蛋白的 *FERMT1* 基因突变有关，不同于其他类型的 EB，它是由于肌动蛋白细胞骨架 - 细胞外基质连接缺陷而引起的。

Kindler 综合征的皮损表现主要有以下特征：婴儿和儿童时期反复发生的肢端水疱；具有光敏感，日晒后可出现红斑且水疱加重，多数患者光敏感随年龄增大逐渐减轻；还可出现进行性皮肤异色症表现，尤其是在面、颈部等光暴露部位。随年龄增长，全身皮肤可逐渐出现弥漫的皮肤萎缩。此外，还可出现多器官功能受累的表现，如牙龈炎、结膜炎，食管、尿道、直肠和肛门狭窄，掌跖角化过度，甲发育不良等。由于在临床上具有营养不良型大疱性表皮松解症和皮肤异色症的双重表现，故在临床难以鉴别，本病例患者就曾被误诊为黑棘皮病。

2005 年有作者提出了 Kindler 综合征的临床诊断标准，主要诊断标准有 5 条：①儿童时期的肢端水疱形成；②进行性皮肤异色病；③皮肤萎缩；④光敏感；⑤牙龈脆性和（或）牙龈肿胀。次要诊断标准有 2 条：①并指和（或）并趾；②黏膜受累：尿道、肛门、食管或喉部狭窄。相关临床表现有 9 条：①甲营养不良；②下睑外翻；③掌跖角化过度；④假性箍趾病；⑤唇黏膜白斑；⑥鳞状细胞癌；⑦少汗或无汗；⑧骨骼系统异常；⑨牙列不齐、龋齿、牙周炎。但 *FERMTI* 基因的突变仍然是目前公认的 Kindler 综合征最终确诊的金标准。

光镜下的 Kindler 综合征患者的皮肤可显示角化过度、表皮萎缩、基底角化细胞层局部空泡化，在乳头状真皮中可发现噬黑色素细胞和胶体，以及正常胶原蛋白和弹性纤维组织的破坏。超微结构表现有表皮基底膜内明显的紊乱，表现为致密层重叠、分支、折叠，形成环和圆，在真皮与表皮交界处也可见不一致的多层分裂等。有报道可通过皮肤镜进行初步判断。

Kindler 综合征的治疗目前没有有效的药物，主要是对症支持治疗。该病的治疗目标是充分控制临床症状和预防并发症，改善患者的预后和生活质量。Kindler 综合征患者的皮肤经常出现干燥、瘙痒和光敏性，建议永久使用防晒霜和保湿剂，防晒霜的使用也是极有必要。由于糖皮质激素的抗炎特性可以改善患者的整体健康状况，因此采取糖皮质激素治疗也是有必要的。由于 Kindler 综合征可累及多器官脏器，故常需多学科管理，Kindler 综合征与非黑色素瘤皮肤癌的风险增加有关，故每年对 Kindler 综合征患者进行随访以排除癌前角化和早期恶性肿瘤是有必要的。Kindler 综合征易累及口腔，导致牙龈炎和侵袭性牙周炎等，建议定期进行牙科护理。累及食管出现吞咽困难的患者可能需要进行食管扩张，甚至行肠外营养。患有结肠炎的患者建议通过饮食管理来调节肠道菌群，以及补充营养。有严重的结肠炎的患者可能需要外科行肠切除术。若有尿道狭窄，也可能需要支架植入术或手术治疗。

需要与其他引起皮肤水疱的疾病相鉴别：

1. 营养不良型大疱性表皮松解症 大疱性表皮松解症是一组遗传性疾病，典型表现为四肢伸侧，尤其是手指、腕、踝、肘等易摩擦处反复张力性大疱、血疱；口腔及食管黏膜可受累；甲床受侵时，指甲变形、脱落、瘢痕形成；皮肤癌的发生率升高。组织病理示水疱位于表皮下，真皮内有少量炎症细胞。

2. 皮肤异色病 在红斑、鳞屑的基础上出现褐色色素沉着、点状色素脱失、点状角化、轻度皮肤萎缩及毛细血管扩张等，偶可自觉瘙痒，多见于面、颈、上胸及躯干部。组织病理为表皮萎缩，异色的皮肤黑色素明显增多，可见少量胶样小体，基底细胞空泡变性，严重者真皮与表皮分离，表皮内或表皮下水疱形成，真皮乳头血管扩张，可见噬黑色素细胞，无明显淋巴细胞浸润。

（涂 颖 张 娟 李庆文 代子佳 何 黎）

病例 154

临床照片　见图154-1。

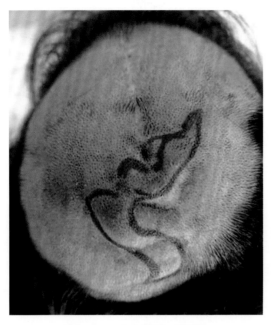

图154-1　头皮增厚，黄褐色

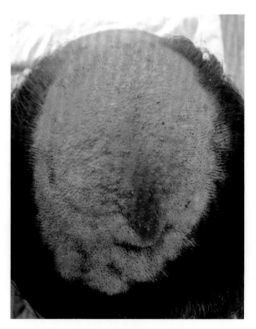

图154-2　枕部回纹状头皮

一般情况　患者女，28岁。

主诉　头顶部头皮增厚，黄褐色变伴脱发3年。

现病史　患者4年前无明显诱因发现头顶部头皮变厚，表面头发稀疏，脱发逐渐加重，裸露头皮呈黄褐色。枕部头皮不规则增厚、隆起，形成回纹状，头皮色泽正常。无不适，未予特殊处理。脱发面积逐渐扩大，中央明显。2019年3月于我科行"头顶部局部头皮梭形切除术"，术后4个月枕部头皮逐渐增厚，回纹加深，表面出现上述脱发性黄褐色皮损。2019年10月再次于我科行局部头皮切除术。术后1年随访无复发。

既往史　既往体健，无甲状腺疾病、肾疾病等系统性疾病史，无雄激素源性脱发及类似脱发病史及家族史，无长期服用药物史。头部无明确外伤史。

体格检查　一般情况良好，发育正常，智力正常，全身系统检查无异常。

皮肤科检查　第一次就诊时顶部及枕部头皮触之较厚、质软，无压痛，顶部头皮可见一约9cm×11cm的形状不规则的黄褐色斑块，边界不清，中央头发脱落，周围头发稀疏（图154-1）。第二次就诊时顶部头皮恢复良好，枕部头皮不规则隆起，形成回纹状头皮，隆起头皮呈黄褐色，表面头发脱落，周围头发稀疏（图154-2）。

实验室检查　血常规，肝和肾功能、免疫球蛋白、补体、浅表淋巴结等检查未见异常。

思考

1. 您的诊断是什么？

2. 为明确诊断，您认为还需做什么关键检查？

提示　可能的诊断

1. 脂水肿性头皮及脂水肿性脱发［lipedematous scalp（LS）and lipedematous alopecia（LA）］？

2．雄激素性脱发（androgenetic alopecia）？

关键的辅助检查 病理检查示两次术后病理均表现为表皮大致正常，毛囊数量减少，毛囊周围及皮下脂肪层脂肪组织增生（图 154-3）。

最终诊断 脂水肿性头皮及脂水肿性脱发。

诊断依据

1．病史及病程 3 年。

2．皮损部位 顶部头皮及枕部头皮。

3．皮损特点 表现为头皮逐渐变厚，表面头发稀疏，脱发逐渐加重。

4．组织病理 示毛囊周围及皮下脂肪层脂肪组织增生。

治疗方法 局部头皮切除术。

易误诊原因分析及鉴别诊断 脂水肿性头皮及脂水肿性脱发是一种病因不明的罕见皮肤病。该病

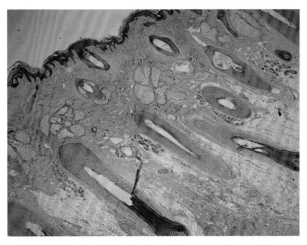

图 154-3 毛囊数量减少，毛囊周围及皮下脂肪层脂肪组织增生（HE×40）

目前病因不清。一项回顾性研究发现 90% 的患者为女性，性别及激素水平在该病的发病机制中受到重视。国内丁高中等报道脂水肿性头皮的临床特点如下：①皮损多好发于头顶或枕部，可缓慢进展；②头皮肿胀，厚度可达正常人头皮厚度的 2～3 倍，患者头皮的厚度可达 9.8～19.2 mm；③质软，触之如海绵或揉面感；④大部分患者无自觉症状，部分患者可有头痛和瘙痒等不适；⑤部分患者可伴随脱发，称之为脂水肿性脱发。有人认为脂水肿性水肿不是脂肿性脱发的前兆，是两种不同的疾病。另有学者认为脂水肿性头皮及脂水肿性脱发是两种密切相关的疾病或同一疾病的不同阶段。本例患者头皮脱发是在头皮增厚基础上逐渐加重，符合脂水肿性脱发由脂水肿性头皮发展而来，是同一疾病的两个不同阶段。

本病临床较为罕见，临床医生由于对本病认识不足而容易误诊，但结合患者的临床表现、病情演变及病理检查，可明确诊断。临床上本病需与下列疾病进行鉴别。

1．雄激素性脱发 又名脂溢性脱发、脂溢性秃发、早秃、雄性秃等。患者的毛囊对雄激素敏感，可由于 5-α 双氢睾酮聚集于毛囊而抑制其代谢导致。该病属于多基因遗传的常染色体遗传病，患者常有家族史。皮肤镜下可见毛囊微小化、毛周征及黄点征，毛干直径的差异大于 20%。病理显示毛干直径有较大差异，终毛毛囊数量增多。本患者无上述临床及病理表现，与该病可鉴别。

2．斑秃 患者发病前多有精神心理因素或自身免疫性疾病，临床表现为圆形或椭圆形区域出现毛发快速脱落，斑秃边缘皮肤镜下可见"感叹号"样毛发、黄点征、断发、短毳毛。该患者病史较长，发病前无明显诱因，未见斑秃的特征皮损，与该病可鉴别。

（徐艳江　杨汝斌　王敏华　黄　玲）

病例 155

临床照片　见图 155-1。

一般情况　患者男，56 岁。

主诉　口内颏瓣移植术后咽部不适 1 个月余。

现病史　患者 10 年前因鼻塞至我院行鼻腔肿瘤切除术，术后病理检查回报：后上颚组织胞浆菌病伴浆细胞肉芽肿，术后患者鼻塞症状好转出院，出院后近 10 余年来患者鼻塞症状再次加重。在当地医院行喉镜检查，示鼻咽部结构不清，后鼻孔完全闭锁，舌根与软腭粘连，遂至首都医科大学附属北京同仁医院就诊。诊断为咽术后、鼻咽粘连、后天性鼻孔闭锁、鼻中隔穿孔、气管切开术后、慢性扁桃体炎。后于 2019 年 8 月 29 日全麻下行气管切开术、咽部粘连松解术、颏瓣修复术、左侧扁桃体切除术及左侧颌下腺切除术，并于 2019 年 12 月 3 日行二期咽部粘连松解术、颏瓣修复

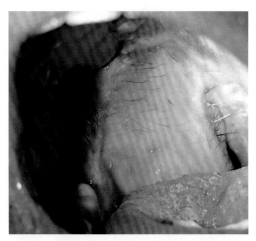

图 155-1　口底毛发生长

术、右侧扁桃体切除术、右侧颌下腺切除术。1 个月前患者术后口内皮瓣移植术区毛发生长，导致咽部异物感，进食和吞咽困难，可见口内毛发，无恶心、呕吐、咽痛等不适。近 1 个月来患者精神、睡眠尚可，饮食稍差，大小便正常，体重无明显增减。

既往史及家族史　既往病史及手术史如上所诉，余无特殊。

体格检查　一般情况可，神志清，查体合作，浅表淋巴结未触及肿大，头颅无畸形，双侧瞳孔等大等圆，甲状腺无肿大，双肺呼吸音清，未闻及干、湿啰音，心界无扩大。心率 80 次 / 分，律齐，各瓣膜所诊区未闻及杂音。腹部平软，无压痛或反跳痛，双下肢无水肿，生理反射存在，病理反射未引出。

皮肤科检查　口腔内结构异于正常人，咽腭弓、腭垂消失，口底皮瓣黏膜化改变，局部可见黑色粗糙毛发生长。

实验室检查　无。

思考

1. 您的诊断是什么？

2. 为明确诊断，您认为还需做什么关键检查？

提示　可能的诊断：

1. 皮瓣移植术后口腔内多毛（oral hypertrichosis skin flap after transplantation）？

2. 局部多毛症（localized hypertrichosis）？

诊断依据

1. 病史　患者既往有明确的皮瓣移植手术史。

2. 症状　平素有咽部不适感，伴进食及吞咽困难。

3. 患者口腔内结构异常，口底皮瓣黏膜化，其上可见黑色粗糙毛发生长。

治疗方法　采用 1064 nm 长脉冲 Nd : YAG 激光（美国赛诺秀 Cynergy 双波长激光治疗仪）对患者的咽后壁进行脱毛治疗，使用参数为能量密度 50～60 J/cm²，光斑 7 mm，脉宽 100～300 ms，进行每月一次、共 5 次治疗。

易误诊原因分析及鉴别诊断　皮瓣移植术是口腔肿瘤切除术后常用的修复术，其中颏下岛状皮瓣经面动脉颏下支血管蒂供血，因接近受区、采集方便、血管供应可靠以及皮瓣能够匹配受区的颜色、轮廓和形状而作为一种安全可靠的常用选择。然而，颏下颈部的皮肤常有毛发生长，尤其在男性患者中，这

使皮瓣在口腔内的使用变得复杂。当口腔内毛发继续生长时，可影响口腔卫生、咀嚼、吞咽和美观。

虽然目前用于减少毛发的方法有很多，如毛发修剪及镊子拔毛等，但这些方法只能使症状得到暂时性缓解。随着毛发的再次生长，咽部不适感将会再次出现，并且由于咽喉部毛发生长部位特殊，局部黏膜化状态采用蜜蜡、脱毛膏脱毛几乎是不可能的。激光脱毛作为一种能使毛发密度永久性降低的有效方法，被越来越多地应用于临床。目前已经成功使用了几种激光器，包括长脉冲 Alexandrite（755 nm）、长脉冲二极管（810 nm）和 Nd：YAG（1064 nm）。这些激光波长优先被毛囊中的黑色素吸收，通过选择性光热分解的原理，破坏毛囊，从而使毛发停止生长，每种器械各有利弊。有人认为，Nd：YAG 激光是最安全的，但在实现长期脱毛方面可能效果较差。Alexandrite 激光对长期脱毛更有效，但可比 Nd：YAG 治疗更痛苦。但目前尚无口内皮瓣激光脱毛方式的标准选择。虽然用不同波长和能量水平的激光成功脱毛的报道确实存在，但长期安全性、脱发的持久性和所需治疗的数量在很大程度上仍是未知的。

在任何激光治疗中，疼痛都可能是一个限制因素。部分患者移植皮瓣皮肤上感觉缺乏或减弱，允许耐受更高能量的脉冲。而对于皮瓣有感觉的患者，在激光治疗前进行麻醉处理则会有帮助，该例患者术中虽有疼痛感，但疼痛程度可耐受，术后冰敷 20～30 min 后疼痛即可基本缓解。在使用长脉冲 1064 nm 激光进行脱毛时与使用接触冷却的任何激光器械的情况一样，确保与靶组织完全贴壁，才能获得最佳的安全性和有效性，而在对咽后壁进行脱毛治疗的过程中存在一定的技术困难。由于激光手柄体积较大，难以到达咽后壁进行治疗，这在一定程度上可能影响了治疗的效果，因此治疗时可进行多次激光通过。此外，牙釉质、牙本质和龋齿可受 1064 nm 波长能量吸收的影响，因此，应注意避开目标区域附近的牙齿或用湿纱布放置保护。实现永久性激光脱毛需要一定的黑色素才能成功，因此口内激光脱毛的理想候选者是有深色和粗大的毛发，以使激光有效靶向黑色素，而对于白发、金发患者长期脱毛的可能性不大。毛发的生长周期包括生长期、退行期、静止期，只有毛囊处于生长期时才会有大量的黑色素颗粒，此时激光对毛发的脱除作用较强，而对退行期、静止期作用较弱，因此激光脱毛无法达到一次完成，通常需要多次连续的激光照射（两次间隔时间 3～6 周不等）才能达到理想疗效，在此例患者中进行 5 次治疗后局部毛发明显减少，症状明显改善。而在采用长脉冲 Nd：YAG 1064 nm 激光进行多次脱毛治疗时，虽术后一过性红斑及水肿是最常见的副作用，但有少数报道表明术后色素沉着及瘢痕形成风险是存在的，因此需选择适当的能量参数以优化并降低副作用发生的风险，而对于口腔内移植皮瓣，色素沉着风险不是该区域的主要问题，可以使用更积极的激光设置。

本病少见，皮肤科医生对此种情况认识不足可能导致误诊。本病需要与以下疾病鉴别。

1. 咽喉部肿瘤　为生长在咽喉部的各种良恶性肿瘤，局部肿瘤细胞生长形成新生物，可导致咽部异物感和疼痛且长久不愈，并影响进食和吞咽。该患者虽有咽部不适、进食和吞咽困难等症状，但局部未见肿物生长，结合患者既往手术史及体征可鉴别。

2. 慢性咽炎　慢性咽炎是咽部黏膜、黏膜下及淋巴组织的慢性炎症，可由急性咽炎转化而来，也可由慢性呼吸道炎症刺激所致，其病程长，症状顽固，不易治愈，可有咽喉部异物感、干燥感、痒感及轻微疼痛等，查体可见黏膜充血、血管扩张、咽喉壁分泌物附着。该患者虽有咽部不适，但查体不符合咽炎的表现，结合患者既往手术史及体征可鉴别。

（杨　智）

病例 156

临床照片　见图 156-1、图 156-2。

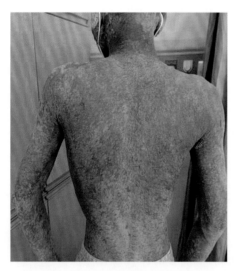

图 156-1　全身皮肤弥漫性角化过度、痂屑

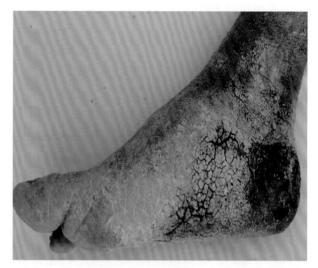

图 156-2　足部皮肤干燥，呈皮革样，疣状增生性角化性斑块

一般情况　患者男，21 岁，无业。

主诉　全身角化过度 21 年，听力下降 11 年，视力下降 5 年。

现病史　患者自出生起出现全身散在性红斑，红斑上皮肤干燥粗糙，随年龄增长逐渐形成明显的角化过度损害。皮肤呈皮革样改变，部分区域形成疣状角化性斑块，掌跖角化皲裂，眉毛、睫毛、头发及腋毛逐渐脱落，最终形成普秃。11 年前开始出现听力下降，5 年前开始出现视力下降，智力正常，余无特殊。

既往史及家族史　父母非近亲结婚，其父、母、同胞哥哥无异常，家族成员中无类似疾病患者。

体格检查　神志清楚，体格偏瘦，说话略欠清晰，行走缓慢。全身浅表淋巴结未见肿大，心、肺、肝、肾及神经系统检查无明显异常。

皮肤科检查　普秃，全身皮肤呈弥漫性角化过度损害（图 156-1），干燥呈皮革样，腹部见疣状增生性角化性斑块，呈鹅卵石样、沙砾样外观，足底角化皲裂破溃，有浆液性、血液性渗出（图 156-2）。指甲及趾甲浑浊、变形、增厚。

实验室及辅助检查　肝功能检查示总蛋白 64 g/L，白蛋白 31 g/L，血常规、肾功能、血糖、电解质、血脂、乙肝、结核未见明显异常。腹部超声肝、胆、胰、脾、肾未见明显异常。

思考

1. 您的诊断是什么？

2. 为明确诊断，您认为还需做什么关键检查？

提示　可能的诊断：

1. 角膜炎 – 鱼鳞病 – 耳聋综合征（keratitis, ichthyosis and deafness syndrome，KID syndrome）？

2. 有汗性外胚层发育不良（hidrotic ectodermal dysplasia，HED）？

3. 毛囊性鱼鳞病 – 脱发 – 畏光综合征（Ichthyosis follicularis, atrichia and photophobia syndrome，IFAP syndrome）？

4. Bart-Pumphrey 综合征（Bart-Pumphrey syndrome）？

关键的辅助检查

1. 皮肤组织病理 显示表皮角化过度，颗粒层减少，棘层肥厚，轻度乳头瘤样增生，棘细胞间轻度水肿，部分毛囊漏斗部扩张，毛囊角栓形成，表皮突延长、增宽。真皮浅中层毛细血管扩张，血管周围见稀疏淋巴细胞及组织细胞浸润（图156-3）。

2. 眼科检查 结膜充血，结膜囊内有白色分泌物，角膜有大量新生血管长入，前房细节窥不清，瞳孔 3 mm×3 mm，对光反射灵敏，晶状体可疑混浊，眼底窥不清。

3. 耳鼻喉科 左耳道通畅，右鼓膜可见穿孔，声导抗示右 AS，左 A。电测听双耳无反应。

4. 趾甲真菌镜检 阳性。

5. 全外显子组测序发现 GJB2 基因突变。患儿的父母、哥哥该位点均未见异常。

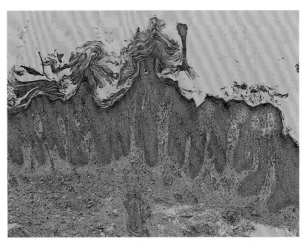

图 156-3 表皮角化过度，颗粒层减少，棘层肥厚，棘细胞间轻度水肿，表皮突延长、增宽。真皮浅中层毛细血管周围见稀疏淋巴细胞及组织细胞浸润（HE×100）

最终诊断 角膜炎 – 鱼鳞病 – 耳聋综合征。

诊断依据

1. 先天发病。

2. 临床特征 普秃、全身皮肤过度角化、血管化角膜炎、骨膜穿孔合并神经性耳聋、甲真菌阳性。

3. 组织病理 表皮角化过度，颗粒层减少，棘层肥厚，轻度乳头瘤样增生，棘细胞间轻度水肿，表皮突延长、增宽。真皮浅中层毛细血管周围见稀疏淋巴细胞及组织细胞浸润。

4. 全基因测序发现 GJB2 基因突变，符合角膜炎 – 鱼鳞病 – 耳聋综合征。

治疗方法 对症治疗。入院后予口服阿维 A 胶囊每次 10 mg、每日 3 次，调节角化不全。口服伊曲康唑抗真菌治疗，躯干、四肢皮损外用水杨酸软膏及地奈德乳膏，足底予 10% 水杨酸软膏封包后再予夫西地酸乳膏、卤米松（三氯生）乳膏外用，配合中药熏洗及照光等治疗后，皮损明显好转。眼部予左氧氟沙星滴眼液、玻璃酸钠滴眼液、普拉洛芬滴眼液、泰利必妥眼膏、他克莫司滴眼液抗感染。因 KID 综合征皮肤的免疫屏障功能下降，故容易出现细菌及真菌感染症状并引发皮肤鳞状细胞癌和外毛根鞘瘤等，因此告知患者应加强随访。本例患者正在随访中。

易误诊原因分析及鉴别诊断 角膜炎 – 鱼鳞病 – 耳聋（KID）综合征是一种罕见的常染色体显性遗传病，也有常染色体隐性遗传的报道，大部分为散发病例。典型临床表现为血管化的角膜炎、鱼鳞病及感音神经性耳聋三联征，其他表现包括脱发、掌跖角化、生长发育迟缓、毛发缺失、甲营养不良、皮肤细菌及真菌感染甚至癌变等。目前认为 KID 综合征是一种单基因遗传病，具有遗传异质性，其致病原因为 13q11 染色体上的 GJB2 及 GJB6 基因突变，导致其编码的缝隙连接蛋白 26（Cx26）及缝隙连接蛋白 30（Cx30）功能缺陷。已发现有 D50N、D50Y、G12R S17F、A40V、G45E、le30Asn N14Y、N14K Ala88Val 和 V37E 等位点突变，均为错义突变，其中约 80% 以上的突变为 D50N，即 GJB2 核苷酸第 148 位 G → A 或 G → T 突变，使蛋白质第 50 位高度保守的天冬氨酸被替代。GJB2 基因不同突变可能决定疾病的严重程度，如 p.S17F 突变患者与 p.D50N 突变患者相比，皮肤角化损害更严重，并且通常伴有更明显的皮肤感染症状；G12R 突变在体内没有干扰 Cx26 的合成和胞内分布，被认为与顿挫型、轻型 KID 综合征有关，而 C45E 突变被认为与严重型 KID 综合征有关。在日本非综合征性耳聋患者 G4SE 突变较为普遍。

临床上，KID 综合征需与下述疾病相鉴别：

1. 有汗性外胚层发育不良（HED） 是一种以甲营养不良、毛发缺陷和掌跖角化（或牙齿发育不良）

三联征为特征的遗传性综合征，属于常染色体显性遗传，发病率约为 1/100 000。致病基因定位于染色体 13q11—q12.1，编码缝隙连接蛋白 30（Cx30）的 *GJB6* 基因的错义突变是导致该病的原因。KID 综合征和 HED 综合征都是由于缝隙连接蛋白家族基因突变造成的遗传综合征，但 HED 综合征没有血管性角膜炎和耳聋的情况，通过临床症状和基因检测可鉴别这两种疾病。

2. 毛囊性鱼鳞病 - 脱发 - 畏光综合征　毛囊性鱼鳞病 - 脱发 - 畏光综合征（IFAP）是一种由基因突变引起的极为罕见的遗传性疾病，以非瘢痕性无毛发或毛发稀疏、严重畏光及毛囊性角化过度为三大特征性表现，通常无耳聋表现，其发病的分子基础是 *MBTPS2* 基因的突变，通过临床症状和基因检测可鉴别这两种疾病。

3. Bart-Pumphrey 综合征　是一种罕见的常染色体显性遗传综合征，又称指关节垫 - 白甲症 - 感音神经性耳聋。本病亦由编码的缝隙连接蛋白 26（Cx26）的 *GJB2* 基因突变所致，临床表现包括指关节垫、白甲症、掌跖角皮病和听力损失等，主要依据临床表现进行鉴别。

（郭碧润　徐　丹　刘彤云　何　黎）

病例 157

临床照片　见图 157-1、图 157-2。

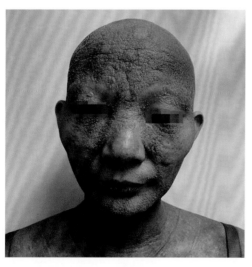

图 157-1　头发、眉毛全部脱落，头皮、面部皮肤弥漫性增厚

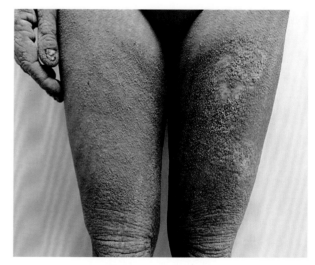

图 157-2　大腿皮肤增厚，弥漫性粟粒大小丘疹，乳头瘤样增生

一般情况　患者女，28 岁，农民。

主诉　全身角化过度、甲营养不良、毛发缺如 28 年。

现病史　患者诉自出身生时全身无毛发生长，全身见角化性丘疹、斑块，呈进行性加重，四肢显著。双手足指（趾）甲增厚浑浊。牙齿生长无明显异常，无出汗异常，智力、视力、听力、感觉正常，余无特殊。

既往史及家族史　患者母亲、姐姐、弟弟、儿子、侄儿、侄女均患同种病。

体格检查　一般情况尚可，精神可。心、肺、腹查体大致正常，全身浅表淋巴结无肿大，视力、智力、听力、感觉、出汗均正常，产后 2 天。

皮肤科检查 全身皮肤弥漫性增厚，呈乳头瘤样增生，弥漫性分布粟粒大小丘疹，部分顶端可见尖刺状角质物，部分丘疹融合呈斑块。全身毛发缺如。双手足指（趾）甲增厚浑浊，甲营养不良。

实验室及辅助检查 血常规示 WBC 8.52×10^9/L，RBC 4.12×10^{12}/L，PLT 160×10^9/L。血生化（肝和肾功能、血糖、电解质、血脂）、乙肝、结核未见明显异常。心脏超声示心脏形态和结构未见明显异常。腹部超声示肝、胆、胰、脾、肾未见明显异常。

思考

1. 您的诊断是什么？

2. 为明确诊断，您认为还需做什么关键检查？

提示 可能的诊断：

1. 寻常性鱼鳞病（ichthyosis vulgaris）？

2. 表皮松解性角化过度症（epidermolytic hyperkeratosis）？

3. 有汗性外胚层发育不良（hidrotic ectodermal dysplasia，HED）？

关键的辅助检查

1. 组织病理（手臂皮肤） 可见表皮角化过度、灶性角化不全，颗粒层、棘层增厚，毛囊口角化异常，毛囊漏斗部基底细胞液化变性。汗腺大致正常，部分汗腺周围可见个别凋亡细胞（图157-3）。

2. 全外显子组测序发现在基因 *GJB6* 的第 263 基因位点上发生 C>T 杂合突变。

最终诊断 有汗性外胚层发育不良。

诊断依据

1. 先天发病。

2. 有家族史，男女均发病，推断为常染色体显性遗传。

3. 发病特点 甲营养不良、毛发缺陷、掌跖角化。

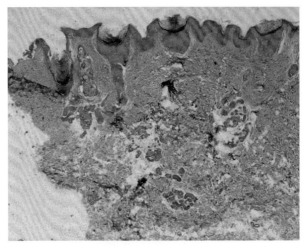

图 157-3 角化过度、灶性角化不全，颗粒层、棘层增厚，轻度乳头瘤样增生，毛囊口角化异常（HE×40）

4. 组织病理 表皮角化过度、灶性角化不全，颗粒层、棘层增厚，毛囊口角化异常，毛囊漏斗部基底细胞液化变性。

5. 全外显子组测序 发现在基因 *GJB6* 的第 263 基因位点上发生 C>T 杂合突变，符合有汗性外胚层发育不良。

治疗方法 目前尚无有效的 HED 治疗方法。患者系产后第 2 天，拒绝口服或外用药物治疗。

易误诊原因分析及鉴别诊断 有汗性外胚层发育不良（HED）又称 Clouston 综合征，OMIM129500，是一种以甲营养不良、毛发缺陷和掌趾角化（或牙齿发育不良）三联征为特征的遗传性综合征，属于常染色体显性遗传，发病率约 1/100 000。致病基因定位于染色体 13q11—q12.1，编码缝隙连接蛋白30（Cx30）的 *GJB6* 基因的错义突变是导致该病的原因。至今，在该基因中共发现四种突变类型（G11R、V37E、D50N 和 A88V）与有汗性外胚层发育不良有关。*GJB6* 编码的 Cx30 是连接蛋白家族中的重要成员。该蛋白在上皮细胞，尤其是手掌和脚掌、毛囊、指甲床和间质结构中高表达。体外细胞研究表明，CX30 发生 p.A88V 的氨基酸改变可以使角质形成细胞内的 ATP 渗出到细胞外的培养基中，升高的 ATP 水平可能作为一个旁分泌信号调节角质形成细胞的增生和分化，从而引起 HED 的相应临床表现。

由于本病临床表现与鱼鳞病、鱼鳞病类综合征极其相似，皮肤科或相关科室医生对本病认识不足，缺乏经验，故临床容易误诊、漏诊，所以临床医生应加强对此病的认识，做到早发现、早诊断，以便于通过产前诊断来防止将突变的基因传给下一代。有汗性外胚层发育不良应与寻常型鱼鳞病、表皮松解性角化过度症等相鉴别。

1. 寻常型鱼鳞病　是一种常染色体显性遗传病，一般冬重夏轻，婴幼儿即可发病，多累及下肢伸侧，尤以小腿最为显著。典型皮损是淡褐色至深褐色菱形或多角形鳞屑，鳞屑中央固着，边缘游离，臀部及四肢伸侧可有毛囊角化性丘疹。掌跖常见线状皲裂和掌纹加深。通常无自觉症状。鱼鳞病与HED都是常染色体显性遗传病，且皮肤表现相似，但鱼鳞病无甲和毛发的改变，可通过查体相鉴别。

2. 表皮松解性角化过度症　又称大疱性鱼鳞病样红皮病，是一种常染色体显性遗传。出生时即有，皮肤增厚如角质样，有铠甲状鳞屑覆盖于整个身体上。出生后鳞屑即脱落，留下粗糙的潮湿面，病程中可以断断续续出现松弛性大疱，其上可再度形成鳞屑。在四肢屈侧和皱襞部如腹股沟、腕、腋和肘部有灰棕色厚的或疣状鳞屑。其他部位的皮肤也可波及，但较轻。随年龄增长，本病有减轻倾向。HED于病程中无大疱表现，可通过询问病史相鉴别。

（舒　鸿　何　黎）

病例 158

临床照片　见图 158-1、图 158-2。

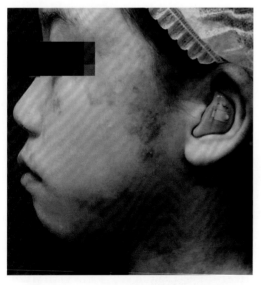
图 158-1　左侧面颈部不规则红色斑片

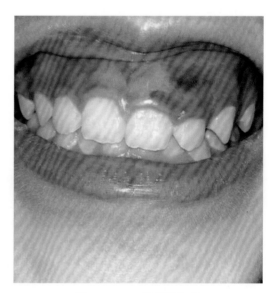
图 158-2　口腔黏膜红斑

一般情况　患儿女，9 岁，学生。

主诉　左面颈部、口腔红斑 9 年，双耳听力降低 5 年。

现病史　患儿出生时，其家属发现患儿左侧面颈部、口腔黏膜可见不规则红色斑片。曾于当地医院就诊，考虑诊断"鲜红斑痣"，进行多次激光治疗（具体不详），部分皮损颜色减淡，疗效欠佳。5 年前患儿突然出现双侧听力下降，于我院耳鼻喉科就诊。查颞骨 CT 轴位扫描，提示两侧前庭水管扩大，随后安置"助听器"改善听力。现患儿皮损随年龄增长呈等比例增大，极为影响美观，为求进一步治疗，遂于我科就诊。病程中患儿精神、睡眠可，大小便正常，体重正常。

既往史及家族史 否认皮损部位外伤史和可疑物质局部接触史。患儿父亲体健，其母亲在怀孕前被诊断为抑郁症，并在整个怀孕期间摄入帕罗西汀。患儿哥哥在出生后短时间内出现双耳听力损害，并被诊断为大前庭水管综合征，不伴皮肤红斑。

体格检查 一般情况好，全身浅表淋巴结未触及肿大，耳部佩戴助听器，其他系统检查无异常。

皮肤科检查 左侧面部、颈部及口腔黏膜可见数片形态不规则、深浅不一的红色斑片，边界清晰，皮温略高，压之退色。

实验室及辅助检查 血常规，肝、肾、头部 MRI 和甲状腺功能未见明显异常。颞骨 CT 显示两侧前庭水管增大。

思考

1. 您的诊断是什么？

2. 为明确诊断，您认为还需做什么关键检查？

提示 可能的诊断：

1. 鲜红斑痣（port-wine stain）？

2. 大前庭水管综合征（large vestibular aqueduct syndrome）？

3. 婴儿血管瘤（infantile hemangiomas）？

关键的辅助检查

1. 组织病理（皮损） 真皮和皮下脂肪浅层可见血管扩张和增生（图 158-3）。

2. 颞骨 CT 轴位 显示两侧前庭水管增大（图 158-4）。

3. 基因检查 采用全外显子组测序对血液样本进行检测后发现 *SLC26A4*（c.919-2A＞G[splicing]/c.1424del [p.Asn475IlefsTer13]）基因复合杂合型突变。来自母方的 *SLC26A4* 是野生型，*SLC26A4* 的复合杂合型突变是导致大前庭水管综合征的原因。在患儿的皮损组织中检测到 *GNAQ* c.548G＞A（p.Arg183Gln）突变，而在周围血样本中未检测出此变异。除了 *SLC26A4* 和 *GNAQ*，与掌跖角化病致病相关的 *SERPINB7* c.522dup（p.Val175CysfsTer46）也出现单合子突变。虽然此基因在理论上与发病无关，

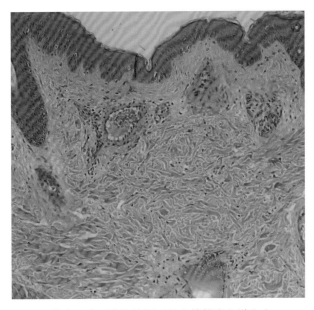

图 158-3 真皮和皮下脂肪浅层可见血管扩张和增生（HE×100）

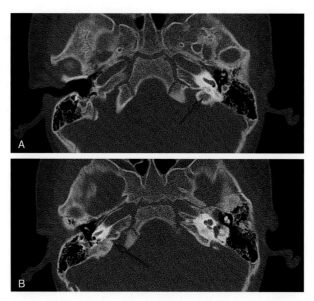

图 158-4　颞骨 CT 轴位扫描示两侧前庭水管扩大（红色箭头指示）

但上述三个变异基因可能相互关联。

最终诊断　鲜红斑痣合并大前庭水管综合征（port-wine stains with large vestibular aqueduct syndrome）。

诊断依据

1. 病史及病程　红斑 9 年，伴双耳听力损害 5 年。

2. 皮损部位　位于左面颈及口腔黏膜。

3. 皮损特点　左侧面部、颈部、口腔黏膜可见数片形态不规则、大小不一的红色斑片，边界清晰，皮温略高，压之退色。

4. 合并症状　双耳听力损害。

5. 颞骨 CT　显示两侧前庭水管增大。

6. 组织病理　符合鲜红斑痣。

7. 基因检查　基因检查发现 *SLC26A4*（c.919-2A＞G[splicing]/c.1424del[p.Asn475IlefsTer13]）基因复合杂合型突变，*GNAQ*c.548G＞A（p.Arg183Gln）基因体细胞突变。

治疗方法　拟行光动力治疗。

易误诊原因分析及鉴别诊断　鲜红斑痣的实质是一种血管畸形，新生儿发病率为 0.3%～0.5%。鲜红斑痣的发病机制尚不十分清楚，现有研究表明 *GNAQ* 基因出现非同义单核苷酸突变导致了血管发育紊乱。值得注意的是，鲜红斑痣患者需排查是否合并综合征。部分鲜红斑痣患者可出现其他部位的血管受累，可能合并眼部异常（青光眼或脉络膜血管瘤）以及软脑膜血管瘤的发生，称为 Sturge-Weber 综合征。部分患者可出现四肢的深部血管受累，伴骨、软组织肥大，称为 Klippel-Trenaunay 综合征。然而到目前为止，尚未有报道发现鲜红斑痣患者合并听力损害。

大前庭水管综合征是最常见的内耳畸形之一，伴混合性或感音神经性聋。大前庭水管综合征的典型影像学特征是前庭水管直径超过 1.5 mm。*SLC26A4*（NM_002072）基因的突变导致胎儿早期内耳发育受阻是大前庭水管综合征的病因。一些大前庭水管综合征患者可能有皮肤异常的临床表现，如瓦登堡综合征。这是一种遗传性疾病，其临床特征是先天性听力丧失，眼睛色素沉着异常，以及皮肤和皮肤附件色素减退。*SLC26A4* 基因突变患者除可能出现皮肤色素异常外，未发现其他皮肤异常，并无毛细血管畸形。

迄今为止，还没有关于鲜红斑痣和大前庭水管综合征之间联系的研究报道。

　　临床医生在诊疗中除了排除已知的鲜红斑痣相关综合征外，还应注意其他异常表现。本例患儿是首例被报道的鲜红斑痣合并大前庭水管综合征的病例，可见鲜红斑痣可能合并其他不常见的综合征，因此必须进行全面的体格检查。其他器官被查出有异常的患者应请相关科室的专家会诊，多学科团队合作治疗非常必要。例如，Sturge-Weber 综合征的患者需要联合眼科和神经内科，对其进行定期评估，以避免出现视野缺损及严重神经症状的发生。所以对于本例患儿，联合耳鼻喉科专家以多学科团队合作形式进行治疗和随访很有必要。

（杨李桦　丛天昕　蒋　献）

病例 159

临床照片　见图 159-1。

一般情况　患儿女，5 岁，学龄期儿童。

主诉　头皮、颜面多处陶土样隆起伴痒痛 5 个月。

现病史　患儿父母代诉患儿 5 个月前无明显诱因头皮及颜面陆续出现花生至蚕豆大小斑片，上覆少量白色鳞屑，部分斑片相互融合，皮损处头发易折断，瘙痒剧烈。当时患儿及家属未予以重视，未做特殊处理。2 个月后患儿头皮、颜面处斑片逐渐增多，向鼻部及面颊蔓延，面积扩大，瘙痒加重。患儿父母带患儿到当地某寺庙寻求僧人帮助，僧人予以自制陶土样药物涂于患儿皮损处。3 个月后，该药物未被清除，逐渐与头皮、颜面皮损融合，坚硬无比，难以剥脱。患儿疼痛难忍，到我院就诊，以"皮疹查因"收入院。病程中患儿无盗汗、恶心、呕吐、呕血等情况。精神、睡眠及饮食皆可。大小便正常，体重无明显变化。

既往史及家族史　无特殊。

体格检查　一般情况可，神志清、精神可。舌体未见歪斜，活动自如。全身浅表淋巴结未扪及肿大。系统查体未见异常。

皮肤科检查　头皮、颜面部可见多处陶土样隆起，呈花生至蚕豆左右大小，表面光滑，坚硬如石，镶嵌于表皮。

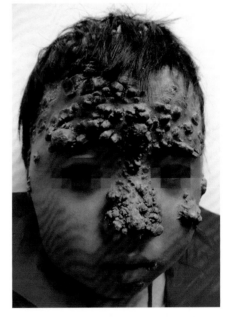

图 159-1　头皮、颜面多处陶土样隆起

实验室检查　血常规示 WBC 8.57×10^9/L，CRP 21.26 mg/L。血生化（肝肾功能、血糖、电解质、血脂）示 ALT 41U/L，AST 53U/L。其余正常。HIV-Ab 阴性。

思考

1. 您的诊断是什么？

2. 为明确诊断，您认为还需做什么关键检查？

提示　可能的诊断：

1. 湿疹（eczema）？

2. 石棉状糠疹（pityriasis asbestiformis）？

3. 白癣（white piedra）？

关键的辅助检查

1. 皮损真菌镜检　镜下可见真菌菌丝、毛发外包绕圆形孢子。

2. 头皮分泌物培养　可见犬小孢子菌。

3. 伍德灯检查　可见病发发艳绿色荧光。

最终诊断　白癣。

诊断依据

1. 发病年龄、病史及病程　学龄期儿童，5个月。

2. 皮损部位　位于头皮、颜面。

3. 皮损特点　初为鳞屑性、白色、局限的斑片，经"偏方"治疗后可见多处陶土样隆起，花生至蚕豆左右大小，表面光滑，坚硬如石，镶嵌于表皮。

4. 伴随症状　瘙痒、疼痛剧烈。

5. 病原学检查（分泌物培养）　真菌。

6. 皮损真菌镜检　镜下可见真菌菌丝，毛发外包绕圆形孢子。

7. 伍德灯检查　可见病发发艳绿色荧光。

治疗方法　清除患儿坚硬且厚实陶土样痂壳，口服头孢克洛治疗1周，伊曲康唑6周，外用硝酸咪康唑乳膏2周，2个月后痊愈。

易误诊原因分析及鉴别诊断　头癣是发生于头皮和头发的皮肤癣菌感染，最常见的病原菌为许兰氏毛癣菌、铁锈色小孢子菌、犬小孢子菌、紫色毛癣菌和断发毛癣菌等。此病是全世界分布的，但更常见于亚洲和非洲等地。个人卫生不良、居住环境过于拥挤、社会经济水平低下等是影响头癣发病的重要因素。头癣主要见于4～14岁的学龄期儿童，成人及婴儿相对较少罹患。男孩比女孩更多见。根据临床特征，头癣可以分为黄癣、黑癣和白癣三型。黑癣和白癣可以合并脓癣。白癣初为鳞屑性、白色、局限的斑片，随后向周围呈离心性扩展，局部头皮炎症轻微。皮损上头发灰暗，无光泽，多在离头皮2～4mm处折断，断发松动，容易拔出，在断发的根部有白色的菌鞘包围。多发生于头顶的中间，也见于枕部或额顶部。白癣和黑癣可以并发脓癣。表现为患处的毛囊化脓，形成一片或多片痈状隆起，用力挤压时可流出少量浆液或半透明的脓性分泌物。皮损处头发较易拔出，愈合后可因瘢痕形成而有永久性脱发。头癣主要是局部治疗与系统治疗相结合。系统治疗首选口服药，目前可选择的药物包括灰黄霉素、特比萘芬、伊曲康唑或氟康唑，口服4～6周。局部治疗作为系统治疗的辅助措施，传统的"剃洗擦煮服"五字方针可有效缩短疗程，提高治愈率。患儿的病原学检查（分泌物培养）及皮损真菌镜检均查见真菌，伍德灯检查可见病发发艳绿色荧光，提示患儿为白癣。

在当今社会，头癣的发病率已较之前大大降低，但仍有小范围流行，原因可能是儿童经常与动物亲密接触，尤其是猫、狗等。这则病例中患儿最终形成像大家口中所说的"怪物"，是由于父母在前期的不当治疗使病情变得复杂。头癣应与湿疹、石棉状糠疹、银屑病、脂溢性皮炎等相鉴别，真菌学检查可明确诊断。

1. 湿疹　是一类特殊皮肤炎症性疾病的总称。临床上具有瘙痒、红斑、丘疹、水疱、脱屑、肥厚等特点，皮损呈多形性，与本病临床有时较难区分，鉴别主要依靠真菌学检查。

2. 石棉状糠疹　好发于儿童及青壮年，损害可局限于部分头皮，但更常见为弥漫全部头皮，甚至延及颈部。表现为头皮上厚层白色鳞屑，重叠如屋瓦，状如石棉。毛发远端的白色发鞘可以随毛干上下移动，近端的发鞘黏着成块，鳞屑不易清除。头发正常，不易折断。但石棉状糠疹并非真菌感染，故通过真菌学检查可明确鉴别。

3. 银屑病　银屑病的头皮处常有较多白色鳞屑。刮除鳞屑后常见到其下的红斑，边界清楚。头发成簇状而不折断。可有指甲的改变。此外，身体其他部位可有典型的银屑病改变。结合皮损和真菌学检查，两者不难鉴别。

4. 脂溢性皮炎 其损害较弥漫，常有多处发生，为红斑上的鳞屑，患处头发不易折断，常有身体其他部位的类似损害。结合皮损和真菌学检查，两者不难鉴别。

（李 丹 闫建文 范瑞东 张 韡 石 思）

病例 160

临床照片 见图 160-1。

一般情况 患者女，48 岁，自由职业。

主诉 右拇指指甲变黑 6 个月余。

现病史 患者诉 6 个月前无明显诱因发现右手拇指指甲中央出现黑色线条状黑色斑片，无明显自觉症状，未行特殊处理。皮损逐渐增宽，色素加深，无特殊不适，遂就诊。病程中患者一般情况可，精神、睡眠及饮食可。大小便正常，体重无明显变化。

既往史及家族史 无特殊。

体格检查 系统检查无异常。

皮肤科检查 右手拇指指甲可见大小约 1.5 cm × 0.6 cm 的黑色斑片，色素混浊、不均匀，边界不清。

实验室检查 血常规、凝血四项、梅毒及 HIV 均未见明显异常。

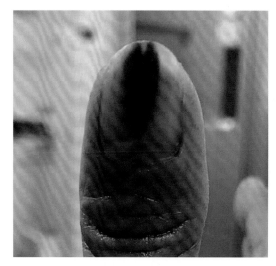

图 160-1 右手拇指甲条带状黑斑

思考

1. 您的诊断是什么？

2. 为明确诊断，您认为还需做什么关键检查？

提示 可能的诊断：

1. 甲黑色素瘤（nail melanoma）？

2. 甲癣（onychomycosis）？

3. 甲铜绿假单胞菌感染（pseudomonas aeruginosa infection of the nail）？

4. 甲下出血（subunguis hemorrhage）？

关键检查

1. 真菌镜检 + 培养 菌丝阳性。真菌培养可见蓝灰色菌落，经鉴定符合热带念珠菌（图 160-2）。

2. 甲屑细菌培养 铜绿假单胞菌。

最终诊断 甲热带念珠菌并铜绿假单胞菌感染。

诊断依据

1. 病史及病程 6 个月。

2. 皮损部位 位于指甲。

3. 皮损特点 表现指甲见大小约 1.5 × 0.6 cm 的黑色斑片，色素混浊、不均匀，边界不清。术中可见甲下组织黑色斑片。

4. 甲屑真菌培养 符合热带念珠菌感染。

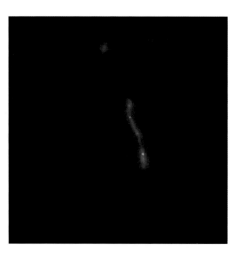

图 160-2 荧光染色后镜下见菌丝

5. 甲屑细菌培养　符合铜绿假单胞菌。

治疗方法　外科手术扩大切除，术后抗真菌及抗菌治疗。

易误诊原因分析及鉴别诊断　念珠菌属于条件致病菌，存在于健康人群皮肤及黏膜等部位，当机体免疫功能下降或环境改变时可出现感染情况。本病例经病原菌检测确诊为热带念珠菌感染。目前虽然白念珠菌仍然是临床原发或继发感染的首要致病菌，但非白念珠菌引起的感染在逐年增加，其中热带念珠菌呈明显上升趋势。相对于白念珠菌可获得的大量信息，目前对热带念珠菌的了解相对较少。有研究数据监测证明，热带念珠菌的分布具有明显的地域性差异，拉丁美洲热带念珠菌的分离率最高，其次是亚太及北美地区，欧洲是分离率最低的地区。也有研究认为热带念珠菌感染高发以及菌株适应性的增强可能与这些地区热带环境、温度、湿度有一定的关系。除了地域、环境等感染相关因素外，热带念珠菌感染相关因素还包括医源性感染。院内常见的有血液透析、留置胃管、导尿管、长期在重症病房住院等。并且随着临床上免疫抑制剂、抗菌药物等使用概率的升高，热带念珠菌感染概率上升。通过查阅相关文献，热带念珠菌在骨髓移植受者中感染率最高（11% ~ 50%），其次是肿瘤患者热带念珠菌引起的血流感染，而热带念珠菌作为皮肤和指甲的正常菌群，很少有感染的报道。热带念珠菌感染皮肤后的表现为从丘疹性结节性发作到坏死性皮肤病变的症状，可能通过组织学和病原学培养来明确诊断。以往许多治疗念珠菌感染的共识指南中，没有一种将热带念珠菌感染的治疗与其他念珠菌物种区分开来。2010 年 Chai Louis 等在临床试验观察中发现氟康唑和两性霉素 B、棘皮菌素及广谱三唑类在治疗热带念珠菌感染中取得了满意的治疗效果，但近年来也有出现耐棘白菌素和两性霉素的热带念珠菌菌株。对于热带念珠菌感染的患者应快速采取合理的抗真菌治疗，可减少热带念珠菌引起的血流感染及死亡率，并且减少院内传播，这对医院感染控制及保护临床医护人员都有非常重要的意义。

铜绿假单胞菌（*psudomonasaeruginosa*，PA）属于假单胞菌属，在潮湿环境下容易滋生，且对环境有良好的适应能力。铜绿假单胞菌作为临床常见革兰氏阴性条件致病菌，在院内感染致病细菌中的占比高，可达 10% ~ 15%。院内感染常见于长期使用激素及免疫抑制剂、肿瘤放化疗、留置动静脉管及严重创伤等免疫力低下的患者。尤其在严重创伤患者中发生铜绿假单胞菌感染的情况在逐年上升。铜绿假单胞菌感染创面常表现为持续低效的炎症反应，阻碍组织修复并加重损伤，可引起手术切口、下呼吸道、泌尿道等严重感染，甚至引起脓毒血症。铜绿假单胞菌感染可在创面表面产生生物膜，导致炎症反应严重并且抗菌药物无法通过生物膜作用于创面，因此铜绿假单胞菌感染创面预后较差，致残率及致死率较高。目前，临床治疗铜绿假单胞菌感染常用 β- 内酰胺类抗生素、喹诺酮类、氨基糖苷类及碳青霉烯类等抗菌药。但由于一些抗菌药物的不合理使用，使得铜绿假单胞菌产生了对多种药物的耐药基因，病原菌菌体膜通透性降低及生物膜形成等因素均可影响临床抗菌治疗的效果。近年来，亚胺培南、美罗培南这类碳青霉烯类药物因为可对多种水解酶稳定的特征，常作为治疗多重耐药铜绿假单胞菌感染的重要方案。据以上铜绿假单胞菌的特征，对于临床严重感染患者应采用联合用药，合理高效治疗铜绿假单胞菌的临床感染患者，防止耐药菌株的产生。同时应该加强对铜绿假单胞菌抗菌药物耐药性监测，并根据药敏试验合理选用抗菌药物，且探讨抗感染的药物组合，在控制耐药菌株传播以及临床治疗上有着重要意义。

临床上，本病需与以下疾病鉴别。

1. **甲恶性黑色素瘤**　是发生部位在甲的肢端黑色素瘤，发病因素可能与种族及遗传、创伤及刺激、病毒感染、日光、免疫等相关。表现为甲及甲周区色素不均匀，边界不规则的斑片，甲板及甲床可呈纵行带状色素条纹。通常病理可见病变组织大而异形的黑色素细胞，核大而奇形怪状，核仁明显，胞质中充满黑色素颗粒。该病进展迅速，常在短期内皮损发生改变，并发生溃疡和转移，5 年存活率低。结合组织病理，两者鉴别不难。

2. **甲癣**　甲癣是由皮肤癣菌侵犯甲板或甲下所引起的疾病，表现为甲体颜色污浊、指（趾）甲增厚、变脆等。而甲真菌病是由皮肤癣菌、酵母菌及非皮肤癣菌等真菌引起的甲感染。部分病甲做 PAS 染色可找到真菌，可见菌丝及关节孢子。若伴随甲沟炎引起甲的结构发生破坏，可伴有慢性炎症反应。结合组织真菌培养及病理检查可明确诊断。

3. 甲下出血　是甲板下出血的表现，多由外伤后局部血管破裂，甲下出现淤血、肿胀引起的。甲下出血一般突然发现，皮损表现为暗红色斑点或斑片，境界清楚，若为陈旧性皮损，则表现为黑色。一般皮损不会随时间推移而扩大，且可随指（趾）甲逐渐生长，向远端移动。若将甲板去除，则甲下组织潜血试验阳性。通过病史及实验室检查可鉴别此病。

（罗　璇　马红艳　黄云丽　汤　谡）

索 引